Eric H.W. Aldington

Von der Gesundheit des Hundes

Eric H.W. Aldington

Von der Gesundheit des Hundes

Von Haut, Haaren, Allergien
Jugend und Alter
Gesunder Ernährung
Medikamenten, Heilkräutern, Hausmitteln

Zahlreiche Fotos
viele Übersichten

1. Auflage 1996
2. Auflage 1996
3. Auflage 2000

Verlag Gollwitzer, Weiden

Das Titelbild:
Rauhhaardackel-Rüde Upsi von Feuchtgrund, genannt »Wiggerl, 12 Wochen
Aufnahme: Hans Fischhaber, Dachau

Einbandgestaltung und Gestaltung des Buches: Werkstatt igoll

Einsender der Bilder:

G. Grüner, Bayreuth (16), I. Kreibig, Demmin (27), D. Krake, Zetel (27), A. Schmidt, Limburg (39), M. Mehl, Duisburg (39), W. Nieger, Wiesbaden (53), E. Teichmann, Berlin (65), S. Heindl, Tirschenreuth (68), A. Schwarz, Hamburg (84), E. Gagel, Graben-Neudorf (138), L. Ruzickova, Pardubice (146), P. Krivy, Kirchhundem (164), I. & W. Ketzler, Bedburg (185), R. Hey, Simmerath (186), H. Horsten, Krefeld (195), J. Kunberger, Welzheim (202), S. Nass, Schierling (211), J. Hövermann, Norderstedt (211), A. Pfeifer, Saarbrücken (215), Chr. Zimmer, Zweibrücken (231), H. Ch. Wolf, Essen (238), H. Bullenda, Hagen (243), E. Vornholt, Borken (252), D. Berger, Aachen (260), K. Woike, Hellwege (261), W. Nieger, Wiesbaden (297), E. Kolb, Jugenheim (303), K. & E. Pietsch, Bietigheim-Bissingen (304), Ch. Anderson, Wiesentheid (327), B. Bischoff, Halver (327), G. Klostermann, Heiligenstadt (359), V. Gasser, CH-Burgdorf (360), P. Krivy, Kirchhundem (377).

Printed in Germany

ISBN 3-923555-09-1

Wegweiser durch dieses Buch

Die Pflege von Haut und Haarkleid ... 69

Von vielerlei Krankheiten und Störungen der Haut

Anmerkungen zu Medikamenten und Heilmethoden bei Haut- und anderen Erkrankungen

Vitamine und Mineralstoffe

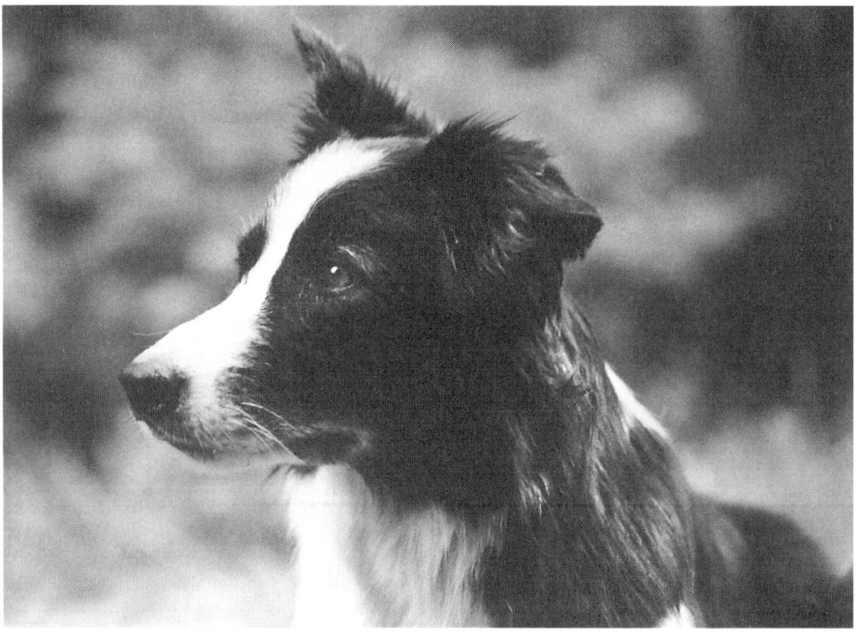

Lizz vom Thurnhof (Border-Collie)
A.: G.Grüner

Vorwort
Dr. med. vet. Elisabeth Venzl

Das vorliegende Buch ist nun das fünfte in einer Reihe aus dem Gollwitzer-Verlag, das sich hinter den anderen vieren ganz sicherlich nicht zu verstecken braucht.

Was mit »Hundezucht naturgemäß mit Liebe und Verstand« begann und mit »Von der Seele des Hundes« fortgesetzt wurde und zu »Vom Körperbau des Hundes« und »Was tu ich nur mit diesem Hund?« führte, findet jetzt mit »Von der Gesundheit des Hundes« eine würdige Fortsetzung. Denn genauso wie die Vorgänger dieser Reihe, so ist auch die »Gesundheit« einzigartig auf ihre Weise.

Es ist dem Gollwitzer-Verlag gelungen, ein Werk aus dem Nachlaß von Eric H.W.Aldington zu veröffentlichen, das seinesgleichen nicht hat. Zwar gibt es eine ganze Reihe von populärwissenschaftlichen Büchern über Krankheiten beim Hund, die aber doch in keinster Weise mit der »Gesundheit« zu vergleichen sind.

Hier liegt der Schwerpunkt eindeutig auf den Maßnahmen, die der Hundehalter selbst treffen kann, um seinen Vierbeiner möglichst gesund zu (er)halten.

Dieses Buch kann, soll und will keinen Tierarzt ersetzen. Dazu ist es nicht gedacht. Es leitet den Hundehalter an, seinen Hund genauer zu beobachten und zu pflegen und Vorgänge im Körper zu begreifen.

Ein derart informierter Hundehalter ist für den Tierarzt oft sehr hilfreich, denn häufig hat sich dieser Berufsstand mit der Frage des Tierbesitzers zu befassen: »Herr/Frau Doktor, mein Hund macht so komisch. Was hat er denn?«

Dieses Buch ist für jeden (wirklich jeden) interessierten Hundehalter zu empfehlen. Da es die Gesundheit mitunter sehr tiefgründig behandelt, werden Vorgänge und Strukturen im Körper des Hundes möglichst genau beschrieben, wobei das dabei vermittelte Wissen den Stand der gegenwärtigen Fachbücher für Tiermedizin einbezieht.

Aus diesem Aspekt wäre es auch sehr Hundezüchtern und -ausbildern und alldenjenigen zu empfehlen, die mit ratsuchenden Hundebesitzern viel in Kontakt kommen.

Nicht zuletzt möchte ich dieses Buch auch meinen Kollegen empfehlen, weil es ein Buch ist, das ich als Tierarzt guten Gewissens jedem interessierten Hundebesitzer empfehlen kann, der seinen Vierbeiner möglichst gesund erhalten möchte.

Contwig, Februar 1996

Vorwort des Verlages zur ersten Auflage

Das vorliegende Buch wurde nach den teils hand-, teils maschinenschriftlichen Aufzeichnungen des Autors erstellt. Die vielen Anfragen, die er immer wieder beantworten mußte, betrafen die Schwerpunkte *Haut- und Fellerkrankungen, Allergien und Ernährung, wie auch übergewichtige Hunde, Hunde mit ernährungsbedingten Erkrankungen und die richtige Haltung arbeitender oder älterer Hunde*. Da Haut- und Fellprobleme bei Hunden immer mehr um sich greifen, wie auch Ernährungsstörungen einen immer breiteren Raum einnehmen, wird auch dieses Buch für viele eine wahre Fundgrube sein.

Alle Angaben des Verfassers wurden vom Lektorat nach der gegenwärtigen veterinärmedizinischen Literatur nochmals überprüft, wie auch das Manuskript insgesamt nochmals außer Haus auf Richtigkeit und Aktualität durchgesehen wurde.

Besonderer Dank gilt Frau Dr. Elisabeth Venzl, die - wo in den Manuskripten Fragen auftauchten - uns mit mit fachkundigem Rat zur Seite stand.

Zum Schluß aus einem Brief Aldingtons: »*Wer einen kranken Hund zu versorgen hat, empfindet dies oft als langwierig. Doch das täuscht. Das wirklich Langwierige und Wichtige ist die lebenslang gewissenhafte, sachgerechte Haltung und Versorgung des Hundes, was die Bereitschaft des Hundehalters voraussetzt, sich ausreichend zu informieren und entprechend konsequent zu handeln. Dies sind Bemühungen, die sich wirklich lohnen, denn genau so, wie Krankheiten bestimmte Grundbedingungen voraussetzen, gilt dies auch für die Gesundheit.*«

Weiden, März 1996

Der ›Traum‹-Hund und die rauhe Wirklichkeit

Sicherlich ist es Ihnen auch schon so ergangen: Wer einen Hund zu sich ins Haus nimmt, erlebt, ohne daß ihm dies zunächst wirklich bewußt wird, im Verlaufe von sehr kurzer Zeit eine Veränderung seiner Vorstellungen. Vorausgegangen ist eine mehr oder weniger lange Zeit, in der man sich intensiv darüber Gedanken gemacht hat, ob man einen Hund haben wolle, ob ein Rüde oder eine Hündin günstiger sei und schließlich stand zur Debatte, ob man einen Hund aus dem Tierheim will oder aber einen Rassehund - und wenn einen solchen, dann welchen.

Man hat Bücher gewälzt, Freunde und Bekannte gefragt und hat all die Merkmale erkundet, an denen man erkennen soll, ob der Hund zu einem passe und ob man einen »guten« Hund kaufen werde. Man wird - zu Recht, wie wir bald erkennen - vor den sogenannten Massenzüchtern gewarnt - obwohl man da, wie wir längst festgestellt haben, am ehesten und billigsten einen Hund bekommen könnte.

Die Rasse ist ermittelt, ein Züchter gefunden, der Hund bestellt, abgeholt oder er wurde uns ins Haus »geliefert« - und genau genommen, hat man sich gerade so verhalten wie beim Erwerb eines Markenartikels, sei es zum täglichen Gebrauch oder als Luxusgegenstand. Gar nicht so selten steht nämlich am Anfang mancher Hundeüberlegung zunächst die »Größe« des Hundes, womit seine Körperhöhe gemeint ist, nämlich er soll etwa 30-40 cm oder aber von mittleren bzw. Riesenausmaßen sein, so als ob man ein passendes Zusatzteil lückengerecht etwa für die Küche kaufen will.

Erst wenn der Hund im Haus dann Wirklichkeit geworden ist, merkt man, daß man trotz aller Vorarbeiten und Vorbereitungen sich herzlich uninformiert in etwas gestürzt hat, was das Leben in Haus und Familie in überraschender Weise verändert - und - wovon man, ist man ehrlich, überhaupt keine Ahnung hat.

Man hat ein *Lebewesen* erworben, das aber ganz andere Anforderungen an einen stellt als etwa ein Aquarium, das gut gepflegt bereits die Wohnung ziert, es ist völlig anders als bei dem Kanarienvogel, den man auch schon hat, oder bei dem Wellensittich, dem Hasen oder dem Hamster. Diese sind bestimmten Bereichen in unserem Leben zugeteilt -

nicht aber der Hund, der »wie Hochwasser«, sagte einmal einer meiner Freunde, alles, jedes und jeden erreicht und mit allem im Haus und seinen Menschen nicht nur in Kontakt kommt, sondern obendrein noch einschneidende Veränderungen nach sich zieht.

Ohne daß man dies zuvor gewußt hat, ist der Hund auch ein Lebewesen, über das man sich sehr bald mehr Gedanken macht als über andere tierische Gefährten. Das geht schon bei seiner Erziehung und Eingewöhnung los; aber daß ein Hund erzogen werden müsse, das wußten wir ja schon. Theoretisch jedenfalls.

Auch stellt sich schon ziemlich schnell heraus, daß man eigentlich gar nicht genau weiß, wie man den Hund *ernähren* soll. Immerhin hat der Züchter (wenn es ein guter war) Ihnen das Futter für die erste Zeit und einen Futterplan mitgegeben, das Hundchen muß also nicht darben. Aber auf dem Zettel steht nichts davon, daß BOBBY gleich am ersten Tag etwas von sich gibt, was Sie für Durchfall halten würden (was es auch ist), aber Sie merken daran auch, daß Sie überhaupt keine Ahnung haben, wie ›das‹, was *BOBBY* macht, eigentlich aussehen soll... Nicht nur das. An seinem Durchfall spätestens merken Sie, daß der sogenannte *gesunde Instinkt,* den ein Hund ja haben soll, ausgerechnet bei seinen Futtervorlieben offensichtlich außer Kraft gesetzt ist. Er liebt gerade die Dinge ganz besonders, die ihm überhaupt nicht bekommen, von Schokolade, Kuchen bis hin zu den Resten Ihrer Mahlzeit - alles verschlingt er mit höchstem Genuß - die Bescherung folgt auf dem Fuße.

Also wird mit dem Züchter telefoniert - der Hund sei krank. Erstaunt erfährt man, daß der Hund ganz und gar nicht - auch wenn er es mag - einfach genau so ernährt wird wie wir, und daß wir ziemliche Katastrophen heraufbeschwören können, wenn wir uns nicht mit dem, was für einen Hund gesund ist, nachdrücklich auseinandersetzen und uns danach richten.

Ein neues Thema: Die Gesundheit des Hundes

Außer den Problemen, die wir mit seiner Erziehung und seinem Verhalten haben, von denen hier nicht die Rede sein wird, bekommt unser Denken eine neue Richtung: *die Gesundheit des Hundes.* Schon über die eigene sind wir meist nur notgedrungen und oberflächlich informiert; von dem, was die Gesundheit eines Hundes ausmacht, wissen wir aber überhaupt gar nichts.

Kaum haben wir aber das Wort *»Gesundheit«* auch nur gedacht, werden wir von allen Seiten mit Informationen, sprich Schreckensnachrichten überflutet. Jetzt erfahren wir, daß Hunde, besonders aber Rassehunde, nur so von Krankheiten befallen sein sollen, die ihnen teilweise auch noch angezüchtet sind. Hätten wir doch zu einer Straßenkreuzung greifen sollen? Wir hören, daß Hunde anfällig sind für eine Fülle von Krankheiten, erfahren von Hüftgelenksdysplasie, vereiterten Ohren, Magendrehung, teilweiser oder völliger Kahlheit, von Parasiten, die ihn bevölkern und womöglich auf den Menschen übergehen, lernen, daß er allergiegefährdet sei, herzkrank werden könne, wegen der verschandelten Umwelt Krebs bekäme, und inzwischen gibt es in der Wohnung kaum einen Fleck und kaum ein Kleidungsstück, an dem man nicht Hundehaare vorfindet. Es sind so viele, daß man sich wundert, daß der Hund nicht längst völlig kahl ist, sondern meist höchstvergnügt herumläuft und munter weiter Haare verstreut.

Versuchen wir, uns über das »Haar-Problem« zu informieren, stellen wir fest, daß niemand uns richtig Auskuft geben kann. Daher wird uns im folgenden der Hund sozusagen von außen nach innen, d.h. mit Haut und Haar beginnend, beschäftigen.

Hunde sind anders als andere Haustiere

Andererseits: Anders als bei Hamster und Kanarienvogel genügt es wiederum keinesfalls, lediglich den Käfig regelmäßig zu reinigen. Wir erfahren, daß man den Hund regelmäßig kämmen und bürsten muß, seine Zähne rein halten und seine Krallen stutzen. Wir werden, informieren wir uns näher, mit einem stattlichen Arsenal an »Hundekosmetika« vertraut gemacht, ohne die man nicht auskommen soll und sie daher unbedingt braucht. Würden wir alles anschaffen, was man uns so an Herz legt, käme außer zahlreichen Kämmen, Bürsten, Zangen, Scheren, auch noch einiges an Shampoos, Sprays, Pudern zusammen. Die einen erklären begeistert, daß sie mit häufigem Baden und Waschen auch den letzten »Hundegeruch« erfolgreich eliminiert hätten, andere wieder beschwören uns, gerade das häufige Baden und Waschen um Himmelswillen zu unterlassen, weil es dem Hund mehr schadet als nützt, aber auch über das tägliche oder wöchentliche Kämmen und Bürsten erfahren wir Widersprüchliches.

Es erstaunt uns nicht wenig, daß die Körperpflege unseres Hundes nicht nur der Reinlichkeit wegen erfolgt, sondern wir erleben, daß so ein Hund dabei regelrecht modelliert und in Form gebracht wird und erst dank der Zuhilfenahme von Schere, Kamm und Bürste so aussieht, wie ein Hund seiner Rasse auszusehen hat. Ohne all den Aufwand würde gar mancher Hund bald eher an ein verfilztes Fellbündel erinnern und seine Rasse kaum noch erkennen lassen.

Ratlosigkeit, wenn die ersten »Schäden« sichtbar werden...
Warum es wichtig ist, mehr über Haut und Fell zu wissen

Eines Tages ist es dann soweit: Das einst glänzende Welpenfell unseres Hundes ist vergangen, sein Fell wirkt stumpf, struppig, womöglich verfilzt; nicht nur, wenn er naß ist, riecht er intensiv nach »Hund«. Wenigstens meinen wir erst einmal, daß der strenge Geruch eben Hundegeruch sei. Daß das, wie so manches andere, nur bedingt stimmt, werden wir auch erst später erfahren. Seine Augen tränen, er hat wechselweise Durchfall und Verstopfung, der Tierarzt ergründet, daß die Ohren entzündet sind. Der Hund zeigt außerdem am Fell ein paar kahle Flecken, wir spüren unter dem naßgeleckten Fell verschorfte, teilweise blutige, vereiterte Haut auf, die an den Stellen, wo das Fell bereits ausgegangen ist, schwarz verfärbt (*pigmentiert,* sagt der Tierarzt) ist. Der Hund kratzt und leckt sich von früh bis spät... und bei näherer Untersuchung stellt der Tierarzt womöglich zielstrebig fest, daß es an mehreren Stellen des Hundekörpers ähnliche Ausblühungen gibt, die wir noch gar nicht entdeckt haben. *»Fell und Haut sind der Spiegel der Gesundheit des Hundes«,* erklärt uns der Tierarzt. Wir nicken, als erschiene uns dies restlos selbstverständlich, gehört haben wir so einen Satz ja schon öfter. Aber noch ist uns gar nicht klar, daß dieser Satz nicht nur so eine Floskel ist, sondern daß wir, uns nun ernsthaft mit Haut und Fell des Hundes beschäftigend, ein neues Kapitel aufschlagen, in dem es um nichts anderes geht, als um die *Gesundheit* des Hundes und das so spannend ist, wie wir es kaum für möglich gehalten hätten.

Wir werden nämlich schon gleich bei der Erforschung all dessen, was mit seinem Fell und seiner Haut zu tun hat, entdecken, daß wir dabei nahezu alle Bereiche, die die Gesundheit des Hundes ausmachen, streifen werden. Wie so oft stellen wir auch diesmal fest, daß einiges anders verlaufen wäre, wären uns die komplexen Zusammenhänge doch nur schon früher klar gewesen.

Warum dies kein Buch vorwiegend über Krankheiten ist

Ein Blick in das Inhaltsverzeichnis ist eine Art Fahrplan durch dieses Buch. Zusammen wollen wir uns, mit der *Haut* und ihren unterschiedlichen Anfälligkeiten beginnend, dann durch gerade *die* Gesundheitprobleme beim Hund durcharbeiten, bei denen wir selbst etwas tun können, allein deswegen, weil wir mehr darüber wissen. Das eine Problem ist die richtige Pflege, das andere, allerdings der wichtigste Problemkreis, ist die richtige *Ernährung*. Sie ist, wie Sie gleich sehen werden, der rote Faden, der durch das gesunde und möglichst lange Leben Ihres Hundes führt.

Sie werden sehen, daß, so kompliziert die richtige Ernährung des Hundes zu sein scheint, dies mit der Kenntnis einiger weniger Wissensgebiete gar nicht so schwierig ist. Und gar manchem wird es dabei wie Schuppen von den Augen fallen - hätte man manches doch nur viel eher gewußt, wie viele Komplikationen wären überhaupt nicht aufgetreten.

Nicht nur beim jungen Hund ist die Ernährung von entscheidender Bedeutung. Wenn wir uns mit dem übergewichtigen oder dem alten Hund beschäftigen, werden Sie sehen, daß auch hier das richtige Hintergrundwissen über die Ernährung das Wichtigste ist. Und wenn Sie sich nicht sicher sind, ob Sie bei Ihrem Fertigfutter bleiben sollen - auch was man hier als Hintergrundwissen beachten muß, soll uns beschäftigen.

Fangen wir nun also mit den Bereichen an, die uns beim Hund als erste in die Augen fallen und mit denen wir als erstes und täglich neu immer wieder in Kontakt kommen. Dies sind Haut und Fell. Sie sind keinesfalls nur schmückendes Beiwerk - sondern eminent wichtig für die Gesundheit des Hundes einerseits, wie andererseits oft das Spiegelbild dessen, wie es wohl um seine Gesundheit bestellt ist.

Interessantes Hintergrundwissen:
Die Haut - das größte und vielseitigste Organ des Hundes
Sie unterscheidet sich in wichtigen Punkten von der unseren

Auf den nächsten Seiten soll uns nun allerlei Hintergrundwissen rund um die Haut beschäftigen. Wenn Sie das zunächst, weil Sie rein praktisch Verwertbares suchen, nicht besonders interessiert, lesen Sie dann jetzt einfach im Kapitel *»Die Pflege von Haut und Haarkleid«* weiter.

Trotzdem, obwohl es viel theoretisches Wissen ist, sollten Sie die nächsten Seiten vielleicht dennoch lesen: Sie werden sehen, daß Sie viele Hautprobleme Ihres Hundes besser verstehen, wenn Sie wissen, wie Haut und Fell des Hundes entstanden sind. Und sicherlich wußten Sie auch nicht, wie die Haut und das Fell eines Hundes eigentlich wachsen?

Die Unterschiede der Haut bei Hund und Mensch

Auch wenn wir unseren Hund noch so liebevoll pflegen und versorgen, beim täglichen Bürsten und Kämmen machen wir uns nicht klar, daß bei ihm Haut und Haar zwar unserem ähnlich, aber dennoch ganz anders sind.

Bei *der Haut des Menschen* hat die Epidermis (die oberste Schicht der Haut) 10 bis 15 Zellschichten (beim Hund sind es 3 bis 6 Zellschichten). Der Mensch hat in seiner Haut Duftdrüsen und Schweißdrüsen. Der Hund hat über den Körper verstreut nur Duftdrüsen, mit den unseren vergleichbare Schweißdrüsen hingegen nur an den Pfotenballen. Die menschliche Haut hat an der Oberfläche einen pH-Wert von 5,5. Beim Hund ist der pH 5,5 bis 7,5, also deutlich weniger »saucr«, was dic Haut anfälligcr für infcktiösc Krankhcitcn macht. Beim Menschen wächst das Haar *kontinuierlich*, beim Hund hingegen *zyklisch*. Was das bedeutet, davon gleich mehr. Beim Menschen beträgt die Erneuerungszeit der Epidermis 28 Tage, beim gesunden Hund sind es 20 Tage.

Außerdem machen wir uns auch bei der täglichen Körperpflege des Hundes nicht sofort klar, daß *Haut und Fell das größte und vielseitigste Organ des Hundes* ist, noch dazu eines, das wir täglich sehen, beobachten und - im Guten oder Bösen - darauf einwirken können.

Beim *neugeborenen Hund* machen Haut, Unterhaut und Fell immerhin 24% des gesamten Körpergewichtes aus, im Alter von sechs Monaten sind es »nur« noch 12%. Zum »Hautorgan« des Hundes gehören, neben Haut und Fell, auch noch *Krallen, Fußballen, verschiedene Drüsen* einschließlich des *Gesäuges.*

Haut als Schutz»panzer«
Vom Natternhemd zu Federn und Fell - die Evolution der »Haut«, der »Körperdecke«

Ein Blick auf die Entwicklung der Lebewesen zeigt uns, daß sich die *Körperdecke* der Tiere fortschreitend verändert hat. Immer hatte sie zwar Schutzfunktion, aber es war ein weiter Weg zu dem, was wir heute bei unserem Hund als »Haut« kennen.

Die »Haut«, also die Körperdecke der *Wirbellosen* besteht meist nur aus einer *einschichtigen Zellage,* die bisweilen, z.B. bei den Insekten und Krebsen, eine panzerartige, zellenlose Ausscheidung, die Kutikula, bildet. Bei den Gliedertieren sind Körper und Gliedmaßen von einem *Chitin-Panzer* umgeben. Interessant sind auch die Stachelhäuter (z.B. Seeigel oder Seestern). Diese haben nämlich ein *Hautskelett,* das aus Kalkblättchen in der Haut besteht.

Im Laufe der Entwicklung bekamen nun die Tiere ein *innenliegendes Knochengerüst* und damit gleichzeitig erhielt die Körperdecke neue Aufgaben und eine andere Struktur. Jetzt zeigt sich eine *Zweischichtung* der Haut. Bei den Fischen erinnern die Schuppen noch an die einstige Skelettfunktion, aber bei Lurchen kommt die *Zweischichtung* der Haut voll zu Geltung: Einer verhältnismäßig dicken Bindegewebsschicht sitzt ein mehrschichtiges, drüsenbildendes Epithel auf.

Beim Übergang der Tiere vom Wasser- zum Landleben ändert sich nun vor allem der Atmungsapparat. Aber auch die Haut stellt sich um auf das Leben in Luft und Sonne durch die *Vermehrung von schützenden Zellschichten und Verhornung der obersten Zellagen.*

Bei Schlangen ist die Haut mit einer verhornten Epidermis (wie die beim Hund aufgebaut ist, erfahren wir etwas später) in Form von regelmäßig angeordneten Schuppen bedeckt. *Schlangen* müssen sich regelmäßig *häuten,* um die verhornte Schuppenschicht abzustreifen und eine neue bilden zu können. Demzufolge können Schlangen nur in der Zeitspanne wachsen, in der die alte, starre »Haut«, das sogenannte *Natternhemd,* abgestreift wurde und die neue sich bildet. Dies wird durch Hormone gesteuert. Aber schon bei den Schlangen werden, neben der kompletten *Häutung,* auch kontinuierlich kleine Teile der Hornschicht fortlaufend abgeschilfert und abgestoßen.

Die *Schuppen* sind die *Vorläufer* sowohl der *Federn* wie der *Haare,* die aber je nach Tierart ganz unterschiedlichen Aufbau zeigen können. Die Schuppen der Schmetterlingsflügel bestehen aus Chitin, die Schuppen der Haie aus Schmelz, Dentin und Zement, die Schuppen der Knochenfische sind von äußerer Haut überzogene Knochenplatten, während die Schuppen der Kriechtiere eine Verhornung der äußeren Hautschicht (Epidermis) sind.

Wußten Sie, daß die Federn der Vögel modifizierte Schuppen sind, daß sie aber echte Schuppen noch an Beinen und Zehen haben?

Bei den Säugetieren, dem nächsten Schritt der Evolution, sind *Haare* die typische »Neuerwerbung«, sie werden deswegen manchmal als *»Haartiere«* bezeichnet. Auch entwickelt das Epithel der Säugetierhaut verschiedene Arten von *Hautdrüsen.*

Wie Haut und Haare des Hundes sich vor der Geburt entwickeln

Schon sehr früh in der embryonalen Entwicklung bilden sich die *Anlagen* für Haut und Haare. Die Oberhaut geht aus dem äußeren, Lederhaut und Unterhaut aus dem mittleren Keimblatt hervor. Die *Oberhaut* differenziert sich sehr früh, es entstehen die typischen Schichten der Oberhaut und die Epidermisorgane. Die *Lederhaut* und *Unterhaut* sondern sich verhältnismäßig spät aus dem embryonalen Bindegewebe aus. Die ersten *Haaranlagen* entstehen an Kopf/Lippen, Augenbögen, Backen, Kinn. Sie sind die wichtigen *Tast-* oder *Sinushaare.* Die übrigen *Körperhaare* werden erst später angelegt. Entsprechend finden wir später beim Betrachten des Fells auch interessante Unterschiede.

Haut - im wahrsten Sinne des Wortes »vielschichtig« - sie verändert sich in den ersten sechs Monaten beträchtlich
Sie ist keinesfalls überall am Körper gleich dick

Von der einschichtigen Haut des Einzellers bis zur mehrschichtigen Säugetierhaut, also auch der des Hundes, war es entwicklungsge-

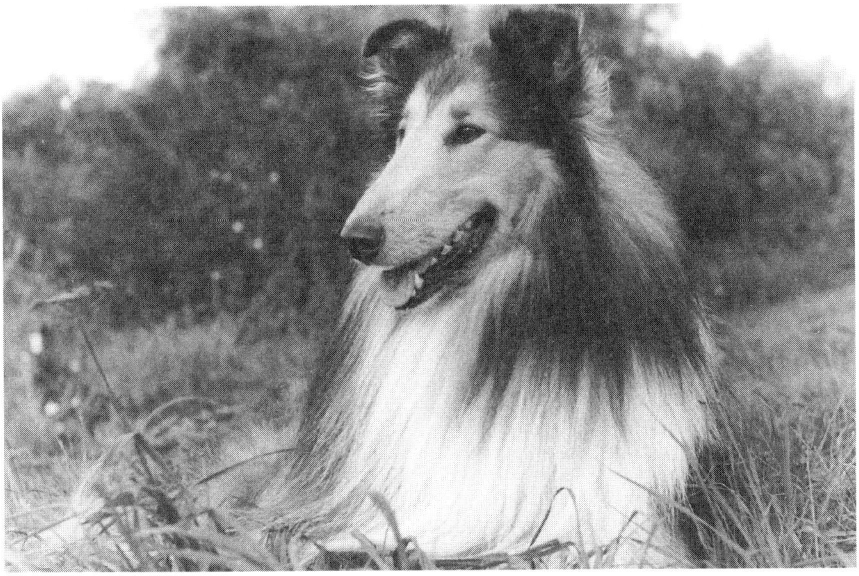

Consul vom Satower See (Collie-Rüde)
A.: I. Kreibig

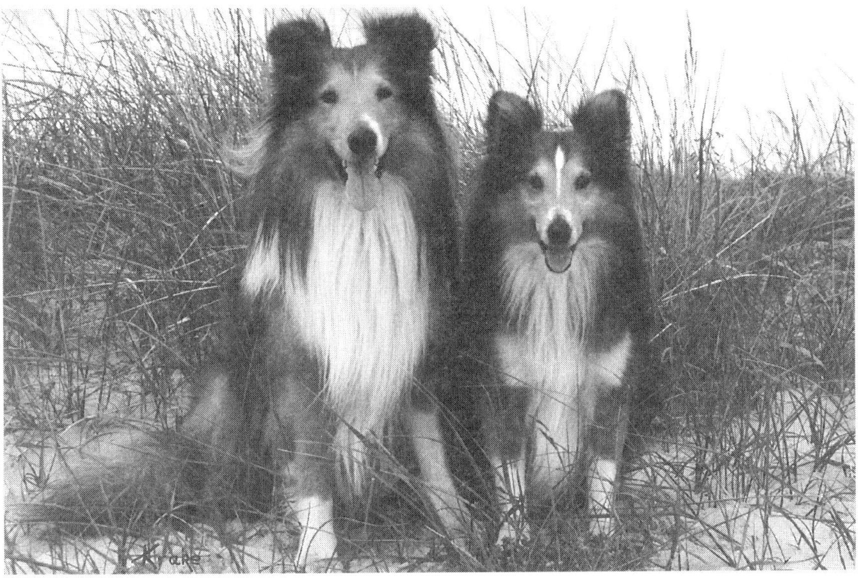

Pascha und Poldy von Groß Salze (Sheltie)
A.: D. Krake

schichtlich ein langer Weg. Will man aber die fundamentale Bedeutung, die die Haut im Laufe dieser Entwicklung gewonnen hat, begreifen, ist es interessant zu wissen, daß *die Haut aus mehreren Schichten besteht, die unterschiedliche Funktionen haben.*

Die *Epidermis* ist die äußerste Hautschicht. Sie ist, ihrerseits aus mehreren Schichten bestehend, zwischen 25 bis 40 Mikrometer dick. Am Nasenspiegel (der nicht behaart ist) ist sie allerdings bei der Geburt 200 Mikrometer und etwa 600 Mikrometer im Alter von sechs Monaten. An den Pfotenballen (ebenfalls unbehaart) ist die Epidermis bei der Geburt 200 Mikrometer und im Alter von sechs Monaten etwa 1800 Mikrometer stark. Die Epidermis ist also an *unbehaarten* Körperstellen deutlich stärker.

Die *Lederhaut,* die Schicht darunter, schwankt in ihrer Dicke in den verschiedenen Körperregionen und ist auch altersgemäß unterschiedlich. Am Rücken ist sie 700 Mikrometer bei der Geburt, 1500 Mikrometer mit sechs Monaten, im *Bauchbereich* mißt sie 300 Mikrometer bei der Geburt, 800 Mikrometer mit sechs Monaten. An den *Pfotenballen* mißt sie 300 Mikrometer bei der Geburt, 800 Mikrometer im Alter von sechs Monaten. Woran wir erkennen, daß die Lederhaut, je nach »Gefahrenzone« (wie auch später der Haarwuchs) entsprechend eingerichtet ist.

Während der ersten sechs Monate verändert sich die Haut nicht nur in ihrer »Dicke« entscheidend. Auch die darin enthaltenen Talg- oder Fettdrüsen verdoppeln oder verdreifachen ihren Durchmesser, und auch die Haarfollikel verdoppeln ihre Länge in dieser Zeit. Sie sehen, daß die ersten Monate nicht nur hinsichtlich der Verhaltensentwicklung und des Knochenbaus eminent wichtig sind.

Vom Rücken zum Bauch wird die Haut dünner: Am dicksten ist sie an Stirn, Nacken, Rumpf, Lendenbereich, Schwanzansatz, am dünnsten an den Ohrmuscheln, den Achselhöhlen, in der Leistengegend, an der Schwanzunterseite, um den Anus herum. Aber damit ist schon jetzt ihr »Schutzcharakter«, wenn auch nur sehr einseitig, beschrieben.

An den Körperöffnungen geht die Haut kontinuierlich in die dort befindliche Schleimhaut über.

(Die zuunterst liegende *Unterhaut* sehen wir uns gleich im Zusammenhang mit den Hautschichten noch genauer an.)

Die Schichten der Haut erklären ihre vielfachen Funktionen

Die Haut des Hundes besteht (wie auch die unsere) aus drei Schichten:

Oberhaut = Epidermis
Lederhaut = Korium, Dermis
Unterhaut = Subkutis

Die Oberhaut (Epidermis)

besteht, ihrerseits aus mehreren Schichten aufgebaut, im Prinzip aus zwei Schichten, einer *Hornschicht* und einer *Keimschicht,* wobei dann auch deren Charakter deutlich wird: Die *Hornschicht* ist die *schützende Oberfläche,* die aus der Keimschicht heraus entsteht. Insgesamt sind es mehrere Lagen (variiert von 3-6 bis zu 8):

Zuoberst ist die

Hornschicht (Stratum corneum)

dann kommen in Reihenfolge, alle zusammen die *Keimschicht* bildend,:

Glanzschicht (Stratum lucidum)*
Körnerschicht (Stratum granulosum)*
Stachelzellenschicht (Stratum spinosum)
Basalschicht (Stratum basale)

(Die mit * gekennzeichneten Schichten sind nicht überall vorhanden.)

In der Keimschicht (Basalschicht) sind die meisten Zellen *Keratinozyten,* die sich ständig teilen und zur Oberfläche dringen. Dort ersetzen sie schließlich die obersten Zellen der Epidermisschichten. Bis die Zellen ihr Ziel an der Hautoberfläche erreicht haben, vergehen 20 Tage. Ebenso lange bleiben die nun verhornten Zellen dort, bis sie in Form von Schuppen abgestoßen werden. Dies alles geschieht bei einem gesunden Hund mit großer Regelmäßigkeit: Auf diese Weise wird die Hautoberfläche intakt gehalten.

Eine zweite Zellart sind die *Melanozyten.* (10 Melanozyten kommen auf 20 Keratinozyten.) Der größte Teil des Melaninpigments liegt in der Basalschicht, aber bei dunkelhäutigen Tieren findet man auch Melanin über die gesamte Epidermis verteilt. Haut- und Haarfärbung entsteht durch *Melanin-Pigmente.* (Braun/schwarz = Eumelanine, rot/braun= Phäomelanine).

Die Erforschung der Melanin-Produktion erlebt derzeitig einen Wandel; frühere Thesen scheinen nicht haltbar zu sein. Heute meint man, daß die Melanin-Produktion mehr »vor Ort«, d.h. lokal durch die Keratinozyten und die Langerhanszellen beeinflußt wird. Beispielsweise erhöhen Entzündungen oder UV-Licht *lokal* die Melanin-Produktion der befallenen Hautstellen. Beschädigte Haut färbt sich *schwarz*, wird *»pigmentiert«*, Haar wächst nach Beschädigungen und Entzündungen an einigen Stellen u.U. dunkler nach. Eine Vielzahl von Hormonen greift in die Melanin-Produktion ein. Manchmal erkennt man erst an der verfärbten Haut oder durch die in anderer Farbe nachwachsenden Haare, daß dort *zuvor* irgendeine Störung gewesen sein muß.

An *behaarten* Stellen ist die Epidermis ziemlich dünn, nur ein bis zwei Zellschichten, die (nicht sehr starke) Hornschicht nicht mitgezählt, nämlich 0,1 bis 0,5mm. Am dicksten ist die Epidermis am Nasenspiegel (1,5mm) und an den Pfotenballen. Die Dicke der Epidermis ist abhängig von der Neuproduktion von Zellen und diese wiederum von Reizen, die auf die Hautoberfläche treffen. Denken Sie nur an die Hornhaut in Ihren Handflächen oder an den Fußsohlen: Hier baut sich ein vermehrter Schutz für die darunter liegenden Schichten auf.

Damit aber kein »Hornberg« entsteht oder sich der Körper mit einem Hornpanzer überzieht, werden die zusammenklebenden Zellen der obersten Schicht in Form trockener *Hautschüppchen* zwischen die Haare abgeschoben, was man im Fell sehen kann. Bei der Fellpflege bürsten und kämmen wir sie heraus. Wenn der Hund starken Schuppenbefall hat, ist dies oft ein Krankheitszeichen, wie wir noch sehen werden. Die abgestorbenen Zellen der Hornschicht werden durch die nachrückenden Zellen aus der Keimschicht ersetzt.

Diese Schichten der Haut stehen in ständigem Austausch miteinander, und wir werden später sehen, daß hier sowohl reibungslose Funktion als auch vielfältige Störungen möglich sein können. Die Epidermis selbst ist *blutgefäßfrei*, man kann die verhornten Stellen abtragen, ohne daß es blutet. Sie wird ernährt durch die darunter liegenden Hautschichten.

Bei der *Verhornung* der Oberhaut entstehen, wie gesagt, an der Basis teilungsfähige Zellen und werden als abgestorbene Hornschuppen an der Hautoberfläche abgestoßen. Diese Verhornung ist u.a. auch Verdunstungsschutz, sie wird durch Vitamin A gesteuert. Bei einem Mangel an Vitamin A kann sich eine übermäßige Hornbildung (Hyperkeratose) entwickeln.

Die Basalmembranzone

ist zwar außerordentlich dünn, aber dennoch wichtig. Sie ist die physikalisch-chemische Grenzschicht zwischen Epidermis und Lederhaut (Korium). Hier wird die Epidermis verankert, auch hält sie Gewebenachschub und Funktion der Epidermis aufrecht, hat Filterfunktion, sie ist wichtig für die Wundheilung.

Lederhaut (Korium, Dermis)

Die darunter liegende *Lederhaut* wird deswegen so genannt, weil aus ihr, durch das Gerben, das Leder gewonnen wird. Ihre Dicke ist von Art, Rasse, Geschlecht und Alter der Tiere und der Körpergegend abhängig. Oberhaut und Lederhaut sind mehr oder weniger stark miteinander verzahnt. An stärker behaarten Körperteilen ist die Oberhaut, die durch das Fell geschützt ist, dünner. Hier ist auch keine so feste Verankerung notwendig wie beispielsweise an den unbehaarten Pfotenballen oder dem Nasenspiegel. Die Dicke der Haut *insgesamt* wird davon bestimmt, wie dick die Lederhaut ist, bei sehr dünner Haut ist die *Lederhaut* dünn. Männliche Tiere haben eine dickere »Haut« als weibliche.

Die Lederhaut besteht aus *Grundsubstanz* (Wasserspeicherung, Bewahrung der Homöostase, Wirkung als Gleitmittel) und *Fasern.*

1. *Kollagen-Fasern* = hohe Zugfestigkeit, sind die größten und zahlreichsten. An der Oberfläche sind sie fein, locker angeordnet, in der tiefen Hautschicht dick, dicht gepackt und parallel zur Hautoberfläche. Als Ursache für Kollagendefekte kommen genetische Faktoren, Mangel an Vitamin C, Eisen, Kupfer und auch Vergiftungen infrage.

2. *Elastische Fasern:* einzelne, feine Zweige mit hoher Elastizität, 4 % der Interzellularsubstanz.

Die Lederhaut ist wesentlich straffer als die Unterhaut. Die Festigkeit und Elastizität der Lederhaut ist auf das Vorhandensein der *Kollagenfaserbündel* und elastischer Netze des *Elastins* zurückzuführen.

Die Lederhaut sorgt für Elastizität und Zugfestigkeit der Haut, außerdem beteiligt sie sich an den Erneuerungs- und Reparationsvorgängen der Haut (Wundheilung) und reguliert Struktur und Funktion der Epidermis.

Blutversorgung der Haut

Lederhaut und Unterhaut sind von vielen feinen *Blutgefäßen* durchzogen, die eine starke Durchblutung gewährleisten. Blut hat so vielfache Aufgaben im Organismus zu erfüllen, daß es den Charakter eines eigenen, lebenswichtigen Organs hat. Hauptaufgabe sind der *Sauerstofftransport* von der Lunge zu den Geweben *(Atemfunktion)*, Abtransport von Kohlensäure aus den Geweben zu den Lungen und von harnpflichtigen Substanzen zu den Nieren *(Reinigungsfunktion)*, sowie der Transport von Nährstoffen aus dem Darm und der Leber zu den Geweben *(Ernährungsfunktion)* und der Transport von Vitaminen und Hormonen. Blut hat ferner *Abwehrfunktionen* gegen Krankheitserreger und körperfremde Stoffe und ist schließlich verantwortlich für die Ableitung überschüssiger Wärme aus dem Körperinneren an die Körperoberfläche *(Temperaturregulation)*.

Blutplasma ist die gelbliche Flüssigkeit des Blutes, die anorganische Salze, Kohlenhydrate, Fettstoffe, Vitamine, Schlackenstoffe und Plasmaeiweiße enthält. Ebenso sind dort auch Enzyme, sämtliche Hormone, Abwehrstoffe (Immunglobuline), die roten und die weißen Blutkörperchen, wie auch Blutplättchen (Thrombozyten) enthalten. Auch im Blutplasma enthalten ist der Blut-Faserstoff (Fibrin), der die Fähigkeit hat zu gerinnen. Blutplasma besteht zu 90% aus Wasser und zu 7,8% aus Eiweiß.

Rote Blutkörpcherchen

Seine rote Farbe hat das Blut von den *roten Blutkörperchen* (Erythrozyten), d.h. von dem darin enthaltenen eisenhaltigen Farbstoff *Hämoglobin*. Die roten Blutkörperchen vermehren sich nicht durch Teilung, sondern werden im Knochenmark neu gebildet. Die wichtigste Aufgabe der roten Blutkörperchen ist die *Aufnahme von Sauerstoff in der Lunge und dessen Transport und Weitergabe an die Zellen.*

Weiße Blutkörperchen

Die *weißen Blutkörperchen* (Leukozyten - kernhaltige Zellen, die sich teilen, verschiedene Unterarten, variationsreich in Form und Größe) haben die Fähigkeit, aus der Gefäßbahn herauszutreten und *Bakterien* durch Aufnahme in den Zelleib durch *Enzyme unschädlich* zu machen. Sie gelangen durch chemische Reize in das entzündete Gewebe und bilden dort, indem sie größtenteils absterben, den *Eiter.*

Eiter

Dies ist eine gelb-grünliche oder gelb-bräunliche Flüssigkeit, die sich als Reaktion des Körpers (d.h. mit Hilfe der weißen Blutkörperchen) im Lauf einer Entzündung im Gewebe oder in den Höhlen des Körpers bildet und weiße Blutkörperchen und Gewebszellen enthält. *Eiter* ist nicht nur ein Krankheitssymptom, sondern kann durchaus *erwünscht* sein, da er den *Heilungsvorgang beschleunigt.* Man muß allerdings dafür sorgen, daß er abfließen kann bzw. ihn entfernen, da er sozusagen ein echtes Abfallprodukt ist.

Entzündung

Eine Entzündug ist die Abwehrreaktion des Organismus auf schädliche Einflüsse (Krankheitserreger, Fremdkörper, Hitze, Kälte, Gewebsgifte). Sie hat die Aufgabe, eine weitere Ausbreitung des »Schadens« zu hemmen, das Gewebe zu reinigen. Sie schafft die Grundlage für die Beseitigung des Schadens. Bei Entzündugen fallen immer vier kennzeichnende Merkmale auf: *Rötung, Wärme, Schwellung und Schmerzhaftigkeit.* Rötung und Erwärmung um den Entzündungsherd kommt durch die entzündliche *Mehrdurchblutung* zustande. Auch die Schwellung entsteht letztlich dadurch, daß bei der Mehrdurchblutung größere Mengen Blutwasser ins Gewebe abgepreßt werden.

Bei Krankheit ändert sich die
Zusammensetzung des Blutes auf typische Weise

Die meisten bakteriellen Entzündungen bewirken einen *Anstieg der Leukozytenzahl,* die im Körper eine Art *Polizeifunktion* haben. Andere weiße Blutkörpchen wieder treten vor allem bei *allergischen Erkrankungen* vermehrt im Blut auf. Zu Beginn einer fieberhaften Erkrankung kommt es zu einer Verschiebung in der Zusammensetzung der weißen Blutkörperchen. Die außerdem im Blut enthaltenen *Lymphozyten* (werden im lymphatischen Gewebe gebildet) sind an der *Infektabwehr* und allgemein an *Immunvorgängen* beteiligt; die eosinophilen *Granulozyten* (werden im Knochenmark gebildet) treten vor allem bei *allergischen Reaktionen* vermehrt im Blut auf.

Blut dient also zur Hauternährung, Temperaturregulierung, Immunregulation, hilft bei der Wundheilung und ist in der Haut so etwas wie ein *mächtiger Staat im Staate.* Da bekannt ist, welche Zusammensetzung gesundes Blut hat und wie es sich in bestimmten Krankheitszuständen verändert, sind Blutuntersuchungen eine wichtige Diagnosehilfe.

Bluterguß

Ein Bluterguß (Hämatom) ist der Austritt von Blut in das Bindegewebe, die Muskeln oder Gelenke mit sichtbarer, meist schmerzhafter Schwellung. Zunächst ist die Haut gerötet und gespannt, nach kurzer Zeit entsteht der sichtbare blaue Fleck, der später nach Abbau des Blutfarbstoffes eine grünlich-gelbliche Farbe annimmt. Der Bluterguß entsteht durch Gefäßzerreißung infolge äußerer Gewalteinwirkung, kann aber auch innere Ursachen haben, z.B. leichtere Zerreißbarkeit der Gefäßwände. Oft genug wird ein Bluterguß erst spät, bei gezielter Untersuchung unter dem Fell bemerkt, z.B. dann, wenn der Hund ganz offensichtlich über Schmerzen klagt.

Am besten behandelt man den Bluterguß zunächst mit kalten, häufig wechselnden Umschlägen und, soweit dies möglich ist, mit Ruhigstellung des verletzten Körperteils. Erst nach etwa 24 Stunden, wenn also der Blutaustritt zu Ende ist, kommen resorptionsfördernde = durchblutungsfördernde Mittel zum Einsatz. Schmerzlindernd und resorptionsfördernd wirken *Umschläge mit Arnikatinktur, 1 EL auf 1 l Wasser.* Jc nach Größc wird dcr Bluterguß innerhalb von 1-3 Wochen vom Körper wieder aufgesaugt. Kleine Blutergüsse sind meist derb und fest, größere sind beweglich; diese werden manchmal durch Punktion entleert. Bei auffälliger Neigung zu Blutergüssen (ohne daß erhebliche Gewalteinwirkung vorangegangen ist) sollte man den Hund einem Tierarzt vorstellen, ob die Blutergüsse nicht innere Ursachen haben.

Eine Prellung

entsteht durch stumpfe Gewalt (Schlag, Stoß oder Fall) und ist eine leichte Gewebsquetschung. Sie ist oft mit intensiven Spannungsschmerzen verbunden, betrifft gewöhnlich die äußere Haut mit dem Unterhautzellgewebe. Gelegentlich ist sie mit einem Bluterguß verbunden. Man macht zur Schmerzlinderung kühlende Umschläge mit essigsaurer Tonerde, verwendet heparinhaltige Salben und stellt, wenn Gliedmaßen davon betroffen sind, diese soweit wie möglich ruhig, sorgt jedoch bald durch vorsichtige Bewegungsübungen und Massagen für Erhaltung der Beweglichkeit. Beachten Sie, daß Salben immer unter Verbände oder Halskragenschutz gehören, da sie vom Hund sonst abgeleckt werden, was zu Magen-Darmreizungen führen kann.

Die Lymphgefäße

die wir hier nur kurz streifen wollen, sind für die Ernährung des Gewebes unersetzlich, da sie entscheidenden Einfluß auf die Mikrozirkulation, d.h. auf den Austausch der in den Zwischenräumen liegenden Gewebsflüssigkeit, haben. Zustrom, Verteilung und Abfluß der Gewebsflüssigkeit sind wichtig für eine einwandfreie Funktion. Dabei sind die Lymphgefäße die Abflüsse, über die Schlacken und Überschüsse abtransportiert werden, die beim Stoffwechsel der Haut täglich anfallen. Außerdem werden über die Lymphgefäße Protein und Zellen, vor allem aber Fette aus den Geweben in den Blutstrom zurückgeführt; sie sorgen für den Anschluß der Haut an die regionalen Lymphknoten, d.h. für die Immunregulation.

Die Schweißdrüsen

sind ebenfalls in der Lederhaut stationiert. (Der Hund hat in unserem Sinne »echte« Schweißdrüsen nur an den Pfotenballen.) Sie sind eigentlich nichts anderes als Duftdrüsen, die beim Hund in die *Haarbälge* münden und nur olfaktorische Aufgaben haben. (Ein »echter« Schweißausbruch am ganzen Körper konnte bei Hunden nur bei der Kopulation festgestellt werden. Er wird also hormonell ausgelöst und hat keinerlei Aufgaben im Sinne von »Schwitzen«.)

Haarwurzeln und Talgdrüsen

Im Bereich der *Lederhaut* befinden sich auch die *Haarwurzeln* und, mit ihnen verbunden, die *Talgdrüsen,* von denen wir noch hören werden. Am Ende jeder Haarwurzel sorgt ein *Muskel* dafür, daß die Talgdrüsen ihr Sekret abgeben: Bei Kälte (oder Erregung) ziehen sich diese Muskeln zusammen, was zu Fettausstoß und »Gänsehaut«, d.h. aufgestelltem Haar führt.

Beim Sektret der Talgdrüsen handelt es sich um Talg (Sebum), es ist eine sog. *holokrine* Absonderung, d.h. die Drüse selbst wird zum Sekret eingeschmolzen. Dies ist vergleichbar mit der Differenzierung der Keratinozyten aus der Epidermis. Das Endprodukt ist *»Sebum«* (daher auch der Ausdruck Seborrhoe), das Cholesterin und Cholesterinester enthält, und sich vor allem aus Wachsen und Fettsäuren zusammensetzt. Sebum (Talg) erhält die Haut weich und geschmeidig durch Aufrechterhaltung der Hautfeuchtigkeit und gibt dem Fell den Glanz. Die Talgproduktion wird gesteigert durch Androgene, während Östrogene, werden sie injiziert, diese hemmen, vermutlich weil sie die Androgenausschüttung vermindern. Fast überall sind die Talgdrüsen mit den Haarbälgen verbunden. (Ausnahmen sind Anus und äußerer Gehörgang.)

Unterhaut (Subkutis)

Die zuunterst liegende Unterhaut wird aus unregelmäßigem, kollagenem, *lockerem Bindegewebe* gebildet. Beim Hund haben wir besonders lockeres Bindegewebe, d.h. die Haut ist fühlbar verschieblich, (was wir auch sehen können, wenn er z.B. Wasser aus seinem nassen Fell herausschleudert). Sie ist reichlich mit elastischen Fasern versehen, die die Haut auf ihrer Unterlage befestigen und enthält *Fettpolster.* Diese dienen als *Fettdepot,* fangen Stoß und Druck von außen ab und sind eine gute Wärmeisolation. Manchmal wird daher dieser Teil der Haut auch als *Unterhautfettgewebe* bezeichnet. Neben den *Fettzellen* findet man hier reichlich *Blutgefäße* und auch größere *Nervennetze.*

Bei wildlebenden Tieren in kalten Gegenden ist das Unterhautbindegewebe dicker, in heißem Klima finden wir dünnere Haut und schwächer ausgebildete Unterhaut. (Daß hier die moderne Hundezucht die Gegebenheiten verändert hat, führt bei manchen Rassen zu Haltungsschwierigkeiten, weil sie in einem für ihre Haut »falschen« Klima leben müssen.)

Von den überraschend vielseitigen Aufgaben der Haut und wie sie die bewerkstelligt

Es wird uns nun schon deutlich, daß die Haut wohl *mehr* ist als nur einschließende *»Körperdecke«*, die den Körper überall *straff umspannt* (Schnitte oder Verletzungen klaffen sofort und müssen zusammengenäht werden). Sie bewahrt das *Körperinnere* vor dem *Verlust von Wasser,* dient als *Wärmeregulation* und hält das Körperinnere konstant. Sie ist *beweglich* und *dehnbar* und trägt zur *Gestalt und Form* des Körpers bei.

Die Haut dient auch der *Temperaturregulation.* Einerseits als Unterlage für das Haarkleid, andererseits vermittels *Veränderung der Hautdurchblutung,* die mal mehr oder weniger Wärme abgibt. In geringem Umfange sind dabei auch die Schweißdrüsen (nur an den Pfotenballen) beteiligt.

Über die Veränderung im periphären Gefäßsystem ist die Haut auch an der *Blutdruckregulierung* beteiligt.

Wichtig an der Haut ist auch ihre *Speicherfunktion:* Sie ist ein riesiges Reservoir für Elektrolyte, Wasser, Vitamine, Fette, Kohlenhydrate, Proteine. Sie ist dank ihrer Keratinozyten, Langerhanszellen und Leukozyten unentbehrlich für die *Immunregulation.* Sie wehrt Mikroorganismen ab dank ihrer *antibakteriellen* und *antimykotischen* Eigenschaften.

Auch für die *Pigmentierung* von Haut und Fell ist die Haut zuständig durch ihre Melaninbildung, ihren Gefäßreichtum und die Keratinisation. Außerdem vollzieht sich hier die Produktion von *Vitamin D* nach Stimulation durch Sonneneinstrahlung. (In der Epidermis wird durch das Sonnenlicht aus Provitamin D_3 über Prävitamin D_3 das Vitamin D_3 (Cholecalciferol) gebildet. Das Vitamin D_3 bildende Protein im Plasma transportiert dann Vitamin D_3 aus der Haut in den Blutkreislauf.)

Nicht zuletzt ist die Haut, dank des in ihr enthaltenen *Nervennetzes,* wichtig für zahlreiche *sensorische Wahrnehmungen.* Sie ist ein *Sin-*

nesorgan für Druck, Schmerz, Juckreiz, Wärme und Kälte. (Daß hieran auch spezielle Haare beteiligt sind, sehen wir noch.)

Sie ist also der größte Schutz vor schädlichen Einflüssen aus der Außenwelt, wie sie ebenso die Innenwelt beschützend umschließt und wichtige Signale nach innen weitergibt, die den gesamten Organismus zu bestimmten lebenswichtigen Reaktionen veranlassen.

Von Fell, Haaren und Haarwechsel

Wissen wir schon wenig über die Haut, ist unser Wissen um Haar und Fell - wenn wir es genau überlegen - noch mangelhafter. Dabei ist es der wichtigste »Schmuck« des Hundes, und wir wenden begeistert hochgepriesene *Nahrungsmittel* und *Zusatzstoffe,* die das Fell verbessern sollen, sowie eine Vielzahl an *kosmetischen Mittelchen* an, damit das Fell voll und glänzend seine ganze Pracht entfalten soll.

Stumpfes Fell oder gar Haarausfall machen uns ziemlich nervös; der Haarwechsel mit seinen unangenehmen Begleiterscheinungen, weil alles voller Hundehaar ist, macht uns zuweilen ärgerlich. Nach Krankheiten und bei Hündinnen nach dem Werfen wird das Haar gelegentlich schütter. Manchmal wächst das Fell nach dem Haarwechsel oder dem Trimmen und Scheren nicht ordentlich nach. (Warum das so ist, davon etwas später mehr.)

Warum werden aber *gesunde* Hunde trotz heftigen Haarverlustes im Haarwechsel niemals kahl? Warum aber sind andererseits kahle Stellen oder schütter werdendes Fell ein ernsthaftes Alarmzeichen?

Was sind eigentlich Haare und wie »wachsen« sie?

Schlagen wir es nach, erfahren wir, daß Haare der Wärmeisolation, der Sinneswahrnehmung und als Barriere gegen schädliche Einwirkungen auf die Haut dienen. Außerdem, daß es fadenartige verhornte Gebilde sind, die tief in die Lederhaut eingepflanzt sind, aus Epidermiszellen aufgebaut sind und frei über die Hautoberfläche vorstehen. Das alles kann man sehen. Nicht sehen kann man, daß sie in röhrenartigen Ausbuchtungen der tieferen Schichten der Oberflächenepidermis bis in die Lederhaut hineinreichen.

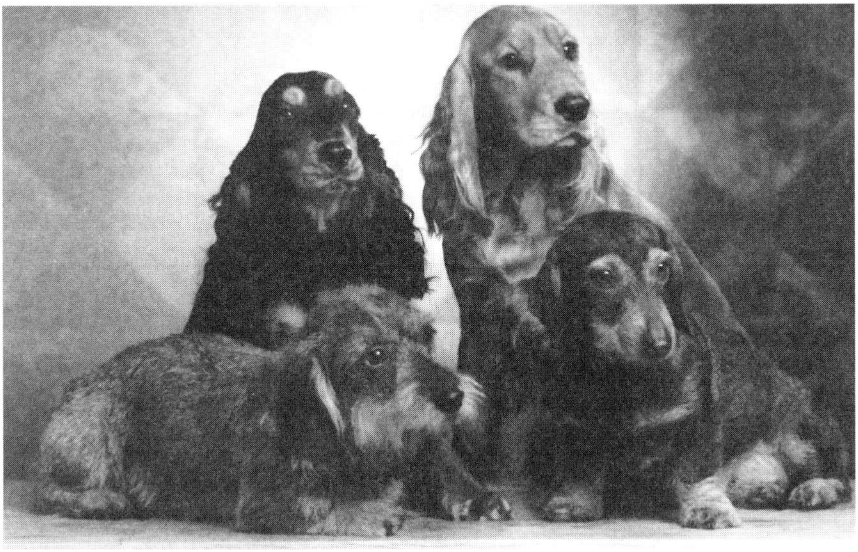

Ariane v. Magdalenental, Grace vom Haus Hessling, Uta v.d. Steinkraut, Maxy v.d. Rüberacker-Höhe (alle im Jagdgebrauch)
A.: A. Schmidt

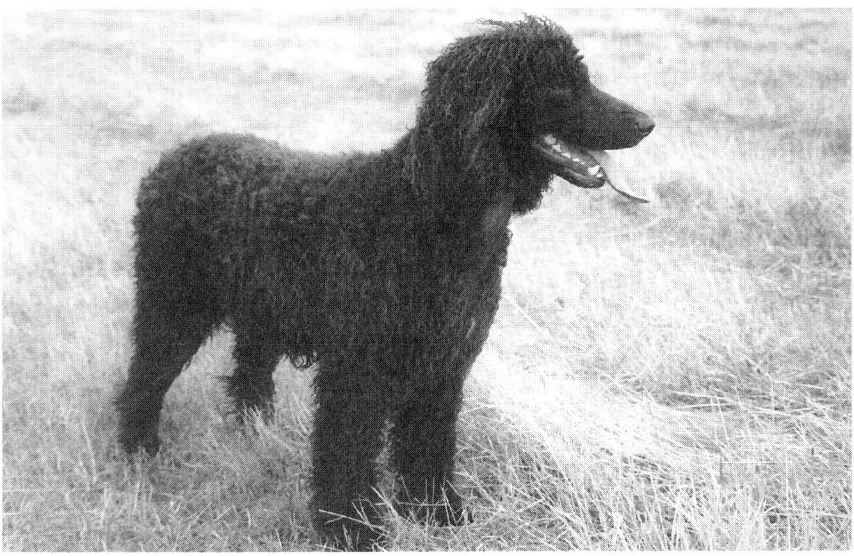

Derry Maid of the Stokkem Ferry (Irish Water Spaniel)
A.: M. Mehl

Schlagen wir weiter nach, erfahren wir, daß, was von dem Haar (Pilus) aus der Haut herausragt, der *Haarschaft* (Scapus pili) ist, und sich in der Haut, für uns unsichtbar, die *Haarwurzel* (Radix pili) befindet, die schräg in die Lederhaut in einer röhrenartigen Tasche, den *Haarbalg* (Folliculi pili), eingepflanzt ist, ganz unten ist die *Haarzwiebel* (Bulbus pili) und ganz am Untergrund ist die *Haarpapille* (Papilla pili), aus der das Haar entsteht.

Während beim Menschen ein Haar über viele Jahre weiter wächst, *hat das einzelne Haar eines Hundes eine viel kürzere Lebensdauer.*

Stark vereinfachtes »Haarwuchs-Modell«

Wie das Haar des Hundes wächst, stellen wir uns am besten einmal stark vereinfacht vor, indem wir unsere beiden Hände zur Hilfe nehmen. Wir ballen die *linke* Hand zur Faust und schieben von unten den Zeigefinger der *rechten* Hand hinein. Die Fingerspitze wird oben gerade sichtbar, am unteren Ende der linken Faust ist nur noch unser rechter Fingerknöchel sichtbar.

Unsere *linke* Faust ist die Einstülpung der Haut (der Haarbalg), in der das Haar sozusagen seine »Heimat« hat. Der Knöchel unserer *rechten* Hand ist der Keimort (die Haarpapille), von wo aus das Haar entspringt, d.h. wo es gebildet wird. Wenn das Haar (der Haarschaft und die Haarwurzel, unser Zeigefinger) nun weiter in die Höhe wächst, trennt es sich irgendwann von seinem Ausgangsort (unserem Fingerköchel, der unten verbleibt). Das Haar trennt sich, schiebt sich weiter an die Oberfläche hinaus, wo es dann sichtbar wird und eine Ruhepause einlegt. Nach einiger Zeit bildet sich dort, wo unser Fingerknöchel geblieben ist, ein neues Haar. Es wächst, wie das vorherige, in die Höhe, schiebt das »alte« Haar hinaus, trennt sich von seiner Grundlage usw. Nachdem wir uns nun mit Hilfe unserer beiden Hände einen stark vereinfachten *Haarfollikel* zur Anschauung hergestellt haben, wird es uns etwas leichter, das Haarwachstum zu verstehen.

Also: Ausgangsort für die Haarproduktion ist der Haarfollikel, er hat seinen größten Durchmesser an der Basis, d.h. unten, wo er birnenförmig erweitert ist. Hier sind die Haare produzierenden Zellen, der Mutterboden der Haare, enthalten. Der Haarschaft selbst besteht aus einer zentralen Medulla, einer dicken Rinde; sie formt die Gestalt des Haares und hat eine dünne Oberhaut.

Das Wachstum des Haarschafts ist begrenzt, dann folgt eine Phase, in der das Wachstum beendet ist. Zu dieser Zeit bildet sich die Haarwurzel zurück, und das Haar wird in dem Follikel festgehalten und hat bald die Verbindung zu den Haare produzierenden Zellen vollständig abgeschnitten.

Nach unterschiedlich langer Zeit werden die haarproduzierenden Zellen wieder erneut aktiv: Eine neue Haarwurzel wird erstellt und die Neuproduktion eines Haares beginnt. Zu dieser Zeit wird das alte Haar abgestoßen.

Haarlänge ist genetisch bestimmt

Haare sind ungleich lang, d.h. sie wachsen solange, bis sie ihre genetisch vorbestimmte Länge erreicht haben, die je nach *Körpergegend* unterschiedlich ist. Jede Körperregion hat, wie Sie selbst bei Ihrem Hund beobachten können, ihre eigene bestimmte Haarlänge. Forscher haben außerdem bei Mischlingshunden etwas Interessantes beobachtet: Ihre Haarlänge unterschied sich von einer Körperstelle zur anderen, woran man Merkmale der Ausgangshunde feststellen konnte.

Man hat auch das Wachstum als solches untersucht: So betrug beispielsweise im Schulterbereich bei einer maximalen Haarlänge von ca. 30 mm die Haarwachstumsrate 6,7 mm je Woche; an der Stirn (ca. 16 mm) wuchsen die Haare 2,8 mm je Woche. Beim Greyhound war die durchschnittliche Haarwachstumsrate 0,18 mm je Tag, beim Beagle hingegen 0,34 - 0,40 mm je Tag.

Im Zusammenhang mit dem Wachstum muß man sich auch klar machen, daß Haar überwiegend aus *Protein* besteht. Das bedeutet, daß die *Ernährung* einen beachtlichen Einfluß auf Quantität und Qualität der Haare hat. *Unausgewogene Ernährung führt zu stumpfem, trockenem, brüchigem Haar oder dünnem Haarkleid mit oder ohne Pigmentstörungen.*

Beim Haarzyklus unterscheidet man drei Wachstumsphasen
Benachbarte Haare sind mosaikartig in verschiedenen Entwicklungsphasen

Solange das Fell unseres Hundes gesund, dicht und glänzend ist, interessiert es uns wenig, wie Haare eigentlich wachsen. Ganz anders ist es aber, wenn seine Haare teilweise oder gar völlig ausgehen, ohne ersetzt zu werden. In diesem Zusammenhang läßt sich auch erklären, warum ein Hund normalerweise, auch wenn er noch so stark haart, keinesfalls kahl wird, oder kahle Stellen hat.

Bei der Untersuchung der Haut des Hundes hat man festgestellt, daß darin *nebeneinander* Haare *mosaikartig* in völlig unterschiedlichen Entwicklungsstadien vorgefunden wurden. Vereinfacht gesagt: nicht alle Haare sind gleichzeitig »reif« zum Ausfallen. Das hängt mit den »*Wachstumsphasen*«, dem »*Haarzyklus*« zusammen, denn, anders als das unsere, wächst das Haar des Hundes nicht kontinuierlich, sondern *zyklisch.*

Die drei Wachstumphasen des Haares

Anagen *(Wachstumsphase)*	Katagen *(Übergang)*	Telogen *(Ruhephase)*
Maximum im Sommer	4-7 %	Sommer 50 %
Minimum im Winter	4.7 %	Winter bis zu 90 %
Haarfollikel produziert Haar		**Totes oder Kolbenhaar wird im Follikel gehalten und schließlich abgestoßen**
Haarfollikel reicht bis in die tiefen Schichten der Lederhaut		jetzt Haarpapille von der Haarzwiebel getrennt
Matrixzellen stark melaninhaltig		Kein Melanin
		Kolbenhaar
relativ große ausgedehnte Wurzel, feucht, glänzend, pigmentiert Ende rechteckig, von Wurzelscheide umhüllt		bürstenähnliche Kolbenwurzel ohne Pigment ohne Wurzelscheide

Veränderung der Wachstumsphasen bei Krankheit
Folge: gravierender, »unerklärlicher« Haarausfall

Nun kann beispielsweise bei schlechtem Gesundheitszustand, bei Erkrankung oder tiefgreifenden körperlichen Veränderungen die

Wachstumsphase beträchtlich verkürzt sein. Das hat zur Folge, daß ein hoher Prozentsatz der Haare *gleichzeitig* in der Telogen *(Ruhephase)* ist. Da zu diesem Zeitpunkt die Haare leichter ausfallen (was man beim Kämmen merkt, aber auch, daß sie *büschelweise* ausgehen, wenn man daran zieht) kann dieser Haarausfall dann zu kahlen Stellen bzw. schütterem Fell führen.

Auch durch Krankheiten oder »systemischen« Streß können die Haare zur gleichen Zeit (anstatt wie normalerweise zeitlich versetzt) in die *Ruhephase* kommen, was die eben beschriebenen Folgen hat.

Man kann an den Haaren genau erkennen, wann, d.h. in welchem Stadium, die Störung den Hund getroffen hat. Bestimmte Faktoren (endokrine = hormonelle Störungen, Stoffwechselerkrankungen, Infektionskrankheiten) können störend auf die Wachstumsphase einwirken, was zu Anomalien der Haarfollikel und -schäfte führt. Innerhalb weniger Tage nach Einwirkung des Störfaktors kommt es plötzlich zum Haarausfall.

Weiterhin kann ein Streßzustand (hohes Fieber, Trächtigkeit, schwere Krankheiten, Operationen oder Narkose) zu einer abrupten, vorzeitigen Unterbrechung der Wachstumphase führen. Wieder ist die logische Folge die plötzliche *Synchronisation* vieler Haarfollikel erst in der Übergangs- (Katagen) und dann in der Ruhephase (Telogen.)

Erst nach zwei oder drei Monaten, wenn eine Neuproduktion im Haarfollikel beginnt, wirft der Hund dann plötzlich ungeheure Mengen Haare (= Telogen-Haare) ab. Sozusagen über Nacht, meint man dann. Irrtümlich führt man dies oft auf Wetterwechsel oder andere Naturereignisse zurück, auf die der Hund, wie man annimmt, vorgreifend reagiert. Tatsächlich ist aber gravierender, nicht jahreszeitlich bedingter Haarausfall immer die Folge eines zurückliegenden Ereignisses, wovon man manchmal nur durch den Haarausfall erfährt.

Haare haben in den einzelnen Stadien ein anderes Aussehen

Woher weiß man das? werden Sie sich fragen. Nun, man kann an den untersuchten Haaren genau feststellen, in welchem Stadium sie ausgegangen oder ausgerupft worden sind.

Die sogenannten *»Telogen-Haare«* (solche aus der *Ruhephase*) sind durch einen einheitlichen Schaftdurchmesser und eine etwas kolbenförmige, unpigmentierte Wurzel ohne Wurzelscheide zu erkennen. Die sogenannten *»Anagen-Haare«* (solche aus der *Wachstumsphase*) erkennt man an ihrer unregelmäßigen, dysplastischen Form. Der Durchmesser des Schaftes kann stellenweise verengt und auch deformiert sein. Oftmals brechen die Haare an solchen Schwachstellen ab, die Spitzen sind dann ausgefranst.

Derartige Störungen klingen aber sofort sichtbar dann ab, wenn der Störfaktor (den man allerdings manchmal erst herausfinden muß) beseitigt ist.

Bei eigentlich *langhaarigen Hunden* kann man gelegentlich beobachten, daß sie dauerhaft kurzes Haar haben. Die *Welpenbehaarung* war noch völlig *normal*, gelegentlich wächst auch *zunächst* das erwartete Langhaar, das dann jedoch ausgeht und durch *dauerhaft kürzeres Haar ersetzt* wird. Vermutlich spielen sich hier irgendwelche *Störungen* in der *Wachstumsphase* ab, gegen die man allerdings machtlos ist.

Besonderheiten beim Trimmen und Scheren

Manchmal kann man beobachten, daß das Haar nach dem Scheren (leider auch nach intensiven Waschorgien) erstmal überhaupt nicht nachwächst. Bei der Untersuchung wurde festgestellt, daß die Haut an sich völlig normal war, aber *viele Haarfollikel sich gleichzeitig in der Ruhephase befanden.* Auf irgendeine Weise ist also aufgrund äußerer Einwirkung die Follikeltätigkeit ins Stocken geraten, was sich meist drei bis sechs Monate nach dem Scheren wieder normalisiert.

Auch beim *Trimmen* (dem Herausrupfen *loser* Haare) kann man, wenn dies in der *Ruhephase* passiert, feststellen, daß die neuen Haare sofort *verstärkt* nachwachsen. Hingegen erfolgt neuer Haarwuchs sehr viel später, wartet man ab, daß das Haar auf *natürliche* Weise von selbst abgeworfen wird. Man muß also beim Trimmen *gewissenhaft* vorgehen und wirklich nur *»Telogen-Haare«* heraustrimmen. Werden nämlich auch *»Anagen-Haare«*, also solche im Wachstumsstadium, gewaltsam mit herausgerissen, wird gleichzeitig auch fast alles von der unteren Hälfte des Haarfollikels mit herausgerupft. Dies ist natürlich dem erwünschten, kräftigen Nachwachsen überhaupt nicht dienlich.

Die Wiederherstellung des Fells ist ein langwieriger Prozess
Man sollte Fellbeschädigungen möglichst vermeiden

Bis ein *intaktes* Fell mit all seinen verschiedenen Stadien und Schichten wieder erstellt ist, dauert es *lange* Zeit. Dies muß man wissen, wenn man seinen Hund beispielsweise so schlecht pflegt, daß nichts anderes übrig bleibt, als das *total verfilzte Fell restlos herunterzuscheren.* Auch bei chirurgischen Eingriffen oder bei Hautkrankheiten muß das Fell gelegentlich restlos abgeschoren werden. Die *Wiederherstellung* dauert aber bei *kurzhaarigen Rassen schon drei bis vier Monate; bei langhaarigen Rassen vergehen immerhin 18 Monate,* bis das Fell wieder völlig intakt ist.

Das ist nicht nur aus »dekorativen« Gründen von Bedeutung. Auch seine *Schutzfunktion,* daß es z.B. *nässeabweisend* ist, kann das unvollständige Fell auch nur unvollkommen erfüllen. Bei Regen und Nässe wird der geschorene Hund *monatelang bis auf die Haut naß,* bei Kälte ist er ungenügend geschützt.

Um solche Schadstellen im Fell nicht allzu groß werden zu lassen, schert man bei Verletzungen beispielsweise das Haar *direkt* über der befallenen Stelle *gegen den Strich* wirklich kurz ab, rundherum aber *mit dem Strich,* so daß es dort nicht ganz so kurz ist, aber eine Behandlung dennoch möglich ist. Im weiterem Umkreis dünnt man das weitere Fell dann mit einer *Effilierschere* aus, so daß das nachwachsende Haar wirklich allmählich, ohne daß dies besonders auffällt, wieder zusammenwachsen kann.

Nicht immer wird sich der *Tierarzt* die Zeit nehmen, bei Behandlungen das Fell so vorsichtig und stufenweise zu präparieren. Daher tut man gut daran, wenn eine Behandlung notwendig ist, daß man den Hund bzw. sein Fell schon vorbeugend zuhause bereits schonend vorbereitet.

Wann und wie Haare zu Fell werden und wachsen
Warum man pfleglich damit umgehen muß und was die Alarmzeichen sind

Das endgültige Fell des Hundes entwickelt sich erst allmählich. Welpen haben bei der Geburt nur jeweils ein Haar pro Follikel, nach drei Wochen kommen zwei oder drei Nebenhaare hinzu; nach der Pubertät kommen aus einem einzigen Haarfollikel sechs bis zehn Haare.

Bei der Entwicklung des Hundes ändert sich der Charakter der Behaarung. Das feine, weiche Haar des Welpen wird durch härteres Haar ersetzt, und es entsteht ein reges Wachstum. Beim *älteren* Hund ist das Fell dünner, die Haare oft nicht mehr so lang und manchmal werden sie, durch Pigmentverlust, grau. Haut und Haare sind beim älteren Hund weniger flexibel, auch die Epidermis wird im Alter geringer.

Die Haare *wachsen stärker in der kälteren Jahreszeit,* wenn auch, rassebedingt, in unterschiedlicher Länge.

Durchschnittliches Haarwachstum, rasse- und zeitlich bedingt z.B.:	
Beagle, männl. täglich	0,40 mm im Winter
	0,34 mm im Sommer
Greyhound, männl. täglich	0,18 mm im Herbst
	0,04 mm im Sommer

Die behaarte Haut eines erwachsenen Hundes ist nicht von einzelnen Haaren bewachsen, sondern enthält *Bündel* von Haaren, die durch *gemeinsame* Öffnungen in der Haut an die Oberfläche kommen.

Diese Bündel oder Büschel sind normalerweise in Gruppen von drei angeordnet. Das typische Bündel besteht aus einer Gruppe Unterhaare. (5-20 *Sekundärhaare,* die kürzer sind als die *Primärhaare* und die nicht immer auch von Talgdrüsen begleitet sind). Außerdem findet man 2-5 lange Primärhaare, wovon *eines*, das bis in das Fettgewebe reicht, länger ist als alle anderen. *Zu allen Primärhaaren gehören auch Talg- und Schweißdrüsen und ein Haarbalgmuskel.*

Alle Haare, die sich in eine Öffnung teilen, sind, auf der Ebene der Talgdrüsen, in einem gemeinsamen Follikel zusammengeschlossen. Unter diesem Verbindungspunkt trennen sich die Haarschäfte voneinander in ihr individuelles Haarfollikel und Haargang. Auf diese Weise können sich bis zu 15 Haare in eine einzige Öffnung teilen. Am größten ist das Follikel des *Deckhaares*; es reicht tiefer bis in die Unterhaut und in das Fettgewebe als die »Nebenhaare«. Auch hieraus ergibt sich klar, warum es ein Alarmsignal ist, wenn Haare büschelweise ausgehen.

Rassetypische Unterschiede in der Gestaltung des Fells

Es gibt deutliche Rassenunterschiede in der Anzahl der Haarbündel je cm^2, wie auch (nach Brunsch) in der Anzahl der Haare je Bündel.

Deutliche Rasseunterschiede bei der Fellgestaltung der Hunde

Haarbündel je cm²:

Kurzhaariger Dachshund GLatthaarige Terrier Zwergpudel	= 400-600 Bündel je cm²
Dt. Schäferhund Airedale Rottweiler	= 100-300 Bündel je cm²

(Die anderen Rassen befinden sich irgendwo dazwischen.)

Die Anzahl der Haare je Bündel: Rottweiler 9-15, Dachshund 2-5

Haarwinkel des Hundes:

Chow-Chow Airedale Scott.Terrier	= ca. 45°
Langhaar. Dachshund Cocker-Spaniel Irish-Setter	= weniger als 30°

(Überwiegend sind bei Hunden die Haare im Winkel zwischen 30-40°)

Die Dicke und Struktur des Fells:
Haarbündel und Haarwinkel

Die jeweilige Struktur und Länge des Fells einer bestimmten Rasse ist also genetisch bestimmt. Grundsätzlich gilt: Die Haare der Rassen, die *viele Bündel* haben, sind *feiner*, als die solcher Rassen, die weniger Haarbündel je cm² haben. Vergleicht man die größeren Exemplare der gleichen Rasse, haben mittlere Tiere eine größere Anzahl Bündel mit weniger und feineren Haaren.

Wie wir aus der obigen Tabelle sehen können, beruhen die Unterschiede im Aussehen des Fells auch darauf, daß die Haare in *unterschiedlichem Winkel* in die Haut eingepflanzt sind. Sie *überdecken* sich demnach an der Körperoberfläche, legen sich aufeinander und halten zwischen sich eine stehende Schicht von Luft fest, was für die *Wärmeregulation* von Bedeutung ist. Im Prinzip haben langhaarige Hunde einen höheren Winkel. Generell liegen die Haare *schräg* nach *hinten* von der Nase bis zur Schwanzspitze, also in »*Windrichtung*«. Auf diese

Weise werden sie so bei der Fortbewegung durch den Luftzug nicht aufgestellt, sondern liegen an. Wie ein Schieferdach bilden sie so einen wirksamen Schutz gegen Nässe, die nicht bis auf die Haut vordringen kann, sondern abfließt.

Haarwirbel entstehen an den Stellen, wo bestimmte Körperregionen mit ihren bestimmten »Haarlaufrichtungen« aufeinanderstoßen, z.B. am Kopf, am Nasenrücken, seitlich am Hals, am Bauch usw. Bei kurzhaarigen Hunden kann man das gut erkennen, bei den langhaarigen merkt man es beim Bürsten.

Vom Aufstellen der Haare durch Muskelkraft und von den Talgdrüsen

Aufstellen können sich die Haare nur dann, wenn sich der *Haarbalgmuskel,* der zu fast jedem Haarfollikel gehört, zusammenzieht. Dies geschieht z.B. dann, wenn das Tier *friert* (»Gänsehaut!«) und das voluminösere Haar mehr Luft einlagert, also mehr Wärme speichert. Aber auch bei *Erregung* stellt sich das Haar auf: Beim *Imponiergehabe*, das *hormonell* bedingt ist, wird durch das aufgestellte Haar der Körperumfang beeindruckend vergrößert. Aus diesem Grunde sind die Haarbalgmuskel im Nacken- und Rückenbereich besonders ausgeprägt.

Der Haarfollikel des Hundes ist auch ein *Muskelkomplex.* Zieht sich der Muskel zusammen, wird der ganze Follikelkomplex angehoben. Gleichzeitig entleeren die *Talgdrüsen,* (wie der Haarbalgmuskel am Haarfollikel des Hundes zu finden), ihren Inhalt. Das fettige Sekret wird über die Haarschäfte verteilt. Dies hält nicht nur die Haut weich und geschmeidig, sondern gibt dem Fell Glanz und macht es wasserabstoßend. Außerdem werden *Duftstoffe* abgesondert, die der *innerartlichen Kommunikation* dienen.

Während *Krankheit, Mangelernährung* oder bei *Parasitenbefall* wirkt das Fell oft stumpf infolge *schlecht funktionierender Talgdrüsen.* Das ist ein *Alarmsignal,* auf das man achten muß! Erstens wird damit eine *Mangelsituation* irgendwo ganz anders im Organismus angezeigt, zweitens wird hier eine *Kettenreaktion* ausgelöst: Das Sekret der Talgdrüsen ist nämlich nicht nur wegen des »Einfettens« von Bedeutung. Die *ungesättigten Fettsäuren* darin wirken *bakterien-abweisend.* Treten hier Störungen auf, hat auch die *Haut* ihre wichtige Schutzfunktion *eingebüßt* und wird *krankheitsanfällig.*

Typisch für den Hund: die große Variationsbreite in Haarlänge und -art

So groß die Vielfalt der Fellarten beim Hund auch ist, grob kann man die Haarlänge in drei Gruppen einteilen: *Normal:* Erinnert an Wolf, z.B. Deutscher Schäferhund, *kurz* z.B. Boxer, *lang* z.B. Chow Chow. Besonders bei den langhaarigen Hunden gibt es viele Variationen. Wir kennen außerdem Drahthaar (Schnauzer), feines, langes Seidenhaar (Cocker, Setter), extrem langes Wollhaar (Pudel) und viele Abstufungen dazwischen.

Jede Behaarungsart hat eine etwas andere Zusammensetzung

Bei der *normalen, wolfsähnlichen Behaarung* besteht diese aus *Primärhaaren* (härtere Haupt-, Mittel- oder Leithaare) und *Sekundärhaaren* (feinere Grannen- oder Wollhaare). Die letzteren machen nach *Anzahl,* nicht nach *Gewicht* einen *hohen Anteil der Behaarung* aus.

Bei der *kurzen Behaarung* finden wir entweder derbes *Stockhaar* (Rottweiler, Terrierarten). Dieses hat einen *hohen Anteil an Primärhaaren* und (nach Gewicht und Anzahl) *wesentlich weniger Sekundärhaare.* Oder aber wir finden bei kurzhaarigen Hunden kurzes Glatthaar (Boxer, Teckel, Zwergpinscher). Diese haben die *größte Anzahl von Haaren pro* cm^2, *viele* gut ausgebildete *Sekundärhaare* und, im Vergleich mit »normal«, *verkürzte Primärhaare.*

Auch bei der *langen Behaarung* trennen wir *zwei Untergruppen.* Da ist erstens das *feine Langhaar* (Cocker, Spitz, Chow-Chow). Das *Haargewicht* ist pro cm^2 *höher* als «normal«. (Ausnahme sind die Zwergrassen, weil dort das Haargewicht wegen der *feineren* Haare geringer ist.)

Die zweite Gruppe sind das *wollige oder Kraushaar* (Pudel, Bedlington, Kerry Blue). Bei ihnen machen die *Sekundärhaare 70% des Gesamthaargewichtes und 80% der Gesamthaarzahl* aus. Diese sind im Vergleich mit »normal« *verhältnismäßig hart* und neigen weniger zu Haarausfall als andere.

Die *Haarlänge* ist genetisch bestimmt. Kurzhaar ist *dominant* zu Langhaar, Glatthaar oder welliges Haar ist *rezessiv/teilweise rezessiv* zu Drahthaar.

Temperatur und Klima beinflussen saisonal den Haarwuchs. Außerdem ist bei Hunden generell die Tendenz zur Reduktion der Unterwolle festzustellen, was besonders bei den kurzhaarigen Rassen deutlich ist. Beim Pudel ist hingegen das Deckhaar reduziert, dafür aber der Anteil an Unterwolle gestiegen. Auf diese Weise hat der Mensch durch seine Selektion das »natürliche« Fell des Hundes stark verändert, so daß man eigentlich gar nicht sagen kann, wie das für einen Hund »natürliche Fell« wohl eigentlich sein soll. All die Variationen der Haararten aufzuzählen und zu erklären, würde hier zu weit führen. Aber schon jetzt wird erkennbar, daß *jedes Fell eine ganz individuelle Zusammensetzung hat*, die aus dem Ausgangsfell des Wolfes herausgezüchtet werden konnte.

Haarwachstum und Haarwechsel

Anders als bei Schlangen, die sich im Stück häuten, d.h. ihr Natternhemd abwerfen, und eine Zeit der Schutzlosigkeit überstehen müssen, ist beim Hund der Haarwechsel *allmählich:* Das Haarkleid der einen Saison geht sanft in das der nächsten über. Der *gesunde* Hund wird also niemals völlig kahl. Wie wir schon bei den *Wachstumsphasen* gesehen haben, erfolgt die Neubildung der Haare *mosaikartig:* Die Haut enthält *nebeneinander* Haarfollikel in den unterschiedlichsten Zyklusstadien. Entsprechend erfolgt natürlich auch der »Abwurf« der Haare.

Der *Haarwechsel* ist einerseits *genetisch* bedingt, wird aber von der *Umwelt* (Lichteinwirkung, Umgebungstemperatur) und den *Lebensumständen* (Ernährung, allgemeiner Gesundheitszustand, Hormone) beeinflußt.

Kurzhaarige Hunde haaren während des *ganzen* Jahres etwas. Es besteht also kein Grund, einen kurzhaarigen Hund nur deswegen auszuwählen, weil er weniger Haare hat und demzufolge weniger »haart«. Vielmehr hat man fortlaufend mit den überall verstreuten, kurzen Haaren zu tun. *Langhaarige* Hunde, die viel im Freien gehalten werden, haben *zweimal* im Jahr einen *deutlichen Haarwechsel:* im Frühjahr und im Herbst. Ganzjährig überwiegend im Haus, bei wenig Auslauf gehaltene Hunde verlieren leider auch ganzjährig Haare.

Im *Frühjahr* dauert der *Haarwechsel* bei gut gepflegten, täglich gebürsteten Hunden etwa *fünf Wochen.* Während der ersten 10-14 Tage werden die kräftigeren Haare abgeworfen, danach sind es hauptsächlich die Deckhaare und die Unterwolle, die ausgehen. Hunde verlieren im Frühjahr (logischerweise) mehr Haare, als im Sommer/Herbst, weil zuvor auch der Haarwuchs entsprechend stärker gewesen ist. Allerdings ist auch bei Tieren der gleichen Rasse die Variationsbreite des Haarwechsels sehr groß. Teilweise scheint dies *fütterungsbedingt* zu sein, andererseits kommen individuelle Aspekte in Betracht. Sicher ist, daß zur Zeit des Haarwuchses ganz besondere Ansprüche an das Futter gestellt werden. Haar besteht ja aus Protein, wird also aus dem gebildet, was man vorher verfüttert hat.

Hormonelle Einflüsse auf Haarwuchs und Haarkleid

Von den Einflüssen, die aus dem Organismus des Hundes auf Haut und Haarkleid einwirken, seien hier nur die *Schilddrüsenhormone* als Beispiel genannt.

Sie sind zuständig für die *Einleitung und Förderung der Wachstumsphase* und zur *Steigerung der Haarwuchsrate.* Bei einem Mangel an Schilddrüsenhormon kommt es zu einer Atrophie der Epidermis, abnormer Keratinisierung.

In der Wachstumsphase bringen die Schilddrüsenhormone den Haarfollikel-Zyklus in Gang. *Fehlen* die Schilddrüsenhormone, verbleiben die Haare in der Ruhephase, die Haare können nicht wachsen und kahle Stellen werden bemerkbar. Typisch ist außerdem, daß so entstandene Haarveränderungen *nicht* von Juckreiz begleitet sind. Hier kann der Tierarzt durch geeignete Medikamente helfen. Es ist aber hier einmal die Frage zu stellen, wieweit *eine Sanierung des gesamten Organismus auf natürlichem Wege* angebracht und möglich ist und ob langfristig nicht auch ganz andere Mittel helfen könnten. Wir kommen später darauf zurück.

Auch die Lederhaut kann verdickt werden. Bei Ratten *verbesserten* Schilddrüsenhormone die *Heilung* tiefer Hautverbrennungen, d.h. ein *Mangel* an Schilddrüsenhormon zieht auch eine *schlechte Wundheilung* nach sich.

Sichtbares Zeichen für Schilddrüsenhormonmangel sind *beidseitig symmetrische Kahlheit, stumpfes, trockenes, leicht ausreißbares Haar,* das nach dem Ausreißen nicht mehr nachwächst. Außerdem verändert sich die Hautpigmentierung an verschiedenen Stellen, die Haut ist trocken, kühl, verdickt und aufgetrieben und sehr anfällig für Blutergüsse. Häufig treten schuppende oder eiternde Hauterkrankungen auf, die Fellfarbe verändert sich.

Warum »Serumspiegel« kompliziert zu ermittelnde Werte sind

Die Untersuchung der Schilddrüsentätigkeit ist - wie so vieles, was mit der Haut des Hundes zu tun hat - *schwierig.* Es gibt deutliche *rassespezifische Unterschiede* der Werte im Blut. Die »normalen« Serumspiegel z.B. von Schäferhund, Cockerspaniel, Boxer, Beagle, Labrador, Alaskan Malamute, Afghane, Saluki, Sibirian Husky können *tiefer* liegen als es generell für Hunde »normal« wäre.

Grundsätzlich scheint zu gelten: Große und Riesenrassen, wie auch alte Hunde haben ein niedrigeres Niveau, Kleinrassen und sehr junge Hunde ein höheres Niveau. Auch gibt es tagesperiodische Schwankungen mit einem Peak in der Mittagszeit; ebenso kann der Serumspiegel unter dem Einfluß von Medikamenten und Krankheiten schwanken.

Haare, die andere Aufgaben haben, als das übrige Fell

Tasthaare im Kopfbereich

Besonders Leute, die am Kopf ihrer Hunde das Fell künstlich kurz halten müssen, kennen die seltsamen, warzenähnlichen Erhebungen z.B. rechts und links auf den Wangen, aus denen starke, drahtige Haare herauswachsen. (Bei den anderen Hunden kann man sie sehen und fühlen.) Kommt man mit der Schermaschine zu dicht auf die Haut, gibt es hier größere, blutende Verletzungen, die erst allmählich verkrusten und oft nur mühsam wieder abheilen. Auch am Unterkiefer der Hunde kann man verschiedene Erhebungen in der Haut ertasten, aus denen ebenfalls borstenartige Haare herauswachsen, die sich von denen in der Umgebung unterscheiden.

Hier entspringen die *Tasthaare* des Hundes: über den Augen, an den Wangen, am Unterkiefer und seitlich der Schnauze. (Wir haben schon zuvor gesehen, daß ausgerechnet diese Haare die ersten sind, die bei der vorgeburtlichen Entwicklung angelegt sind; sie sind daher von ziemlicher Bedeutung für den Hund.)

Diese *Tasthaare* finden wir in abgewandelter Form über die gesamte Haut verteilt. Sie haben, im Gegensatz zu den »normalen« Haaren, verkümmerte Talg- und fehlende Schweißdrüsen. Jedoch ist hier die Haut reichlich mit Blutgefäßen und mit besonders komplizierten und zahlreichen Nervenendapparaten ausgestattet. Tasthaare sitzen auf kleinen,

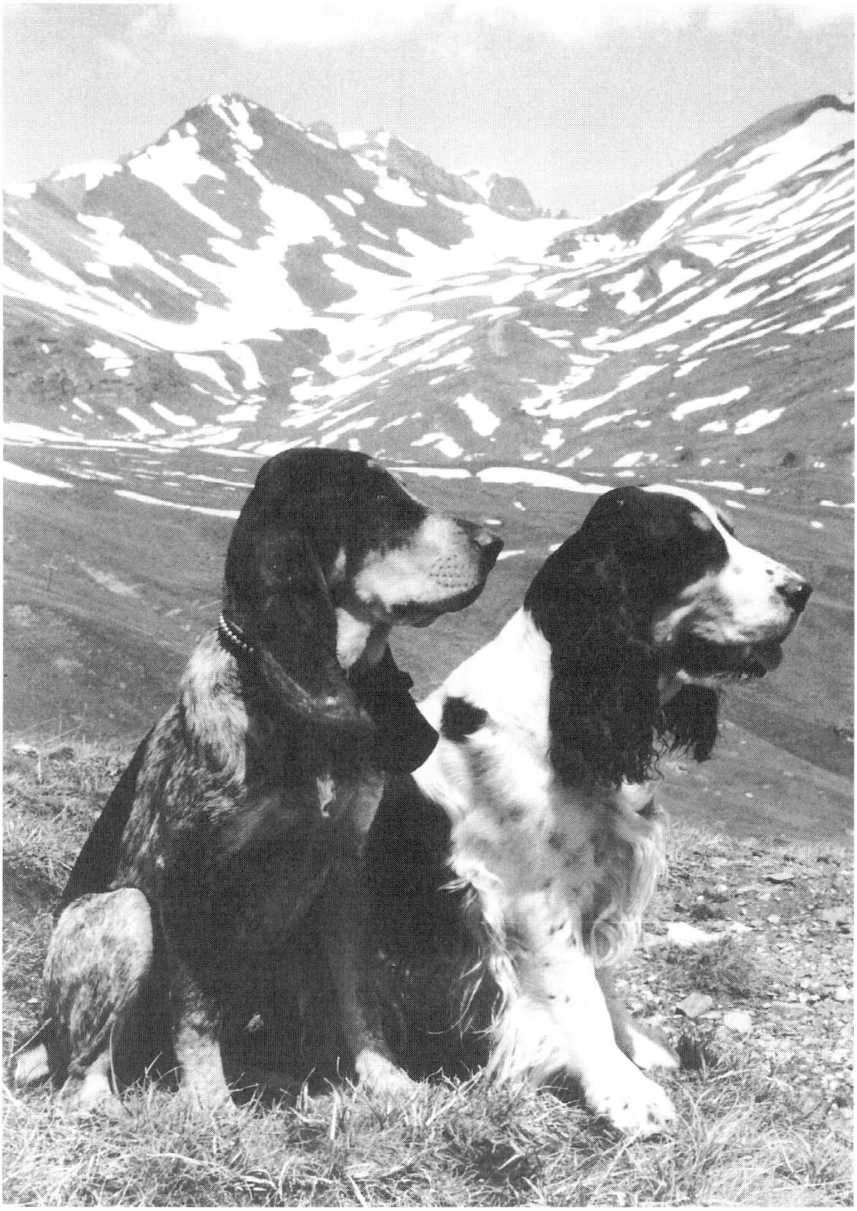

Padinia v. Steigwald (Luzerner Laufhündin)
Britta v. d. Sturmhütte (Cocker-Spaniel-Hündin)
A.: W. Nieger

fühlbaren Hügeln (Polstern), die durch die dickwandigen Bluträume erzeugt werden. Tasthaare nehmen also innerhalb des Felles eine *Sonderstellung* ein, erscheinen früher als die Fellhaare und sind selbst bei *Nackthunden* vorhanden.

Tasthaare auch über den ganzen Körper verstreut

Ähnlich den Tast- oder Sinushaaren im Kopfbereich sind die sogenannten *tylotrischen Haare*, die über den *ganzen Körper zwischen den normalen Körperhaaren* verstreut sind. Ihre Follikel sind größer als die der umgebenden Haare und enthalten ein *einziges, kräftiges Haar.* Jedem tylotrischen Follikel ist ein *»tylotrisches Polster«* (auch *Haarscheibe* genannt) zugeordnet. Hier ist die Epidermis verdickt, darunter ist eine Vorwölbung aus feinem Bindegewebe, das stark mit Blutgefäßen und Nerven versehen ist. Diese Haare sind also etwas wie *»Fühler» (Berührungsrezeptoren),* die über die ganze Körperdecke verteilt sind.

Haut und Fell und Wärme und Kälte
Wann und wie friert oder schwitzt ein Hund?
Was sind die »kritischen« Temperaturen?

Wie wir nun schon wissen, »schwitzt« ein Hund, wegen seiner anders als beim Menschen konstruierten Schweißdrüsen, auch anders als der Mensch. Und wenn er auch sein Fell saisonal durch unterschiedliches Wachstum auf die wärmere oder kältere Jahreszeit vorbereitet, reicht dies zur individuellen Regulierung von Temperaturschwankungen nicht aus.

Je nach Außentemperatur und Luftfeuchtigkeit erfordert die Wärmeregulation andere Mechanismen.

Der Hund *verliert* ja fortwährend *Wärme:* durch *Abstrahlung,* durch *Wasserverdunstung* an Haut und Atemwegen, aber auch durch *Ausscheidung* von *Kot* und *Harn.* Wird es kälter als für die Jahreszeit »normal«, d.h. *friert der Hund,* versucht er den Wärmeverlust zunächst durch *Aufrichten der Haare* auszugleichen.

Bei *höheren Temperaturen* erfolgt die *Abkühlung* (d.h. aktive Kälteproduktion) durch *Wasserverdunstung über die Atemwege.* Steigt nämlich die Umgebungstemperatur auf *mehr als 27-29° C,* so *erhöht sich beim Hund die Atemfrequenz:* er hechelt. Dabei wird die Atemtiefe deutlich verringert, der Hund atmet flach. Bei einer Rektaltemperatur von *40,6°* besteht beim Hund die Gefahr der *Wärmeimballanz,* bei *42,8° C* droht der *Hitzekollaps.* An der Wärmeregulation sind die Blutgefäße, die sich ausdehnen oder zusammenziehen können, beteiligt. *Gegen übermäßige Hitze sind aber Haut und Fell letztendlich machtlos.*

Anders ist es bei *Kälte.* Zunächst wird der Hund lediglich mit einer »Gänsehaut«, d.h. mit *Aufstellen der Haare reagieren,* um die Körperwärme konstant zu halten. Er versucht außerdem, sich zusammenzurollen, und legt seine Schnauze, soweit dies möglich ist, unter seinen Schwanz oder wenigstens seine Pfoten, *um erwärmte Luft einzuatmen.* Auch hier also wieder ein Versuch, die Körpertemperatur über die Atemwege zu regulieren.

Der Hund kann *aktiv Wärmeproduktion* durch das sogenannte »Kältezittern« erreichen. Dies setzt schnell und automatisch dann ein, *sobald die Rektaltemperatur um etwa 1,1° C abfällt.*

Hunde, die gut im Futter sind, haben eine niedrigere kritische Temperatur als solche, die hungern oder unterernährt sind. Sie sind kälteempfindlicher. Hunde mit einer dickeren Fettschicht in der Unterhaut können Kältegrade besser aushalten.

Man sollte aber wissen, daß es für alle Hunde *kritische Außentemperaturen* gibt. *Bei einem gesunden Hund mit intaktem Fell sind dies (in Ruhe) 14° C. Haben Hunde kein, besonders dünnes, abrasiertes oder getrimmtes Fell, beginnt das Zittern in Ruhe u.U. bereits bei 25° C.* Berücksichtigen muß man natürlich, ob sich ein Hund in Ruhe befindet, oder ob er sich stark bewegt. Hunde mit feuchtem Fell sollte man daher im Freien gut in Bewegung halten, wie überhaupt von einem Hund in Bewegung auch größere Kältegrade gut verkraftet werden.

Man muß dabei beachten, daß, was wir als Raumtemperatur messen, ja durchaus nicht jene ist, in der der Hund lebt. *Am Boden ist es immer um einige Grade kälter.* Beim Ruheplatz des Hundes sollte also die Temperatur nachgemessen werden (Thermometer). Auch sollte ein Liegeplatz nicht unmittelbar am Boden, sondern etwas darüber und nicht dem Zug ausgesetzt sein. Bei frisch geschorenen oder getrimmten Hunden kann es für eine Übergangszeit durchaus sinnvoll sein, ihnen etwas

Wärmendes überzuziehen, damit sie bei niedrigen Außentemperaturen sich nicht ernsthaft erkälten. Insbesondere dann, wenn Trimmen und Scheren aus kosmetischen oder medizinischen Gründen mitten im Winter oder in der kühleren Übergangszeit stattfinden.

Das Problem der *Wärmeregulation* wird auch durch *ungenügende Fellpflege* verstärkt. Ist das Fell verfilzt und ungekämmt, erlaubt es keine Luftzirkulation. Unsachgemäß behandeltes, d.h. eigentlich zerstörtes Fell, wie wir es bei geschorenen und unsachgemäß getrimmten Hunden vorfinden, erlaubt zusätzlich die *völlige Durchnässung* bis auf die Haut und somit eine starke Abkühlung durch *Verdunstungskälte.*

Rund um die Fellfarben des Hundes

Über die Fellfarben des Hundes wird zwar unendlich viel geredet und spekuliert. Versucht man jedoch, den Dingen näher auf den Grund zu gehen, wird man erstaunt feststellen, daß es relativ wenig fundierte Literatur darüber gibt. Es ist, was erstaunlich ist, noch *nicht* einmal gelungen, für die vielen Farbvarianten des Hundefells rassenübergreifend *einheitliche Bezeichnungen* zu finden. Sie werden es immer wieder feststellen, daß Sie beispielsweise einen Hund als »sandfarben« bezeichnen würden, der Besitzer Ihnen aber erklärt, der Hund sei »rot«. Andererseits würden Sie den Begriff »rot« nur dann anwenden, wenn Sie die Farbe des Irish Setters meinen. Auch »braun« oder »schwarz« hat viele Abstufungen, wir finden aber auch silberne, blaue, aprikosenfarbige Hunde. Aber nicht immer, wenn einem die Farbe eines Hundes nur *genannt* wird, kann man sicher sein, daß er auch so aussieht, wie man sich das nun vorstellt.

Erschwert wird eine einheitliche Darstellung der Fellfarben dadurch, daß tatsächlich nur derart dürftige Daten vorliegen, daß man damit nicht ernsthaft forschen kann. Dazu wären bei allen Rassen jahrzehntelange, gewissenhafte Aufzeichnungen nötig, die an zentraler Stelle ausgewertet werden müßten. Leider ist dies, wie so manch andere Notwendigkeit der Forschung, beim Hund bislang unterlassen worden. Lieber lebt man mit nebulösen Vermutungen und derart »uralten« Arbeiten, wie es die von Little und anderen sind.

Die Farbe der Haare

ist zunächst einmal grundsätzlich von der Pigmentmenge, dem Luftgehalt und der Oberflächenstruktur des Haares abhängig. Es gibt (nach Russel) sieben verschiedene Möglichkeiten, durch die im Haar unterschiedliche Farbkombinationen erscheinen können. Dies sind: *Farbe und Form der Farbkörnchen* (länglich-oval, oval, rund, unregelmäßig), *Zahl der Körnchen* je Markzelle bzw. Rindeneinheit, *Verteilung der Körnchen* in lockerer oder dichter Ordnung, *Körnchengröße*, Tendenz am äußeren Ende in den Rindenzellen angeordnet zu sein.

Man muß auch wissen, daß die gleichen Gene unterschiedliche Farbtöne bei verschiedenen Rassen hervorrufen können. Diese werden erst aus der *Gesamtkombination* der Gene bestimmt. Außerdem *erscheint* die Farbe je nach Fellänge und -struktur rassenweise unterschiedlich.

Ohne Farbstoff wären die Haare weiß, bei »Zugabe« von weiterem Farbstoff würden sie aufsteigend gelb, rot, braun und schwarz. Das Erstaunliche ist, daß es trotz der Vielfalt der Fellfarben beim Hund nur *zwei Pigmentarten* gibt:

schwarz-braunes Pigment	=	Eumelanin
rot-gelbes Pigment	=	Phäomelanin

Die Pigmentzellen in der Haarzwiebel lagern Pigment in oder zwischen den Zellen von Haarrinde und -mark ab. Sie können entweder in der gesamten Wachstumsperiode Pigment produzieren (z.B. durchgehend schwarzes Fell) oder nur während bestimmter Abschnitte. Durch *Einlagerung von Luft* in oder zwischen den Zellen des Haarmarkes oder in die Hohlräume zwischen Mark und Rinde kann das Haar durch *Reflexion* des Lichts heller aussehen. Wenn Haare ergrauen, beruht dies auf einem Pigmentschwund in den Matrixzellen.

Die Haarfarbe bei der Geburt muß durchaus nicht auch die des ausgewachsenen Tieres sein. Die Farbe des Fells kann sich im Verlaufe des Lebens eines Hundes, durchaus nicht nur, wenn er alt wird, verändern. (Der echte Schimmel mit seinen weißen Haaren hat dunkel pigmentierte Haut. Schimmelfohlen werden dunkelhaarig geboren, erst zwischen drei bis fünf Jahren wird das pigmentierte Haar durch pigmentloses ersetzt.)

Etwas ähnliches, nämlich daß sich die endgültige Fellfärbung erst später durchsetzt, kennt man auch bei den Hunden. Bedlington Terrier werden schwarz geboren und der Farbwechsel ist erst mit etwa sechs Monaten vollzogen. Schwarz geboren werden beispielsweise auch: Elkhound, Keeshond, Kerry Blue, Schnauzer (pfeffer/salz), Yorkshire und Airedale Terrier.

Die Haarfärbung muß nicht mit der Farbe der Haut übereinstimmen.

Das große Diskussionsthema sind dann auch die *weißen* Hunde, die aber deswegen *keinesfalls immer Albinos* sind. Bei Albinos *fehlt* durch eine Fehlsteuerung jegliches Farbpigment: Sie haben auch farblose (rosa schimmernde) Augen, einen hellen Nasenspiegel und farblose Krallen. Hunde mit weißem Fell (bei dem es auch viele Varianten gibt), müssen aber eine im übrigen vollständige Pigmentierung haben.

Wir unterscheiden daher grob

dunkles Fell = **Haare enthalten Eumelanin**
Schwarz oder braun,
tiefschwarz, dunkelbraun, schokoladenfarben,
durch »Verdünnung« enstehen blau oder beige

helles Fell = **Haare enthalten Phäomelanin**
rot, kastanienbraun, golden, goldfarbig, weizenfarbig, blond und viele andere Varianten
durch »Verdünnung« enstehen weißlich-sandfarben, unscheinbar gelb, grausilber, weiß mit metallischem Schimmer und viele Varianten

weißes Fell = **Haare enthalten kein Farbpigment**

Nicht genug damit, daß es unendlich viele Farbschattierungen gibt! Es gibt noch unzählige, weitere Unterschiede: Bei manchen Hunden besteht das Fell nur aus *gleichfarbigen Haaren* (also z.B. nur schwarz). Andere haben *zwei- oder dreifarbiges* Fell, können außerdem *gescheckt, gesprenkelt, gestromt* sein, wie auch bestimmte *Abzeichen, Sattel, »Mäntel«* haben. Die mehr oder weniger vorherrschende Fellfarbe wird dabei durch eine zweite oder dritte in unterschiedlicher Zeichnung und in unterschiedlichem Umfang unterbrochen. Manchmal hat ein

Hund nur ein helles Monokel, mal nur eine weiße Schwanzspitze. Mal ist er getüpfelt wie ein Dalmatiner, andere wieder haben eine »Maske«.

Haben ansonsten einfarbige Hunde geringfügige weiße Abzeichen, so treten diese mit schöner Regelmäßigkeit an bestimmten Körpergegenden bevorzugt auf: Dies sind Zehen, Brust, Schnauze oder Schwanzspitze.

Aber die Farbe kann auch *innerhalb* eines Haares wechseln. Sie bildet ein Ringelmuster, je nach dem, ob es sich bei dem eingelagerten Farbstoff um Phaeomelanin oder Eumelanin handelt, oder ob jegliches Pigment fehlt. Dies ist z.B. die sogenannte *Agouti-Farbe* (zu finden z.B. bei manchen Schäferhunden und dem Norwegischen Elchhund). Dies ist die komplexeste aller Farbserien beim Hund. Sie wurde nach einem südamerikanischen Nagetier so genannt, an dem sich dieses Fellfarbmuster besonders deutlich zeigt. Bei diesem ist die Haarspitze weiß oder hell, ein kräftiger Mittelteil ist braun oder schwarz, die Basis ist hellgelb oder rotbraun. Hier sind also während des Wachstums verschiedene Gene bzw. Enzyme zur Wirkung gekommen. Wie das funktioniert, werden Sie gleich besser verstehen.

Fellfarbe hat mit viel Chemie zu tun
Was sind die Genotypen oder Genorte der Fellfarbe

Die Pigmentierung bezieht sich auf die Färbung der Haut und der Haare eines Hundes. Sie ist darauf zurückzuführen, daß die Verteilung des Farbpigmentes in verschiedenen Farben und Mustern von Melanin im Haar erfolgt. Melanin ist das Ergebnis des Zusammenwirkens eines Enzyms mit Tyrosin (einer Aminosäure), das grundlegend wichtig für das Überleben eines Tieres ist. (Die Melaninproduktion wird andererseits durch andere Enzyme verhindert, begrenzt oder vermehrt.) Tyrosin befindet sich als Baustein in verschiedenen Proteinen (z.B. im Keratin). *Tyrosin-Mangel* ist Folge z.B. eines *allgemeinen Eiweißmangels* oder einer *gestörten Schilddrüsenfunktion.* Jetzt verstehen Sie auch, warum der farblose, *echte »Albino«* tatsächlich eine lebensgefährliche Mangelsituation signalisiert. Die - wenn auch oft falsch interpretierte - Warnung vor den »weißen« Hunden besteht nicht ganz zu Unrecht. Aber nur »Weiß«, das auf bestimmten genetischen Grundlagen beruht, ist »gefährlich«; andere weiße Hunde sind völlig gesund.

Die Fellfarbe eines Hundes ist genetisch bedingt. Sie wird durch die Kombination und unterschiedliche Ausprägung zahlreicher Gene bestimmt. Ein bestimmtes Gen besetzt einen bestimmten Genort *(Locus)* auf einem bestimmten Chromosom. Das Gen kann in verschiedenen Formen *(Allelen)* existieren, die den selben Genort besetzen, es kann *dominant, unvollständig dominant* oder *rezessiv sein. Als »multiple« Allele* werden solche bezeichnet, von denen es mehr als zwei Arten gibt, die einen bestimmten Genort besetzt halten.

Vererbung (Genetik) ist für viele ein Buch mit sieben oder mehr Siegeln. Dabei sind Gene nichts anderes als eine *Bauanleitung* für ein Lebewesen, die *stur* gelesen und »abgearbeitet« wird. In dem »Arbeitsablauf« passiert nichts anderes, als daß bestimmte Enzyme hergestellt werden. Befiehlt, stark vereinfacht gesagt, ein Gen »Schraube raus!«, kann es durchaus sein, daß ein weiteres Gen gleich darauf - oder nach einer genetisch festgelegten Zeit - »Schraube rein!« befiehlt und somit den ersten Vorgang wieder aufhebt. Enzyme sind etwas wie Chemiearbeiter, die einen ganz bestimmten Vorgang zu produzieren haben.

Wenn Sie sich die Wirkung der Gene einmal stark vereinfacht vorstellen möchten, denken Sie einfach an einen riesigen Produktionsort. Hier haben bestimmte »Arbeiter« jeweils ganz festgelegte Arbeiten zu erfüllen. (Dies betrifft nicht nur die Gene, die Farben bestimmen, sondern ganz generell die Wirkung von Genen.) Ist nur ein »Arbeiter« mit einer bestimmten Aufgabe an einem Ort beschäftigt, wird dort also nichts anderes als das von ihm Hergestellte produziert. Hat er aber »Mitarbeiter« oder »Gegenspieler«, kann er nicht ungehindert wirken. Somit verwandelt sich das von ihm Produzierte im Sinne seiner »Mit- und Gegenspieler«.

Beispielsweise ist bei *Locus A* (wir führen gleich die Genorte für die Fellorte noch auf) ein »Arbeiter« damit beschäftigt, für die relativen Mengen und die Lokalisation von dunklem (schwarz oder braun) und hellem (gelb oder gelb-braun) Pigment im Haar und im Fell zu sorgen. Er hat aber nun vier oder fünf »Mitarbeiter« oder »Gegenspieler«, nämlich die *Allele.* Der dominierendste in dieser Gruppe ist A^s, der dafür sorgt, daß sich die dunkle Pigmentierung über den ganzen Körper ausbreitet. Die anderen »Mitspieler« versuchen, je nachdem, ob sie anwesend sind, oder nicht, auf verschiedene Weise, die Pläne zu durchkreuzen oder zu ergänzen.

a^t beispielsweise produziert gelb-braune (tan) Punkte;
a^y erreicht, daß es ein Zobelfell (sable), d.h. gelb-braun wird;
a^w produziert eine Wild- oder Agoutifarbe;
a^s versorgt das Tier mit einem dunklen Sattel.

Das heißt nichts anderes, als daß die »Mitarbeiter« a^y, a^t und a^w die *Verbreitung von dunkler Pigmentierung einschränken,* indem sie sie durch Haar mit wenig oder keiner Pigmentierung ersetzen.

Je nach Durchsetzungskraft der einzelnen »Arbeiter« kommen deren Produkte auch zur Fertigstellung. Ist kein »Hauptarbeiter«, also ein dominantes Gen vorhanden, wird es häufig durch das Vorkommen von »Untergeordneten« ersetzt, so daß jetzt deren Schaffenskraft voll zum Durchbruch kommt, da sie ungehindert wirken können.

Die zehn bekannten Gen-Orte auf den Chromosomen des Hundes, die die Fellfarbe bestimmen

Das einzige Standardwerk über die Fellfarbenvererbung des Hundes wurde in den 40er Jahren in Amerika von *Little* in mühevoller Arbeit aufgrund von Stammbäumen und Züchterbefragungen ermittelt. Nach diesen Angaben stellte *Little* für viele Rassen zusammen, wie sich deren Fellfarbvererbung verhält. Im Laufe der Hundezucht wurden bei den einzelnen Rassen ja bestimmte Fell-Farbvarianten als typisch, erwünscht, oder aber auch unerwünscht erklärt. Hunde mit unerwünschten Merkmalen wurden von der Zucht als »Fehlfarben« ausgeschlossen, so daß sich im Gen-Pool der Rasse dann ganz bestimmte Grundlagen für deren Fellfarbvererbung befinden, andere hingegen fehlen. Allerdings erlebt man immer wieder einmal »Ausreißer«, d.h. eine bestimmte Fellfärbung kommt plötzlich wieder zum Durchbruch. Das Aussondern von »Fehlfarben« hat auch Schattenseiten. Oft werden, nur wegen ihrer Fellfarbe, ansonsten hervorragend ausgestattete Tiere ausgesondert. Da mit diesen Tieren ja nicht weitergezüchtet wird, gibt es kaum Aussagen darüber, wie sich diese »Fehlfarbe« in künftigen Generationen verhalten würde.

Sehr genau beschrieben wurde beispielsweise von *Vanderlip,* auf der Grundlage von *Little,* die *Fellfarbvererbung beim Collie.* Es wird hier in *Auszügen* wiegergegeben, *damit Sie sich besser vorstellen können, wie die Fellfarbvererbung bei einer Rasse dargestellt wird.* Man kann auf diese Weise praktisch den genetischen Hintergrund jeder Fellfarbe nachvollziehen. Auch die Grundlagen der Fellfarben des eigenen Hundes kann man so besser verstehen.

Bedenken Sie, wenn Sie das Folgende lesen, zweierlei: Sie tun sich erstens leichter, wenn Sie sich die genannten Gene wirklich wie *emsig produzierende »Fließband-Arbeiter«* vorstellen. Zweitens wird Ihnen dann einleuchten, daß die Fellfärbung letztlich das Ergebnis der *gesamten* genetischen Konzeption ist. Bestimmte Gene können also, durch das Vorkommen und Wirken anderer, zu völlig unterschiedlichen Ergebnissen führen. *Dominante* Gene werden mit großen Buchstaben, z.B. *A* geschrieben, für *rezessive* Gene nimmt man kleine Buchstaben, also z.B. *a.* Findet man die Schreibweise *AA*, ist das Tier von beiden Elternteilen reinerbig für ein bestimmtes, dominantes Gen. Lesen Sie *Aa*, ist das Tier mischerbig, es trägt also beide Faktoren. Wer sich hierfür näher interessiert, sollte sich nach und nach in dieses faszinierende, schwierige und komplexe Gebiet einarbeiten. Für ein erstes Verstehen mögen diese Hinweise genügen.

Außerdem finden Sie in den Beschreibungen höher gestellte Buchstaben, z.B. a^t. Damit werden einzelne Varianten dieses Gens gekennzeichnet. Wundern dürfen Sie sich auch nicht, wenn für ein und dieselbe Fellfarbe bei verschiedenen Autoren etwas andere Bezeichnungen auftauchen. Dies kommt daher, daß die Forscher unterschiedliche Theorien über das Entstehen einer Farbvariante haben. Sicherlich wird Ihnen aber auf den folgenden Seiten deutlich, welch komplexe Hintergründe es sind, die zu bestimmten Fellfarben und Varianten führen, die auch gesundheitliche Veränderungen zur Folge haben können.

Locus A: (von Agouti - vorherrschendes Schwarz

Dieser Genort beeinflußt die relativen Mengen und die Lokalisation von dunklem (schwarz oder braun) und hellem (gelb oder gelb-braun) Pigment im Haar und im Fell als Ganzem.

a^t beispielsweise produziert gelb-braune (tan) Punkte;

a^y erreicht, daß es ein Zobelfell (sable), d.h. gelb-braun wird;

a^w produziert eine Wild- oder Agoutifarbe;

a^g Agouti-Grundton (Wolfsgrau);

a^s versorgt das Tier mit einem dunklen (schwarz oder leberfarbenen) Sattel mit ausgedehnter lohbrauner Zeichnung an Kopf und Beinen

a^t steht für zweifarbig (schwarzer oder leberroter Sattel, der sich über den größten Teil des Körpers erstreckt, mit lohfarbener Zeichnung an Pfoten und Augenbrauen)

a steht für schwarz rezessiv

Locus B (von »black« - Schwarz)

Verantwortlich für die Produktion von schwarzer Fellfarbe, Quantität und Qualität von dunklem Pigmentgranula. Er betrifft zwei Gene. Das dominante *Allel B* bewirkt, daß dunkle Pigmentierung überall schwarz ist. Das rezessive *Allel b* produziert eine leberbraune oder rote Farbe. Die Dominanz des *Allels B* ist vollständig, eindeutig und unwiderruflich.

Hunde mit *BB* oder *Bb* zeigen nichts anderes an, als daß schwarze Färbung möglich ist, müssen dabei erstaunlicherweise aber nicht schwarz gefärbt sein; dies hängt davon ab, welche weiteren Gene an der Farbe beteiligt sind.

Tiere mit *bb* können hingegen keine schwarze Farbe produzieren! Die Hunde weisen immer leberrote, niemals schwarze Nasen auf. Es ist also unmöglich, daß leberfarbene Hunde schwarze Nasen haben; gewöhnlich haben diese Hunde auch hellere Augen.

Locus C (Farbe von »Chinchilla« - Albino!)

Verantwortlich für die Enstehung von entweder voller Tiefenpigmentierung, Reduzierung der rot-gelben Pigmentierung, Albinismus oder blasser Pigmentierung. (Beim Collie findet man nur die dominante Form von vier möglichen Allelen, das *Allel C*, das verantwortlich für die volle Tiefenpigmentierung ist.)

C ist der Farbfaktor und ermöglicht die Bildung von Melanin.

c^{ch} Chinchilla; c^d weißes Fell (dunkle Augen); c^b blaß-graues Fell (blaue Augen); c Albinismus mit rosafarbenen Augen und Nase;

Locus D (von »dilution« - Verdünnung)

D steht für keine Verdünnung, *d* steht für Verdünnung, d.h. Schwächung des Pigments.

Hier ist zu beachten, daß hierbei keinerlei Farbe als solche hervorgerufen wird, **sondern nur deren unterschiedliche Ausprägung bestimmt wird**.

Resultierend entweder in dichter, starker Pigmentierung oder (in rezessiver Form) Malteserblau-Verdünnung. (Beim Collie liegt die dominante Form der zwei möglichen Allele des *Locus D* vor, die für dichte und starke Fellpigmentierung verantwortlich ist. Bei einzelnen Tieren wird jedoch die rezessive Form des Gens gefunden. **Da das Ausdünnungsgen rezessiv ist, muß jeder Elternteil es tragen, damit es bei den Nachkommen sichtbar wird,** also ein homozygotes rezessives *dd*. Die Ausdünnung kann bei jeder Colliefarbe beobachtet werden. Es produziert, was als »Maltesergrau« oder »Silberspitze« bekannt ist und ist oft für sehr blasse Sables, Blue Merles und Tricolors verantwortlich.

Das Ausdünnungsgen ist nicht mit irgendwelchen Erkrankungen verbunden und die homozygoten Tiere führen ein normales Leben.

Locus E (von »extension«, Ausdehnung)

verantwortlich für die »schwarze Maske«. Es gibt wenigstens drei Allele für diesen Genort. Beim Collie wird jedoch nur die dominante Form *E* beobachtet. Bei *ee-Individuen* wird an den Stellen, wo man eine »Maske« erwarten würde, *kein dunkles Pigment im Haar* gefunden! (Die hier vorhandenen Gene können durch solche von anderen Genorten beeinflußt werden.) Beim »reinen Sable« Collie (a^ya^y) wird beispielsweise eine Maske nicht beobachtet, weil das *E*-Gen wenig dunkles

Pigment hat, mit dem es arbeiten kann. Da es die primäre Funktion des a^y-Gens ist, dunkle Pigmentierung einzuschränken, gibt es verschiedene Abstufungen von Maskierung bei Sable-Collies. Die a^t-Allele kehren beispielsweise den Trend der Pigmentbildung um und ermöglichen es, daß dunkles Pigment am größten Teil des Körpers verbleibt.

E^M schwarze Maske; E keine schwarze Maske; e^{br} gestromt (brindle); e eingeschränkte Farbausdehnung, schwarze Haarfarbe wird gelb;

Locus G (von »greying« - Vergrauen)

Bestimmt die Entwicklung eines Welpen mit schwarzem Fell zu dann ausgebleichtem oder grauem Fell. Es enhält zwei bekannte Allele: *G*, welches dominant ist und für ein Tier kodiert, das bei Geburt normal pigmentiert ist und mit fortschreitendem Alter zunehmend vergraut, und *g*, die rezessive Form des Gens, die in der Colliezucht häufigste Form, das sind dann normal pigmentierte Tiere, die nicht fortschreitend ergrauen.

Locus M (von »merle« - Marmorierung)

Wirkt auf eine gleichförmige Pigmentierung und ein Merle-Muster oder »Flecken«. Hier finden wir zwei Allele: Die rezessive Form *m*, die eine gleichförmige Pigmentierung hervorruft, die nicht marmoriert ist und die dominante Form *M*, die eine Marmorierung oder Flecken durch die Formation von irregulären Klecksen von dunklem Pigment gegen einen helleren Hintergrund des gewöhnlichen Grundpigments hervorruft.

Bei den Blue-Merle-Collies (genetisch a^ta^tMm) liegt beispielsweise eine schwarze Marmorierung auf blaugrauem Hintergrund vor.

Das Merle-Muster kann auch bei Sable-Merles (a^ya^yMm oder a^ya^tMm) bei der Geburt beobachtet werden und ist beim erwachsenen Collie weniger erkennbar.

Erwachsene Sable-Merles werden oft durch das blaugraue Fell entlang dem Rand der Ohren, dem Rand des weißen Kragens, dem Schwanz und den blauen Abschnitten in einem oder beiden Augen (zeigen das Merle-Gen an) identifiziert.

(Etwas Ähnliches läßt sich auch bei anderen Rassen feststellen. Offensichtlich *weiße* Bullterrier beispielsweise lassen an kleinen, oftmals winzigen »Farbticks« im Fell erkennen, welche Farbe sie genetisch wirklich tragen. Die Ticks können alle Farben haben, aber auch gestromt sein.)

Das heterozygote a^ta^tMm-Tier ist als Blue-Merle anerkannt, wodurch gezeigt wird, daß das *M*-Gen semi-dominant (unvollständige Dominanz) ist, da es in verschiedenen Abstufungen bei nur einem vorhandenen Gen zum Ausdruck kommt.

Der homozygote *MM* ist farblich beinahe ganz weiß und kann taub und/oder blind sein. Er wird als »White-Merle« oder »doppelt geschwächter« Collie bezeichnet.

Locus P

P beeinflußt die Pigmenttiefe, *p* reduziert schwarzes und braunes Pigment, läßt aber Lohbraun oder Gelb unverändert. Die Hunde haben oft rosa Augen, daher auch »rosa-Augen-Ausdünnung« genannt.

Locus S (von »spotting« Fleckung/ Scheckung)

Verantwortlich entweder für einförmig gefärbte Felle oder eine Anzahl weißer Flecken. Gegenwärtig sind hier vier Allele nachgewiesen. Diese sind in der Reihenfolge ihrer Dominanz:

S = vollständig pigmentierte einfarbige Körperoberfläche

s^w = extreme weiße Scheckung (bekannt als Weißfaktor)

s^i = einige wenige eindeutig lokalisierte weiße Flecken in bestimmten Bereichen (bekannt als irisches Geflecktsein)

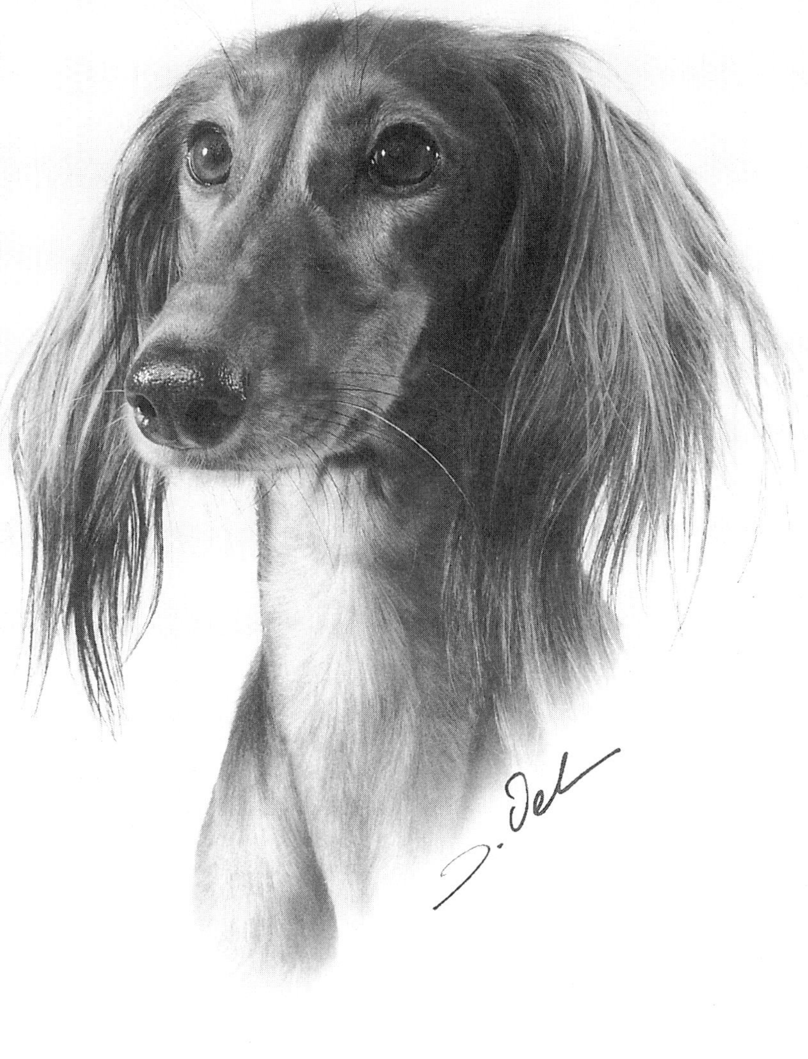

Ch. Chiwa el Mahbub (Saluki)
A.: E. Teichmann

s^p = buntscheckiges Geflecktsein

Die »üblichen« Collie-Erkennungszeichen: Weiße Pfoten, weisse Blesse, weißer Kragen von unterschiedlicher Weite, weiße Brust und eine weiße Schwanzspitze werden durch das s^i-Gen kodiert. Bei Collies, die eine starke Tendenz zu vermehrtem Weiß haben, ist der Genotyp s^is^w. Homozygote s^ws^w-Collies sind beinahe ganz weiß mit Ausnahme eines farbigen Kopfes, entsprechend ihrem Genotyp (Sable, tricolor, blue-merle, sable-merle).

Es gibt bei Collies eine regelmäßige Verteilung von Weiß, die zwischen der beim s^i-Genotyp gesehenen und dem extremen Weiß des s^w-Gens rangiert. Es gibt genügend Hinweise für eine Absonderung von s^w von den anderen *S-Locus*-Allelen beim Collie.

Generell gibt es beim Hund stimmte Zentren, die seltener weiß werden, man nennt sie Pigmentierungszentren. Sie befinden sich an Kopf und Ohren und um die Augen herum, ebenso Schwanzwurzel, Flecke an den Rippen und die hinteren und unteren Teile des Halses.

Auch die jeweilige Farbe der Flecken scheint deren Größe zu beeinflussen: schwarze Flecken sind größer als leberfarbene, diese wiederum sind größer als rote oder gelbe Flecken.

Die meisten Rassen, bei denen weiße Muster nicht erwünscht sind, haben die Genkombination *SS*, gelegentlich treten jedoch weiße Zeichen auf an Zehen, Brust, Schwanzspitze oder Schnauze. Manche davon, bei Geburt vorhanden, gehen aber später verloren.

Locus T (von »ticking« - Tüpfelung, farbige Haarbüschel)

bringt dunkle Flecken in weißem Fell hervor. Es existiert beim Collie nur in der rezessiven Form: *t* (keine farbigen Ticks). Die dominante Form *T* ist für pigmentierte Flecken von dunkler Farbe auf einem weißen Hintergrund (»ticking«) verantwortlich.

T verursacht Tüpfelung, während *t* diese unterbindet. Die meisten Rassen besitzen *tt*, doch bei einigen Jagdhundrassen und am deutlichsten beim Dalmatiner tritt Tüpfelung auf. **Die Farbe der Tüpfel hängt von der Grundfarbe der Rasse ab, die von Weiß überdeckt wird.** Tüpfelung muß nicht unbedingt schon von Geburt an vorhanden sein; dies hängt mit der Wechselwirkung mit anderen Genen zusammen.

Beim Collie gibt es vier grundlegende, sichtbar verschiedene Farbtypen, die alle schwarzes, (nicht leberfarbenes) Pigment (Locus B) produzieren können. Jeder Genort muß separat betrachtet und jedes seiner Allele individuell untersucht werden, damit der Züchter die verschiedenen Möglichkeiten, wie jedes Gen in Erscheinung treten kann, besser zu verstehen lernt.

Zum Abschluß die für die Färbung beim Collie zuständigen Allele:

a^y	*B*	*C*	*D*	*E*	*G*	*M*	*s*	*t*
a^t			*d*	$e^?$	*g*	*m*	s^w	

Fellfarben: Damit verbundene Charaktermerkmale und Krankheiten

Interessant ist auch, daß bei verschiedenen Rassen auch bestimmte körperliche und Charaktermerkmale mit der Fellfarbe verbunden sein können. Besonders deutlich wird dies natürlich bei Albinos, bestimmten »weißen« Hunderassen und Merle-Hunden, die zugleich mit ihrer

Fellfarbe auch bestimmte *körperliche Defekte* geerbt haben und weitervererben.

Wir kennen in diesem Zusammenhang auch die anfallsweise auftretende Bissigkeit bei roten und schwarzen Cockern. Beim Labrador hingegen sind mit den Fellfarben auch ganz typische Eigenheiten des gesamten Körperbaus verbunden. Früher gab es überwiegend graue Schäferhunde, die später gezielt nicht weitergezüchtet wurden. Heute interessiert man sich wieder für die grauen Schäferhunde, weil einige drauf schwören, auf diese Weise die Rasse verbessern zu können. Doch dies alles ist ein weites Thema, was in diesem Rahmen zu weit führen würde.

Da wir uns aber hier mit der »Haut« beschäftigen, ist interessant, daß bei einigen Rassen auch *typische Hauterkrankungen mit der Fellfarbe verbunden sein können.* Besonders bemerkenswert ist, was als *»Mottenfraß-Alopezie»* (auch Farbmutanten-Alopezie) bezeichnet wird. Dies ist eine mottenfraßähnliche Kahlheit z.B. beim *blauen Dobermann.* Aber auch bei *fahlfarbenen Irish Settern,* seltener beim roten und beigefarbenen Dobermann, sowie bei den *blauen Farbschlägen von Teckel, Chow-Chow, Mittelpudel, Dogge, italienischem Windspiel und Whippet* wird sie genannt. Als Welpen und Jungtiere haben diese Hunde, so stark befallen und verunziert sie auch später sein mögen, ein völlig normales Fell. Dann aber entwickelt sich die mottenfraßähnliche Kahlheit auf schuppiger Haut. Ihr Fell wird brüchiger und trockener. Die kahlen Stellen befinden sich in den *blauen* Bereichen des Fells, die braunen Stellen zeigen keine Schäden. In einigen Fällen bilden sich auch noch Papeln, was Haarfollikel sind, denen die Haare fehlen, aus denen dann Pusteln entstehen und daraus folgend *eitrige Hauterkrankungen.* Das alles breitet sich zunehmend aus. Nach einigen Jahren ist der Rumpf nahezu haarlos und schuppig. Merkwürdigerweise sind jedoch Kopf, Beine und Schwanz von dieser Erscheinung ausgespart. Diese genetisch bedingte Hauterkrankung ist *unheilbar;* man kann sie nur zu lindern versuchen (Bäder, Kompressen, Hautfeuchtigkeit erhöhen usw., siehe später mehr dazu). Dennoch sind die Hunde ansonsten gesund. Leider tritt die Hautveränderung manchmal erst so spät auf, daß mit manchen Hunden bereits gezüchtet wurde. Man tut also gut daran, sich bei diesen Farbschlägen rechtzeitig genau zu informieren, ob derartige Erkankungen im Zuchtstamm bereits aufgetreten sind.

Altersveränderungen an Haut und Fell der Hunde

Wenn auch Hunde nicht, wie der Mensch, im Alter Runzeln bekommen, da ihre Haut dem UV-Licht nicht direkt ausgesetzt ist, sind auch bei ihnen deutliche Altersveränderungen feststellbar.

Nicht bei allen, aber bei vielen Hunden zeigt sich das Fell stumpf und glanzlos, an einigen Stellen treten *Alopezie* (Kahlheit) und Hornschwielen über Druckstellen auf. Besonders am Kopf, aber auch am ganzen Körper werden zunehmend weiße, d.h. unpigmentierte Haare sichtbar. Dies zeigt, daß der Organismus nun schon langsam auf Sparflamme läuft. Manchmal werden auch Nasenspiegel und Pfotenballen hyperkeratotisch: sie zeigen eine starke Hornschicht. Die Krallen werden verformt und brüchig. Wunden heilen bei alten Hunden oft schlechter ab, weil insgesamt die Aktivität der Haut herabgesetzt ist. Die Haut wird dünn und brüchig, ist wesentlich weniger elastisch und scheint den Körper oft nur lose zu umhüllen.

Hier heißt es mit gesunder Lebensführung rechtzeitig vorzubeugen, denn eine Wunderpille gegen das Altern gibt es nicht. Wir kommen später noch auf dieses Thema zurück.

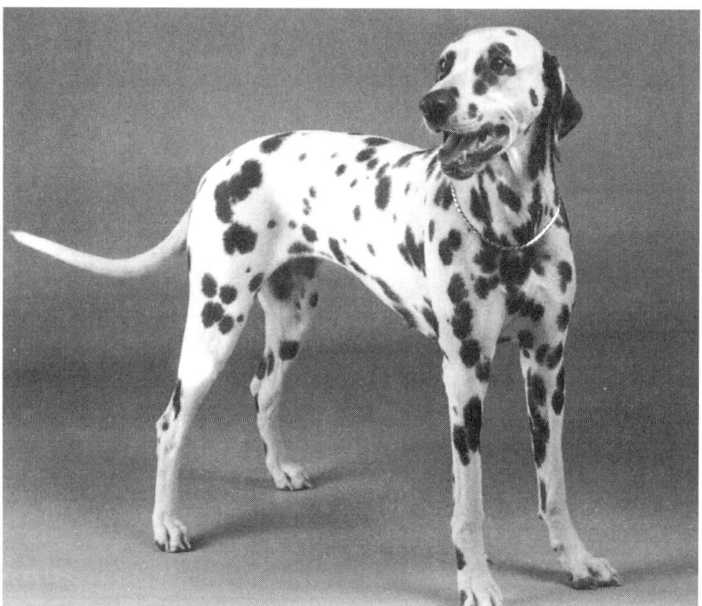

Assia vom Stiftland (Dalmatiner) A.: S. Heindl

Die Pflege von Haut und Haarkleid

Wenn wir auch schon gesagt haben, daß stumpfes und ungepflegt wirkendes Haarkleid ein sichtbares Zeichen für einen schlechten Gesundheitszustand ist, stimmt dies und auch wieder nicht. Es ist aber immer Zeichen für einen *schlechten Allgemeinzustand.* Hier müssen mangelhafte und unsachgemäße Fellpflege hinzugerechnet werden.

Manchmal nämlich wird der Hund nur aufgrund mangelhafter oder unsachgemäßer Pflege krank. Er wird von Parasiten befallen, bekommt Hauterkrankungen und -entzündungen. Bei besserer Pflege wäre er dagegen immun gewesen, denn seine *Haut* ist ein hervorragend organisierter *Abwehrpanzer.* Das bei einer Hauterkrankung oft einsetzende Bombardement mit oft schweren Medikament-Geschützen hat jedoch, als Kettenreaktion, oft schlimme Auswirkungen auf seine sonstige Gesundheit.

Sie werden es aber selbst nur zu gut kennen, wie widersprüchlich die Ratschläge sind, die Sie für die täglich notwendige oder nicht notwendige Pflege ihres Hundes erhalten.

Trotz der großen Variationsbreite in der Behaarung, die auch unterschiedliche Behandlungsmaßnahmen nötig macht, gelten ganz bestimmte Grundsätze für *alle* Rassen.

Fell- und Körperpflege sind unersetzlich für einen gesunden Hund

Grundsätzlich gilt, daß der Hund sein Fell (im Gegensatz zu anderen Tieren) nur beschränkt selber pflegen und reinigen kann. Das müssen also Sie übernehmen. Am besten, Sie planen es fest in Ihren Tagesablauf ein (Sie selbst reinigen sich ja auch regelmäßig!) und sehen einen festen Platz und Zeitpunkt dafür vor! Das spart Ihnen letztlich viel Mühe, weil alles immer sofort zur Hand ist und Sie nicht Versäumnisse wieder gut machen müssen, die aus Zeitmangel entstanden sind.

Sie brauchen dazu einen Tisch in bequemer Höhe, mit einer rutschfesten Auflage, daß der Hund sicher steht. Sie können auch eine Halterung (Galgen!) mit einer Schlinge daran befestigen, mit der Sie Hals oder Körper des Hundes in der gewünschten Position festhalten können. Dieser Platz ist sauber zu halten. Ebenso sauber und in gutem Zustand müssen sein Kamm, Bürste, Krallenzange und/oder -feile, Handtücher, Watte, Wattestäbchen, Shampoo, Ohrreinigerlösung,

Haarwasser, Anti-Flohmittel, Scheren, evtl. auch elektrische Schermaschine mit auswechselbaren Scherköpfen. Für bestimmte Rassen können besondere Hilfsmittel nötig sein. Lassen Sie sich beim Züchter das einmal zeigen und berücksichten Sie das bei der Grundausstattung, die eine einmalige Anschaffung ist. Sparen Sie aber nicht am falschen Fleck! Kaufen Sie gleich *wirklich gute Geräte.* Die billigen sind schnell verschlissen, müssen bald ausgewechselt werden und sind am Ende die wirklich kostspieligen.

Das Wichtigste bei der *Fellpflege* ist, daß sie *regelmäßig* geschieht. Sie werden bald herausfinden, ob Sie einen Hund haben, der am besten täglich durchgekämmt oder gebürstet werden sollte, oder ob Sie dabei auch gefahrlos ein paar Tage überspringen können.

Wichtig ist, daß man den Hund schon bereits als Welpen an diese Prozedur gewöhnt. Nichts ist schlimmer als ein Hund, der sich beim Kämmen und Bürsten wie wild aufführt, herumzappelt oder gar um sich beißt. Besonders bei Hunden mit langen Haaren kann ein solcher »Kämm-Beißer« dazu führen, daß sein Fell andauernd verfilzt und schließlich mehrmals im Jahr total heruntergeschoren werden muß.

Bevor man einen Hund anschafft, sollte man sich darüber informieren, welche Pflegeaufwand für sein bestechendes Äußeres aufgewandt werden muß. Gar manches Fell verlangt eine absolute Spitzenleistung an Pflege. Wer wenig Zeit hat, sollte sich besser auch einen »pflegeleichteren« Hund auswählen. Lassen Sie sich nicht von einem verkaufswilligen Züchter davon überzeugen, daß sein demnächst langhaariger Welpe künftig mühelos zu pflegen sei. Verlassen Sie sich auf Ihren gesunden Menschenverstand! Auch Sie werden sicherlich keine Freude an einem ungepflegten Hund haben, also entsprechende Mühe aufwenden müssen.

Wer es richtig macht, der bereitet seinem Hund wirklich Freude mit der täglichen Pflege. Bei uns springen die Hunde nur zu gern schon von selbst auf den Tisch, wenn man nur in dessen Nähe kommt, in der Hoffnung, daß sie gleich gekämmt, gebürstet und abfrottiert werden!

Die tägliche Pflege

Hierfür genügt es, wenn Sie das Fell mit Kamm und Bürste zunächst mit dem Strich, dann gegen den Strich und dann wieder mit dem Strich durcharbeiten und anschließend mit einen Frotteetuch oder Fensterleder nachreiben. Damit entfernen Sie die losen Haare, wie ebenso Schuppen, Staub und auch größere Verschmutzungen. Gleichzeitig inspizieren Sie die Haut auf mögliche Verletzungen, Entzündungen oder andere krankhafte Veränderungen oder Verfärbungen, Knoten unter der Haut oder am Gesäuge. Fangen die Haare durch das Bürsten an zu »fliegen«, kann man das Fell mit einem Lappen, der mit *verdünntem Apfelessig* getränkt ist, nachreiben. Die elektrische Ladung wird wieder aufgehoben (s. auch später bei »Conditioner«), außerdem wird das Fell wunderbar sauber und glänzend.

Regelmäßig in größerem Abstand
Krallen, Ohren, Zähne, Analbeutel

Nicht täglich aber regelmäßig müssen die *Krallen,* die die wenigsten Hunde richtig ablaufen können, nachgesehen und gekürzt werden. Vorsicht, daß man nicht bis in die lebende Kralle kommt, sondern, wie auch bei unseren Fingernägeln, nur den Überschuß entfernt. Hat man nämlich einmal den Hund verletzt, macht er u.U. künftig Schwierigkeiten und man muß jedesmal zum Tierarzt... wegen so einer Lapalie.

Bei dieser Gelegenheit schauen Sie sich auch gleich die Pfoten, d.h. die Zehen- und Ballenzwischenräume an: Sind Splitter oder Steine darin verfangen? Meist sind auch die Haare an der Pfoten-Unterseite zwischen den Ballen zu entfernen. Vorsicht! Möglichst mit einer Schere mit gebogenen Klingen und stumpfer Spitze arbeiten, damit man nicht die empfindlichen Ballen beschädigt, die außerdem stark bluten. Das Kürzen des Fells um die Pfoten, (bei langhaarigen Rassen dezent mit der Effilierschere auch auf der Oberseite um die Krallen herum), hat auch eine sehr praktische Seite: Sie werden staunen, wieviel weniger Schmutz ein Hund mit gepflegten Pfoten ins Haus trägt!

Die Zähne

sollten, wenn nötig, regelmäßig von Zahnstein befreit werden. Gelegentliches Abreiben mit Watte, die man mit *Natriumbikarbonat* tränkt, hilft, sie weiß zu halten. Von Zeit zu Zeit, wenn man starken Zahnsteinbefall sieht, sollte man den Hund beim Tierarzt in Narkose mit Ultraschall vom Zahnstein befreien lassen. Die Abstände, in denen dies nötig ist, kann man selbst bei der Zahninspektion feststellen. Manche Tiere haben ausgesprochen leicht und viel Zahnstein, bei anderen reicht jahrelang die wie oben beschriebene gelegentliche Reinigung. Bei einigen Hunden hat man überhaupt keinen Kummer damit.

Die Ohren

Manche Hunde neigen zu starkem Haarwuchs in den Ohren und starkem Befall mit Ohrschmalz. Das Ohr sollte aber trocken und gut belüftet sein. Daher sollten Sie bei Ihrem Hund die Ohren regelmäßig überprüfen, wenn nötig, überzählige Haare *vorsichtig* herauszupfen oder schneiden. Hat sich viel Ohrenschmalz, eine wachsartige Masse, in den Ohren gebildet, nimmt man einen Calendula-Tinktur getränkten Wattetupfer oder einen einfachen Ohrreiniger und putzt die Ohren vorsichtig damit aus, damit sie wieder sauber und trocken sind. Sie können sich auch von Ihrem Tierarzt ein entzündungshemmendes und antibakterielles Medikament geben lassen, das Sie vorbeugend nach jeder Reinigung in die Ohren einführen. Dies ist vor allem wichtig bei extrem langohrigen Rassen, die von Natur aus leicht zu Ohrenzwang neigen. Wird in den Ohren ständig in starkem Maße Sekret gebildet, müssen Sie beim Tierarzt untersuchen lassen, ob ein Befall mit Milben oder Pilzen vorliegt und dies entsprechend behandeln lassen.

Sind die Ohren entzündet, kann man Calendula Tinktur oder Ballistol hineintropfen und einmassieren. Nach einiger Einwirkzeit putzt man dann die Ohren mit aus Watte gedrehten länglichen Kegeln sauber aus, tropft nochmals etwas Calendula Tinktur ein; so wird die Entzündung bald wieder abheilen.

Insgesamt sind Ohren immer mit größtem Feingefühl zu behandeln, heftiges Haaraussreißen und heftige Putzaktionen können sie ernsthaft verletzen. Vorbeugen ist hier wirklich das A und O.

Bei den Ohren ist Vorsicht auch beim Baden geboten! Stopfen Sie die Ohren vor dem Baden gut mit einem Wattebausch aus. Schüttelt der Hund sich während des Badens, fliegen auch die Wattepfropfen heraus und müssen sofort ersetzt werden, damit ja kein Wasser in die Ohren gelangt. Nach dem Baden nochmals die Ohren überprüfen und, wenn nötig, sorgfältig trocknen!

Die Analbeutel

müssen bei einigen Hunden in regelmäßigen Abständen entleert werden. Am besten, Sie lassen es sich beim ersten Mal von Ihrem Tierarzt zeigen, weil man es nach einer bloßen Beschreibung nicht selbst durchführen kann. Weiß man erst, wie es geht, merkt man leicht bei einer Routine-Kontrolle, ob es wieder einmal nötig ist. Im übrigen zeigt der Hund auch durch »*Schlittenfahren*«, nämlich dem Herumrutschen auf seinem Hinterteil an, was die Stunde geschlagen hat.

Pflegegeräte

Um seinem Hund ein ordentliches Aussehen zu erhalten, sind bestimmte Pflegegeräte unerläßlich. Am besten, man läßt sich einmal zeigen, was der Züchter Ihres Hundes verwendet und besorgt sich dann die zunächst unerläßlichen Teile. Alle Pflegegeräte müssen in ordentlichem Zustand gehalten, d.h. regelmäßig gereinigt, geschliffen oder geölt werden.

Bürste

Man kann solche mit natürlichen Borsten verwenden, aber auch solche aus Nylon oder Synthetik, wie auch Drahtbürsten, die auf einem Bürstengestell mit Gummipolster angebracht sind. Mit letzteren, d.h. mit Striegelbürsten, kann man das Fell wunderbar auflockern und die feinen Drahtborsten zerteilen eventuell verfilztes Haar, ohne daß es ziept. Wichtig ist bei den Borsten, daß sie dem jeweiligen Fell angepaßt sind. Je länger, dichter und dicker die Haare sind, umso weiter müssen die Borsten auseinanderstehen.

Oberflächliches Bürsten genügt nur bei kurzem Haar; ansonsten muß man versuchen, mit der Bürste bis auf die Haut vorzudringen, d.h. man muß von der Haut ausgehen, weil sonst das Haar von unten, trotz regelmäßigen Bürstens, verfilzt.

Am bequemsten ist, man bürstet den seitlich liegenden Hund durch; wenn er dies nicht zuläßt (weil Sie es nicht früh genug mit ihm geübt haben!) müssen Sie ihn im Stehen durchbürsten. Am besten hält man dann beim Bürsten die Haut oberhalb des Bürstenansatzes mit der nicht bürstenden Hand fest, dann reißt man nicht an dem gesamten Fell und der Haut des Hundes herum, was dieser meist nicht so gern hat.

Beginnen Sie, statt mit dem Kopf, lieber mit den Beinen und arbeiten sich so von unten nach oben durch. Bei langhaarigen Hunden teilen Sie die Haare auf und bürsten diese, über Ihre linke Hand gelegt, vorsichtig aus, dann wird es nicht ziepen. So erreichen Sie ein von der Haut auf sauberes gepflegtes Haar.

Zappelt Ihr Hund beim Bürsten der Beine wie ein Weltmeister herum, heben Sie einfach eines seiner Beine leicht an, während Sie bürsten. Der Hund muß jetzt ganz einfach still stehen bleiben, weil er sonst die Balance verliert.

Noppenbürsten eignen sich hervorragend, um die Haut des Hundes (auch beim Baden) vorsichtig zu massieren.

Bei kurzhaarigen Hunden eignen sich Bürsten- oder Noppenhandschuhe besonders gut; sie haben nur sehr kurze Borsten, entfernen aber trotzdem »altes«, abgestoßenes Haar hervorragend, und holen auch bereits lockeres Haar aus der Haut, das der Hund dann nicht mehr »unterwegs« verliert.

Übertriebenes Bürsten - wenn Sie noch dazu ungeduldig herumreißen, wenn sich Klatern in den Weg stellen - reißt auch gesunde, lebende Haare heraus und beschädigt womöglich die Haut. Außerdem wird das Haar elektrisch aufgeladen.

Bürsten Sie zunächst immer mit dem Strich, da sonst eventuelle Verfilzungen zu stark ziepen. Von Zeit zu Zeit arbeiten Sie sich gegen den Strich und dann nochmals mit dem Strich durch das Hundefell; so werden lose Haare, Schuppen und Staub wirklich entfernt.

Bei Hunden, die zum Filzen neigen, ist das Bürsten ein Problem. Diese sollte man besser intensiv kämmen oder mit einem einreihigen Striegel arbeiten. Wichtig ist, daß Sie wirklich bis auf den Haargrund kommen.

Kämme

sind am besten aus Stahl und haben abgerundete Zinken, damit sie die Haut nicht verletzen können. Sie müssen dem Fell des Hundes gut angepaßt sein, d.h. beim Durchkämmen gut »angreifen«. Am besten nehmen Sie den Hund beim Kauf mit und probieren es gleich aus. Die Zinken müssen soweit auseinanderstehen und so lang sein, daß sie voll ins Fell, bis auf die Haut eintauchen können, dürfen aber auch bitte nicht zu grob sein; sie haben sonst keine Wirkung. Wie beim Bürsten müssen Sie sich bis auf die Haut durcharbeiten, arbeiten aber immer *nur mit dem Strich!* Ist das Haar sehr verfilzt, müssen Sie sich vorsichtig schichtweise von außen nach innen durcharbeiten, indem Sie die Haare wieder abteilen, über die linke Hand legen und mit der rechten vorsichtig durchkämmen. Ist der Hund gut durchgekämmt, halten Sie beim letzten Durchkämmen den Kamm schräg und ziehen ihn vorsichtig mit dem Strich aus dem Fell, damit werden noch eine Menge lockerer Haare sich im Kamm verfangen und sanft herausgezogen. Besonders in der Zeit des Haarwechsels machen Sie bei diesem letzten Kämmvorgang reiche Beute, und es werden wesentlich weniger Haare überall verstreut.

Strippmesser und -kämme

gibt es mit und ohne Klinge. Man benutzt sie, um abgestorbenes, lockeres Haar herauszutrimmen und überständiges Haar in Form zu bringen. Man packt das Haar zwischen Daumen und Strippmesser und entfernt es mit einer drehenden, ruckartigen Bewegung. Bei Strippmessern mit Klingen ist die Gefahr sehr groß, daß Sie auch »gutes« Haar einfach abschneiden und so das Fell zerstören. Sie sollten daher nur dort benutzt werden, wo das Fell weniger getrimmt, als in Form gebracht werden soll.

Wird die Haut durch das Trimmen verletzt, sind Sie nicht vorsichtig genug gewesen. Betupfen Sie die Stellen mit Calendula-Tinktur und tragen hauchdünn etwas Calendula-Salbe auf, daß es ohne Entzündungen schnellstens wieder verheilt.

Entfilzungskämme

und Haarrechen helfen bei langem, verfilztem Haar die filzähnlichen Matten vorsichtig aufzuteilen, indem sie diese aufschneiden und anschließend mit den Fingern auseinanderziehen und -zupfen. Man kann aber derartige Haarmatten auch mit der Schere in *Längsrichtung* aufschneiden und dann vorsichtig über der Hand auskämmen. Manchmal rettet eine solche Prozedur, so zeitraubend sie auch ist, davor, das Fell total herunterscheren zu müssen.

Scheren

Sie benötigen eine gute Haarschere (Friseurschere) mit zwei glatten Klingen; es gibt auch Scheren mit abgerundeten Spitzen und gebogenen Klingen, mit denen Sie den Hund nicht verletzen können. Sie schneiden das Haar glatt und sichtbar ab. *Sicherheitshalber verwenden Sie eine Schere immer zusammen mit einem Kamm*, d.h. Sie ziehen die gewünschte Haarpartie durch den Kamm und schneiden die Haare, die über den Kamm herausragen, ab.

Müssen Sie das Fell insgesamt begradigen, damit es eine gleichmässige Oberfläche bekommt, kämmen Sie es gegen die Strich, daß es aufsteht, und kürzen jetzt vorsichtig nur die äußersten, dünner erscheinenden Haarspitzen gleichmäßig. Dann kämmen Sie das Haar wieder zurück. Ist der gewünschte Erfolg noch nicht sichtbar, wiederholen Sie den Vorgang nochmals.

Weiterhin gibt es *Effilierscheren*, bei denen entweder eine oder beide Klingen gezahnt sind. Schonender sind die mit nur *einer* gezahnten Klinge. Mit *Effilierscheren* können Sie das Haar ausdünnen, ohne das gesamte Fell zu zerschneiden, d.h. die Haaroberfläche bleibt geschlossen und es entstehen keine »Treppen«. Auch bei verfilztem Haar helfen Effilierscheren, wenn man das Haar in *Längsrichtung* (sonst entstehen leicht »Treppen!«) damit aufschneidet, um es danach vorsichtig durchzukämmen.

Scher- und Klippgeräte

Lassen Sie sich von Ihrem Züchter dessen Pflegeräte zeigen. Gehört Ihre Rasse zu jeden, an denen viel herumgeschnitten und -geschoren werden muß, lohnt es sich auf die Länge der Zeit gesehen schon, die entsprechenden Geräte anzuschaffen. Erstens kann man den Hund ständig selbst in gutem Aussehen erhalten, auch summieren sich die Ausgaben beim Hundefriseur. Ein *Handclippgerät* eignet sich, um die Haare in und auf den Ohren kurz zu halten oder an den Pfoten das Fell zu beschneiden.

Schermaschinen gibt es mit auswechselbaren Scherköpfen, die das Haar unterschiedlich stark kürzen; je nach Rasse benötigen Sie eine entsprechende Grundausstattung.

Das Scheren will (und kann!) gelernt werden! Beachten Sie aber: Wenn die Schermesser stumpf, schlecht von Haaren gereinigt oder schlecht geölt sind, laufen sie heiß und können dem Tier erhebliche *Brandverletzungen* zufügen, besonders an den dünnbehaarten Stellen, dem Bauch und an der Innenseite der Schenkel. Daher müssen Sie auch während des Scherens die Scherköpfe immer wieder aufschrauben und reinigen, frisch ölen und eventuell mit einem anderen Scherkopf an anderer Stelle weiterscheren, bis der erste Scherkopf wieder ausgekühlt ist. Läuft der Scherkopf heiß, weil er stumpf ist, fängt er auch an, Haare *herauszureißen*, so können Sie dem Hund üble Verletzungen zufügen.

Grundsätzlich muß der Scherkopf *sanft und flach* über die Haut gleiten und darf nicht zu steil angesetzt werden, weil sonst die Zähne die Haut verletzen.

Beim Scheren *gegen* den Strich wird das Fell kürzer als beim Scheren mit dem Strich; dafür wird die Felloberfläche beim Scheren gegen den Strich aber gleichmäßiger, weil die Unterwolle einheitlicher gekürzt wird. Wir haben uns angewöhnt, gegen den Strich zu scheren und verwenden dabei einen Scherkopf, der das Haar länger läßt.

Manchen Hunden macht das Scheren überhaupt nichts aus, besonders wenn man sie rechtzeitig mit dem vibrierenden Gerät vertraut gemacht hat. Neigt Ihr Hund dazu, ungeduldig zu werden, sollten Sie in mehreren kürzeren Etappen an verschiedenen Tagen scheren (oder auch trimmen) Beginnen Sie Ihr Werk an den unverfänglichen Stellen, an denen es nichts ausmacht, wenn die Prozedur abgebrochen werden muß, also an den Pfotenballen, um den Schwanz herum usw., und heben sich für die letzte »Sitzung« die entscheidenden Stellen an Kopf und Rücken auf, die Sie nicht gut abbrechen können, ohne den Hund zu verunstalten.

Oft ist es günstig, *ständig* kleinere »Reparaturen« am Fell durchzuführen, als den Hund erst vollkommen zuwachsen zu lassen, was dann eine Generalüberholung notwendig macht. Solche etappenartigen Verfahren setzen natürlich eigene Geräte voraus. Dafür haben Sie aber mit verhältnismäßig geringem Zeitaufwand immer einen gepflegt aussehenden Hund.

Vor dem Scheren ist der Hund grundsätzlich gut durchzubürsten und zu kämmen. Nach dem Scheren kann man ihn kurz unter die warme Handbrause stellen, damit auch die letzten kleinen Haarteilchen aus dem Fell herausgespült werden. Man kann die Haut mit einer Noppenbürste richtig schön durchmassieren, was die Durchblutung und den Haarwuchs anregt. Hierbei genügt klares Wasser vollkommen! Schlagen Sie danach den Hund in ein Frotteehandtuch ein, dann liegen die Haare wieder schön in Form, der Hund ist bald fast trocken; wird er anschließend ausreichend bewegt, ist das Fell binnen kurzem bis auf die Haut durchgetrocknet, und er erkältet sich nicht.

Vom Baden d.h. vom Duschbad

Nichts wird häufiger gefragt als, wie oft man den Hund »baden« solle. So nachlässig oft auch die tägliche Körperpflege durchgehalten wird, umso ernster nehmen es manche mit dem Baden und - tun dies ganz einfach viel zu oft. Die Folge sind ernsthafte Hauterkrankungen, auf die wir aber noch kommen werden.

Gebadet in unserem Sinne wird meist sowieso nicht. Der Hund bekommt ja gewöhnlich nichts als ein *Duschbad,* das aber Haut und Fell u.U. sehr strapaziert und daher höchstens ein- oder zweimal im Jahr erfolgt, oder eben dann, wenn es unumggänglich wird. Heute gibt es allerdings, im Gegensatz zu früher, so sanfte Hundeshampoos, daß man notfalls damit den Hund auch alle drei Tage baden kann. Unter »baden« verstehen wir auch den Umgang mit Wasser *und* Shampoo. Bloßes *Ausduschen* des Hundes mit *klarem Wasser ist unbedenklich* und oft vor allem aus gesundheitlichen Gründen wichtig, worauf wir noch kommen.

Vor dem Baden sollten Hunde grundsätzlich gut durchgekämmt und durchgebürstet werden, nur so können Wasser und Waschmittel auch wirklich alle Teile von Haar und Haut gleichmäßig erreichen. Bei ungekämmten Hunden besteht die Gefahr, daß große Filzmatten und

Haarpartien zwar schließlich naß werden, daß sie aber weder richtig gereinigt sind, noch sich das Shampoo daraus völlig entfernen läßt, was zu Irritationen der Haut führen kann. Außerdem *verfestigen* sich die Verfilzungen, wenn sie naß werden.

Weiterhin entfernt man vor dem Baden eventuelle Teer- und Farbflecke aus dem Fell. Aber bitte *nicht* etwa mit Terpentin oder Benzin! Kleinere Flecken schneidet man vorsichtig heraus, wie man es auch mit Äther versuchen kann. Größere weicht man, womöglich über Nacht, unter einem Ölverband auf.

Vor dem Baden werden die Ohren des Hundes fest mit Watte verschlossen, damit kein Wasser hinein kommt. In der Wanne (entweder Sie haben eine extra Wanne für den Hund, die Sie bei kleineren Rassen hochststellen können, oder Sie benutzen die allgemeine Badewanne), brausen Sie den gut vorbereiteten Hund erstmal mit warmem Wasser gut ab, daß das Fell bis auf die Haut durchgefeuchtet ist. Mit einem mildem Hundeshampoo (oder bei Bedarf einem medizinischen oder Antifloh-Waschmittel) seifen Sie ihn dann, von Nacken und Rücken beginnend, gut ein. Schäumt es nicht ausreichend, spülen Sie die erste Seife gleich wieder oberflächlich heraus und seifen ihn erneut ein. Mit einer milden Noppenbürste können Sie nun seine Haut, *mit* dem Haarstrich, gut durchmassieren. Sind an einzelnen Stellen die Haar verwirrt, müssen diese, unter Zugabe von viel Wasser und eventuell Ihrer eigenen Spül-Lotion, noch während des Waschens wieder getrennt werden. Ist das »Bad« beendet, sollte sein Haar nicht nur sauber, sondern auch frei von allen Klatern und Verfilzungen sein, die man im nassen Haar besonders gut finden kann.

Medizinische Shampoos müssen eine bestimmte Zeit einwirken (davon später mehr). Ist es kühl, legen Sie dem eingeschäumten Hund ein Tuch über, damit er während der Einwirkzeit nicht unter der Verdunstungskälte zu zittern anfängt. Er muß danach auch warm geduscht und gut frottiert werden, damit er sich schnell wieder erwärmt.

Das Gesicht und die Augen darf man nur vorsichtig waschen; auch er mag es nicht, Seife in die Augen zu bekommen.

Nach dem Einseifen, Einziehen und Waschen wird das Fell so gründlich durchgespült, daß es unter den Händen »quietscht«, also wirklich frei von Seifenresten ist. Tut man ein wenig *Balneum Hermal* oder eine eine rückfettende Pflegespülung für Hunde (Tierarzt fragen) in das letzte Wasser, haben Sie bereits etwas für die Wiedergewinnung des beim Waschen verlustig gegangenen Fettfilms auf Haut und Haar getan; außerdem wird das Haar gut kämmbar.

Nach dem Baden drücken Sie das Fell des Hundes gut aus - vermutlich schüttelt er sich jetzt sowieso! Danach schlagen Sie den Hund in ein Frotteetuch ein, das Sie unter dem Bauch durchziehen und oben an Hals- und Schwanzansatz fest einstecken; es nimmt die erste große Nässe auf und hält den Hund warm. Je nach Fellart genügt es entweder, wenn Sie den Hund im warmen Zimmer lassen oder ihn tüchtig bewegen; bei langhaarigen Hunden (besonders bei solchen mit viel Unterwolle) müssen Sie allerdings das Fell trockenfönen. Es würde sonst zu lange dauern, bis das Fell durchgetrocknet ist.

Schon hier ist klar, daß Hunde, die ein sehr dickes, schwertrocknendes Fell haben, seltener bzw. nur im Sommer und sonst nur in wirklichen Notfällen gebadet werden.

Sechs Fellgruppen und wie man sie pflegt

Normalerweise sollte man von seinem Züchter auch eine Anleitung bekommen, wie man seinen Hund zu pflegen hat. Wenn nicht, fragen Sie ausdrücklich danach! Aber nicht immer sind auch alle Ratschläge richtig. Wir teilen daher hier die Hunde einmal grob in sechs große Gruppen ein. Natürlich könnte man die Einteilung auch feiner vornehmen oder für jede Rasse eine ausführliche Pflegeanleitung schreiben. Das würde hier zu weit führen.

Mit dieser groben Einteilung haben Sie, da Ihr Hund ja garantiert zu einer der Gruppen gehört, schon mal einen gewissen Überblick und können Ihre eigenen Maßnahmen mit den hier genannten vergleichen. Es gilt auch hier: Es ist die Dosis, die das Gift macht. Sachgemäße und regelmäßige Fellpflege ist unerläßlich; jedes Übermaß wird oft bitter bestraft mit einer krankheitsanfälligen Haut. (Auf die kommen wir später.)

Drahthaarige Hunde

Rassen:

z.B. Airedale Terrier, Drahthaar-Foxterrier, Lakeland, Schnauzer

Kämmen und bürsten:

mit feinem und mittlerem Stahlkamm, Drahtbürste. Haar- und Effilierschere, Trimmesser, Schermaschine

Möglichst täglich, sonst aber jeden 3. Tag sorgfältig durchkämmen und bürsten. Bereits mit vier Monaten beginnt man vorsichtig mit dem Trimmen von *Kopf* und *Ohren*. Ausgewachsene Hunde müssen entweder alle sechs bis acht Wochen mit der Maschine geschoren oder alle zwölf Wochen mit der Hand getrimmt werden. *Ausstellungtiere sollten nur handgetrimmt werden*, weil bei dem Scheren auch die festen Leithaare entfernt werden, was das Fell dann, merkwürdigerweise dauerhaft, weich macht. Mit dem Trimmen des *Körpers* wird erst begonnen, wenn das Fell fertig ist. Jüngeres Haar trimmt man nur vorsichtig leicht durch, damit sich erstens der Hund daran gewöhnt und zweitens, um das Haar etwas gleichmäßiger aussehen zu lassen.

Baden: Man badet die Hunde nur, wenn dies nötig ist, etwa wenn sie sich stark eingeschmutzt haben. Vielfach genügt Ausspülen mit klarem Wasser. Nachspülen mit Balneum Hermal, um den herausgewaschenen Fettfilm zu ersetzen. Nach dem Baden wird das Haar weicher und steht oft ungleichmäßig vom Körper weg. Darum muß man den Hund nach dem Baden mit dem Strich durchbürsten und in ein Frotteetuch einhüllen, daß sich die Haare wieder anlegen. Beinhaar und Schnauzenbereich nach dem Trocknen mit Kamm und Bürste auflockern, daß es nicht eng anliegt.

Glatthaarige Hunde

Rassen:

z.B. Beagle, Boxer, Dalmatiner, Dobermann, Jagdhunde, Retriever, Whippet

Kämmen und bürsten: Mit Bürstenhandschuh oder Noppenbürste wird das Fell gründlich durchgearbeitet, und mit einem Fensterleder oder Frotteetuch nachgerieben, so werden auch die locker gewordenen Haare entfernt, das Fell liegt glatt an und glänzt.

Baden: Nur, wenn unbedingt nötig, da man das Fell auch so sauberhalten kann. Manchmal genügt auch das Abreiben mit einem feuchten Frotteetuch, das man mit verdünntem Apfelessig tränkt.

Langhaarige Hunde:

Rassen:

z.B. Collie, Bobtail, Deutscher Schäferhund, Neufundländer, Samojede, Siberian Husky, Welsh Corgie

Kämmen und bürsten:

Mit normalen, groben und feinen Kämmen, grobe Haarbürste, Drahtbürste, Haarrechen oder Entfilzungskamm. Totes und lockeres Haar mit dem Haarrechen entfernen, über Rücken und Seiten mit und gegen den Strich kämmen, an den Flanken nur mit dem Strich. Bei Kinn, Schwanz, hinter den Ohren mit feinem Kamm kämmen.

Baden: Im Frühjahr und im Herbst baden, wegen der dichten Unterwolle aber nicht im Winter.

Seidenhaarige Hunde

Rassen:

z.B. Afghane, Lhasa Apso, Malteser, Pekinese, Setter, Yorkshire,

Kämmen und bürsten:

Benötigt werden Drahbürste, feiner und grober Kamm, Naturhaar- oder Noppenbürste, Haarschere und Trimmesser. Diese Hunde müssen *regelmäßig gekämmt und gebürstet werden.* Extrem trockenes Haar kann sich beim Bürsten elektrisch aufladen und verfilzt dann leicht, daher mit geeigneten Konditionierern behandeln oder aber mit verdünntem Apfelessig nach dem Kämmen abfrottieren. Beim Ausbürsten legt man das lange

Haar über die Finger und bürstet es so vorsichtig mit dem Strich.

Baden:

Seidenhaarige Hunde müssen häufiger gebadet werden, damit das Haar seidig, glatt und glänzend bleibt; nach dem Baden gibt man ein Spülbad mit stark verdünntem Balneum Hermal hinzu, damit Haut und Haar ihren Feuchtigkeits- und Fettfilm zurückerhalten.

Wollhaarige Hunde

Rassen:

z.B. Bedlington, Pudel, Kerry Blue

Kämmen und bürsten:

Man braucht feinen, mittleren und groben Kamm, Schermaschine, Bürsten. Diese Rassen müssen regelmäßig gekämmt und gebürstet und alle vier bis sechs Wochen geschoren oder mit der Hand geschnitten werden. Bereits beim achtwöchigen Welpen beginnt man damit, er muß sich früh daran gewöhnen. Manche dieser Hunde haben eine sehr empfindliche Haut, die beim Scheren irritiert oder verletzt werden kann. Man bestreicht sie dann dünn mit Nivea-Creme oder aber hauchdünn mit Calendula-Salbe, betupft aber zuvor die irritierten Hautstellen zur Desinfektion mit Calendula-Tinktur, dann heilt die Haut bald wieder ab.

Baden: im Frühjahr, im Herbst oder aber im Zusammhang mit dem Scheren; oft genügt bloßes Ausduschen mit klarem Wasser.

Zotthaarige Hunde

Rassen:

z.B. Kommondor und Puli

Kämmen und bürsten: Diese werden überhaupt nicht gekämmt oder gebürstet, weil man damit das Fell, d.h. das erwünscht verfilzte Haarkleid zerstören würde. Allerdings muß bei Welpen, damit die erwünschten verfilzten *gleichmäßigen* Kordeln sich bilden, mit dem Kamm nachgeholfen werden. Das Fell ist mit 1-2 Jahren »fertig«.

Baden: Das Baden kann eine Katastrophe sein und wird daher nur in Notfällen durchgeführt. Man darf auch nur stark verdünntes Shampoo verwenden, das man hernach wieder aus dem nassen, verfilzten Haar herausdrücken und spülen muß. Manchmal ist die Verschmutzung auch nicht so schlimm, daß man Seife verwenden muß, dann duscht man den Hund nur gut mit warmem Wasser aus. Am besten, Sie behandeln den Hund so, wie einen kostbaren Wollpullover, Sie dürfen den Hund nicht trockenrubbeln, sondern nur mit umgelegtem Handtuch und einem Fön vorsichtig trocknen. Dieses Fell braucht, einmal richtig durchgeweicht, enorm lange, bis es trocknet, man muß den Hund solange vor Auskühlung schützen.

Ein Wort noch zu den Hundekosmetika

Voller Staunen blickt man auf die Vielfalt der Hundekosmetika. Erwarten Sie dabei keine Wunder: Einem Hund mit schlechtem Allgemeinzustand helfen sie wenig und schon gar nicht sofort. Das A und O ist immer noch die *regelmäßige,* aber nicht übermäßige Pflege mit einfachen, wie bereits beschriebenen Hilfmitteln. Sie können auch nicht einen monatelang schlecht gepflegten Hund über Nacht im vollem Glanz erstrahlen lassen.

Haare bzw. *Haut und Fell wachsen immer von innen heraus,* d.h. daß auch die sachgemäße Ernährung eine nicht geringe Rolle spielt. Ist Ihr Hund nicht in Ordnung, müssen Sie herausfinden, welcher »Fehler« Ihnen unterlaufen ist. War es die unsachgemäße Pflege oder ein Ernährungsfehler oder hat der Hund eine Krankheit? Haben Sie die Ursache herausgefunden und beseitigt, müssen Sie schon einige Wochen Geduld haben, bis das neue, intakte Haar, so wie wir es bei den Wachstumphasen beschrieben haben, nachgewachsen ist.

Verwenden Sie auch nicht unbedenklich irgendwelche Zutaten, die Ihnen jemand als besonders gut empfiehlt. Hunde haben rassebedingt ganz unterschiedliches Fell. Daher werden an die Kosmetika oft geradezu gegensätzliche Anforderungen gestellt, bzw. damit ganz unterschiedliche Ergebnisse erzielt. Mal soll das Haar glatt anliegen, mal soll es locker und aufgebauscht sein, mal soll es sich hart, mal seidig anfühlen. Wählen Sie mit Verstand das Passende aus.

Alle von außen zugeführten Kosmetika haben aber auch eine Wirkung sowohl auf das Fell wie auf vor allem die Hautoberfläche.

Die Hautoberfläche

Auch auf der gesunden Hautoberfläche sammelt sich, neben dem Schmutz von außen, ständig von der Haut abgeschilfertes Material an. Der *Oberflächenfilm* der Haut besteht aus den Sekreten der Hautdrüsen und abgestoßenen Schichten der Hornschicht. Außerdem ist die oberste Hautschicht, die Epidermis, auch beim gesunden Hund von Bakterien besiedelt (auf die wir noch kommen).

Bei einer Erkrankung der Haut kommen noch Blut, Eiter und Krusten hinzu. Diese Unrat-Ansammlung muß man möglichst gering zu halten versuchen, kann doch eine derartige Schmutzschicht eine Irritation der Haut hervorrufen bzw. eine beginnende Hauterkrankung noch verschlimmern. Andererseits sollte der Fettfilm auf der Haut möglichst erhalten bleiben.

Meistens wirkt es, nach unserer Erfahrung, bei irritierter oder stark schuppiger Haut oft schon Wunder, wenn man das Fell über entzündeten Stellen ausdünnt oder entfernt und die Haut lediglich reinigt. Auf die gereinigten Hautflächen kann man dann die geeigneten Medikamente auftragen.

Shampoos

sollen Staub, Schmutz, abgestorbene Hautschuppen und Talg entfernen. Das Haar sollte nach dem Waschen sauber, glänzend und leicht kämmbar sein. D.h. die meisten Shampoos müssen ausreichend schäumen und sich *immer* ohne Rückstände ausspülen lassen, dürfen die Augen nicht reizen. Sie sollen zwar einerseits gut reinigen, andererseits aber Fell und Haut nicht total entfetten.

Shampoos enthalten aber auch Konservierungsstoffe, Farbstoffe, ätherische Öle und - was bei Hunden überflüssig ist - Parfüm. Das alles kann die Haut reizen. Die Haut irritieren können auch die mechanische Wirkung des Schaums, die Emulgierung der Hautöle und das Aufweichen der Epidermis.

Hat man nichts anderes zur Hand, sind bei gesunden Hunden mit wenig verschmutzem Fell ohne Parasitenbefall *ausnahmsweise Babyshampoos* völlig ausreichend, die noch dazu die Augen nicht reizen. Aber es gibt genügend spezifische Hundeshampoos. Die in den Zooläden haben den Nachteil, daß Sie meist die Zusammensetzung nicht erfahren. (Daher stelle ich etwas später medizinisch erprobte Shampoos zusammen.) Grundsätzlich gilt, daß das Waschmittel möglichst mild und rückfettend sein muß. Kernseife, z.B. ist denkbar ungeeignet!

Seifenshampoos sind gut bei weichem Wasser. Bei hartem Wasser hinterlassen sie, wenn sie nicht bestimmte Zusätze enthalten, einem stumpfen Film. Bei Syndetshampoos (synthetische waschaktive Substanzen) muß man aber wissen, daß sie meist die aggressiveren Reinigungsmittel sind, was dann durch verschiedene, fetthaltige oder geschmeidig machende Zusätze wieder ausgeglichen wird. Damit wird eine vollständige Entfernung des natürlichen Fettfilms rückgängig gemacht oder verhindert. Auch wird das Haar glänzend und gut kämmbar.

Für Hunde, die keine Seife vertragen, nimmt man Seifenersatzmittel; allerdings schäumen diese fast nicht, wirken also eher auf blanker Haut. Sie eignen sich gut zum Entfernen von fettigen Auflagerungen und Drüsensekreten wie Talg.

Trockenshampoos sind eine Mischung aus absorbierendem Puder und milden Alkalien. Sie werden auf und in das Fell gestäubt und anschließend wieder ausgebürstet. Ihre Reinigungswirkung ist minimal. Sie sind nur dann aus kosmetischen Gründen zu empfehlen, wenn man ein stark aufgelockertes, bauschiges oder flaumiges Fell haben möchte. Eine ärgerliche Nebenwirkung ist, daß das Haar sich u.U. statisch auflädt. Außerdem läßt Trockenshampoo sich nicht restlos entfernen und reizt womöglich die Haut. Eine regelmäßige Anwendung kann daher *nicht* empfohlen werden!

Haarkonditionierer

Normales, gesundes Haar verhält sich elektrisch neutral, würde also von Natur aus gar nicht »fliegen«, d.h. elektrisch aufgeladen sein. Aber bei zu geringer Luftfeuchtigkeit (Zentralheizung) oder auch als Folge zu heftigen Bürstens, wie auch nach dem Waschen mit zu starker Entfettung, sammeln sich in den Haaren elektrische Ladungen an. Benachbarte Haare mit gleicher Ladung stoßen sich ab. Das Ergebnis ist, was wir als »fliegende« Haare bezeichnen.

Konditionierer und Cremespülungen *neutralisieren* die Ladung, und das »Fliegen« hört auf. Sie reagieren schwach sauer, was zur Härtung des Keratins und der Rückstandsbeseitigung von hartem Wasser führt. Aber: Sie enthalten auch fettige und ölige Komponenten, die das Haar mit einem glänzenden Film überziehen. Das heißt nichts anderes, als daß sie das Haar zwar leicht kämmbar, aber auch *glatt anliegend* machen. Sie *verhindern* damit logischerweise, daß das Haar »Fülle« und »flaumiges Aussehen« hat, das bei manchen Hunderassen erwünscht ist.

Für diese Fälle gibt es *Protein-Konditionierer.* Sie enthalten neben Öl auch Zusätze, die das Haar mit einem Film überziehen und »dicker« machen. Bei sehr trockenem, sprödem Haar bringt dies einen kleinen Vorteil. Man muß aber - trotz aller Anpreisungen der Hersteller - wissen, daß der größte Teil dieser »Wundermittel« wieder herausgespült wird und nur ein wirklich minimaler Film auf dem Haar zurückbleibt.

Selbsthergestellte Spülungen

Bevor man zu den relativ teuren Pflegezusätzen aus dem Laden greift, und wenn wir Sorge haben, ob die überall erhältlichen Wundermittel bei unserem Hund nicht womöglich wegen irgendwelcher Inhaltsstoffe Hautstörungen auslösen, kann man sich selbst mit einfachen Mitteln viel preiswerter helfen. Sind bei Ihrem Hund Haut und Haar besonders trocken, können Sie dem letzten Spülwasser einfach etwas *Balneum Hermal* zusetzen, das Sie leicht verdünnt haben. Ein Teelöffel auf 1/2 l Wasser reicht vollständig aus.

Ebenso eignet sich auch verdünnter Apfelessig hervorragend als Spülung. Er erhöht den Säuregehalt von Fell und Haut, die auf diese Weise auch besser vor Entzündungen geschützt sind. Sie können damit den Hund auch, wenn er lediglich stark verstaubt ist, nach einem Duschbad mit klarem Wasser, nachspülen. Auf diese Weise wird das Haar wieder frisch, und auch die elektrische Aufladung geht wieder zurück.

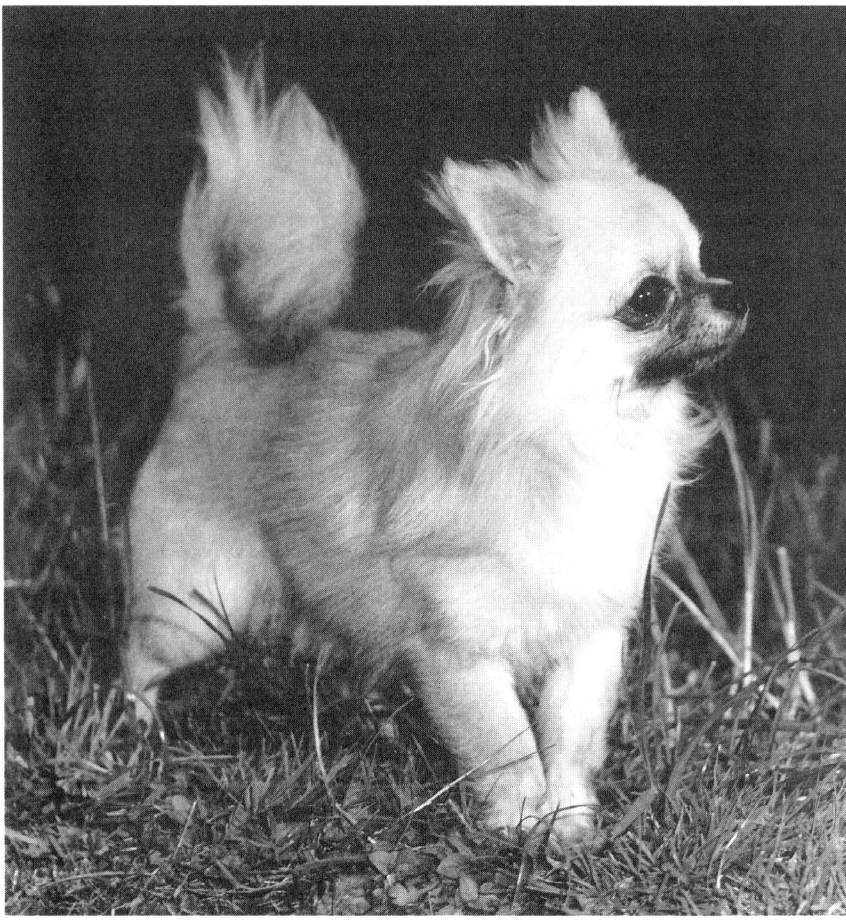

Grandeur v. Pommernland (Chihuahua)
A.: P. Schwarz

Was tun bei bei »schwierigen« Fell- und Hautverhältnissen

Versuchen Sie es zunächst mit dem »Wundermittel« Wasser

Haben Sie im Fell Ihres Hundes verstärkten Schuppenbefall, womöglich noch Krusten, Wunden und Fisteln entdeckt? Riecht womöglich das Fell streng »nach Hund«, wie *Sie* meinen (in Wirklichkeit riecht es *ranzig*)? Dann müssen Sie schleunigst zum Tierarzt, damit dieser herausfindet, was der Auslöser dieser ungesunden Erscheinungen ist.

Natürlich versucht man aber immer, zuerst selbst einiges zu unternehmen, damit der Hund sich nicht mehr andauernd kratzt, benagt oder beleckt. Was kann man tun, um seine offensichtlichen Leiden irgendwie zu lindern? Bei uns hat sich in fast allen Fällen etwas ganz Einfaches, nämlich *klares Wasser,* hervorragend bewährt. Manch gereizte Haut kam wie von selbst wieder zur Ruhe, Entzündungen heilten ab, hatten wir erst mal alle Ablagerungen vorsichtig mit - klarem Wasser! - entfernt und die Haut ausreichend gekühlt oder - warm - eingefeuchtet.

Die Haut, die oft heiß und gespannt war, wurde wieder weich und elastisch. Was viele nicht wissen: *Weichheit und Elastizität der Haut sind einzig und allein durch ihren Wassergehalt bestimmt!*

Versuchen Sie es also zunächst einfach mit klarem Wasser. Sie können den Hund lauwarm ausduschen oder aber, wenn er ein sehr dickes, schlecht trocknendes Fell hat, nur an den befallenen Stellen feuchte Umschläge machen. Scheren oder dünnen Sie das Fell zuvor etwas aus, damit Sie wirklich direkt an die Hautstelle kommen. Sie können die (losen) Auflagen alle 15 Minuten erneuern, was die Wirkung verbessert.

Allerdings darf die Haut nicht zu lange eingenäßt werden. Sie dürfen *keine luftdichten, nassen Verbände darauf anbringen* und dort einfach belassen, weil sich darunter die Haut sonst ganz einfach *auflöst,* was alles noch schlimmer machen würde. Also Umschläge offen lassen, d.h. locker auflegen, z.B. feuchte Gazekompressen.

Man kann nässende Haut auch mit Wasser - *austrocknen!* Man nimmt feuchte Gazekompressen, legt sie 15 Minuten auf, läßt die feuchte Haut dann eine Stunde lang frei liegen und wiederholt dann für 15 Minuten die Kompresse wieder. Dies fördert die Hautverdunstung, wobei die Haut trocken wird.

Will man den *Wassergehalt der Haut* erhöhen, läßt man die Haut durch Einweichen mit feuchten Tüchern oder gründliches Anfeuchten richtig mit Wasser aufquellen, d.h. das Keratin von Haut und Haar saugt sich mit Wasser voll. Jetzt muß man die *Wasserverdunstung behindern*: Unmittelbar nach der Wasseranwendung oder nach dem Auflegen der nassen Tücher trägt man hauchdünn Fett auf: Dazu eignen sich z.B. eine Spülung mit Balneum Hermal, oder einfach nur hauchdünn aufgestrichenes Babyöl, Desitin Salbenspray oder Calendula-Salbe. So behält die Haut ihre Feuchtigkeit zurück. Dies kann entscheidend helfen, wenn ein Hund mit trockener Haut unter starkem Juckreiz zu leiden hat.

Klares Wasser hilft auch als Prophylaxe bei Hunden mit Liegeschwielen oder Hautreizungen durch Urin und ähnlichen Erkrankungen. Die betreffenden Hautstellen ausduschen oder 10-15 Minuten eine Kompresse auflegen, ein bis zweimal täglich, reichen dabei meist völlig aus. Anschließend vorsichtig trockentupfen, -frottieren oder fönen, damit sich der Hund nicht erkältet.

Obwohl sich Krusten und Borken (die man vorsichtig mit Öl aufweicht) oder dicke Hornschwielen mit verschiedenen Seifen und Detergentien von der Haut entfernen lassen, kann man überschüssiges Keratin (Hyperkeratose) auch ganz einfach - mit klarem Wasser entfernen. *Ein feuchter Umschlag - diesmal unter Luftabschluß! - weicht die Hautauflagerung auf und sie zerfällt.* Sie wird mürbe und kann ohne Schwierigkeiten entfernt werden.

Wasseranwendungen - etwas Einfacheres gibt es wirklich nicht! - fördern die Epithelisierung, d.h. die Bildung der oberen Zellschichten der Haut. Wasseranwendung mildert Schmerzen, Brennen und Juckreiz. Das verhärtete Keratin der Hautoberfläche wird durch Wasser weicher und durchlässiger für Medikamente, die Sie auf die Haut des Hundes auftragen wollen. Sie würden die Hautschranke sonst kaum durchdringen, also im Grunde nutzlos aufgestrichen.

Zusätze zu Wasser bei Kompressen und »Bädern«

Wenn klares Wasser allein nicht mehr ausreicht, kann man - nach Absprache mit dem Tierarzt - Adstringentien, Antiseptika oder Antibiotika, Jodlösungen oder einfach auch nur Kochsalz (5-10 g auf 1 l

Wasser) zusetzen. Die früher so gern verwandte Borsäure sollte allerdings nicht mehr verwendet werden. Sie ist, obwohl sie immer noch genannt wird, gefährlich.

Ein altes Hausmittel sind *Haferstrohbäder*, wobei Kieselsäure eine wichtige Rolle spielt. Man nimmt etwa 100 g kleingeschnittenes Haferstroh (bekommt man in der Apotheke), das man etwa 20 Minuten kochen läßt. Danach ist es gebrauchsfertig. Auch *Hafermehl* ist ein altes Hausmittel. Man kann es als Badezusatz, *Allercalm*, gebrauchsfertig kaufen.

Ebenso wirkt ein *Weizenkleiebad* beruhigend auf die Haut. Man hängt 500 g Weizenkleie locker eingefüllt in einem Mullsäckcken ins Wasser, womit man dann, nachdem es gezogen hat, den Hund einfeuchtet oder - wenn er sich ein Vollbad gefallen läßt, darin badet. Auch entzündete Pfoten kann man in einem Weizenkleiebad beruhigen.

Bei nässendem Hautausschlag macht man naß-kalte Kompressen, die man mit Arnika-Tinktur oder Hamamelis-Tinktur (1:5 verdünnt) getränkt hat. Echinacea-Tinktur (1:5 verdünnt) ist wirksam auf vereiterten Stellen.

Kalte Kompressen mit Eibischwurzeltee wirken antibakteriell und schmerzstillend. Bei der Zubereitung von Eibischwurzel»tee« (wichtig ist hierbei der Schleim) ist die Bezeichnung etwas irreführend, weil hier überhaupt nichts erhitzt oder gekocht wird. Man übergießt 2 Teelöffel geschnittene Eibischwurzel mit 1/2 l kaltem Wasser und läßt es unter gelegentlichem Rühren 1/2 Stunde stehen. Danach rührt man nochmals gründlich um und seiht durch Mull ab. Erst jetzt wird bei Bedarf erwärmt. Warme Umschläge macht man auf Furunkel und Geschwüre. Der Schleim legt sich wie ein Schutzfilm auf die empfindliche und gereizte Stelle, die darunter schneller abheilt.

Medizinische Seifen und Shampoos

Eigentlich ist es unlogisch, medizinische *Zusätze* zusammen mit einem Hilfsmittel einzusetzen, das letztlich dazu da ist, etwas von der Haut zu *entfernen*. Medizinische Shampoos müssen daher grundätzlich längere Zeit einwirken, damit ihr »Zusatz« überhaupt, nachdem die Haut entsprechend aufgeweicht ist, wirksam werden kann. Liest man sich die Beipackzettel zu medizinischen Shampoos durch, findet man dort in schöner Regelmäßigkeit Hinweise auf die Inhaltsstoffe Salizylsäure, Schwefel, Teer, Selen, Antiseptika, Milchsäure, Harnstoffe, wie auch auf Insektizide. Nur bei den letzteren kann man sich vorstellen, wozu sie gut sein sollen. Was aber ist mit den anderen?

Salizylsäure wirkt beispielsweise leicht juckreizstillend, keratolytisch (d.h. löst Keratin-Verhornung auf und macht die Haut geschmeidiger) und bakteriostatisch. Letzteres bedeutet nichts anderes, als daß die Bakterien an übermäßiger Vermehrung gehindert werden, ohne aber gleichzeitig die vorhandenen, »gesunden« Keime abzutöten oder zu vernichten.

Keratolytika haben *hornschichterweichende* Eigenschaften, welche das Keratin zum Quellen und damit zur Lösung bringen. *Keratoplastika* bewirken eine Verdickung des Stratum corneum (oberste Schicht der Epidermis). Salicylsäure, also ein und derselbe Wirkstoff, wirkt je nach Konzentration ganz unterschiedlich. Entweder in niedrigen Konzentrationen *bis zu 2% stimulierend (keratoplastisch)* oder aber in höherer Konzentration von *5%, destruierend (keratolytisch);* auch hat sie in diesem Bereich *antimikrobielle* Eigenschaften.

Schwefel wirkt keratolytisch, keratoplastisch (zum Ersatz von Hornhaut), antibakteriell, antimykotisch, antiparasitär, juckreizstillend und mild »follikelspülend«, d.h. er entfernt Ablagerungen aus den Haarfollikeln, die wieder Luft bekommen.

Selen: Selenshampoos (Selvet) enthalten Selensulfid, sind keratolytisch, entfetten, sind antimykotisch und verlängern die epidermale Zellumsatzzeit (die überstarke Schuppenbildung wird verlangsamt).

Teer ist keratolytisch, keratoplastisch, juckreizstillend und gefäßverengend. Vorsicht! Präparate, die Teer enthalten, nur nach Anweisung des Tierarztes verwenden!

Milchsäure und Harnstoffe sind hygroskopisch (binden Wasser an sich), Milchsäure ist behilflich bei der Normalisierung der Epidermis, d.h. unterstützt die normale Bakterienflora.

Bei überwiegend medizinischen Shampoos ist anzumerken, daß für sie der Hinweis, den Hund möglichst selten zu baden, nicht zutrifft. Den Verordnungen des Tierarztes oder des Beipackzettels müssen Sie genau folgen. Sollen Bäder zu Hautveränderungen führen, sind sie in einem bestimmten Zeitraum häufig zu wiederholen, damit sie ihre Wirkung entfalten können. Wir sind aber dazu übergangen, einige der folgend aufgeführtem Shampoos genau so wie völlig »normale« auch bei der gelegentlichen Fellpflege einzusetzen.

Aus dem großen Sortiment medizinischer Badezusätze seien hier nur einige wenige, nämlich jene aufgeführt, die uns von unseren Tierärzten empfohlen worden sind und die sich bei uns bestens bewährt haben. Ich bin so oft danach gefragt worden, habe sie so oft für jemanden aufgeschrieben, damit er sich das dann bei seinem Tierarzt besorgen konnte, daß ich sie auch hier gleich notiere; man bekommt sie meist nur beim Tierarzt. Vielleicht macht Ihnen dieser auch andere Vorschläge, es gibt ja ständig Neues und Verbessertes.

Bei trockener Haut verwenden wir Badeöle, z. B. *Balneum Hermal,* das es auch stärker fettend oder mit Schwefelzusatz, zum Einsatz bei bakteriellen Ekzemen gibt. Mit Teerzusatz wirkt es bei schuppenden und chronischen Hauterkrankungen.

Humilac, ein Feuchtigkeitsspender für trockene, schuppende Haut, das keine öligen Sustanzen enthält, gibt es als Spray. Es enthält Milchsäure und Harnstoff und unterstützt die Normalisierung der Epidermis. Wir nehmen 5 Schraubenkappen Humilac auf 1 l Wasser, gießen dies über das - vorher gut durchgekämmte, gescheitelte - Fell und lassen es trocknen. Man kann es aber auch in das trockene Fell einsprühen, wo es bleibt, d.h. nicht ausgespült wird.

Antiseborrhoische Shampoos (so z.B. *Sebolytic*) enthalten Salizylsäure, Schwefel und Teer. Sie reinigen die Haut von übermäßigem Schuppenbefall und regulieren die Produktion von übermäßigem Talg, wie sie ebenso entzündungshemmend, antibakteriell und animykotisch wirken.

Etiderm säubert, wobei es gleichzeitig rückfettet, oberflächliche Hautveränderungen bei bakteriellen Hautinfektionen. Es enthält Milchsäure, was die normale Bakterienflora günstig beeinflußt, und antiseptisch wirkende Stoffe; außerdem verhindert es unangenehmen Haut- und Fellgeruch.

Sebocalm ist ein *seifenfreies Shampoo* und daher für seifenempfindliche Haut geeignet. Es macht außerdem das Haar leicht kämmbar und glänzend.

Criniton (vet) enthält neben Rosmarinöl (steigert die Hautdurchblutung) noch Methionin, Salizylsäure, Thymol (juckreizstillend, bekämpft Pilze) und Lindan (tötet die meisten Hautparasiten wirksam ab). Criniton wirkt bei juckender, schuppender Haut, wirkt antiparasitär und durchblutungsfördernd.

Das bereits genannte *Selvet* (Vorsicht, ist giftig, richtet aber bei sachgemäßer Anwendung keinen Schaden an) ist günstig bei allen möglichen Ekzemen, befreit von Juckreiz und Schuppen. Man verwendet es auch bei *Demodexräude,* und es vernichtet darüber hinaus *Flöhe* und *Läuse* bei einmaliger Anwendung.

Peroxyderm enthält Benzoylperoxyd. Durch die Anwendung dieses Shampoos werden Haut und Haarkleid, einschließlich der Haarbälge gründlich gereinigt und entfettet. Daher *nicht* bei trockener, spröder Haut verwenden. Es darf auch nicht bei großflächigen Wunden angewandt werden: Vergiftungsgefahr!

Mit diesen wenigen Badezusätzen kommen wir, im Hausgebrauch, vollständig aus. Wir gehen dabei keine Risiken ein, die in den Zooläden erhältliche »Schönheitsmittel«, deren Zusammensetzung wir nicht kennen, womöglich haben. Früher waren auch wir sorgloser im Umgang mit allen möglichen kosmetischen Produkten. Aber als uns die überragende Bedeutung der Haut für die Gesundheit des Hundes klar wurde, haben wir vorbeugend nur noch diese, eigentlich medizinischen Badezusätze verwendet, die man unseres Wissens fast alle nur beim Tierarzt oder in der Apotheke bekommt.

Da man bei gesunden Hunden schon allein mit klarem Wasser ziemlich weit kommt und sie nur selten »wirklich« badet, stört uns der etwas höhere Preis auch überhaupt nicht.

Juckreiz - ein Teufelskreis

Juckreiz (Pruritus), der manchem Hund so übel zusetzt, daß er zu den häufigsten Gründen gehört, weswegen ein Tierarzt aufgesucht wird, kann mannigfaltigste Ursachen haben: Spezifische Hauterkrankungen, Allergien, Parasitenbefall, psychogene Faktoren, Stoffwechselstörung (Diabetes, Gicht, Fettsucht, Hormonstörungen) oder auch nur unsachgemäße Fellpflege. Es ist daher sehr gut möglich, *daß Juckreiz ohne jegliche Erkrankung der Haut auftritt,* die dann erst durch das intensive Kratzen und Belecken beschädigt wird. (Nicht jede Hauterkrankung ist umgekehrt übrigens zwingend mit Juckreiz verbunden.

Für manche Hauterkrankungen ist das Fehlen von Juckreiz geradezu typisch.)

Wieso entsteht Juckreiz? Die Haut ist mit einem reichen Netzwerk sensorischer Nerven und Rezeptoren ausgestattet. Sensorische Nerven versorgen sowohl die Haarfollikel wie auch die Rezeptorstrukturen der Haut. Außerdem bilden sie in der Epidermis freie, sogenannte pinselförmige Nervenendigungen. Diese freien Nervenendigungen treten büschelartig aus der Lederhaut, bilden dann ein verzweigtes Netzwerk feiner Fasern und enden entweder unter oder in der Epidermis. Der Juckreiz wird in den Schmerzfasern weitergeleitet, deshalb auch als *unterschwelliger Schmerz* empfunden. Das alles ist gut erforscht. Dennoch: Bis heute kennt man kein juckreizspezifisches Endorgan, d.h. man weiß über den Juckreiz, außer, daß es ihn unbestrittenerweise gibt, nichts. Allerdings hält man unterschiedliche Faktoren für verdächtig, so z.B. solche, die auch für das Auslösen vom Asthma vermutet werden. Die Reizursachen sind dann bestimmte Gewebshormone (Histamin, Histidin, Serotonin), die beim Zellverfall frei werden. (Sie werden übrigens auch durch Kratzen, zu heftiges Bürsten, d.h. durch mechanische Hautreizung freigesetzt. *Vielleicht war also der erste Auslöser »nur« ein Pflegefehler?*)

Außerdem können *Angst* und *Langeweile* bestimmte Hautempfindungen auslösen, als deren Folge der Hund sich heftig zu kratzen beginnt. Häufig tritt der Juckreiz nachts oder wenn der Hund lange alleingelassen wird, stärker auf. Wenn andere Ablenkungen fehlen, kann der Hund auch in *Streßsituationen* den Juckreiz stärker empfinden.

Auch wenn der Hund es Ihnen nicht schildern kann, Sie können die betroffenen Hautstellen meist schnell herausfinden, indem Sie mit der Hand die Haut abtasten. Gelangen Sie zu den empfindlichen Punkten, wird der Hund meist mit typischen, *reflexartigen Kratzbewegungen* ins Leere reagieren und sich außerdem häufig gegen Ihre Hand pressen, weil ihm die Berührung Ihrer Hand irgendwie gutzutun scheint.

Durch das *Kratzen* (das zunächst vielleicht nur zufällig, gar nur aus Langeweile ausgelöst wurde) wird jedoch ein *Teufelskreis* in Gang gesetzt. Durch das Kratzen werden weitere Zellen zerstört, womit erneut juckreizauslösende Stoffe freigesetzt werden. Etwas ursprünglich Harmloses wirkt auch dann, wenn der erste Auslöser längst beseitigt ist, fort. Durch fortdauerndes Kratzen und Belecken beschädigt der Hund seine Haut nun ernsthaft.

Was tun bei Juckreiz

Da, wie wir nun wissen, niemand genau weiß, wie Juckreiz letztlich eigentlich entsteht, gibt es wichtige Gründe, den Juckreiz baldmöglichst zu unterbinden. Möglichst schnell müssen Sie von Ihrem Tierarzt klären lassen, ob und welche Erkrankungen zugrunde liegen, und vielleicht ist Ihr Hund nur, ohne daß Sie dies bemerkt haben, von Parasiten befallen. Konnten Sie diese bereits selbst feststellen, muß als erstes etwas dagegen getan werden. Allerdings können nachfolgend noch Allergien auftreten, worauf wir noch kommen werden.

Die zugrunde liegende Ursache herauszufinden und zu beheben, ist das Eine. Genau so wichtig ist es aber, den Juckreiz zu minimieren, um wenigstens die sonst garantiert auftretenden Folgeschäden zu unterbinden.

Der Tierarzt wird Ihnen geeignete Medikamente geben. In gravierenden Fällen, wenn andere Mittel versagen, wird er Ihnen auch Kortison verschreiben, das aber *kein* Heilmittel ist, sondern lediglich die Symptome behebt. Bei längerdauerndem Gebrauch muß es sorgfältig überwacht werden, da es nicht nebenwirkungsfrei ist. *Niemals sollten Sie aber selbst gleich zu Kortison greifen,* da dieses, liegt beispielsweise Demodikose vor, geradezu kontraindiziert ist! Außerdem wird durch Kortison das Krankheitsbild verfälscht. Der schließlich doch konsultierte Arzt wird es mit der Diagnose doppelt schwer haben.

Weil Sie aber wissen, daß *das Kratzen den Juckreiz womöglich noch verstärkt,* werden Sie alles mögliche versuchen, um es zu unterbinden. Wie schon beschrieben, hilft oft bereits nur klares Wasser, mit dem man den Hund abduscht oder ihm kühlende Umschläge auf die betroffenen Hautstellen auflegt, über denen man das Fell ausgedünnt oder sogar entfernt hat. Das *kühlende* Gefühl der feuchten, trocknenden Haut sorgt häufig schon für längere Zeit für Linderung. Es helfen auch warmes Wasser, bzw. warme Umschläge, wie umgekehrt auch Kälteanwendung mit Eispackungen. Ist die Haut einfach nur schuppig und trocken, muß man ihren Feuchtigkeitsgehalt zu steigern versuchen (wie schon bei den Wasseranwendungen beschrieben). Versuchen Sie, wenn klares Wasser nicht ausreicht, auch juckreizlindernde Bäder. Ein altes Hausmittel sind, wie bereits gesagt, *Hafer- oder Haferstrohbäder.* Aber auch Menthol, 0,5-1%ig, führt zu einer Juckreizabschwächung; auch Thymol, bei örtlicher Anwendung 0,5-2%, bringt eine Abnahme der Juckempfindung. Die Angriffspunkte liegen im Bereich der Hornschicht, können aber bis zur Stachelzellenschicht vordringen.

Vor allem müssen Sie den Hund ablenken, damit er den Juckreiz über anderen Ereignissen für eine Weile »vergißt«. Je nach befallener Körperstelle können Sie ihm außerdem ein Kleidungsstück überziehen, einen Verband oder eine Halskrause anlegen, was die direkte Beschädigung der Haut zu verhindern hilft.

Vom pH-Wert der Haut und der Verwendung von Seifen

Mit dem sogenannten *pH-Wert* wird angegeben, ob etwas *sauer, neutral* oder *basisch* ist. Die Skala reicht von pH 1 (»sauerster« Punkt) bis pH 14; bei pH 7 ist der *Neutralpunkt,* was zugleich auch der Wert von *reinem destilliertem Wasser* ist. Gibt man Säure hinzu, *sinkt* der pH-Wert; Zitronen haben z.B. einen pH-Wert von etwa 2. Das Gegenteil von *Säuren* sind die *Basen,* also alles, was höher ist als pH 7. Die wässrigen Lösungen der Basen nennt man *Laugen.*

Geht der pH-Wert nur um eine Einheit nach unten, heißt dies nichts anderes, als daß etwas zehnmal so sauer ist wie vorher. (Beachten Sie nachfolgend den Vergleich der Haut-pH-Werte von Mensch und Hund!) Starke Basen sind genau so aggressiv wie konzentrierte Säuren. Wozu Sie das wissen sollten? Der Vorteil des sauren Bereiches ist, daß dort weniger Bakterien und Keime wachsen (man legt z.B. etwas in Essig ein, damit es haltbar wird).

Auch die Haut hat einen derartigen *Schutzfilm,* den *Säuremantel,* der die Haut wie ein Schutzschild vor krankmachenden Keimen bewahrt. Die *menschliche* Haut hat einen pH-Wert von etwa 5, ist also gut geschützt vor einem übermäßigen Wachstum von Keimen und Mikroorganismen.

Der pH-Wert der Haut liegt bei Hunden um 6, bei Welpen sogar noch darüber, ist also etwa zehnmal weniger »sauer« als die des Menschen. Die Haut des Hundes bietet also Bakterien und Pilzen vergleichsweise günstige Entwicklungsmöglichkeiten und ist deswegen nicht so wirksam wie beim Menschen.

Bei der gesunden Haut sorgen bestimmte Mechanismen dafür, daß ihr Säuremantel, der sich u.a. aus Talg, Hautfetten und verdunstendem Kohlendioxid bildet, erhalten bleibt. Die saure Reaktion wird verursacht durch organische Säuren wie Milchsäure, die mit Natrium, Kalium usw. Salze bildet. Diese Schutzmechanismen versagen aber, wenn andere als von der Natur vorgesehene Einwirkungen von außen auf die Haut treffen. Dazu gehört das Waschen mit *Seife*, wobei sich der pH-Wert für längere oder kürzere Zeit nach oben, in den alkalischen Bereich verschiebt.

Bei »Seife« kommt Ihnen natürlich sofort das Wort »Lauge« in den Sinn, sie haben also etwas miteinander zu tun. Schon die alten Ägypter kochten aus Fetten und Soda, bzw. aus den Aschen bestimmter Pflanzen - die eine Reinigungskraft besitzen - Seife. Fette bestehen unter anderem aus Fettsäuren, die sich gern mit Laugen verbinden. Soda reinigt deswegen so gut, weil die daraus gebildete Natronlauge mit dem öl- und fetthaltigen Schmutz Seifen bildet, die vom Wasser dann entfernt werden können. Da Soda allein sehr aggressiv ist, wird es mit Fett oder Öl verkocht. Das so entstehende Produkt reinigt nämlich genau so gut wie Soda, ist aber wesentlich milder. Im Prinzip werden Seifen bis heute so hergestellt. Nun verstehen Sie auch, warum gelegentlich seifenfreie Substanzen zum Waschen empfindlicher Haut empfohlen werden. Die klassischen Seifen wirken nämlich im Wasser alkalisch, um den pH-Wert 8 herum, womit das Problem klar ist.

Nun hat man fortwährend weitergeforscht, um möglichst hautfreundliche und hautverträgliche Seifen zu entwickeln und einiges davon kam nicht nur den Menschen, sondern auch den Waschmitteln für Hunde zugute. Trotzdem: Es kann durchaus sein, daß Ihr Hund auf das eine oder andere Waschmittel nicht gut reagiert. Wechseln Sie sofort und probieren etwas anderes aus, da sich der Hund bei mehrmaliger Anwendung nicht etwa daran gewöhnt, sondern zunehmend empfindlich reagiert. *Bei Hunden mit geschädigter Haut verwendet man daher tunlichst Seifen mit einem pH-Wert 7 oder Seifenersatz, oder eins der eigens für seine Erkrankung hergestellten Mittel.*

Von der »Mikroflora« - den Bakterien der Haut

Wenn Sie nun meinen, Sie müßten die Haut Ihres Hundes nur generell gründlich desinfizieren, damit sich Vereiterungen und Entzündungen zurückbilden oder sich gar nicht erst einstellen können, dann irren Sie sich. Ein weiterer Schutzfilm der Haut ist nämlich ihre »Mikroflora«. Das sagt nichts anderes, als daß *die gesunde Haut des Hundes keineswegs keimfrei,* sondern von einer sehr nützlichen *»Mikroflora«* besiedelt ist. Dies sind Bakterien, die sich vor allem in den obersten Schichten der Hornschicht (Stratum corneum) ansiedeln und zur *Immunabwehr der Epidermis* beitragen. Die Zahl der Bakterien nimmt in den letzten fünf bis sechs Schichten der Hornschicht von innen nach außen hin zu.

Die also oberflächlich lebenden Bakterien unterteilt man in *verschiedene Gruppen:* Harmlose sind die *ständig* dort vorkommenden und sich dort vermehrenden *(Residents).* Dann gibt es Keime, die sich *vorübergehend* dort ansiedeln *(Transients).* Sie können sich zwar dort nicht vermehren, aber dennoch schädliche Wirkung entfalten: Besonders in *feuchtem, warmem Milieu* und dort, wo die *»gesunde« Bakterienflora durch Antibiotika vernichtet* wurde. Zuletzt kommen noch *»Nomads«,* Keime, die sich nur *kurze Zeit* auf der *gesunden Haut* des Hundes halten können, wozu *Staphylococcus intermedius* gehört.

Die Zahl der Standortbakterien schwankt von Hund zu Hund. Sie bleibt bei einem Tier konstant, wenn nicht Störungen in Form von antibakterieller Behandlung oder durch Klimaverschiebungen auftreten. Je wärmer und feuchter die Witterung, umso mehr Bakterien befinden sich auf der Haut. Bei kaltem, trockenem Wetter ist es umgekehrt. Bei Hunden mit fettender, schuppender Haut, wie auch solchen mit feuchten, wunden Stellen sind die Bakterien vermehrt. Die gesunde Haut enthält je cm^2 100 - 10^3 Keime; bei der seborrhoischen, d.h. fettigen, schuppenden Haut sind es pro cm^2 10^3 - 10^7 Keime.

Die gesunde, intakte Haut ist widerstandsfähig gegen bakterielle Infektionen, obwohl sie ständig von möglicherweise krankheitsverursachenden Bakterien bedroht, d.h. besiedelt ist.

Die eigentliche Abwehrzone ist die Hornschicht (Stratum corneum), d.h. die mit einer Emulsion umgebenen Hornzellen, die eine fast undurchdringliche Talgkruste an der Oberfläche bilden. Die im Hautfett enhaltene Linolensäure verfügt über beachtliche antibakterielle Wirkung, die, wie weitere Salze und Proteine, gemeinsam mit der normalen Hautflora zur Immuniät der Haut beiträgt.

Mit Veränderung des Hautmilieus kann sich jedoch die Keimflora verschieben; daran beteiligt sind der pH-Wert, Salz- und Feuchtigkeitsgehalt, Fettsäurenspiegel.

Erstaunlicher- und glücklicherweise gibt es trotz der unendlichen Vielfalt der Bakterien nur wenige, die in der Lage sind, die Haut zu besiedeln und zu infizieren. Warum dies so ist, weiß man nicht, es spielt aber bei der Diagnose und den Behandlungsmöglichkeiten eine wichtige Rolle.

Die größte Bedeutung als Krankheitserreger hat *Staphylococcus intermedius.* Er gehört zu den widerstandsfähigsten, übersteht Austrockung, ist relativ hitzeresistent und verhältnismäßig unempfindlich gegen antiseptische Behandlungen.

Unter welchen Voraussetzungen wird die Haut krankheitsanfällig?

Alle natürlichen Sicherheitsmaßnahmen der Haut können unter bestimmten Umständen außer Gefecht gesetzt werden. Klar ist, daß, wenn die Haut durch Verletzungen (z.B. Biß-, Kratzwunden, Reibung von aufeinanderliegenden Hautstellen oder chirurgische Maßnahmen) beschädigt ist, sich dort Entzündungen und Vereiterungen bilden können. Die Haut kann aber auch defekt werden durch ständigen Kontakt mit Körperflüssigkeiten (Belecken, Urin) oder aber durch Wasser oder luftundurchlässige Verbände aufgeweicht sein. Weiterhin kann die normale (schützende) Keimflora durch eine antibakterielle Therapie geschädigt und wirkungslos geworden sein, wie auch die Blut- oder Lymphzirkulation gestört sein kann.

Beides ist möglich: Auf eine Infektion der Haut kann eine Allgemeinerkrankung folgen, wie andererseits auch eine Erkrankung von den verschiedenartigsten Hautsymptomen begleitet sein kann. Grundsätzlich gilt jedoch: Bevor sich eine Hauterkrankung entwickeln kann, müssen bestimmte Umstände *vorausgegangen* sein. Diese krankheitsauslösenden Faktoren sind fast immer lokal bedingt: Es sind dies Reibung oder Verletzung, übermäßige Feuchtigkeit, starke Verschmutzung und Haarverfilzungen, chemische Reizstoffe, Erfrierungen, Verbrennungen, Bestrahlung oder Seborrhoe, Hautmykosen (Pilzbefall) oder Parasitenbefall.

Hautinfektionen - man unterscheidet zwei Infektionsformen

Eine *»primäre Infektion«* tritt an der ansonsten *gesunden* Haut auf. Es lassen sich bestimmte Keimarten und ein typisches Krankheitsmuster feststellen. Sie sind durch entsprechende Chemotherapeutika oder antibiotische Therapie heilbar.

Bakterielle Hauterkrankungen entstehen durch eine Infektion vorgeschädigter Haut, man nennt sie *»sekundäre Infektionen«*, da sie meist aufgrund einer anderen, zugrundliegenden Krankheit entstehen. Hier können Keime, die normalerweise zu den *nomadisierenden* (Nomads) oder nur *vorübergehend anwesenden* (Transients) gehören, nun plötzlich dauerhaft vorhanden sein und sich vermehren. Auch ist das Krankheitsbild weniger typisch, Medikamente sprechen oft nur schlecht an, da erst die Behandlung bzw. Beseitigung der zugrundeliegenden Krankheit zur Ausheilung auch der Haut führen wird. In alphabetischer Reihenfolge einige der Ursachen, die zu Hautstörungen führen können:

Allergien
Aufweichung der Haut
Fremdkörper
Hormonstörungen
Immunstörungen
Infektionen
Mangelhafte Fellpflege
Parasitenbefall
Pilzbefall
Seborrhoe (fettige, schuppige Haut)
Stoffwechselstörungen
Verletzungen
Wurmbefall

Warum die richtige Diagnose bei Hautkrankheiten so wichtig und gleichzeitig so schwierig ist

Wenn man bedenkt, daß jeder fünfte oder sechste »Patient« in einer Tierarztpraxis diese wegen Hauterkrankungen aufsucht, muß man zu der Auffassung kommen, daß Hauterkrankungen heute häufiger auftreten. Allerdings vermute ich, daß auch früher schon sehr viele Hunde Hautleiden hatten, die allerdings mehr oder weniger über einen Kamm geschoren wurden und um die man wenig Aufhebens machte. Das Sprichwort, jemand würde *»abgeknallt wie ein räudiger Hund«*, mag dies illustrieren. Im Volksmund hießen sie Flechte, Fäule, Rose, Räude,

Mauke oder Grind, und im Zweifelsfall wurde nicht lange herumexperimentiert, sondern ein so befallener Hund eben einfach erschossen.

Andererseits ärgert man sich, wenn schon Hauterkrankungen zum täglichen Brot des Tierarztes zu gehören scheinen, oft genug darüber, wie lange es oft dauert, bis der Tierarzt endlich die richtige Diagnose und die richtigen Medikamente ermittelt hat. Auch weiß gar mancher Hundehalter ein Lied davon zu singen, wie hartnäckig und lange andauernd manche Hautkrankheit ist.

Tatsächlich gehören die richtige Diagnose und Behandlung einer Hauterkrankung zu dem Schwierigsten überhaupt. Wie wir nun schon wissen, kann sie als Ergebnis einer Erkrankung irgendwo ganz anders im Körper entstanden sein, die es herauszufinden gilt. Hinzu kommt, daß die Haut, trotz so zahlreicher Krankheitsursachen, tatsächlich nur wenige Möglichkeiten hat, ihre Erkrankung zu zeigen: Dies sind Flecken, Knötchen, Pusteln, Bläschen, Quaddeln, Nesseln oder Kahlheit, die etwas über die Krankheit aussagen können. Was viele nicht wissen, ist, daß es für den Tierarzt sehr aufschlußreich ist, an welchen *Körperstellen* diese Erscheinungen auftreten, da sie typisch für eine Krankheit sein können. Erschwert wird eine Diagnose aber wiederum dadurch, daß sich die zunächst aufgetretene Hauterkrankung in ihrer Erscheinung durch intensives Kratzen und Belecken verändert hat und nun für die eigentliche Erkrankung »untypisch« aussehen kann.

Es sind daher nicht nur die Erscheinungen auf der Haut selbst, die der Tierarzt erkennen muß, sondern noch eine Menge weiterer Informationen von Bedeutung. Dies sind z.B. frühere Erkrankungen und Vorbehandlungen, diverse andere Beschwerden, Lebensgewohnheiten, Ernährung, Sexualhormonstörungen, Rasse des Hundes (einige Hauterkankungen treten bei bestimmten Rassen gehäuft auf), Alter des Hundes, zu bestimmten Jahreszeiten auftretende Hauterkankungen, erstes Auftreten und weitere Entwicklung.

Jede Behandlung von Hautkrankheiten muß mehrgleisig fahren

Aus dem Vorangegangenen wird aber jetzt schon klar, daß eine Behandlung von Hautkrankheiten immer schwierig ist. Sicherlich gehört dazu die exakte Diagnose. Aber man wird bald erkennen, daß es nicht *ein* Mittelchen gibt, das, einige Zeit eingenommen, das Leiden behebt. Vielfach ist einerseits das Grundleiden zu erkennen und zu beseitigen, andererseits aber muß auch die Haut selbst entsprechend behandelt werden, z.B. um den Juckreiz zu lindern und um Vereiterungen und Verletzungen abheilen zu lassen. Nicht selten kommt auch noch hinzu, daß das Leben des Hundes selbst anders gestaltet werden muß. Wie wir später bei der Betrachtung einiger Hautkrankheiten sehen werden, können sowohl die Ernährung wie auch die physische und psychische Gesundheit des Hundes veränderungsbedürftig sein. Es gibt also gelegentlich viel zu tun: Sofortige wie auch langfristige Maßnahmen greifen ineinander über, denn niemals ist es - wie beispielsweise bei einem Knochenbruch - nur eine Stelle, bei der angesetzt werden muß, sondern es ist immer auf irgendeine Weise der ganze Hund betroffen. Bekämpft man nur die Symptome, was vielfach versucht wird, kehrt die Krankheit innerhalb kürzester Zeit in schöner Regelmäßigkeit wieder zurück. *Wir haben immer wieder mit Erstaunen festgestellt, daß man allein, wenn man sich nur mit Haut und Fell des Hundes beschäftigt, im Grunde alle Kernprobleme seiner Gesundheit streifen wird.*

Führen Sie für Ihren Hund von Anfang an ein »Tagebuch«

Viele führen für ihren Hund eine Art Tagebuch, in dem sie lustige oder traurige Ereignisse in Wort und Bild festhalten. Leider nützt dies wenig, wenn ein Hund krank geworden ist. Nun beginnt nämlich das große Rätselraten, weil Ihr Hund selbst ja gar nicht berichten kann, wo ihm etwas fehlt, ob es ihm gut oder schlecht geht und wann er die ersten Symptome gespürt hat.

Glück hat, wer gewissenhaft Jahr für Jahr stichwortartig jeweils mit Datum festgehalten hat, was es an gesundheitlichen Ereignissen, Krankheiten, Ernährung festzuhalten galt. Dazu gehören Ernährungswechsel, Reisen, Impfungen, antibiotische Behandlungen, Durchfall, Verstopfung, Veränderungen im Verhalten, Läufigkeit, (Schein)Trächtigkeit, Geburt von Welpen, hormonelle Behandlung. Zu leicht wird sonst etwas Wichtiges vergessen, was u.U. später plötzlich von Bedeutung sein könnte.

Vielleicht wird nämlich Ihnen schon, wenn Sie bestimmte Ereignisse eintragen, plötzlich klar, daß beispielsweise eine Hauterkrankung immer zu einer bestimmten Jahreszeit auftritt. Vielleicht ist ihr eine Futterumstellung vorangegangen, oder eine Behandlung mit bestimmten Medikamenten könnte der Auslöser gewesen sein. Auch der Tierarzt wird Ihnen für solche Aufzeichnungen dankbar sein. Erspart es ihm doch, Ihnen zeitraubend alles mögliche entlocken zu müssen. Besteht doch die Möglichkeit, daß Sie verschiedenes nicht mehr genau erinnern, oder daß Ihnen einiges erst sehr viel später einfällt, was seiner Behandlung eine ganz andere Richtung gegeben hätte.

Am Anfang jeder Behandlung sollte eine möglichst exakte Diagnose stehen
Juckreiz - eines von vielen Merkmalen

Vielleicht ist der eine oder andere Tierarzt scheinbar billiger, der Ihnen nach einer flüchtigen Untersuchung des Hundes eine Schachtel mit irgendeinem Medikament mitgibt, in der Hoffnung, daß dies in einigen Tagen oder Wochen helfen werde. Vorsicht ist aber geboten, wenn ohne ausreichende Diagnose zu Antibiotika oder Kortison gegriffen wird.

Wichtiges Erkennungsmerkmal sind die unterschiedlichen Hautveränderungen und nach welchem Muster sie über den Körper verteilt sind. Manchmal kann man schon allein nach dem *Verteilungsmuster der Hautveränderungen* eine erste Diagnose stellen, da bestimmte Hauterkrankungen sich in bestimmter Weise an bestimmten Körperregionen bevorzugt ansiedeln.

Ein weiteres Merkmal ist der vorhandene oder nicht vorhandene *Juckreiz* und dessen Ausprägung.

Mit starkem Juckreiz verbunden sind beispielsweise: Akrale Leckdermatitis (entsteht durch Belecken der unteren Abschnitte der Beine), allergische Flohdermatitis, Futterallergie, »hot spots« (sehr schmerzhaft), Läuse, Ohrmilben, Sarkoptesmilben, Staphylokokkenallergie, subcorneale pustulöse Dermatitis

Durch mäßigen Juckreiz sind gekennzeichnet: Autoimmune Hauterkrankungen, Hautpilzbefall (hochentzündliche Formen), Flöhe, Haarlinge, Herbstgrasmilben, Pyodermien (eitrige Hauterkankungen), Raubmilben, Seborrhoe.

Keinen Juckreiz verursachen: Autoimmune Hauterkrankungen, Demodikose, endokrine Störungen.

Weitere Einzelheiten ergeben sich aus der labormäßigen Untersuchung der Haut aus Hautgeschabseln, Pilzkulturen, Bakterienkulturen, Hautbiopsie und Blutuntersuchung. Sie werden einsehen, daß Sie, bis auf das oberflächliche Feststellen von Hautveränderungen und Juckreiz, derartige »Diagnosen« selbst nicht werden stellen können.

Zur Behandlung von Hautkrankheiten gehört Fingerspitzengefühl
Jede Behandlung sollte anfangs die möglichst einfachste sein

Natürlich kann man, wenn man Hautveränderungen oder starken Juckreiz bei seinem Hund bemerkt, zunächst selbst versuchen, die Störung zu beheben. Benötigt der Hund letztlich nichts als eine gründliche Reinigung oder die Befreiung von Parasiten, ist der Schaden, wenn man mit einfachen Mitteln hantiert, auch bald ausgestanden.

Bedenken sollten Sie aber bei allen Selbstbehandlungsversuchen, daß eine dem Problem nicht angepaßte Behandlung die bestehenden Symptome verändern kann, was die spätere Diagnose erschwert, und daß womöglich neuere, schwerwiegendere Symptome hinzukommen.

Immer gilt es, an den Anfang stets eine möglichst einfache Behandlung mit einfachen Mitteln zu stellen. Wie schon gesagt, kann allein klares Wasser manchmal Wunder wirken. Aber auch der Griff zu homöopathischen Mitteln zeigt sich hier oft als sinnvoll, da diese für eine generelle Umstimmung des außer Gleichgewicht geratenen Organismus sorgen. Man kann es auch mit einer Veränderung des Futters versuchen, wenn eine allergische Reaktion (auf die wir noch kommen werden) zutage tritt.

Bei allem gilt, daß die Haut möglichst schonend zu behandeln ist und möglichst nicht, bevor nicht eine Diagnose feststeht, mit hochwirksamen Medikamenten geschädigt wird. Vor allem der Einsatz von Kortisonsalben sollte nur auf kurze Zeit beschränkt werden.

Wenn der Hund sich wie ein Weltmeister leckt und kratzt und womöglich Wunden immer wieder aufleckt und -nagt, nützt es wenig, diese mit Verbänden vor ihm abzusichern. Diese können die Hautregeneration behindern - und der Hund hat sie am Ende doch wieder entfernt. Also ist weder die Haut abgeheilt, und der Hund hat schon wieder mit seinem Werk begonnen, was alles noch verschlimmert. Man muß auch nicht gleich zu Kortison greifen: Wie schon gesagt, lindern

Bäder den Juckreiz, wie es außerdem nützt, den Hund leicht zu sedieren oder ihn mit sedierenden Antihistaminika zu behandeln.

Auf Kortisone, die vielseitige Hilfsmittel sind und keine Heilung des Grundleidens herbeiführen, kommen wir noch, ebenso auch auf die Wirkung von antibiotischen Mitteln.

Bei *Entzündungen* macht man feuchte Umschläge, Bäder und Waschungen, läßt aber die Haut atmen, schließt sie also nicht luftdicht ab. Es muß der entzündeten Haut möglich sein, Gewebeflüssigkeiten abzusondern, um sich so zu reinigen.

Bei chronischen entzündlichen und nichtentzündlichen Veränderungen versucht man, mit luftdichten Salbenverbänden der Haut die Flüssigkeit zurückzugewinnen, bzw. den Wasserverlust zu vermindern. Haben sich dicke Borken und Krusten gebildet, werden diese mit Salben oder Öl aufgeweicht. Bei diesen einfachen Maßnahmen müßte sofort eine Linderung und nach ein bis zwei Wochen eine Besserung eintreten.

Von Cremes, Salben, Fettsalben und Pasten

Von Umschlägen, Bädern und Spülungen haben wir zuvor schon gesprochen. Hier noch ein paar Hinweise zu Hilfsmitteln, die lokal angewendet, d.h. auf die Haut aufgetragen werden. Cremes, Salben, Fettsalben und Pasten sind letztlich nur Mittler zwischen Arzneistoff und Haut, können aber die Hornschicht durchlässig machen. Sie erleichtern so das Eindringen der Wirkstoffe in die Haut oder greifen in die Vorgänge der Wasserabgabe und der Drüsensekretion ein. Einerseits also bewirken sie, daß der Wassergehalt der Haut erhöht und ihre Durchlässigkeit verbessert wird. Andererseits können sie durch deren Verschluß zu Entzündungen beitragen. Es kommt also ganz darauf an, was man in bestimmten Fällen aufträgt, damit kein Schaden entsteht.

Cremes (O/W Emulsionen s. dort) sind milchartig und geben das enthaltene Wasser schnell an die Umgebung ab. Sie lassen sich gut abwaschen und hinterlassen kein Fett auf der Haut. Sie werden bei schon andauernden bis chronischen Veränderungen angewandt. *Cremes sind bei trockener Haut kontraindiziert.*

Emulsionen sind in Wasser fein verteilte ölige oder fettige Substanzen. Sie sind dicker als Lotionen und dünner als Salben. Man unterscheidet zwei Arten: *Erstens Öl in Wasser (O/W). Diese sind wasserlöslich, geben das Wasser rasch ab und wirken kühlend.* Zweitens Wasser in Öl (W/O), ist fettlöslich und *gibt das Was-*

ser erst nach und nach ab. (Lanolin, Eucerin). Pharmaka werden gut in die Haut aufgenommen.

Fettsalben und Öle sind wasserfrei, kaum wasserdurchlässig; sie verhindern das Austrocknen. Wasserabstoßend sind Paraffine, Vaseline, Schmalz. Sie schützen die Epidermis mechanisch, wirken abdeckend und bilden einen mechanischen Wall gegen eindringende Schädlichkeiten. Unter ihrem Schutz kann sich die Abheilung von Schrunden und Fissuren vollziehen. Nachteilig ist, daß sie die Drainage von Wundsekreten behindern und auf diese Weise über die eingeschlossene Flüssigkeit die Haut auflösen können. Werden pflanzliche Öle verwendet, kann eine unerwünschte Nebenwirkung sein, daß deren freie Fettsäuren die Reizwirkung der Wundsekrete lokal verstärken. Unter Salben heilen daher Wunden manchmal langsamer als ohne Behandlung; auf behaarter Haut können sie zu einer Follikulitis führen. Trotzdem sind sie, richtig angewandt, unentbehrlich, wenn auch weniger geeignet für den Transport von Wirkstoffen.

Gels sind klare, farblose Substanzen, die sich beim Umrühren oder Auftragen verflüssigen. Sie sind fettfrei und wassermischbar, haben ein gutes Feuchthaltevermögen für die Haut, können zur Abdeckung dienen. Die darin enthaltenen aktiven Wirkstoffe sind *vollständig* gelöst. Heute finden Gele eine immer breitere Anwendung, weil man sie, obwohl sie fettig aussehen, so in die Haut einreiben kann, daß *sie vollständig einziehen und weder klebrige Haut noch verklebtes Fell zurücklassen;* ihre Wirkstoffe werden aber vollständig von der Haut aufgenommen, wenn sie auch nicht besonders tief eindringen.

Kühlsalben (W/O Emulsionen, s.o.) sind butterartig und geben auf der Haut das in ihnen enthaltene Wasser wie auch das aus nässenden Hautveränderungen austretende Serum an die Oberfläche ab. Dieses Verdunsten bewirkt eine Kühlung der Hautoberfläche. Man verwendet sie bei trockenen, seit einiger Zeit bestehenden oder nässenden Prozessen.

Lotionen sind regelrecht *»flüssige Puder«* (z.B. Schwefellotion), weil nach dem Verdunsten der Flüssigkeit ein dünner Puderfilm auf der Haut zurückbleibt. Lotionen auf Wasser- oder Alkoholbasis trocknen stärker aus als *Linimente*, die auf *Ölbasis* hergestellt werden. Sie wirken *kühlend, juckreizstillend, austrocknend, sind gut bei nässenden Hauterkrankungen, völlig falsch bei trockenen chronischen Hautveränderungen*. Man kann Lotionen mehrfach auftragen; bilden sie jedoch wie Puder, Krusten, muß man diese vorsichtig mit Wasser aufweichen und abspülen.

Pasten sind zähflüssige Salben, in denen größere Mengen pulverförmiger Bestandteile enthalten sind. Sie werden vielfach auch auf leicht nässende Hautirritationen aufgetragen, wo Cremes und Salben völlig fehl am Platz sind.

Puder wird als *dünner* Film auf die Haut aufgetragen, *die vorher gesäubert und getrocknet werden muß*. Als Grundlage für Hautpuder kommen, neben Zink- und Aluminiumstearat, vor allem Stärken, insbesonders Reisstärke und Maisstärke in Betracht. Zur entzündungshemmenden Wirkung der Puder tragen mehrere Effekte bei: Sie mildern entzündungserregende Reize (Scheuern oder Feuchtigkeit in den Hautfalten), saugen bei akuten Entzündungsprozessen Sekret und Hautfett auf und erhöhen bei Zutritt von Feuchtigkeit die Abdunstung (kühlender Effekt). Die Stärke kann zudem quellen und wird zu einer schleimhautschützenden Substanz. Einige Puder (Talkum, Stärke) haben also vorwiegend physikalische Wirkung; andere wieder enthalten aktive Wirkstoffe mit chemischem, antibakteriellem oder antiparasitärem Effekt. Werden Puder auf nässende oder eiternde Hautveränderungen gestäubt, verklumpen sie u.U. mit den Ausscheidungen dort zu einer undurchdringlichen Masse, was weitere Erkrankungen nach sich ziehen kann. Daher vermeidet man grundsätzlich dicke Puderschichten. Haben sich dennoch Krusten gebildet, muß man sie durch Auflegen feuchter Kompressen aufweichen und vorsichtig entfernen.

Salben versehen aufgerauhte Haut mit einem Fettfilm und glätten sie. Sie bilden einen schützenden Überzug, der den Kontakt mit der Umwelt einschränkt, und einige abdeckende Sorten können den Wasserverlust reduzieren. Außerdem helfen sie medizinischen Wirkstoffen in die Follikelöffnungen einzudringen, und einen engen Kontakt zwischen Arzneistoff und Hornschicht zu vermitteln.

Sie müssen mehrmals täglich aufgetragen und leicht einmassiert werden, um einen dünnen Film auf der Haut zu erreichen. Falsch sind dicke Schichten, die keinesfalls nach und nach einziehen, sondern die Haut zu dicht abschließen und zur Verschmutzung von Haut und Fell führen. *Es ist immer zuviel aufgetragen worden, wenn der Salbenfilm sichtbar ist!* Einen zu dicken Salbenfilm kann man durch Wasser oder Öl aufweichen und durch leichte Massage entfernen.

Wasserfreie, aber wasseraufnehmende Salben, bei denen der Zusatz von Emulgatoren dafür sorgt, daß die an sich wasserabweisenden Grundstoffe die Fähigkeit zu Wasseraufnahme bekommen, können also so die Haut zum Austrocknen bringen.

Was tun bei trockener Haut?

Viele Hunde leiden unter einer »trockenen« Haut, was nicht zuletzt auch eine erhöhte Empfindlichkeit und Entzündungsbereitschaft zur Folge haben kann. Die gesunde Haut ist, wie wir nun wissen, keine wasserdichte Hülle, sondern gibt ständig Wasser an die Umgebung ab, und zwar jeweils mehr oder weniger je nach Körpertemperatur, Umgebungstemperatur und relativer Luftfeuchtigkeit. Lebt der Hund also in trockener Luft (Zentralheizung), ist er manchmal sogar anfälliger für Hauttrockenheit als der Mensch, der seine Haut ja regelmäßiger pflegt und einfeuchtet. Wie beim Menschen ist beim Hund eine zu starke Reinigung mit entfettenden Seifen, bei der der Oberflächenfilm der Haut entfernt wird, schädlich.

Beim Zurückhalten von Feuchtigkeit in der Haut spielt die Barriereschicht der Epidermis die effektivste Rolle. Aber auch der normale Oberflächenfettfilm ist hieran beteiligt, der sich aus Talg, Hautfetten und abgestorbenen Epidermiszellen gebildet hat.

Die wichtigste Voraussetzung für eine weiche, geschmeidige Haut ist, daß das Keratin der Hornschicht genügend Wasser enthält. *Nur ein-*

fetten reicht also nicht. Denn wenn Sie Keratin in Öl legen würden, bliebe es, was Sie vielleicht erstaunen wird, völlig unverändert, ist in Fett also unlöslich. Hingegen würde es schon nach kurzer Zeit in Wasser weich.

Wie wir wissen, kommt bei dem Hund, anders als beim Menschen, der durch die Haut schwitzt, kaum Feuchtigkeit aus dem Körperinneren in die Haut, so daß die *Luftfeuchtigkeit* den Trockengehalt der Haut beeinflußt. Bei trockener, schuppiger Haut, bei der durch übermäßigen Gebrauch von Seife und fettlösenden Mitteln der natürliche Fettfilm der Haut zerstört wurde, wird die Haut abwechselnd stark durchfeuchtet und wieder ausgetrocknet.

Bei einer trockenen, unelastischen Haut lösen sich die Hautschuppen nicht gleichmäßig, sondern in Flocken und Fetzen ab. Dadurch wird die Oberfläche rauh, d.h. ungleichmäßig. Ist sie zu stark ausgetrocknet oder ausgelaugt, können sich sogar ganze Zellklumpen vorzeitig lösen, und es entsteht *rissige Haut.* Wie wir es auch bei unseren Händen gewohnt sind, sorgt das Auftragen von Fetten dafür, daß die Haut wieder glatt wird. Wie auch bei unseren Händen ist es aber günstiger, wenn die Haut des Hundes zuvor gut eingeweicht und nur kurz abgetrocknet wurde, also nur »handtuchtrocken« ist; umso besser kann eine »wasserfreundliche« Fettsalbe die Haut schützend überziehen und sich einmassieren lassen.

Bei einer stark ausgetrockneten und verhornten Haut muß man also versuchen, den Wassergehalt der Keratinschicht zu steigern und diese hernach vor Austrocknung schützen. Man kann dies mit den bereits beschriebenen Bädern, feuchtem Umschlägen oder durch Einsprühen von z.B. *Humilac* tun. In schweren Fällen kann man stark ausgetrocknete Hautstellen vorübergehend unter einem Verband mit einer Plastikfolie abdecken.

Übermäßig verhorntes Gewebe weicht man mit keratolytischen Substanzen auf, um es dann zu entfernen. Dazu gibt es passende Salben, die meist 6% Salizylsäure, 50% Propylenglykol und 20% Harnstoff enthalten. Ist sie aufgetragen, bewirkt die Salbe unter einem luftdichten Verband, daß sich Wasser in der Hornschicht ansammelt, die Feuchtigkeit löst die Salizylsäure aus der Salbe und der pH-Wert der Haut wird »saurer«. Bei diesem niedrigeren pH-Wert kann das Keratin mehr Wasser binden.

Ist es nach einiger Zeit gelungen, den gestörten »Wasserhaushalt« der Haut des Hundes in die Balance zu bekommen, wird man sich sicherlich hüten, durch unsachgemäße Pflege den Teufelskreis wieder in Gang zu setzen. Bei manchen Hunden wird es sich allerdings nicht umgehen lassen, die Haut immer wieder zielstrebig feucht zu halten. Man kann hierzu Humilac (das nicht fettet und das Fell daher nicht verklebt) einsprühen. Hat man kein Humilac, hilft auch das Ausduschen oder das Abreiben mit einem feuchten Lappen, den man mit *verdünntem Apfelessig* getränkt hat. Danach trägt man mit den Fingerspitzen eine hauchdünne Fettschicht auf die Haut auf und massiert sie leicht ein. Dies hilft, die Feuchtigkeit in der Haut zu halten.

Schuppende Hauterkrankungen des Hundes

Wenn wir beim Menschen sagen, er habe »Seborrhoe«, meinen wir eine krankhaft gesteigerte *Talgabsonderung,* die besonders an behaarten Körperstellen auftritt. Bei der »trockenen« Seborrhoe wird starke Schuppenbildung beobachtet, während die »fettige« Seborrhoe mit einer ölig-flüssigen Sektretbildung verbunden ist, die die Haut glänzend und das Haar strähnig macht.

Beim Hund ist das wichtigste Merkmal die starke Schuppenbildung. Dies ist eine eine Störung der Keratinisierung, der Hornschichtbildung der Haut. Manchmal kommt es zu vermehrter Talgansammlung auf Haut und Haaren, und schließlich folgen Infektionen durch Bakterien, die hier einen idealen Nährboden gefunden haben.

Auch beim Hund haben wir die *trockene Seborrhoe:* Die Haut ist trocken und hat entweder an bestimmten Stellen starke Schuppenansammlungen oder aber die Schuppen sind diffus verstreut. Man kann die *grau-weißlichen Schuppen* leicht aus dem trockenen Fell ausbürsten oder -klopfen.

Bei der *fettigen (öligen) Seborrhoe* kommt zu der Schuppenbildung noch die starke Durchfettung der Fells hinzu. Die *bräunlich-gelben Schuppen* sind talgverklebt und klammern sich, wie die Schildläuse bei Pflanzen, fest an die Haare bzw. bilden eine unregelmäßig dicke Schicht auf der Haut, die man mit den Fingernägeln oder dem Kamm abheben kann. Hinzu kommt ein unangenehmer, ranziger Fellgeruch, den jeder sofort erkennt, der einmal mit einem solchen Hund in Kontakt gekommen ist. Beide Formen können mit Juckreiz verbunden sein.

Was vom Tierarzt als *»seborrhoische Dermatitis«* bezeichnet wird, ist eine Enzündung der Haut, bei der ähnliche, wie oben beschriebene Schuppenbildung auftritt, hinzu kommen aber entzündete runde, deutlich begrenzte Hautstellen, bei denen das Fell bereits ausgegangen sein kann, die von innen heraus abzuheilen scheinen. Sie sind oft stark pigmentiert und rundherum von starker Schuppenbildung umgeben. Meist ist nun auch starker Juckreiz vorhanden, und die Gefahr weiterer Hautverletzungen durch Kratzen und Belecken liegt auf der Hand.

Das alles liest sich klarer und einfacher, als es wirklich ist. Tatsächlich ist es so, daß fast alle Hautirritationen mit Schuppenbildung einhergehen - wahrlich ist hier das Feld ebenso weit, wie z.B. bei den so gern genannten Allergien, Ekzemen etc. Nicht alles, was wie eine Seborrhoe aussieht, ist auch eine. Es kann eine völlig andere Grunderkrankung vorliegen, die es eigentlich zu behandeln gilt, womit dann auch die Hautveränderungen bald ein Ende haben.

Nun sieht ein Hund mit schuppigen Fell, vor allem, wenn es fettverkrustet ist, alles andere als gepflegt aus. Hat er noch dazu einen penetranten Geruch, ist es für den Besitzer oft schwer zu ertragen.

Was wir hier einmal mit *»echter« Seborrhoe* bezeichnen wollen, also eine, die *nicht* aufgrund einer anderen Krankheit sich ausgebildet hat, so gibt es diese durchaus. Leider ist dies eine *chronische Hauterkrankung, bei der trockene, verschuppte Haut das Merkmal ist.*

Allen »seborrhoischen Hunden« ist gemeinsam, daß sich ihre Hautoberfläche in geradezu rasendem Tempo erneuert. Wir haben früher schon gelesen, daß die Hautzellen sich normalerweise in einem Rhythmus von 20 Tagen erneuern, weitere 20 Tage an der Hautoberfläche verbleiben, und dann schilfert die Oberfläche ab. Bei *seborrhoischen Hunden wird die Epidermis in drei bis vier Tagen erneuert.*

Die drei oben geschilderten Varianten sind, obwohl sie äußerlich ein sehr ähnliches Erscheinungsbild haben, will man sie sinnvoll behandeln, voneinander zu unterscheiden.

Die »echte« (primäre) Seborrhoe entsteht sozusagen aus sich selbst, einer Störung, die nur die Haut selbst betrifft. Alle anderen Formen sind aber immer nur die Begleiterscheinungen zu anderen Krankheiten.

Hier finden wir übermäßig fette und schuppige Haut, den typischen Geruch und meistens keinen Juckreiz. Tritt dieser auf, besteht der Verdacht, daß irgendetwas anderes der Auslöser dieser Hautveränderung sein könnte (Allergie, Parasitenbefall, bakterielle Infektion, die aus einer »echten« Seborrhoe entstanden ist). Die »echte« Seborrhoe hat, meist an Rumpf und Brust feststellbar, auf entzündeter Haut haarlose, schuppige, unterschiedlich große Flecken mit einem pigmentierten Zentrum, von einem schuppenden Keratinring umgeben.

Die typische *»begleitende« (sekundäre) Seborrhoe,* also eine solche, die als Begleiterscheinung einer anderen Erkrankung zu betrachten ist, ist trocken und schuppig mit eng begrenzten oder über den ganzen Körper verteilten Stellen. Oft ist die Haut von Krusten oder im ganzen dick mit Schuppen überzogenen. Gelegentlich ist auch ein Fettfilm auf der Haut feststellbar.

Die gesunde Haut des Hundes besiedeln nur wenige Keime. Bei der seborrhoischen Haut finden unzählige Bakterien einen idealen Nährboden! Oft genug entsteht außerdem Juckreiz, woraus durch Selbstbeschädigung (Kratzen und Belecken) dann als Folge eitriger Ausschlag entsteht.

Bei der seborrhoischen Haut ändert sich auch die Zusammensetzung des Oberflächenfettfilms, der hier mehr freie Fettsäuren enthält. Die erhöhte Talgproduktion kann aufgrund veränderter hormoneller Faktoren entstehen.

Als häufigste Ursache der Seborrhoe wird jedoch eine Unterfunktion der Schilddrüse angesehen. Bei nicht kastrierten Hündinnen kann aber auch eine ovarielle Störung zu periodisch auftretender Seborrhoe führen. Auch bei besonders aggressiven Rüden kann man gelegentlich gleichzeitig ähnliche Hautveränderungen feststellen.

Bei manchen Rassen treten derartige Hautstörungen vermehrt auf: Basset, Cocker, Dackel, Deutscher Schäferhund, Dobermann, Pudel, Springer Spaniel, Westie. Diese Störungen sind also vermutlich genetisch bedingt, werden meistens chronisch und sind nur mühsam zu behandeln. Beim Irish Setter liegt meist eine allergische Erkrankung (Atopie) zugrunde, möglicherweise aber auch eine Unterfunktion der Schilddrüse. Der faltenreiche Shar Pei ist geradezu ein Fressen für seborrhoisch aussehende Erkrankungen. In seinen tiefen Hautfalten entsteht, durch deren Wundreibung, eine Hautfaltendermatitis, die dann häufig fettig-schuppig aussieht.

Die eigentliche Ursache für übermäßig verschuppte Haut herauszufinden, kann nach dem Vorhergesagten für den Tierarzt eine schwierige, langwierige Diagnose sein.

Schuppende Hauterkrankungen u.U. eine Frage der Ernährung und der Körperpflege

Häufig wird man schließlich zur Selbsthilfe greifen und kann dabei alles mögliche ausprobieren. Es könnte nämlich schlicht und einfach Fettmangel die Ursache sein, der sowohl durch Fütterungsfehler, schlechte Fettverwertung des Hundes oder als Folge von Durchfall und anderen Verdauungsstörungen entstanden ist. Diesem Problem kommt man ziemlich schnell auf die Schliche, indem man gezielt vermehrt Fett verfüttert, und zwar mit einem Zusatz von gleichen Teilen tierischen Fettes (Schweineschmalz) und pflanzlichen Fettes (z.B. Sonnenblumenöl). Man beginnt, je nach Größe des Hundes mit 1-3 Teelöffel, steigert dann die Menge nach und nach, bis der Kot weich wird, und geht dann wieder zurück bis zu jener Menge, bei der der Kot normal bleibt. Diese Zusatzfütterung (andere Kalorien natürlich reduzieren) behält man mindestens acht Wochen bei; oder aber man bleibt einfach lebenslänglich dabei. Ist Fettmangel tatsächlich die Ursache, haben wir schon nach zwei bis drei Wochen eine überraschende Veränderung bei unseren Hunden feststellen können: Die starke Schuppenbildung läßt nach, das Fell wächst wieder üppiger und oft auch besser pigmentiert nach.

Sonstige Ergänzungspräparate zum Hundefutter sollte man mit dem Tierarzt absprechen. Erstens bringen sie bei einem gut dosierten Futter meistens nichts. Zweitens sind sie aber vielleicht sogar insofern gefährlich, als z.B. *überhöhter Calziumgehalt zu relativem Zinkmangel* führen kann, der wiederum ein neuer Grund für eine Hauterkrankung sein kann.

Auch Kortisonpräparate sollten, wegen ihrer zahlreichen Nebenwirkungen, nur vom Tierarzt eingesetzt werden. Trockene Seborrhoe kann sich sogar mit Hilfe von Kortison verschlimmern!

Bei allen Hunden mit schuppigem Fell ist aber die Körperpflege besonders wichtig. Hier gilt der Satz: »Möglichst selten baden« *nicht.*

Mit seborrhoischen Shampoos wird zunächst im Abstand von drei Tagen »gebadet«; je nach Schuppenbefall läßt man dann die Abstände langsam größer werden und badet schließlich jeweils nach Bedarf. Bei langhaarigen Hunden oder solchen mit reichlich Unterwolle dünnt man das Fell aus und hält es kürzer als normal, so daß die Haut besser Luft bekommt und sich das Fell leichter sauber halten läßt. Seborrhoische Badezusätze enthalten meistens Salizylsäure, Schwefel, Teer und Antiseptika. Nicht immer ist der Teerzusatz günstig, er kann zu Haut-Irritationen führen. Jedes Bad sollte aber mit einer letzten, rückfettenden Spülung (z.B. Balneum Hermal) abgeschlossen werden. Auch sollte das Fell nach dem Baden möglichst nur handtuchgetrocknet an der Luft trocknen und nur in Ausnahmefällen mit dem Fön getrocknet werden.

Hautkrankheiten, die durch Bakterien ausgelöst werden

Die Beschreibung bakterieller Hauterkrankungen ist in Tausenden von Aufsätzen in Fachzeitschriften nachzulesen. Leider gibt es nur wenige Fachbücher zu diesem Thema und die Kompliziertheit des Gebietes bringt es mit sich, daß man in den allgemeinen Büchern über Krankheiten des Hundes nur stichwortartig darüber nachlesen kann. Wer einmal einen derart erkrankten Hund besessen hat, weiß aber auch, daß man ganz einfach mehr darüber wissen möchte. So ist es auch mir ergangen, und ich habe so lange gesucht und nachgelesen, bis ich mir wenigstens *vorstellen* konnte, was sich hinter bestimmten Hautveränderungen verbergen könnte.

Will man eine, allerdings höchst oberflächliche »Einordnung« vornehmen, kann man bakterielle Erkrankungen (die in Frage kommenden Bakterien *allein* machen die Krankheit nicht aus) insoweit unterscheiden, *wie tief sie in die Hautoberfläche eindringen*, d.h. diese beschädigen. Manchmal ist die Oberfläche (z.B. Körperfaltendermatiden), ein anderes Mal sind schon tiefere Schichten (z.B. Impetigo, Eiterflechte) betroffen.

Da sind beispielsweise jene Krankheiten, die oberhalb der Basalmembranzone, d.h. in *der obersten Schicht der Epidermis* sich ansiedeln. Entzündungen, die durch etwa Reibung von aufeinanderliegender Haut, d.h. in den Hautfalten entstehen, wie auch Entzündungen in den Lefzen, Gesichtsfalten, Vulvafalten und anderen Hautfalten, z.B. bei

Rassen, bei denen eine starke Faltung im Gesicht oder am ganzen Körper typisch ist. Wenn man nicht schon bei den ersten Anzeichen - besser noch vorbeugend - mit Hilfe des Tierarztes geeignete Schritte unternimmt, kann daraus ein lebenslanges Leiden für den Hund werden.

Bei den *mittleren Pyodermien* (eitrige Erkrankung der Haut) sind die Haarfollikel mit einbezogen. Man sieht sie als rote Flecken, Knötchen und Pusteln und ringförmigen Ausblühungen. Die Haut wird, als Folge der Entzündung, dunkel pigmentiert, es entstehen kahle Stellen. Manchmal werden sie mit Pilzerkrankungen verwechselt, was sie aber nicht sind.

Wieder andere, die »tiefen« Entzündungen, *gehen tiefer als die Basalmembranzone* (Furunkulose). Bei den »tiefen« Hautveränderungen muß man aber grundsätzlich davon ausgehen, daß sie »sekundärer« Natur sind, d.h. durch zugrundeliegende Ursachen bedingt sind, die herausgefunden werden müssen. In diesem Falle dringen die Bakterien bis tief in die Lederhaut (Dermis), ja sogar bis in das Unterhautgewebe ein. Ihre Behandlung kann sich über Wochen hinziehen; es muß mit Antibiotika behandelt werden. Paßt man dabei nicht auf, können die Bakterien resistent gegen Antibiotika werden, diese müssen daher sorgfältig ausgewählt werden. Schwere Fälle müssen vom Tierarzt chirurgisch versorgt werden, bei leichteren hingegen können heiße Umschläge nützlich sein, bevor die antibiotische Behandlung einsetzt.

Was tun bei eitrig entzündeten Hautfalten

Vor allem bei den kurzköpfigen Rassen Englische Bulldogge, Mops oder Pekinese, aber auch beim stark faltigen Shar Pei sind die Vorbedingungen sehr gut, daß in den Hautfalten ein warmes, feuchtes Klima entsteht, in dem sich Bakterien gut vermehren können; außerdem kann eine Hautfalte zur Hautreizung führen. In schweren Fällen wird der Tierarzt eine chirurgische Behandlung vorschlagen, was aber das Aussehen des Hundes stark verändern kann. Nach Entfernen der Hautfalte(n) wäre allerdings das Problem für immer beseitigt.

Wer einen derart faltenreichen Hund besitzt, tut gut daran, die Hautfalten, indem man sie auseinanderzieht, regelmäßig auf mögliche Veränderungen oder gar Entzündungen hin zu kontrollieren. Einerseits beugt man vor, andererseits wird aber der Hund daran gewöhnt, daß man sich an seiner Haut zu schaffen macht. Sind erst tiefe, schmerzhafte Entzündungen, Krusten und Vereiterungen entstanden, wird sich mancher Hund nicht mehr freiwillig anfassen lassen, was die Sache auch für den Tierarzt nicht einfacher macht.

Durch Abbau der Hautsekrete durch Bakterien entstehen in den Hautfalten oft übelriechende Zersetzungsprodukte. Der Hund stinkt, die Haut ist u.U. bereits gerötet und schuppig. Mit dem Kontrollieren ist es nicht getan. Notwendig ist eine regelmäßige, vorsichtige Reinigung, z.B. mit *Etiderm,* das sowohl antiseptisch wirkt, wie auch die normale »gesunde« Bakterienflora stabilisiert. Auch 1-2 TL Calendula-Tinkur auf 1/4 l Wasser kann man zur Reinigung einsetzen. Ein weiteres bewährtes Mittel ist *Peroxyderm,* das zugleich stark entfettend wirkt. Anfangs wird man die Hautfalte(n) ein bis mehrmals täglich auswaschen, *die Haut muß aber hernach gut nachgespült und vorsichtig getrocknet werden.* Außerdem kann man z.B. Rizinusöl oder das schützende *Desitin Salbenspray* auftragen, damit die Haare innerhalb der Falten geglättet sind und nicht reizen können. Später genügt es dann, den Vorgang täglich oder wöchentlich zu wiederholen; man bekommt den richtigen Rhythmus bald heraus.

Wir haben für entstehende Entzündungen und Geschwüre immer *Desitin-Salbenspray* (Apotheke) zur Hand. Es enthält u.a. Zinkoxid, Lebertran, Vaseline und Wollwachs. Man kann es direkt hauchdünn auf die betroffene Stelle aufsprühen, oder sich in die Handfläche sprühen und von dort aus mit dem Finger vorsichtig übertragen. Es läßt sich wirklich hauchdünn auftragen und bleibt als feiner, schützender Film auf der Haut. Wir haben festgestellt, daß sich damit offensichtlich auch der Juckreiz etwas unterbinden läßt, denn meistens wurde an den bestrichenen Stellen auch nicht mehr herumgeleckt oder gekratzt.

Sind die *Lefzenfalten* (an der Unterlippe) befallen, (meist zugleich unangenehmer Geruch) sind ebenfalls Waschungen (vorsichtig Haut auseinanderziehen) mit *Etiderm* zunächst täglich, dann in größeren Abständen das Mittel der Wahl. Danach gut ausspülen und trockentupfen, wir streichen dann dünn Desitin Salbenspray ein. Um die Entzündung in den Griff zu bekommen, sind oftmals zunächst auch Antiseptika, Adstringentien oder Antibiotika sinnvoll. Ein Versuch mit unverdünnter Calendula-Tinkur ist ebenfalls oft sehr erfolgreich.

Manchmal sind auch die *Vulvafalten* der Hündin betroffen, d.h. diese leckt dort nachhaltig, es riecht faulig. Erst beim Straffen der Hautfalte sieht man dann die Bescherung. Die Hündin ist meist auch stark überernährt, d.h. zu fett, so daß sich in ihren Hautfalten Vaginalsekret und Urintropfen sammeln können. Neben dem nun fälligen Abspeckprogramm sind auch hier die regelmäßige vorbeugende Kontrolle, dann die regelmäßige Reinigung mit *Etiderm,* wie auch Antiseptika und Adstringentien angesagt. Manchmal ist aber die Hautstelle, weil man es zu spät bemerkt hat, so schmerzhaft geworden, daß anfangs nur der Tierarzt (Narkose!) den Hund behandeln kann. Die regelmäßige Weiterbehandlung durch den Hundehalter ist dann eine Frage seiner Geschicklichkeit und des Vertrauensverhältnisses zwischen Mensch und Hund.

Auch bei *anderen Körperfalten* können sich eitrige Entzündungen bilden, so z.B. beim stark faltigen Shar Pei-Welpen (ist er ausgewachsen, sind die Falten nicht mehr so zahlreich), bei anderen Hunden aber auch am Gesäuge, in den Achselhöhlen, bzw. überall dort, wo Haut eng aufeinander liegt, schlecht belüftet ist und nach Hautreizung den Bakterien ausgezeichnete Wachstumsbedingungen bietet.

Auch hier sind, neben vorbeugender Kontrolle, die regelmäßige Reinigung mit antiseborrhoischen Shampoos (bei starkem Schuppenbefall), Etiderm, Antiseptika und Adstringentien angesagt. Man muß für die Trockenlegung der Haut sorgen (Fell womöglich ausdünnen!) und je nach dem, ob die sich hier entwickelnden Schuppen trocken oder fettig sind, kann man mit einer dünnen Puderschicht, Desitin Salbenspray oder dem Auftragen von Öl dafür sorgen, daß die Hautfalten trocken bleiben und nicht vom Fell gereizt werden können. Hat der Hund gleichzeitig eine dicke Fettschicht, muß natürlich *als Wichtigstes die Ernährung umgestellt* werden, wovon noch die Rede sein wird.

Sommerekzem »hot spot«

Besondern gern bei feuchtem, heißen Wetter und bevorzugt bei schlecht durchlüftetem Fell entsteht, bei manchen Hunden mit unschöner Regelmäßigkeit, was als *»hot spot«* bezeichnet wird. Dies sind eitrige Hautstellen als Folge von Wunden, die der Hund sich durch Belecken oder Benagen schmerzhafter oder juckender Stellen selbst zugefügt hat.

Vorangegangen sein kann eine Flohbißallergie. Ursache können auch sein Fremdkörper im Fell, verschmutztes Haarkleid, Psychosen oder Schmerzzustände an den Gliedmaßen. Aber auch oberflächliche Bißwunden, Kontakt mit beißenden Substanzen, Allergien. (Vorsicht! Ein ähnliches Erscheinungsbild findet man z.B. auch bei Demodikose, Hautpilzen etc., was auszuschließen ist.) Das alles bringt den Teufelskreis von Juckreiz und Kratzen in Gang, was innerhalb kürzester Zeit zu schweren Verletzungen führen kann. Besonders leicht befallen sind Hunde mit dichtem Haarkleid und dichter Unterwolle z.B. Bernhardiner, Collie, Deutscher Schäferhund, Golden Retriever, Labrador Retriever. Beobachtet wird es auch beim Rottweiler.

Die Haut ist dick, rot, feucht und nässend. Im Zentrum der Verletzung befindet sich eine Gerinnung aus eiweißreicher Absonderung, umgeben von einem roten Hof entzündeter Haut. Die Stelle ist haarlos, gegen die Umgebung scharf abgegrenzt und sehr schmerzhaft. Häufig ist sie in der Nähe anderer Schmerzzentren, z.B. entzündeten Ohren, Flohstichen, Analbeutel. Meist ist der Verursacher Staphylococcus intermedius. Sobald eine solche Verwundung bemerkt wird, muß man *sofort* (Notfall!) zum Tierarzt, der die Wunde säubern (unter Betäubung!) und behandeln muß. Hernach sind dann feuchte Umschläge 3-4 mal täglich jeweils 10 Minuten nötig, auch kann man eine Antibiotika-Kortison-Salbe 3 x täglich auftragen. Wird die Hautstelle trocken und verkrustet, muß sie mit weichmachenden Einreibungen geschmeidig gehalten werden.

Je früher eine derartige Hautveränderung auffällt, umso günstiger ist sie auch zu beheben. Wird sie nicht rechtzeitig bemerkt, kann sie plötzlich bis handtellergroß werden und tief in die Haut hineingehen. Werden vom Tierarzt Antibiotika verschrieben, müssen diese bis ca. zwei Wochen nach Abklingen der Hautveränderung gegeben werden.

Bei manchen Hunden gehört ein »hot spot« regelmäßig zu ihrem Jahresablauf. Hat man erst einige Erfahrungen damit gesammelt, kann man versuchen, schon bereits im ersten Anfangsstadium mit regelmäßigen Umschlägen den Juckreiz so zu reduzieren, daß der Hund gar nicht erst mit dem Aufbeißen anfängt. Auch tut man gut daran, die Fellpflege mit großer Sorgfalt anzugehen, Ohren etc. regelmäßig zu überprüfen, Flohbefall zu eliminieren.

Eiterflechte bei Welpen und älteren Hunden

Eiterflechte (Impetigo) ist häufig eine Begleiterscheinung von Parasitosen, Virusinfektionen, mangelhafter Fellpflege, schmutziger Umgebung, schlechter Fütterung, Störungen im Immunsysten. Sie entsteht bei Junghunden vor oder während der Geschlechtsreife als kleine, oberflächliche Pusteln, die *keine* Haarfollikel einbeziehen, d.h. zwischen den Haaren und an weniger behaarten Körperstellen. Sie sind nicht schmerzhaft und jucken nicht, brechen aber leicht auf, wonach sich dann eine gelbliche Kruste bildet. Bei manchen Hunden vergeht sie von selbst, aber man sollte sich nicht darauf verlassen. Wieder einmal ist die Reinigung mit antibakteriellen Shampoos (z.B. Etiderm) angesagt, die auch adstringierend wirken und hilfreich für eine gesunde Bakterienflora sind. Außerdem macht man Umschläge, um die Haut auszutrocken und sorgt insgesamt für eine sorgfältige Pflege und Hygiene.

Tritt diese Hautveränderung bei älteren Hunden auf, kann sie verschiedenste Formen haben: pustulös an Ohren, Hals, Schultern, oder die blasige Variante: große, schlaffe, blasige Veränderungen, nach dem Platzen der Blasen schilfert die Epidermis flächenhaft ab. Hier helfen, außer der genannten Körperpflege, Antibiotika, die etwa 10 bis 14 Tage gegeben werden müssen. (Tierarzt.)

Bakterielle Follikulitis (Haarbalgentzündung)

Erkennbar daran, daß aus den Pusteln ein Haar heraussteht, ist dies eine Infektion im oberen Bereich der Haarfollikel (meist durch Staphylococcus intermedius). Sie kann aus den verschiedensten Gründen entstehen: Verschmutzes Fell und schlechte Körperpflege, Quetschungen oder Kratzer, Seborrhoe, Parasiten, Allergien. Sie kann in der Leisten- und Achselregion auftreten, aber auch über den Bauchbereich hinausgehen.

Wieder heißt es, sowohl nach der zugrundliegenden Ursache zu suchen (Tierarzt), wie andererseits eine regelmäßige Haut- und Fellpflege mit Etiderm vorzunehmen. Wenn die Haut sehr trocken ist, dann feuchtigkeitsbindende Maßnahmen: Nach dem Waschen die handtuchtrockene Haut mit z.B. Balneum Hermal nachspülen, was die Feuchtigkeit in der Haut zurückhält.

Pododermatitis - vereiterte Zehenzwischenräume

Oftmals bemerkt man sie leider erst, wenn der Hund bereits lahmt. Dann stellt man fest, daß eine oder mehrere Pfoten dick geschwollen, eitrig entzündet, feucht und teilweise oder ganz haarlos sind. Nicht immer findet man die Ursache heraus: Einfach ist es, wenn man in den Pfoten Dornen, Holzsplitter oder sonstige Fremdkörper wie Sand, Steine oder Teer entdeckt, wobei derartige Verletzungen häufiger an den Vorderpfoten vorkommen. Es könnten aber auch sein: Allergien, Demodikose, Herbstgrasmilben, Pilzinfektion, Psychogene Dermatitis (psychisch bedingtes intensives Belecken der Pfoten).

Dies kann bei allen Hunden aller Rassen auftreten, häufig jedoch bei den kurzhaarigen Hunden Basset, Boxer, Bullterrier, Dogge, Englische Bulldogge, Mastiff und bei verschiedenen Langhaarrassen.

Wieder muß man zweigleisig vorgehen. Einerseits ist die zugrundeliegende Ursache herauszufinden und zu beseitigen, andererseits müssen die befallenen Pfoten selbst behandelt werden. In schweren Fällen wird der Tierarzt die Wunden chirurgisch versorgen müssen. Der Hund erhält außerdem Antibiotika (in Extremfällen 8-12 Wochen lang und nach dem Abklingen noch 7-12 Tage). Nützlich sind auch örtlich Bäder und Umschläge mit Etiderm. Ebenso müssen die Pfoten nach jedem Ausgang gereinigt und gut wieder getrocknet werden. Da sich bei unseren Hunden Verbände an den Pfoten stets schlecht hielten, haben wir im Winter und bei feuchtem Wetter die Ballen und Zehenzwischenräume vor dem Ausgang dick mit Penatencreme eingestrichen, was wir hernach wieder entfernt haben. So waren die offenen Hautstellen immer ganz gut geschützt.

Haarbalgentzündung (Follikulitis), Furunkulose und Zellulitis des Deutschen Schäferhundes

Fast nur bei Schäferhunden mittleren Alters findet sich diese sowohl anstrengende wie langwierige Hauterkrankung, die bei näherer Besichtigung meist noch schlimmer ist, als sie erst ausgesehen hat. Der ganze Schaden nämlich wird erst dann offenbar, wenn beim Tierarzt nach entsprechendem Verdacht das Fell abgeschoren wird und herauskommt, daß der Hund auf dem Rücken, an den Körperseiten und an der Außenfläche der Oberschenkel mit Papeln, Pusteln, Krusten, Furunkeln übersät ist. Ein Teil der Verletzungen kommt daher, daß dieses Leiden mit heftigem Juckreiz begonnen hat und der Hund sich durch andauerndes Kratzen und Lecken erhebliche zusätzliche Verletzungen zugefügt hat, die sich nun ihrerseits entzünden. Viele dieser Hunde haben außerdem noch Flöhe, viele Seborrhoe, also stark schuppiges Fell. Bis auf die Haut sind die Hunde sonst gesund. Der Tierarzt wird nun mit Hilfe von Bakterienkulturen und Hautgeschabseln nach den geeigneten Medikamenten suchen.

Zweigleisig wird auch hier gefahren: Wenn möglich, ist der Hund anfangs 1-2 mal täglich mit Etiderm zu behandeln, bzw. etwa alle drei Tage damit zu baden. Meist bringt dies schon sofort eine sichtbare Besserung, weil viele der Hautauflagerungen und Schuppen beseitigt werden und der Juckreiz nachläßt. Das Baden muß man über Wochen beibehalten, kann aber die Abstände vergrößern. Wenn der Tierarzt, wie bei dieser Erkrankung meist üblich, ein Antibiotikum verschreibt, muß dieses bis 14 Tage nach Abklingen weitergegeben werden.

Wiederholt sich, wie hier leicht möglich, die Erkrankung, ist es gut, wenn man sich alles genau notiert hat und gleich selbst die richtigen Mittel aus der Apotheke besorgt, sich also selbst helfen kann. Erlebt Ihr Hund aber, trotz der »üblichen« Behandlung einen Rückfall, müssen Sie ihn *immer* sogleich einem Tierarzt vorstellen.

Wahrscheinlich ist die Veranlagung genetisch bedingt, da diese Hauterkrankung familiär gehäuft auftritt. Vermutlich ist die Immunabwehr nicht intakt und ist u.U. mit homöopathischen Mitteln zu stimulieren. Versucht man diesen Weg nicht, ist zu befürchten, daß die Hauterkrankung immer wieder ausbricht und mühevoll behandelt werden muß.

Durch Lecken entstandene Geschwülste an den Gliedmaßen (Akrale Leckdermatitis)

Wie so manche Hauterkrankung ist auch diese durch Haltungsfehler entstanden. Allerdings sieht die Hautverletzung böse aus: Ein richtiges, oft tiefes »Geschwür« an entweder nur einem Bein, oder, im schlimmeren Fall, an der Vorderseite gleich mehrerer Beine. Seltener findet man diese »Stelle« auch an anderen Körperpartien, z.B. am Schwanz.

Entstanden ist sie durch zwanghaftes, intensives, oft erst nur zufälliges Belecken einer günstig gelegenen Stelle. Geht man den Dingen auf den Grund, kommt immer wieder eine ähnliche Vorgeschichte zutage: Es gibt eine klare Rassendisposition: Dobermann, Dogge, Golden Retriever, Irish Setter, Labrador, Schäferhund, häufiger bei Rüden als bei Hündinnen. Immer aber sind es meist größere, *lebhafte* Hunde, die schlicht nichts anderes haben als - *Frust und Langeweile!*

Die Auslöser für eine derartige »Leckdermatitis« sind also ungewohnte oder dauernde Einschränkung der Freiheit, womöglich in einem Käfig oder an der Kette. Es können auch psychische Gründe vorliegen: Frustriertsein durch einen weiteren Hund, ein neues Familienmitglied oder eine läufige Hündin in der Nähe...

Erst wird nur ein bißchen irgendwo geleckt. Die geleckte, feuchte Stelle juckt, wird weiter und immer intensiver beleckt. Zuerst gehen die Haare aus, dann verdickt sich die Epidermis, wird abgelöst und sensorische Nerven freigelegt. Es wird weiter in immer tiefere Hautschichten aufgeleckt, so daß es schließlich aussieht wie ein Tumor, was es aber nicht ist.

Wie immer bei Hautkrankheiten verläuft auch hier die Behandlung zweigleisig. Zunächst muß die Ursache ermittelt werden und ausgeschlossen werden, daß andere Gründe (Pilzbefall, Flohallergie, Druckstellen etc.) vorliegen. Der Hund braucht mehr Bewegung und Ablenkung, wird nicht alleingelassen (auch nicht nachts), wird nicht mehr eingesperrt, dafür in die Familie eingebunden. Anfangs kann man noch zusätzliche Tranquilizer geben, bis das Schlimmste überstanden ist. Halskrausen nützen überhaupt nichts, steigern höchstens noch das Frustriertsein. Bei schweren Wunden muß der Tierarzt chirurgisch eingreifen oder aber die Nervenendigungen in der Haut abtöten, damit der Leck-Juck-Teufelskreis beendet wird. Die Wunde muß antibiotisch versorgt und saubergehalten werden (Umschläge lindern den Juckreiz, Bäder, danach die Haut gut nachspülen, trockenhalten). Jede Regung des Hundes, lecken zu wollen, muß sofort unterbunden werden.

Liegeschwielen und Wundliegen

Wenn wir nach harter Arbeit an den Händen Schwielen haben, wissen wir, daß diese eigentlich eine Schutzmaßnahme des Körpers bei übergroßer Beanspruchung einer bestimmten Körperstelle sind.

Auch die Liegeschwiele des Hundes ist im Prinzip nichts anderes, nämlich eine dicke, verhornte Plaque über bestimmten Hautstellen, die ständig beim Liegen besonders viel Druck aushalten müssen, wo dann zugleich eine schlechte Blutzirkulation und Entzündung entsteht. Bestimmte große, schwere Rassen sind besonders davon betroffen: Bernhardiner, Dogge, Irish Wolfhound, Neufundländer; bei diesen sind es vor allem die Fersenhöcker und Ellenbogengelenke. Beim Dackel, Setter, Pointer, Dobermann findet man Liegeschwielen am Brustkorb (Brustbeinknochen). Liegeschwielen enstehen immer dann, wenn ein Knochenvorsprung dauerhaft mit einer harten Auflagefläche in Kontakt kommt. Liegeschwielen sind haarlos und grau mit faltiger Oberfläche, können sich aber entzünden und müssen behandelt werden.

Zuerst ist dafür zu sorgen, daß der Druck gemindert wird, d.h. weiche Auflageflächen (Schaumgummi) schaffen oder dem Hund gepolsterte Verbände anlegen, d.h. Schaumgummi mit einer elastischen Binde befestigen, was allerdings, da es nicht luftdicht aufgelegt sein darf, meist nicht lange hält und immer wieder erneuert werden muß. In schweren Fällen muß der Tierarzt chirurgisch eingreifen. Ansonsten macht man 3 mal täglich feuchte Umschläge, die die Durchblutung anregen und trägt antibakterielle Salben auf. Gut hat sich bei uns für die Förderung von Heilungsprozessen Desitin-Salbenspray bewährt, das wir nach den Umschlägen dünn aufgetragen haben und das die Haut weich und elastisch hielt. Insgesamt ist es eine langwierige Behandlung, bei der man viel Geduld haben muß.

Wundliegen entsteht durch dauernde Druckbelastung über einem Knochenvorsprung auf eine kleine, bestimmte Stelle des Körpers; man kennt dies auch bei lange bettlägerigen Menschen. Die Blutversorgung wird unterbunden und es entsteht eine Beschädigung und Nekrose des Gewebes, woraus leicht ein mit vielen Bakterien infiziertes Geschwür wird. Diese Hautverletzung kann bis auf den Knochen durchgehen.

Zunächst muß die Ursache gefunden und beseitigt werden. Die Wunde ist täglich zu reinigen, es sind abtrocknende Präparate aufzutragen, wie auch antibiotische Salben. Ebenso wichtig wie die Behandlung sind aber vorbeugende Maßnahmen: Von den möglicherweise betroffenen Hautstellen ist jeder Druck fernzuhalten (umlagern, Schaumgummi-Verbände bzw. -ringe) und die Haut regelmäßig mit

Desitin-Salbenspray einzumassieren, was die Haut schützt und durch das Einmassieren die Durchblutung fördert.

Hautkrankheiten durch Parasitenbefall

Der Hund ist dem Befall der unterschiedlichsten Parasiten ausgesetzt. Dies kann harmlos verlaufen, bzw. durch die Abwehrkäfte des Hundes eliminiert werden. Viele Parasiten sind aber nicht »nur« Blutsauger, sondern rufen viel schwerere Erkrankungen hervor. Einige Parasiten dienen als Zwischenwirt für andere Parasiten (der Floh überträgt den Hundebandwurm) oder Bakterien und können deshalb schwere Folgen haben, z.B. dann, wenn eine Allergie daraus entsteht (Flohbißallergie). Die Larven mancher Parasiten leben in Wunden oder auf aufgeweichter Haut, andere wieder leben auf der Haut und ernähren sich von deren Sekreten und Abschilferungen. Weitere durchdringen gelegentlich die Haut und wieder andere leben während ihres Enwicklungsstadiums in der Haut und rufen ernsthafte Hautschäden hervor (Demodex- und Sarkoptes-Milben).

Üblicherweise findet man Entzündungen, Ödeme oder einen Versuch des Körpers, den Schaden zu begrenzen. Die Ausscheidungen mancher Parasiten sind häufig allergieauslösend und führen zu Juckreiz und Brennen und den nachfolgenden Hautbeschädigungen durch Kratzen und Lecken, wodurch viel schwerere Hautschäden entstehen als durch die Parasiten selbst.

Darmparasiten

Nicht nur äußerlich lebende Parasiten führen zu Hautkrankheiten. Verschiedene *Darmparasiten* (z.B. Spulwürmer, Hakenwürmer, Bandwürmer, Peitschenwürmer) können von juckenden, schuppenden Hautveränderungen, nesselartigem Ausschlag oder nur Juckreiz begleitet sein. Hier handelt es sich dann um *allergische Erkrankungen*, bei denen man noch nicht genau erklären kann, wie sie entstehen. Hierbei ist einerseits die Haut vom Juckreiz so gut wie möglich zu befreien (s. bei Juckreiz), andererseits sind natürlich die Parasiten zu eliminieren.

Zecken

Zecken bohren sich, zuerst sehr klein, in die Haut des Hundes und saugen sich voll. Man muß sie mechanisch entfernen (wenn sie vollgesogen sind, fallen sie allerdings von selbst wieder ab), indem man sie zwischen den Fingerkuppen vorsichtig nach rechts oder links dreht, oder mit einer Zeckenzange entfernt, so daß die *vollständige* Zecke aus der Haut entfernt wird. Bleibt der abgerissene Kopf in der Haut stecken, eitert er womöglich heraus. Der Zeckenbiß kann aber auch allergische Reaktionen hervorrufen, wie auch zu »hot spots« führen.

Sarkoptes Räude

Bei *Sarkoptes-Räude*, vergleichbar der Krätze des Menschen, spielen hygienische Verhältnisse, Haltungsbedingungen und die körperliche Verfassung der Hunde eine große Rolle. Sie wird gewöhnlich von einem erkrankten Hund auf den anderen übertragen, aber auch durch Gegenstände (Teppiche, Decken, Liegekissen) mit denen ein erkrankter Hund in Berührung gekommen ist.

Die Sarkoptes Milbe (mit bloßem Auge nicht sichtbar, wird in Hautgeschabseln unter dem Mikroskop entdeckt) bohrt sich in die äußeren Schichten der Haut und legt dort ihre Eier ab. Die Larven schlüpfen und bohren sich an die Hautoberfläche, wo sie umherwandern und Nahrung aufnehmen. Bevorzugt sind Ohrrand, Achseln und Schenkelinnenflächen, favorisiert also weniger behaarte Haut. Es entsteht starker Juckreiz (besonders bei warmer Haut, vorrangig nachts), Unruhe, Ohrrand-Verdickungen, Hautentzündungen.

Die Erkrankung breitet sich rasch aus, Haarausfall tritt auf und typische Hautveränderungen (rote erhabene Papeln, von gelblichen Krusten bedeckt) und zusätzlich solche durch Kratzen und Lecken.

Die Milben müssen eliminiert werden, die Mittel bekommt man beim Tierarzt, der durch ständige Hautuntersuchungen den Behandlungserfolg feststellen muß. Hat man mehrere Hunde, müssen *alle* behandelt werden. Auch ist die Umgebung des Tieres gründlich zu säubern und mit Antiparasitika zu bestäuben. Sarkoptes ist auch auf andere Tiere und gelegentlich den Menschen übertragbar.

Demodikose

Die *Demodikose* wird ebenfalls durch Milben (Demodex canis) verursacht. Sie lebt vorwiegend in den Haarfollikeln, was Haarausfall zur Folge hat, sowie gelegentlich in den Talg- und Schweißdrüsen oder den Lymphknoten, der Lederhaut oder der Unterhaut. Sie hat aber mit dem, was man als »Räude« bezeichnet, nichts gemeinsam, da sie, anders als diese, nicht durch Ansteckung entsteht. Vielmehr kommen diese Milben in sehr geringer Anzahl bei den meisten gesunden Hunden vor, finden aber dann, dank einer bestimmten Disposition, bei manchen Hunden ideale Vermehrungsbedingungen. Dann besiedeln sie die Haarfollikel und bevölkern die Haut zu Tausenden. Die Übertragung erfolgt durch direkten Kontak von der Hündin auf die Welpen während der ersten Lebenstage. Die Erkrankung erfolgt aufgrund verminderter Immunabwehr. Es entsteht kein oder nur geringer Juckreiz. Zuerst kahle Stellen an Kopf/Stirn, dann Hals und Vorderbeine. Die Haut verdickt sich und zeigt starke Falten- und Schuppenbildung, typischer Geruch nach Aas, Haarausfall, der sich, vom Kopf beginnend, schließlich über den ganzen Körper ausbreitet. Mit zunehmendem Haarausfall kommt es zur Bildung grauweißer Schuppen. Auch verfärben sich jene Hautstellen, die sich abgeschuppt haben, rot und nehmen eine blauschwarze Pigmentierung an.

Es gibt zwei Formen: Erstens die *lokalisierte*, vorwiegend bei 3-6 Monate alten Welpen, die nur an bestimmten Stellen auftritt, gutartig verläuft und oft von selbst vergeht. Zweitens die *generalisierte* Demodikose, die aufgrund einer nicht ausgeheilten lokalisierten sich über den ganzen Körper ausbreitet. Dies ist eine der schwerwiegendsten Hautkrankheiten des Hundes mit möglicherweise tödlichem Ausgang.

Der Tierarzt muß die Diagnose stellen und die Behandlung in Gang setzen. Meist muß der Hund am ganzen Körper geschoren werden, und mit einem Bad sind alle Krusten und Auflagerungen zu entfernen. (Gelegentlich ist hier eine Narkose nötig, da das Ablösen der festhaftenden Krusten schmerzhaft ist.) Dann wird eine »Antidemodikose-Lösung«, z.B. Tactic oder Edodex, mit einem Schwamm auf dem ganzen Körper aufgetragen, wo sie verbleibt. Bei weiteren Behandlungen muß aber der Hund nicht jedesmal wieder geschoren werden; jedoch muß er am Tag *vor* der Behandlung, die alle zwei Wochen wiederholt wird, gebadet werden. Erst wenn die letzte Milbe abgetötet ist, setzt die Heilung der Haut ein, und das Haar wächst nach. Manche Hunde sind so schwer befallen, daß die Besitzer sie einschläfern lassen wollen. Man sollte sich nicht beirren lassen und geduldig sein die mühselige Behandlung durchführen.

Häufig ist eine Demodikose bei erwachsenen Hunden die Folge von schweren inneren Erkrankungen, da eine geschwächte Immunabwehr vorliegt.

Auch geheilte Hunde sollten aber nicht zur Zucht verwendet werden, da die Anfälligkeit für Demodikose genetisch bedingt ist.

Ganz und gar verkehrt ist es allerdings, Demodikose mit Kortison behandeln zu wollen, da bei diesen Hunden die Immunabwehr ohnehin geschwächt ist, also die Erkrankung dann nur noch verstärkt wird.

Da die Demodikose sich aufgrund einer (u.U. genetisch bedingten) Immunschwäche des Hundes entwickelt, muß ein so erkrankter Hund mit ganz besonderer Sorgfalt gefüttert werden und es darf nichts unversucht gelassen werden, um seinen Allgemeinzustand zu verbessern.

Ohrmilben

Ohrmilben leben im äußeren Gehörgang, stecken in der Haut und saugen sich voll. Ihre Eier bohren sie in die Haut. Ansteckung erfolgt von Hund zu Hund. Typisch ist dunkles Ohrschmalz und dicke, rötlich-braune Kruste. Der Hund schüttelt dauernd den Kopf und kratzt sich. Die Milben können sich auch auf Hals, Kruppe und Schwanz ausbreiten. Die befallenen Stellen sind gründlich zu reinigen und mit einem entsprechenden Mittel (Tierarzt) zu behandeln, zunächst 2 mal wöchentlich, dann wöchentlich; die Behandlung sollte zwei Wochen über die sichtbare Heilung hinaus fortgesetzt werden.

Herbstgrasmilben

kommen vorwiegend im Herbst auf Gräsern und Sträuchern vor. Daher heißt diese Erkrankung auch im Volksmund »Erntekrätze«. Ihre auf der Haut schmarotzende Larve ist orangerot und strecknadelkopf groß. Der Hund wird meist an erdnahen Körperstellen davon befallen: Pfoten, Beine, Unterbauch, Kopf und Ohren. Die Schmarotzer, sie sind so zahlreich, daß die Haut rot gefärbt erscheint, bleiben 3-15 Tage auf dem Wirt. Ihr Biß führt zu schweren juckenden und nichtjuckenden Hautirritationen und folgend, zu Schuppenbildung, Haarausfall und Kratzekzemen. Man macht Tauchbäder mit antiparasitärer Spüllösung oder reibt mit Jacutin-Emulsion ein. Bei starkem Juckreiz Kortison.

Flöhe

Flohbefall kann während des ganzen Jahres auftreten. Besondere Vorsicht ist geboten, wenn der Hund Kontakt mit Igeln hatte, die wahre Flohburgen sind. Dann ist der Hund sofort gründlich zu überpüfen und möglichst sofort etwas gegen die Flöhe zu unternehmen, da ein Flohbefall für den Hund durchaus üble Folgen haben kann.

Flöhe verursachen durch ihre Bisse zahlreiche und oft schwere Hautirritationen, hinzu kommen weitere Hautverletzungen durch Kratzen und Belecken durch den Hund. Die Haut ist gerötet und mit Knötchen und Krusten übersät.

Der Hund selbst ist bei Befall mehrfach mit Pudern und Anti-Floh-Bädern zu behandeln und sein Fell mit einem *Staubkamm* durchzukämmen. Am besten stellt man ihn dazu in eine Badewanne, damit die herausgekämmten Flöhe sich nicht im Zimmer ausbreiten können, man vernichtet sie jedesmal sofort. Über die Anti-Floh-Halsbänder streiten sich die Gelehrten; sie können selbst zu Hautirritationen führen. In jedem Fall ist ihre Gebrauchsanweisung genauestens durchzulesen und zu beachten.

Beim Tierarzt bekommt man »systemische« Flohmittel, also solche, die eingenommen oder in das Futter gemischt werden müssen. Ein solches Präparat gegen Ektoparasiten ist beispielsweise *Cyflee*. Es wird verwendet bei Flohbefall aber auch bei Demodex-Milben. Es sollte aber nicht bei kranken oder gestreßten Tieren und nicht bei Windhunden eingesetzt werden. Daher immer nur vom Tierarzt verschreiben lassen!

Fast noch wichtiger als die Behandlung des Hundes ist allerdings die gründliche Reinigung seiner Umwelt, da die Flöhe sich nur für kurze Zeit auf dem Hund selbst aufhalten. Ihre Eier, Larven, Puppen usw. sammeln sich im Umfeld an, d.h. in loser Erde oder Sand, in Ritzen, Ecken und Spalten, in den Polstern des Hundelagers oder in der Wohnung. Obwohl also der Hund selbst gründlich gereinigt wurde, kann er permanent wieder neu infiziert werden von den Flöhen, die in seiner Umgebung sind!

Das Hundelager und alle Räume (Auto!), in denen der Hund sich aufhält, müssen also gründlich mit Flohpuder eingestäubt werden, dann Staubsaugen und Wischen. Der Staubsaugerbeutel ist zu verbrennen. Wiederholung nach 1-2 Wochen (bis alle Flöhe garantiert vernichtet sind), sonst ist immer eine »Ei-Generation« da, die jedes Gift überlebt! Dann vorbeugend etwa alle vier Monate wiederholen.

Als altes Hausmittel gegen Flöhe gelten Farnkräuter, mit denen man das Hundelager auspolstern kann. Am sichersten ist aber noch immer regelmäßige Pflege und Sauberhaltung des Hundelagers, das grundsätzlich so sein sollte, daß man die Bezüge turnusmäßig waschen kann und die Polster herausnehmen, um alles gründlich zu reinigen. Auch die Hundedecken im Auto sind übrigens mit einzubeziehen; manchmal wundert man sich schon, wie verschmutzt mancher »Aufbewahrungsort« eines Hundes ist. Daß Strohschütten überhaupt nicht sinnvoll sind - muß man das erwähnen?

Läuse und Haarlinge

Auch Läuse können ganzjährig vorkommen, sie sind blutsaugende Hautschmarotzer. Bei stark befallenen Hunden können sie soviel Blut saugen, daß diese anämisch und schwer geschwächt werden. Läuse, sie werden durch Kontakt von Hund zu Hund übertragen, sind immer ein Zeichen für einen schlecht gepflegten Hund. Sie bevorzugen Hals und Oberlippe, besiedeln aber auch das ganze, meist lange und ungepflegte Fell unter verfilzten Haarpartien, das ideale Voraussetzung für ihre Vermehrung bietet. Immerhin vermag eine Laus in den zwei Monaten ihres Lebens bis zu 500 Eier zu legen, die an den Haaren kleben und nach 8-10 Tagen schlüpfen - schnell ist da ein Hund von Tausenden besiedelt, wenn man nichts unternimmt!

Natürlich ist zunächst eine gründliche Reinigung von Hund (nämlich *aller* Hunde!) und Umwelt angesagt und der Einsatz ungeziefervernichtender Mittel. Alle Hunde sind mit entsprechenden Bädern zu baden, eine zweite und dritte Behandlung nach 10-14 Tagen wiederholen.

Die schlimmen Hautveränderungen entstehen aber nicht durch die Läusebisse, sondern durch die Verletzungen, die sich der Hund wegen des Juckreizes durch Kratzen und Belecken holt. Hier ist also die Haut wieder entsprechend zu behandeln mit juckreizstillenden Bädern etc., wie wir es schon früher beschrieben haben.

Haarlinge werden, weil sie ähnlich aussehen, mit Läusen verwechselt. Sie legen ähnlich wie Läuse zahlreiche an den Haaren klebende Eier, ernähren sich aber nicht von Blut, sondern von Hautschuppen. Auch sie müssen eliminiert werden, da der durch sie verursachte Juckreiz für den Hund nicht weniger folgenreich ist, als der von Läusen hervorgerufene.

Bei manchen total verwahrlosten Hunden wird oft nichts anderes übrig bleiben, als ihnen das verlauste Fell restlos herunterzuscheren. Die Haare sind dann zu verbrennen, die Haut ist zu behandeln.

Pilzbefall

Auch die Erkrankungen durch Hautpilze fallen nicht vom Himmel, denn die Immunabwehr eines gesunden Hundes kann sich durchaus gegen Ansteckung der überall gegenwärtigen Pilze und Ansteckungsmöglichkeiten abschirmen. Wenn allerdings der Hautschutzfilm zerstört ist, die Immunabwehr geschwächt, Leber- und Darmfunktion nicht intakt, der Hund streßanfällig, mangelhaft ernährt oder durch Krankheit oder Medikamente geschwächt, kann ein Kontakt mit Hautpilzen zur Infektion führen.

Erkrankungen werden vorwiegend durch drei Pilzarten hervorgerufen: Microsporum canis (Übertragung durch infizierte Katzen), Microsporum gypseum (Pilz lebt im Boden), Trichophyton mentagrophytes (Erde und Nagetiere). Für den Tierarzt ist es wichtig festzustellen, welche Pilzart der Verursacher ist, weil nur so die Infektionsquelle feststellbar und eliminierbar ist.

Einige Pilzarten leben nur auf den obersten, toten Hautschichten und können sich in den tieferen nicht halten. Da die Infektion immer das wachsende Haar befällt, breitet sich die Infektion - oft ringförmig - aus. Das hat ihr im englischen Sprachraum den Namen *»ringworm«* eingetragen, obwohl sie mit Würmern überhaupt nichts zu tun hat.

Je nach Gesundheitszustand des Hundes verursacht die Infektion kleinere oder größere Probleme. Es mag erstaunen: umso aktiver das Immunsystem ist, umso heftiger wird der Befall vom Körper beantwortet. Tiere mit den wenigsten Reaktionen, also denen man »fast nichts anmerkt«, haben daher nicht selten den *stärkeren Pilzbefall*, während Tiere mit intaktem Immunsystem schon bei geringerem Befall sofort mit deutlich auffallenden Entzündungen reagieren.

Eine schnelle, wenn auch unsichere Diagnose kann der Tierarzt mit der Fluoreszenzuntersuchung mit Wood-Licht stellen, da einige Pilze fluoreszieren. Die einzige sichere Methode ist, Pilzkulturen anzulegen, was aber etwa 5 bis 10 Tage dauert.

Es fallen fleckige, kreisrunde, haarlose Stellen und gerötete Bezirke auf, die mit oder ohne Juckreiz einhergehen. Die Stellen sind schuppig, krustig und häufig (sekundär) bakteriell infiziert, was das Bild verfälscht. Eine sichere Diagnose durch den Tierarzt gehört an den Beginn jeder sinnvollen Behandlung, denn manchmal liegt, obwohl es so aussieht, überhaupt keine Pilzinfektion vor.

Nicht jeder Befall führt auch zu einer Infektion. Wenn, dann befallen die Pilze das Haar nur in der Wachstums(Anagen)-Phase; Jungtiere sind, wegen ihres noch nicht kompletten Immunsystems anfälliger. Selbst wenn die Pilzerkrankung unbehandelt bleibt, *kann* sie nach einiger Zeit wieder vergehen.

Andererseits ist es wichtig zu wissen, daß die Sporen mancher Pilze sehr langlebig sind und sich bis zu 18 Monate in der Umgebung des Hundes halten können. Deshalb ist, nach dem Absaugen mit einem Staubsauger, eine gründliche Reinigung der Umgebung mit heißer Sodalauge unumgänglich, wobei aber auch nicht nur die Räume, sondern auch Decken, Kissen, Kämme, Leinen etc. mit einbezogen werden, bzw. sicherheitshalber vernichtet werden müssen.

Auch die Pilzbehandlung läuft mehrgleisig. Ihr Ziel ist es, die Krankheit auszuheilen, die Umgebung zu reinigen, damit keine Neuinfektion erfolgen kann und das Immunsystem zu stärken.

Sind nur einzelne, kleinere Stellen befallen, reicht es, das Haar zu entfernen und die Haut mit entsprechenden Antipilzsalben zu behandeln. Auch hat es sich bewährt, die Hautstellen mit unverdünnter Echinacea-Tinktur einzureiben.

Ist aber die Infektion ausgebreitet und ein dickes Fell vorhanden, ist eine örtliche Behandlung nicht ausreichend. Dann ist das Fell auszudünnen und kurz zu halten, weil die Pilze sich in den Haarfollikeln befinden, und zweimal wöchentlich mit einem antiseptischen Mittel zu behandeln, das auch gut in die Haut einmassiert werden muß, (z.B. Baden mit *Criniton*, 2x wöchentlich). Es ist wichtig, *alle* Hunde im Haushalt (und gegebenenfalls andere Tiere, von denen die Infektion ausgeht) ebenfalls mitzubehandeln, zunächst ein- bis zweimal wöchentlich, für die Dauer von etwa sechs Wochen, bis alles unter Kontrolle ist.

Da aber vorwiegend wegen des *darniederliegenden Immunsystems der Hund überhaupt befallen werden kann*, ist unbedingt eine tiefgreifende konstitutionelle Umstimmung wichtig. Wir werden auf die Umstimmungsmittel noch zurückkommen.

Wenn alle äußerlichen Mittel versagen, wird der Tierarzt ein Medikament (z.B. mit dem Wirkstoff Griseofulvin) verordnen, das, eingenommen, den Pilzbefall von innen heraus beseitigt und das etwa sechs Wochen über die Zeit gegeben werden muß. Es darf nicht angewendet werden bei trächtigen Hündinnen oder solchen, die in Kürze belegt werden sollen, was sich aus seiner Wirkweise ergibt:

Griseofulvin ist ein fungistatisches Antibiotikum, das aus verschiedenen Penicillium-Arten gewonnen wird. Es richtet sich nur gegen wachsende Zellen, die abgeötet werden, während ältere, ruhende Zellen nur an der Vermehrung gehindert werden.

Schon vier bis acht Stunden nach Einnahme sind maximale Serumspiegel feststellbar; zu diesem Zeitpunkt ist der Wirkstoff schon im Stratum corneum, also der Epidermis, nachweisbar, die höchste Konzentration in den äußersten Zellagen.

Daher sind nachwachsende Haare und Krallen als erste pilzfrei. Einige Tage, nachdem Griseofulvin verabfolgt wurde, ist es daher praktisch, die Haare zu scheren, damit die befallenen Haare vernichtet werden und nur noch gesunde Haare nachwachsen, die nun nicht mehr infiziert werden können. Das Medikament muß täglich 1-2mal verabfolgt werden, damit der Blutspiegel konstant bleibt. Es sollte mit einer fettreichen Mahlzeit gegeben werden, um die Aufnahme zu verbessern. Allerdings ist das Medikament eine Bombe: Es führt gelegentlich zu Übelkeit, möglich sind auch Magenstörungen. Auch Anämie, Absinken der weißen Blutkörperchen, Ataxie (Bewegungsstörungen) und Juckreiz können die Nebenwirkungen sein, die sich aber nach Absetzen des Medikaments wieder geben können. Außerdem ist dieses Mittel stark leberbelastend.

Ernährungsbedingte Hautkrankheiten
Ähnliche Erscheinungen aufgrund mannigfaltigster Ursachen

Wer seinen Hund einzig und allein mit einem der angepriesenen Fertigfutter, die man zu den unterschiedlichsten Preisen und in den verschiedensten Formen bekommt, ernährt, wiegt sich vielfach in Sicherheit, daß es seinem Hund an nichts fehlen könne. Wird man bei einer Hauterkrankung darauf hingewiesen, daß diese auch ernährungsbedingt sein könnte, weist man dies meist weit von sich.

Andere bereiten ihrem Hund das Futter lieber selbst aus frischen Zutaten zu, laufen aber trotzdem Gefahr, daß ihnen die Zusammensetzung, auf die wir später noch kommen werden, nicht ganz gelingt, und daß so doch irgendwelche Defizite für den Hund entstehen können.

Tatsächlich ist, wenn man gutes, *sachgemäß* gelagertes Fertigfutter eines guten Herstellers verfüttert, zumindest, was die Zutaten anbelangt, heute meistens alles enthalten, was ein Hund benötigt. Aber man tut sich schon schwer, die Hinweise, die auf den Verpackungen stehen, richtig zu lesen. Jedoch beachten Sie die Einschränkungen: Es muß erstens wirklich enthalten sein, was angeblich enthalten sein soll, das Futter muß außerdem *sachgemäß gelagert und nicht überaltert* sein, damit nicht wesentliche Bestandteile längst vernichtet sind. Auch kann es Ihnen passieren, daß der Hund auf bestimmte Futterbestandteile allergisch reagiert, sie also wechseln müssen. (Auf die Allergien kommen wir noch.)

Weil aber ernährungsbedingte Hautkrankheiten bei einer normalen Ration seltener vorkommen, bezeichnet man *ernährungsbedingte Krankheiten auch danach, wie sie auf Verabreichung eines bestimmten Nährstoffes ansprechen,* (z.B. Zink-reaktive Dermatose, Vitamin A-reaktive Dermatose etc.)

Das Schwierige bei ernährungsbedingten Hautkrankheiten ist, daß sie die mannigfaltigsten Ursachen haben können, obwohl sie alle ähnlich aussehen.

Ernährungsfehler durch Mangel oder Überschuß bestimmter Bestandteile, aber auch durch Imballanzen bestimmter Bestandteile zueinander, werden mit Hautveränderungen beantwortet: Schuppen- oder Krustenbildung, Haarausfall, trockenes, stumpfes Haar. Aber man kann an der Hautveränderung selbst die eigentliche Ursache nicht erkennen. Spätestens hier wird uns klar, daß man über den spezifischen Nährstoffbedarf des Hundes, auf den wir noch kommen, Bescheid wissen müßte.

Bei der Suche danach, was man über ernährungsbedingte Hautkrankheiten weiß, sandte mir einer meiner Freunde aus den USA viele interessante Fachzeitschriftenbeiträge. Außerdem kannte er ein Rezept für eine Futterergänzung, mit der man ziemlich schnell herausfinden kann, ob wirklich eine Mangelernährung aufgrund der Nahrungszusammensetzung zugrunde liegt.

Für einen mittelgroßen Hund nimmt man 1 Teel. Distelöl, 60-90 g gekochte Leber, 100 mg Zinksulfat, 1 Tropfen Jodmischung (2 % Jod, 2 % Natriumjodid in Alkohol). Dies liefert Fett, Protein, Vitamine A, E, Biotin, Riboflavin, Niacin, Jod und Zink.

Wenn ein *Ernährungsdefizit* die Ursache ist, werden sich, bei dieser Zufütterung, die Symptome bald legen.

Eine zweite Schwierigkeit ist, daß Ernährungsmangelzustände auftreten können, *obwohl das Futter völlig in Ordnung ist.* Manche Tiere können nämlich, u.U. genetisch aber auch krankheitsbedingt, bestimmte Nährstoffe nicht resorbieren oder metabolisieren, d.h. ihr Stoffwechsel verarbeitet sie nicht ordnungsgemäß.

Die richtig zusammengesetzte Ernährung des Hundes wird weiter hinten in diesem Buch besprochen. In diesem Teil gehen wir ausschließlich auf die Auswirkungen auf die Haut ein, da diese besonders empfindlich auf Mangelzustände und auf das Fehlen verschiedener Vitamine reagiert.

Mangel an Fettsäuren

Wohl jedes Hundefutter enthält Fett. Einerseits um den Geschmack zu verbessern, andererseits wegen seines hohen Kaloriengehalts als Energiespender. Aber, wie wir später in diesem Buch sehen werden, ist Fett keinesfalls immer das Gleiche. Wichtig für die Nahrung des Hundes ist, daß sie genügend *ungesättigte Fettsäuren* enthält, nämlich jene, die der Hund unbedingt zu seinem Leben braucht und die keinesfalls in allem, was fettig ist, enthalten sind.

Ein Mangel an Fettsäuren ist also nichts anderes als die *ungenügende Verfütterung ungesättigter Fettsäuren.* Bei selbstzubereitetem Futter kann vorkommen, daß man zwar irgendwelche Fette, z.B. Butter oder Rindertalg, also allein tierische Fette zusetzt, aber aus Unwissenheit (oder Überzeugung) nicht genügend Fette, die *hochungesättigt* sind, wie es z.B. bei verschiedenen Pflanzenölen der Fall ist. Bei manchen Trockenfuttern (auf der Packung können Sie nur den Fettanteil nachlesen, nicht aber, welche Fette enthalten sind) werden aus Kosten- oder Haltbarkeitsgründen diese empfindlichen Fette nicht ausreichend zugesetzt oder aber die Fettbestandteile sind bei unsachgemäßer Lagerung (große Hitze) durch die Packung gesickert oder gar ranzig geworden. Ein anderer Fettmangel entsteht durch Antioxidantien, z.B. Vitamin E, was dem Futter beigefügt wird, damit es nicht ranzig werden kann.

Die notwendige Fettbeimengung beim Futter sollte sein 3% bei Dosenfutter, 7-8% bei Trockenfutter. (Wir kommen später noch ausführlich auf dieses Thema zurück.)

Das große Problem ist die Fettoxidation, die das Fett nicht nur ranzig macht und die essentiellen Fettsäuren zerstört, sondern auch die Vitamine D, E, und Biotin vernichtet. Bei Dosenfutter ist das nach einem Jahr der Fall, bei Trockenfuttern schon nach sechs Monaten, vor allem dann, wenn es bei hohen Temperaturen gelagert wurde. Und - wie das Futter gelagert wurde, das können Sie leider dem Futtersack nicht ansehen, auch wenn bei diesen u.U. das Haltbarkeits- oder Herstellungsdatum aufgedruckt ist.

Allerdings muß ein Hund schon über *mehrere Monate* mit einer solchen Mangeldiät ernährt worden sein, bevor die Schäden *sichtbar* werden.

Die Folgen von Fettsäuremangel sind: Trockenes, glanzloses Haarkleid, feine Schüppchen, verdickte, teilweise haarlose Haut, später dann Hautjucken, eitrige Hautentzündungen, fettige Haut durch Überproduktion der Talgdrüsen. Zunächst nämlich sinkt die Talgproduktion, später steigt sie deutlich an, besonders auch in den Gehörgängen und zwischen den Zehen.

Die fettige Haut verdickt sich, wird anfällig für bakterielle Hautentzündungen, da sich, infolge des Fettsäuremangels, der Lipidfilm der Hautoberfläche verändert, was eine Veränderung der Bakterienflora ermöglicht. Bei manchen Hunden entwickelt sich auch eine abnorme Keratinisation, d.h. eine Verhornungsstörung, was sich in Schuppen und Krusten äußert.

Essentielle Fettsäuren sind, wie wir später ausführlich lesen werden, solche, die der Hund mit seinem Stoffwechsel *nicht selbst herstellen kann*, obwohl sie *lebensnotwendig* sind für ihn und *die ihm daher mit der Nahrung zugeführt werden müssen.* Linolsäure ist eine solche, mehrfach ungesättigte Fettsäure, aus der wieder andere Fettsäuren synthetisiert werden können.

Wollen Sie dem Hund ungesättigte Fettsäuren zufüttern, müssen Sie wissen, daß die einzelnen Fette unterschiedliche Anteile davon enthalten: z.B. enthalten:

Färberdistelöl 70%, Sonnenblumenöl 68%, Maisöl 59%, Sojaöl 50%, Schweinefett 30%, Geflügelfett 24%, Rinder- und Butterfett 3%. Sehr wenig Linolsäure enthalten Palm-, Oliven- und Kokosöl, sie sollten nicht verwendet werden.

Ob die Hauterkrankung Ihres Hundes wirklich auf einen Fettsäuremangel zurückzuführen ist, können Sie selbst mit einem Fettzusatz zu seinem Futter schnell herausfinden. Sie mischen *gleiche Teile* pflanzliches Fett (Sonnenblumen- oder Färberdistelöl, enthalten Linolsäure) und tierisches Fett (Schweineschmalz, enthält Arachidonsäure) und fügen 1/2 bis 1 Teelöffel dem Futter zu. Meist schon nach drei, längstens nach acht Wochen wird sich eine Veränderung einstellen, wenn wirklich ein Fettsäuremangel vorgelegen hat. Das Fell kommt wieder ins Gleichgewicht, wird glänzend und, bei guter Haarpflege, bald nicht mehr schuppig sein.

Insgesamt sollten Sie auf *Dauer* nicht mehr als 1-2 Teelöffel (je nach Größe des Hundes) täglich dem Futter zusetzen. Wegen des Kalorienangebotes müssen Sie aber insgesamt das Futter neu durchrechnen, und andere kalorienträchtige Bestandteile reduzieren, also weniger Kohlenhydrate füttern, damit der Hund kein Übergewicht bekommt.

Mangel an Proteinen

Bei Hunden, die mit einer guten Fertignahrung gefüttert werden, kommt ein Proteinmangel nie vor, da diese einen hohen Anteil an Protein enthält. Höchstens Entkräftung, Hungerzustand oder »Spezialdiäten« können zu Proteinmangel führen, aber auch selbstbereitete Hundefutter, bei denen aus Unwissenheit zu wenig oder minderwertiges Eiweiß zugesetzt wird. Etwa 25% der Trockensubstanz des Futters sollte aus Protein (Eiweiß) bestehen, und es sollte hochwertiges Eiweiß sein. (Mehr darüber später in diesem Buch.)

Man muß sich aber klar machen, daß z.B. das Haar zu 95% aus Protein besteht, und daß das gesamte Haarwachstum pro Tag über 30 m beträgt!

Haarwachstum und die Keratinisation der Haut machen etwa 20 bis 30 % des täglichen Proteinbedarfs aus!

Bei Proteinmangel werden daher die Haare dünn, rauh, trocken, stumpf und spröde, wachsen langsam und brechen leicht ab und werden heller bis farblos. Proteinmangel führt auch zu Hyperkeratose (schuppiger, verkrusteter Haut), Hyperpigmentation (schwärzlich verfärbter Haut), und zu großflächig-kahlen, mottenfraßähnlichen Stellen (Alopezie). Diese Hautveränderungen sind ausgeprägter bei jungen Hunden, da diese einen besonders hohen Eiweißbedarf haben.

Neben einer sorgfältigen Fell- und Hautpflege ist natürlich das Futter sofort umzustellen und besonderer Wert auf *hochverdauliches Eiweiß* zu legen.

Mangel an Vitamin A

Vitamin A (wird in der Leber gespeichert) ist wichtig für die Gesunderhaltung der Haut; aber sowohl Unterdosierung wie Überdosierung (warum, siehe später bei Vitamin A in diesem Buch) zeigen sich erstaunlicherweise in ähnlichen Symptomen an der Haut. Es sind Juckreiz, Infektionsneigung, eine übermäßige Verhornung und Abschuppung zu beobachten. Die Talgdrüsen werden verstopft und können keinen Talg mehr absondern. Es entsteht ein Hautausschlag aus festen Papeln. Die Haarqualität wird schlecht, es bilden sich kahle Stellen (Alopezie), und die Haut wird anfällig für bakterielle Infektionen. Leber im Hundefutter ist ein natürlicher Vitamin-A-Spender.

Da eine Überdosierung von Vitamin A giftig ist, sollte man nur gemeinsam mit dem Tierarzt eine geeignete Behandlung durchführen; dieser wird meist Vitamin A injizieren. Wird Vitamin A zusätzlich verfüttert, darf die maximale Dosis von 400 IE je kg Gewicht des Hundes und Tag nicht überschritten werden.

Vitamin E-Mangel

Bei diesem Vitamin wird klar, daß man niemals nur *einen* Futterbestandteil gesondert betrachten, sondern *ihn immer im Zusammenhang mit allen anderen sehen muß.* Vitamin E steht normalerweise in enger, ausbalancierter Beziehung mit Selen und den Fettsäuren. Wurde das Vitamin bei der Verarbeitung des Futters oder durch Fettoxidation inaktiviert, kommt es zur *Imballanz*. Mangelerscheinungen treten auch dann auf, wenn das Futter einen exzessiv hohen Fettanteil hat.

Ein Vitamin-E-Mangelzustand wurde bei Hunden auch experimentell erzeugt, was zu überempfindlicher Haut, Ektoparasitosen und seborrhoischen Hauterkrankungen führte, die wie eine Demodikose oder ein Mangel an ungesättigten Fettsäuren wirkten.

Aber unabhängig von einem Vitamin-E-Mangel ließen sich (auch beim Menschen) bei bestimmten Erkrankungen durch zusätzliche Gaben von Vitamin E entscheidende Erfolge erzielen, z.B. bei Hunden mit Seborrhoe, ausgedehnten Hautentzündungen mit Rötung, Verdickung und Schuppung, Lupus erythematodes (eine seltene, autoimmune Erkrankung des Hundes), aber auch bei Demodikose und Dermatomyositis.

Mangel der Vitamin B-Gruppe

Alle B-Vitamine werden als zusammenhängend angesehen, denn ein Mangel aus einem Einzelvitamin daraus ist selten. Diese Vitamine werden von der Darmflora synthetisiert, sind wasserlöslich und nicht speicherbar, daher müssen sie dauernd mit der

Nahrung zugeführt werden. Typisch für einen Vitamin B Mangel sind trockene, schuppige Seborrhoe, Appetitlosigkeit, Gewichtsverlust. Man kann Bierhefe zufüttern oder vom Tierarzt Injektionen mit Vitamin-B-Komplex geben lassen.

Biotin-Defizit

kann durch Verfüttern roher Eier (Eiklar enthält Avidin, das die Biotinresorption verhindert) entstehen. Aber auch eine langdauernde Therapie mit Antibiotika kann zu einem Biotin-Defizit führen. In einfachen Fällen entsteht »Brillenbildung«, d.h. Haarausfall rund um die Augen (der aber auch durch eine Sarkoptes Räude oder Zinkmangel entstanden sein könnte). In schweren Fällen entstehen überall am Körper verkrustete Hautveränderungen, wie auch Lethargie, Durchfall und Gewichtsverlust auftreten.

Riboflavin-Mangel (Vitamin B_2)

Jedes Futter, das Fleisch oder Milchprodukte enthält, liefert genug Riboflavin. Daher ist ein Mangel äußerst selten. Es entsteht trockene, schuppende Haut (Seborrhoe, vor allem an der Augenumgebung und an den Körperseiten, entzündliche Anschwellung der Lippen mit Borkenbildung.)

Niacin-Mangel

Bei Fütterung kommerzieller Futtermittel ist ein Niacin-Mangel selten. Gefährlich ist aber eine Nahrungszusammensetzung, die arm an tierischem Eiweiß und reich an Getreide (z.B. viel Mais) ist. Es entstehen eine Geschwürbildung an den Schleimhäuten, Durchfall und Abmagerung, juckende Haut an den Hinterbeinen und am Körper.

Mineralstoff-Imballanzen

Auch bei den Mineralstoffen (mehr darüber später in diesem Buch) spielt nicht nur die benötigte Menge, sondern auch das richtige Verhältnis in der Nahrung zueinander eine entscheidende Rolle. Hier interessieren uns vorwiegend die Auswirkungen auf die Haut. Zink, Kupfer und Kalzium spielen eine wichtige Rolle im Jodstoffwechsel und beinflussen sich gegenseitig.

Kupfermangel

entsteht dann, wenn die Ration zuviel Zink enthält. Kupfer ist bei der Melaninproduktion wichtig. Es entstehen Hypopigmentation und fehlerhafte Keratinisation von Haut und Haarfollikeln, die Haare werden farblos, stumpf und rauh. Fertigfutter enthalten genügend Kupfer, eine Zufütterung ist nicht nötig.

Zink-Mangel und Zink-reaktive Dermatosen

Zink ist wichtig für zahlreiche lebenswichtige Funktionen. Sein Mangel ist aber nicht bei allen Hautveränderungen die Ursache, sondern bei klar beschriebenen Vorkommnissen.

Zinkmangel kann entstehen durch Futter mit zu hohem Kalzium-Gehalt oder durch solches, das hohe Getreideanteile enthält. Dabei kann nur wenig Zink resorbiert werden, weil es im Darm gebunden wird. Auch bei länger anhaltendem Darmkatarrh oder Durchfall ist die Zinkaufnahme gestört. Rationen mit hohem Proteingehalt und erhöhtem Vitamin D Gehalt können die Zinkaufnahme steigern. Hochgradiger Mangel an Zink führt bei Welpen zu schuppender Haut, vermindertem Wachstum und ist u.U. verantwortlich für eine schlechte Wundheilung. Viele dieser Hunde haben durchaus normale Zinkspiegel im Blut, was bedeutet, daß sie einen höheren Zinkbedarf als normal haben.

Beim Hund gibt es zwei Erkrankungs-Formen, die günstig auf Zinkverabreichung reagieren:

Die erste Form ist vermutlich genetisch bedingt bei Siberian Huskies, Malamutes, Samoyeden, kommt aber auch bei Dobermann und Dogge vor. Vermutlich ist die Fähigkeit, Zink aus dem Darm aufzunehmen, defekt. Schon bei den Welpen vor Erreichen der Geschlechtsreife wird sie bemerkt, es können aber auch ausgewachsene Hunde erkranken.

Rund um Lippen, Kinn, Augen, Ohren und an den Körperöffnungen erscheint die Haut zuerst stark gerötet, danach entwickeln sich Haarausfall, Krusten und Schuppen, unter denen sich Eiter bildet. Obwohl das Haar stumpf aussieht, ist die Talgproduktion erhöht. Auch an Ellenbogen und anderen Gelenken können dicke Krusten entstehen, die Haut wird unelastisch und der Hund lahmt, an den Pfotenballen zeigt sich starke Verhornung. Wird die Erkrankung chronisch, dann wird die Haut stark pigmentiert, ebenso können Geruchs- und Geschmacksinn betroffen sein. Streß oder Läufigkeit können das Geschehen auslösen oder verschlimmern.

Die zweite Form tritt bei rasch wachsenden Welpen auf, z.B. Beagle, Deutsch Kurzhaar, Dobermann, Dogge, Rhodesian Ridgeback, Schäferhund, deren Nahrung ein Zinkdefizit oder einen Überschuß an Mineralstoffen und Vitaminen aufweist. Veränderungen werden vor allem an den Pfotenballen, Ellenbogen-Gelenken und den Gelenken der Hinterhand sichtbar. Es bilden sich stark verhornte Plaques, d.h. die Haut ist feuerrot mit Krusten überzogen. Daraus können tiefe Hauteinrisse entstehen, und es kommt zu einer Infektion der Krusten; die Lymphknoten können vergrößert sein.

Zur Behandlung muß als erstes die Nahrung auf Imballanzen kontrolliert werden und ein ordnungsgemäß zusammengestelltes Futter gegeben werden. Ist nicht das Futter schuld, werden Zinksulfat-Tabletten zerstoßen und unter das Futter gemischt. Die Behandlung ist bei der ersten Form u.U. lebenslänglich, bei der zweiten Form kann sie meist dann beendet werden, wenn die Hunde ausgewachsen sind. Man gibt 10 mg Zinksulfat je kg Lebendgewicht Hund je Tag. Großen Hunden gibt man 100-200 mg Zinksulfat 2mal täglich. Höhere Dosen sollten nicht gegeben werden, da sie die Kupfer- und Eisenaufnahme verhindern.

Auch hier wird zweigleisig verfahren, denn auch die Haut des Hundes muß behandelt werden. Die trockenen Krusten muß man aufweichen (zweimal täglich für 10 Minuten feuchte Umschläge) und baden mit z.B. Etiderm.

Wunden und Wundheilung
Belecken heilt Wunden nicht!

Beim Stichwort »Wunde« werde ich an ein junges Ehepaar erinnert, das einmal mit einem etwa 10-wöchigen Welpen bei uns zu Besuch war. Als ich den Kleinen, der sich überraschend warm anfühlte, streichelte, jammerte dieser leicht auf. Fröhlich erklärte mir die junge Frau, der Hund »stelle sich so an«, seit er vor kurzem von einem Schäferhund gebissen worden sei. Dabei seien nur ein paar winzige Bißstellen zurückgeblieben, auf die sie längst Salbe gestrichen habe und die auch nicht sehr geblutet hätten. Erst als ich das Fieberthermometer holte und ihnen bewies, daß der Hund hohes Fieber habe, erklärten sie sich bestürzt bereit, sogleich zum Tierarzt zu fahren, wo dann ein wirklich ernsthafter, äußerlich kaum sichtbarer Schaden festgestellt wurde. Unter der Haut war es zu bedenklichen Eiterungen gekommen.

Nun haben wir es bei Hautkrankheiten und Verletzungen oft mit Infektionen der beschädigten Haut zu tun, die entweder durch oberflächliche Keime, die Sauerstoff zum Leben brauchen, oder durch solche, die nur unter Luftabschluß leben können, verursacht werden. Dazu gehören auch Hautverletzungen, die durch äußere Einwirkung (Kratzen, Belecken, Biß, Schuß etc.) zustande gekommen sind.

Während oberflächliche Kratzer und Schrammen, solange sie nicht infiziert sind, meist keiner ärztlichen Behandlung bedürfen, ist dies bei tiefergehenden oder infizierten Wunden ganz anders.

Es ist auch nicht richtig, daß man den Hund ruhig dauernd die Wunde »sauberlecken« lassen dürfe; die geringe keimtötende Wirkung des Speichels wird davon aufgehoben, daß durch das dauernde Belecken die Wunde ständig gereizt und Keime eingeschleppt werden. Hierdurch bilden sich sowohl Vereiterungen wie auch häufig abnorme Wucherungen in der Wunde (sogenanntes »wildes Fleisch«), was den Heilungsverlauf verzögert.

Verletzungen - besondere Probleme bei Bißwunden

Nach dem Entstehen einer Wunde setzt der Körper all seine Kräfte in Gang, die Wunde wieder zu beseitigen: Die Wunde wird gereinigt und beginnt dann, von innen heraus, wieder zuzuwachsen. Dabei bildet sich zunächst im Übermaß Granulationsgewebe (junges gefäßreiches Bindegewebe), das sich dann mit der Zeit umbildet.

Einfache, glatte Schnittwunden reinigen sich durch das austretende Blut meist von selbst. Riß- und Quetschwunden sind hingegen oft stark verschmutzt. Ihre Ausdehung ist meist größer, als bei oberflächlicher Betrachtung vermutet. Kompliziert wird es, wenn tieferliegende Organe mitbetroffen sind (Schußverletzung, Stichwunden).

Bißwunden haben meist eine kleinere, oft harmlos wirkende Öffnung nach außen. Sie werden jedoch durch die eindringenden Zähne vor allem mit solchen Bakterien besiedelt, die ohne Luftsauerstoff besonders gut wachsen. *Bißwunden müssen daher stets als infiziert angesehen und tierärztlich behandelt werden,* da sie zu einer schnellen oberflächlichen Verklebung neigen, während es unter der Haut zu erheblichen Vereiterungen kommen kann. Zudem kommt es bei Bißwunden, durch das Schütteln und Reißen, zu meist ausgedehnten Ablösungen der Haut von der Unterlage und somit zur Höhlen- und Taschenbildung. In diesen Buchten sammeln sich später Wundabsonderungen, die ein ausgezeichneter Nährboden für alle möglichen Krankheitskeime sind. Weil ich dies nicht wußte, habe ich vor vielen Jahren einen meiner Lieblingshunde verloren: Als nach einer harmlos aussehenden Beißerei sehr viel später die tief unter der Haut inzwischen ausgereifte Infektion entdeckt wurde, war es bereits zu spät; der Hund mußte eingeschläfert werden.

Warum bei Wundheilung oft die ersten sechs Stunden entscheidend sind

Bei jeder Wunde sind die beiden Hautprobleme die Blutung und die Wundinfektion.

Bei oberflächlichen Wunden entsteht meist nur Sickerblutung, weil nur Haargefäße und Gefäßverästelungen betroffen sind. Bei größeren Wunden können auch Blutadern (dunkles Blut fließt stetig, ohne zu pulsieren) oder Schlagadern (hellrotes Blut tritt stoßartig-spritzend aus) betroffen sein. Jeder Hundehalter sollte in einem Erste-Hilfe-Buch vorbeugend nachlesen, was in solchen Fällen zu tun ist, d.h. wie man unter Druckverbänden und mit Hochlagern die Blutungen stillt, ohne den Körperteil so abzuschnüren, daß er abstirbt.

Bei der Hautabschürfung ist in den Randgebieten nur die Epidermis betroffen, zentral kann die Verletzung bis in die Lederhaut hineingehen. Anfangs füllt sich die Wunde mit einem Blutgerinnsel, woraus sich, nach Abtrocknung, der Wundschorf bildet. Die Wunde selbst ist nicht zu berühren, nur die Wundumgebung kann nach Entfernen der Haare mit Wundbenzin gereinigt werden. *Die Schorfbildung* darf nicht gestört werden, die Wunde ist vor weiteren Infektionen zu schützen, während sich unter dem Schorf eine neue Haut bildet. Wundschorf ist also ein natürlicher Schutz der Wunde gegen eindringende Bakterien, weitere Blutverluste und das Austrocknen der Wundfläche.

Soll eine Wunde wegen der besseren Heilung *genäht* werden, wird sie u.U. vom Tierarzt durch *Ausschneiden* gereinigt, d.h. *aufgefrischt,* weil die Heilung einer frischen Wunde besser verläuft. *Voraussetzung ist aber, daß die Wunde spätestens nach sechs Stunden versorgt wird, weil sich sonst durch die eingedrungenen Keime die Wunde entzündet hat. Dieser Zeitraum ist es auch, in dem vorbeugende Antibiotikagaben noch wirksam sind.* Es ist also wichtig, daß Sie schnellstmöglich einen Tierarzt aufsuchen und nicht erst ein paar Tage warten, ob es nicht von allein vergeht.

Kommt es nach einer Hautnaht zu einer direkten Heilung, wachsen die Wundränder unmittelbar ohne größere Narbenbildung zusammen.

Ist ein solcher Verschluß der Wunde nicht möglich (weil älter als sechs Stunden, Biß- oder Schußwunde, stark verschmutzt) oder besteht eine Entzündung, entsteht eine *verzögerte Heilung,* bei der es meist zur Narbenbildung kommt.

Ist der Abfluß des *Eiters* aus einer infizierten Wunde behindert, kann sich eine Eiteransammlung, ein Abszess bilden. Durch die Bakteriengifte, die weiße Blutkörperchen anlocken, werden mehr und mehr Gewebszellen in den Abszess einbezogen, sterben ab und erweitern die Eiterhöhle. Eiter besteht aus Bakterien, weißen Blutkörperchen und Gewebstrümmern. Er ist das Ergebnis einer *»Entzündungsschlacht«,* die der Körper gegen eingedrungene Krankheitserreger führt. Im schlimmsten Fall unterliegt der Körper; es entsteht eine Blutvergiftung.

Sinnvolles bei der Wundbehandlung

Ein trockener, keimfreier Mullverband ist meist die erste sinnvolle Maßnahme als Wundschutz, der auch das Lecken verhindert. Keinesfalls darf Salbe aufgestrichen werden; sie schließt die Wunde luftdicht ab, so daß sich dort anaerobe Keime (leben ohne Sauerstoff!) vermehren können. Die Abwehrkraft des Gewebes muß erhalten bleiben: Nicht auswaschen und zusätzlich desinfizieren, da dies das Gewebe schädigt. Die Haare sind abzuscheren (dürfen aber nicht in die Wunde fallen), die

Wundumgebung kann man mit Wundbenzin reinigen. Bei größerer Blutung ist ein Druckverband anzulegen, der die Blutung stoppt.

Für kleinere Verletzungen und Schürfwunden sollte man Kamillenkonzentrat im Haus haben. Sinnvoll ist auch »Hansamed-Spray«. Es läßt sich schmerzfrei aufsprühen, und ist, da es kein Jod enthält, besonders hautverträglich; ein einmaliges Aufsprühen genügt. Zur Bekämpfung von Infektionen kann der Tierarzt Sulfonamid Puder, wie späterhin granulationsfördernde Präparate verordnen. Wichtig ist die tägliche Temperaturmessung; bei Fieber sofort den Tierarzt anrufen!

Die Wundheilung verläuft günstig bei geringem Alter des Hundes, nicht haftenden Verbandsstoffen, warmer Umgebung und gutem Allgemeinzustand. Vitamin-A-Gaben können nützlich sein, wie auch die Bestrahlung mit Rotlicht.

Verzögernd für die Wundheilung sind hohes Alter, Übergewicht, Fettsucht, Fremdkörper und Infektionen. Hierher gehören auch Nährstoffmangelzustände (Vitamin A, K, E, C, B-Komplex und Zinkmangel).

Honig als Wundheilmittel

Honig ist nicht nur ein wichtiges Nahrungsmittel (davon später). Schon die altgermanische Medizin wußte, daß Wunden unter Honigverbänden schneller heilen als ohne Honig. Heute weiß man durch Versuche, daß die bakterientötende und wundreinigende Kraft des Honigs von dessen Inhibingehalt herrührt. Es ist in jedem Honig, gleich welcher Herkunft, enthalten, ein Stoff, der nicht aus den Blüten, sondern aus den Drüsen der Bienen stammt. Allerdings darf der Honig vorher (auch vom Hersteller) *nicht* erhitzt worden sein, weshalb man ihn am besten beim Imker oder im Reformhaus kauft. Auch darf der Honig für Wundheilzwecke nicht verdünnt werden, also kein Honigwasser verwenden.

Honig hat keinerlei Nebenwirkungen wie Jod, Puder oder Salben und ist diesen in vielen Fällen vorzuziehen. Er hat eine sichere desinfizierende Wirkung. Eiternde, auch nässende Ekzeme oder Wunden werden mit Honig bestrichen oder es wird ein Honigverband aufgelegt. Da Honig Wasser anzieht, trocknet alles bald aus, ist keimfrei und kann unter dem lackartig getrockneten Honig gut abheilen. Verbrühungen, Verbrennungen, Abschürfungen heilen narbenlos ab.

Auch bei langwierigen Geschwüren und schwer heilenden Wunden hilft Honig. Er beschleunigt die Heilung der Wunden, regt die Zellteilung und den Wundverschluß an. Eine wirksame Salbe kann man sich aus 2/3 Honig und 1/3 Lebertran leicht selbst in kleinen Mengen herstellen. Volksheilmittel sind auch Honig mit Zwiebelsaft, Honig mit Roggenmehl, Honig mit allerlei Heilkräutertinkturen. Selbst bei einer hartnäckigen Bindehautentzündung der Hunde habe ich, zunächst etwas ängstlich, ein wenig Honig eingeträufelt - und siehe da, es half! Honig hat sich bei uns überall da bewährt, wo wir zu Wundheilung zu Sulfonamiden oder Antibiotika gegriffen hätten. Der Honig schadete nicht, und wenn er nicht gewirkt hatte, war immer noch das Gang zum Tierarzt und seinem Medikamentenschrank möglich! (Meist war dies nicht nötig!)

Ernährung und Nahrungsbedarf nach einer Operation und bei Wundheilung

Häufig sind chirurgische Behandlungen (Narkose) mit Appetitmangel und Störungen der Nahrungsaufnahme und der Stoffwechselvorgänge verbunden, die oft schon, bei einer Erkrankung, vor dem Eingriff bestanden haben. Jetzt also ist der Körper insgesamt in einem schlechten Zustand, was mit allgemeiner Schwäche, verminderter Immunabwehr und schlechter Heilungstendenz verbunden ist.

Hat man genügend Vorbereitungszeit, sollte der Hund schon wochenlang vorher besonders ausgewogen und hochwertig ernährt werden, bzw. mit besonderen Leckerbissen zur Nahrungaufnahme verlockt werden. Gleichzeitig ist bestehendes Übergewicht natürlich zu reduzieren.

Nach der Operation darf Nahrungsverweigerung keinesfalls hingenommen werden, da sonst der Körper seinen, noch dazu jetzt gesteigerten Nahrungsbedarf aus den Reserven zu decken versucht, die u.U. schon erschöpft sind.

Was viele nicht wissen: *Beim Hund liegt der zusätzliche »Kraftverbrauch« (bei Energie, Wasser, Elektrolyten und Vitaminen) nach mittleren bis schweren Operationen (aber auch nach schweren Hauterkrankungen) 50 % über seinen normalen Bedürfnissen; sein Proteinbedarf ist sogar um 100 % gesteigert!*

Direkt *vor* der Operation dürfen Sie den Hund innerhalb der vom Tierarzt angegebenen Zeit nicht füttern; sofort nach der Operation ist aber, ständig und in kleinen Mengen, eine höherwertige, ausgewogene Nahrung angezeigt und notfalls zwangsweise zu füttern.

Wenn ein Hund anämisch (blutarm) ist

Ist ein Hund infolge der vorangegangenen Krankheit oder der Operation anämisch, d.h. blutarm geworden, kann ihn dies bedenklich schwächen, da eine Anämie größten körperlichen Streß bedeutet.

Jetzt muß das Ziel sein, mit der richtigen Nährstoffzufuhr dafür zu sorgen, daß die Blutbildung bis auf das sechsfache der normalen Leistung gesteigert wird.

Aus diesem Grund muß der Hund mit einer *Wachstumsdiät,* also hochwertig wie ein Welpe gefüttert werden. Der Vitamin-B-Komplex-Spiegel ist auf das sechsfache des Minimalbedarfs zu steigern, d.h. man setzt dem Futter je kg/KG 2 g Bierhefe zu.

Achten Sie darauf, daß der Hund mit seinem Vitamin-Mineralgemisch mindestens 25 µg Folsäure, 1 mg Niacin, 125 µg Pyridoxin und 4 µg Vitamin B12 pro kg/KG erhält. Außerdem benötigt er mindestens 8 mg Eisen, 1 mg Kupfer und 0,35 mg Kobalt je kg/KG pro Tag. Auch das Verfüttern von 30 g Leber pro Mahlzeit ist sinnvoll. Diese gesteigerten Werte sind mindestens zwei Wochen zu verfüttern, bzw. so lange, bis wieder normale Blutwerte vorliegen. Sollten Sie bereits ein Vitamin-Mineralgemisch verfüttern, überprüfen Sie unbedingt, ob es d.og. Ansprüche erfüllt.

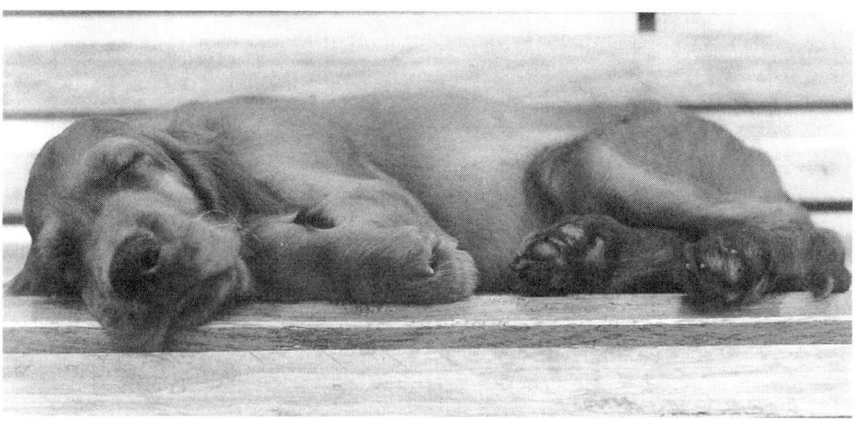

Ace of Hearts of the Trav'lin Star (Irish Setter)
A.: E. Gagel

Ein paar Anmerkungen zu Medikamenten und Heilmethoden, die häufig bei Haut- und anderen Erkrankungen verwendet werden

Immunstimulanzien

Aus dem Vorangegangenen wissen wir, daß eine Hauterkrankung des Hundes immer Hand in Hand mit seiner nicht intakten Immunabwehr geht. Daher gewinnt, auch im Zeitalter von Antibiotika und Chemotherapeutika, die *alte Lehre von der Steigerung der Immunabwehr* eine immer größere Bedeutung. Natürlich wollen Sie wissen, was dabei vorgeht.

Immunstimulanzien sind Stoffe und Stoffgemische, die die Aktivität des Immunsystems anregen, man nennt sie auch *Umstimmungsmittel*, Mittel zur Steigerung der körpereigenen Abwehrkräfte, die im Laufe eines Lebens beträchtlich schwanken können: Von dem noch unterentwickelten Immunsystem des Neugeborenen, bis zum oft wieder reduzierten beim Kranken oder Alten. Abwehrkäfte nehmen zu bei besonderen Krankheiten, die man nur einmal bekommt, beim Menschen z.B. Windpocken, bei denen der Körper dann bestimmte Antikörper gebildet hat. Diesen Vorgang hat man sich bei der *Schutzimpfung* zum Vorbild genommen, indem man durch das vorbeugende Einbringen von Impfstoffen im Körper künstlich eine gegen bestimmte Erreger wirkende, *spezifische Immunität* erzeugt. Dieser Impfschutz wirkt für eine bestimmte Zeit oder auch lebenslänglich. Die immer wiederkehrenden Impfungen unserer Hunde sind ein Beispiel dafür.

Paramunität ist dagegen unspezifische Immunität, d.h. nicht spezifischer Schutz und Widerstandskraft gegen eine Mehrzahl unterschiedlicher Infektionserreger, Antigene und Gifte, der für eine bestimmte Zeitdauer (Wochen, Monate) wirksam ist.

Auf natürliche Weise läuft sie bei einem gesunden Hund am Beginn jeder Erkrankung ab, wenn der Körper sich sozusagen auf breitester Ebene dafür rüstet, gegen Krankmachendes anzugehen. Dieser Vorgang liegt zeitlich noch vor Ausbildung einer spezifischen Immunität.

Es ist daher sinnlos, erst auf dem Höhepunkt einer Krankheit mit einem Mittel die allgemeine Immunität steigern zu wollen und dann auf Wunder zu hoffen. Am sichersten und nachdrücklichsten wirken derartige Mittel, wenn sie gleich beim ersten Beginn einer Erkrankung gegeben werden, wie sie dann begleitend Verschlimmerungen zu verhindern helfen.

Im Unterschied zur spezifischen Immunität gibt es im Bereich der Paramunität keinen »Booster-Effekt«. Es kommt nicht zum Ansteigen bestimmter Antikörper, die künftige Infektionen entsprechend gesteigert beantworten, weil sie eben »schon vorhanden« sind.

Es gibt drei Schutzfunktionen, wofür Immunstimulanzien geeignet sind: Erstens unterstützen sie eine Chemotherapie, zweitens sind sie sinnvoll bei chronischen Infektionen, drittens sind sie wirkungsvoll als unspezifische Vorbeugung.

Die Mehrzahl der Chemotherapeutika wirkt nicht bakterizid (bakterientötend), sondern *bakteriostatisch,* d.h. sie verhindern die Vermehrung krankmachender Keime, die aber nicht vollständig aus dem Organismus entfernt werden; dies ist die Aufgabe der körpereigenen Abwehr, die es zu stimulieren gilt. Manche Antibiotika dämpfen zudem die körpereigene Abwehrkraft. Auch hier sind Immunstimulanzien sinnvoll.

Immunstimulanzien bieten die Möglichkeit einer *unspezifischen* Infektionsprophylaxe. (Analog dazu gibt es die *Chemoprophylaxe*, die allerdings einen *spezifischen* Keim mit einem *spezifischen* Chemotherapeutikum bekämpft. Hier werden oft Medikamente mit großer *Breitenwirkung* verwendet, was leider auch zur Entstehung resistenter Keime führt. Wir kommen noch darauf.)

Zu den Immunstimulanzien gehört vor allem *Echinacea,* das in vielen Formen zur Verfügung steht. Echinacea schließt die gleichzeitige Verabreichung spezifisch wirkender Antibiotika und Chemotherapeutika nicht aus, ergänzt diese aber sinnvoll.

Ein homöopathisches Mittel, das wir ganz besonders lieben, ist *Pascotox,* dessen Wirkung oft die der reinen Echinacea noch übertrifft. Neben Echinacea sind darin noch zahlreiche Substanzen in homöopathischer Form enthalten. Wir benutzen *Pascotox* bei schweren bakteriellen Infektionen und neben der Antibiotika-Behandlung zur Steigerung der körpereigenen Abwehr und bei *Allergien!* Man bekommt es, in Tropfen oder Tabletten in der Apotheke.

Entzündungen und deren Bekämpfung mit einfachen Mitteln

Die Haut ist wie kein anderes Organ Schädigungen ausgesetzt. Aber es hat mich im Verlauf der Jahre doch immer wieder verwundert, daß die Krankheitsursache letztlich ganz gleichgültig ist (Bakterien, Pilze, Viren, Abschürfungen, Verbrennungen): Stereotyp antwortet die Haut mit *Entzündungen.* Eine Entzündungsbekämpfung spielt daher eine wichtige Rolle und hat zwei Ziele: Einmal ist die Infektion zu bekämpfen, außerdem sind die Symptome zu minimieren.

Erstaunlich ist auch, wie einfache Maßnahmen schon nützlich sind! Schon auf physikalischem Wege kann eine entzündungswidrige Wirkung erzielt werden: So sind kühlende Umschläge geeignet, die infolge der Verdunstungskälte zur Abkühlung der oberflächlichen Hautgefäße und damit zu ihrer Verengerung beitragen. Den Umschlägen, Lotionen, Emulsionen oder Salben können adstringierende und enzündungswidrige Substanzen aus Heilkräutern beigemischt werden.

Warum pflanzliche Heilmittel auch heute noch sinnvoll sind

Die Behandlung von Wunden und Hauteiterungen mit pflanzlichen Mitteln ist uralt. Sie ist auch im Zeitalter der Sulfonamide und Antibiotika noch sinnvoll, da bei diesen nur zu leicht resistente Keime entstehen, die den Heilungsverlauf zum Erliegen bringen können.

Manche verwechseln Phytotherapie (Pflanzenheilkunde) mit Homöopathie. Obwohl die Pflanzenheilkunde vielfach mit Homöopathie zusammengeworfen oder in einem Atem genannt wird, ist es ein großer Unterschied, ob ein Medikament aus einer oder mehreren Heilpflanzen besteht, oder ob es eine Heilpflanze in homöopathischer Aufbereitung ist. Zudem werden in der Homöopathie eine Vielzahl von Pflanzen und Substanzen verwendet, die man sonst in der Heilkunde nicht kennt. (Näheres zur Homöopathie lesen Sie etwas später.)

Auch stimmt nicht, daß pflanzliche Heilmittel grundsätzlich schadlos, weil »natürlich« seien. Falsch ausgewählte und angewandte Heilpflanzen führen zu ebenso unerwünschten Nebenwirkungen wie andere Medikamente auch. Heilpflanzen wirken, was viele eben nicht bedenken, einzig und allein aufgrund bestimmter, *chemisch bestimmbarer Inhaltsstoffe.*

Bei Wundbehandlung - mit oder ohne Heilpflanzenzusatz - gilt feucht auf feucht, trocken auf trocken

Für die Behandlung des akut nässenden Ekzems gilt immer *feucht auf feucht.* Es ist völlig verkehrt, hier mit Pudern, Pasten oder gar Salben hantieren zu wollen.

Es müssen daher feuchte Umschläge gemacht werden, bis das Nässen und die akute Entzündung vorüber sind. Dann erst kann zu Pasten und ganz zuletzt zu Salben übergegangen werden.

Die Art der Hauterkrankung ist dabei ziemlich gleichgültig. Überall, wo Nässen und akute Entzündungen vorliegen, sind feuchte Umschläge angebracht. Überraschend schnell verbessert sich dann der Zustand.

Aber der Umschlag muß richtig gemacht werden und *darf keinesfalls luftdicht abschließen.* Richtig sind lockere, gut abdunstende feuchte Verbände, also Leinenlappen oder Mullkompressen. Die Umschläge müssen erneuert werden, sobald sie anfangen, trocken und warm zu werden, also nach etwa 10 Minuten. Man wiederholt sie 3-4 mal am Tage.

Nun fragen Sie sich, wie man einen luftdurchlässigen Verband am Hund befestigen soll. Beim Tierarzt bekommt man Schlauch-Trikotverbände, die man überziehen kann. Auch können Sie elastische Binden, baumwollene Kleidungsstücke, z.B. ein Kinderhemdchen oder einen Strumpf nehmen, um den Umschlag damit zu befestigen. Natürlich dürfen Sie den Hund nun nicht allein lassen, sondern müssen schön bei ihm bleiben, damit er Ihr Kunstwerk nicht eiligst entfernt.

Einige Heilpflanzen und deren Zubereitungen und wie man sie anwendet

Natürlich interessiert uns in diesem Zusammenhang, welche Heilmittel besonders bei Hauterkrankungen günstig sind, wie man sie anwendet und woher ihre Wirkung kommt. Man bekommt alle diese Zutaten garantiert in der Apotheke; sie kosten immer nur Pfennige.

Wir selbst haben die folgend genannten »Zutaten«, die alphabetisch sortiert sind, immer im Haus. Bei rechtzeitiger Anwendung konnten wir oft genug damit die größere Ausbreitung gar mancher Erkrankung verhindern.

Arnika

ist ein ganz ausgezeichnetes Wundheilmittel, besonders dann, wenn es sich um Furunkulose mit geringer Eiterbildung, traumatische Dermatiden, Muskelprellung und Verbrennung handelt. (Arnika-Salbe).

Auch auf Quetschungen, Zerrungen und Zerreißungen von Muskelteilen werden Arnika-Umschläge gemacht.

Man nimmt Arnika-Tinktur (Apotheke), 1:3 - 1:10 mit Wasser verdünnt und tränkt damit Gazekompressen. Arnika regt die Durchblutung an. Bald kann man auf eine Salben- oder Pulverbehandlung übergehen. Arnika-Tinktur nicht bei offenen Hautdefekten verwenden.

Beinwell

(Symphyton officinale). Schon der Name sagt etwas über seine Verwendung. Es enthält u.a. Gerbstoffe, reichlich Schleimstoffe, Spuren von Alkaloiden, sowie 0,6-0,8 % Allantoin.

Dieser Wirkstoff ist derselbe, der vor Jahrzehnten von dem Amerikaner M. Robinson angegeben wurde: Damals hatte man entdeckt, daß Fliegenmaden bei chronischen Eiterungen eine rasche und gründliche Reinigung der Wunde herbeiführten. Es war das Allantoin, das die Maden ausschieden. Es regt die Durchblutung an und es kommt zu einer lokalen Leukozytose (Vermehrung der weißen Blutkörperchen), die zur Vernichtung der Eitererreger beitragen und löst so die Wundsekrete auf, verflüssigt sie und ebnet der Granulation (Bildung neuen Gewebes in Wunden) den Boden.

Der Schleim wirkt lokal entzündungshemmend, die Gerbstoffe adstringierend und zugleich schwach desinfizierend.

Aus der frisch geschälten Wurzel wird eine Abkochung hergestellt (2 TL mit 1/4 l Wasser kochen, 15 Min. ziehen lassen). Damit werden Mullkompressen für Umschläge getränkt.

Calendula

(Ringelblume) enthält geringe Mengen ätherisches Öl, was ihr den typischen Geruch gibt. Das granulationsfördernde Prinzip ist in den Carotinioden zu sehen, die chemisch dem Vitamin A nahe stehen. Von Vitamin A und anderen Stoffen mit mehreren Doppelbindungen, wie den ungesättigten Fettsäuren, ist belegt, daß sie granulationsfördernde Eigenschaften haben.

Man nimmt 1 EL Tinktur mit 1/4 l Wasser verdünnt für Umschläge auf schlecht heilenden und Wunden, die zu eitern beginnen.

Calendula-Öl wirkt auf trockenen Ekzemen, schuppiger Haut und bei Dekubitus. Auch auf offene Wunden kann man ein mit Calendula-Öl getränktes Mulläppchen auflegen und mehrere Stunden einwirken lassen. Sonst Hautstellen mehrmals leicht mit Öl betupfen und leicht einmassieren.

Calendula Salbe wirkt bei ungenügender Granulation. Sie wirkt reinigend, granulationsfördernd und zirkulationsanregend. *Handwarm* ist Calendula-Salbe besonders geschmeidig, läßt sich dünn auftragen und leicht einmassieren.

Calendula-Hypericum Lösung, 10 %, in warmem Wasser ist gut für die Reinigung von Ekzemen, Hautfalten etc.

Eibischwurzel

Kalte Kompressen mit Eibischwurzeltee wirken antibakteriell und schmerzstillend. Bei der Zubereitung von Eibischwurzel»tee« (wichtig ist hierbei der Schleim) ist die Bezeichnung etwas irreführend, weil hier überhaupt nichts erhitzt oder gekocht wird. Man übergießt 2 Teelöffel geschnittene Eibischwurzel mit 1/2 l kaltem Wasser und läßt es unter gelegentlichem Rühren 1/2 Stunde stehen. Danach rührt man nochmals gründlich um und seiht durch Mull ab. Erst jetzt wird bei Bedarf erhitzt; heiße Umschläge macht man auf Furunkel und Geschwüre. Der Schleim legt sich wie ein Schutzfilm auf die empfindliche und gereizte Stelle, die darunter schneller abheilt.

Echinacea purpurea

der Sonnenhut, stammt aus Nordamerika. Bei den Indianern galt er als bevorzugtes Wundheilmittel. Bei neueren Untersuchungen hat sich herausgestellt, daß seine Wirkung auf der Anregung des Properdinsystems im Körper beruht. Dies steigert die Widerstandkraft gegen Infektionen durch Abtötung von Bakterien und Inaktivierung von Viren, hat also *antibakterielle Wirkung*. Außerdem hat man eine deutliche Steigerung der Kortikoid-Ausscheidung im Harn festgestellt, ein Zeichen der Aktivierung der Nebennierenrinde.

Extrakte aus Echinacea (das auch innerlich verwendet wird!) sind in einer ganzen Reihe von Wundsalben enthalten. (Echinacea Salbe).

Aus *Echinacea-Tinktur* macht man, 1:5 verdünnt, feuchte Umschläge.

Eichenrinde

enthält große Mengen Gerbsäume, worauf ihre Wirkung beruht. Sie ist ein Adstringens. Außer dem Gerbstoff sind kaum noch andere Wirkstoffe enthalten, aber dieser Gerbstoff wird von der Haut ausgezeichnet vertragen.

1-2 EL zerkleinerte Eichenrinde werden mit 1/4 l Wasser 15 Minuten gekocht. Dann abgießen, durchsieben und abkühlen lassen und die Flüssigkeit unverdünnt zu Umschlägen verwenden.

Man stellt täglich eine neue Abkochung her, in der man die Umschlagtücher immer wieder anfeuchtet, ausdrückt und auflegt. Nach wenigen Tagen ist dann die nässende Haut trocken. Fängt sie wieder an, kehrt man zu den Umschlägen zurück.

Hamamelis

stammt ebenfalls aus Nordamerika und wird auch bei uns in den Gärten angepflanzt.

Blätter und Rinden enthalten u.a. Gerbstoffe (Hamamelis-Tannin), sie gilt als eine unserer besten adstringierenden Drogen.

Zu Umschlägen verwenden wir *Hamamelis-Extrakt*, 1:5 mit Wasser verdünnt.

Hamamelis-Salbe (z.B. von Nestmann, enthält auch Kamille, Calendula, Echinacea) wirkt entzündungshemmend, durchblutungsfördernd, anregend auf die Hautfunktion und Förderung der Granulation. Man legt sie mit Mulläppchen auf.

Johanniskrautöl

Kleinere, umschriebene Wunden kann man mit Wundöl behandeln. Man nimmt Johanniskrautöl, tränkt Mullkompressen damit und legt sie wie einen Salbenverband auf, muß sie aber häufiger wechseln. Die ölgetränkten Verbände haben auch den Vorteil, daß man sie schmerzlos entfernen kann.

Auch bei Abschürfungen ist es sinnvoll, Johanniskrautöl aufzutragen.

Kamillenblüten

Ihre äußerliche Anwendung (Kamillentee oder einen Extrakt - verdünnt - z.B. Kamillosan) nimmt man für Umschläge, Spülungen und als Badezusatz. Die Wirksamkeit der Kamille ist an das ätherische Öl (hauptsächlich Chamazulen und Bisalbol) gebunden. Chamazulen ist die blaue Fraktion des Kamillenöls und wirkt entzündungshemmend. Leider wirkt Kamille, was viele nicht wissen, gelegentlich auch reizend; aber sie wird gewohnheitsgemäß viel öfter genannt, als Eichenrinde, die oft viel sinnvoller wäre.

Kamille wird nur überbrüht (1 EL auf 1 l Wasser) und dann läßt man sie ziehen. Man macht kalte Umschläge auf die betreffenden Stellen, kann aber auf Geschwüre auch Beutel mit warmen Kamillen auflegen.

Leinsamen

Auf Vereiterungen, Furunkeln und Abszessen, die aufgehen und abfließen sollen, macht man Umschläge mit heißem Leinsamen.

Zwei Leinenbeutel zu 1/3 mit Leinsamen gefüllt werden mit reichlich Wasser kurz gekocht. Dann leicht ausdrücken und im Wechsel auf die kranke Stelle legen. Die Leinsamen-Menge richtet sich nach der Größe der Verwendungsstelle.

Wilde Malve

bereitet man ähnlich wie die Eichenrindenabkochung zu. Ihr Hauptinhaltsstoff ist Schleim, unter dem die Wunde abheilen kann.

Stiefmütterchen

(Herba Viola Tricolor) enthält u.a. Schleim, Saponine und Salizylsäureverbindungen. Es wird erfolgreich bei verschorften Ekzemen angewandt. Man macht Umschläge mit Mullkompressen (1 TL Kraut auf 1/4 l Wasser). Ebenso kann man den Tee dem Futter untermischen, was langfristig wirkt.

Zum Schluß noch ein paar Hilfen, die in vielfacher Hinsicht nützlich sind:

Essig-Umschläge

Bei allergischen Hautausschlägen kann man Essig-Umschläge mit Apfelessig machen. Man nimmt 1 Tasse Essig auf 1l Wasser.

Mirfulan

(auch als Salbenspray) ist eine vitaminreiche Wund- und Heilsalbe. Sie enthält mit Vitamin A und D angereicherten Lebertran, Zinkoxid, Hamamelisrindenwasser, Harnstoff.

Es ist eine geschmeidige Salbe, die sich leicht und schmerzlos auftragen läßt und schnell einzieht. Sie beschleunigt die Wundheilung und verhindert die Austrocknung des Wundbettes, fördert die Granulation und Epithelisierung. Ist sinnvoll bei nichtinfizierten Wunden. Im Spray wirkt die Beigabe von Kamille entzündungshemmend.

unguentacid-Salbe

Diese Haut- und Wundsalbe enthält Vitamin A, Linolsäure triglycerid in emulgierter Salbengrundlage. Dient zur schnelleren Wundheilung u.a. bei Karbunkeln, Haarbalgentzündungen, starker Verhornung, Milchschorf. Sie wird messerrückendick auf die Stellen und deren Umgebung aufgetragen: Sie ist Salbengrundlage auf Emulsionsbasis und ermöglicht das Eindringen der haut- und bindegewebswirksamen Vitamine A und E in tiefere Schichten. Zusammen mit Vitamin F (unges. Fettsäure) erzielt sie eine verblüffend schnelle Abheilung von Hautdefekten.

Lebertransalbe

(z.B. Unguentolan) ist eine Wundsalbe für nicht infizierte Wunden, enthält die Vitamine A und D, ungesättigte Fettsäuren. Bei nicht infizierten, flächenhaft schlecht heilenden Wunden, Ekzemen und Hautabschürfungen. Auf Verbandmull auftragen, auflegen und liegen lassen. Die Wunde nicht berühren, da Abwaschen, Abreißen oder Abtupfen den Heilungsprozeß stört.

Hafer- und Haferstrohbäder

sind ein altes Hausmittel, bei dem Kieselsäure eine wichtige Rolle spielt. Man nimmt etwa 100 g kleingeschnittenes Haferstroh (bekommt man in der Apotheke), das man etwa 20 Minuten kochen läßt. Danach ist es gebrauchsfertig. Auch Hafer bekommt man als Badezusatz *Allercalm.*

Weizenkleiebad

wirkt beruhigend auf die Haut. Man hängt 500 g Weizenkleie locker eingefüllt in einem Mullsäckcken ins Wasser, womit man dann, nachdem es gezogen hat, den Hund einfeuchtet oder - wenn er sich ein Vollbad gefallen läßt, darin badet. Auch entzündete Pfoten kann man in einem Weizenkleiebad beruhigen.

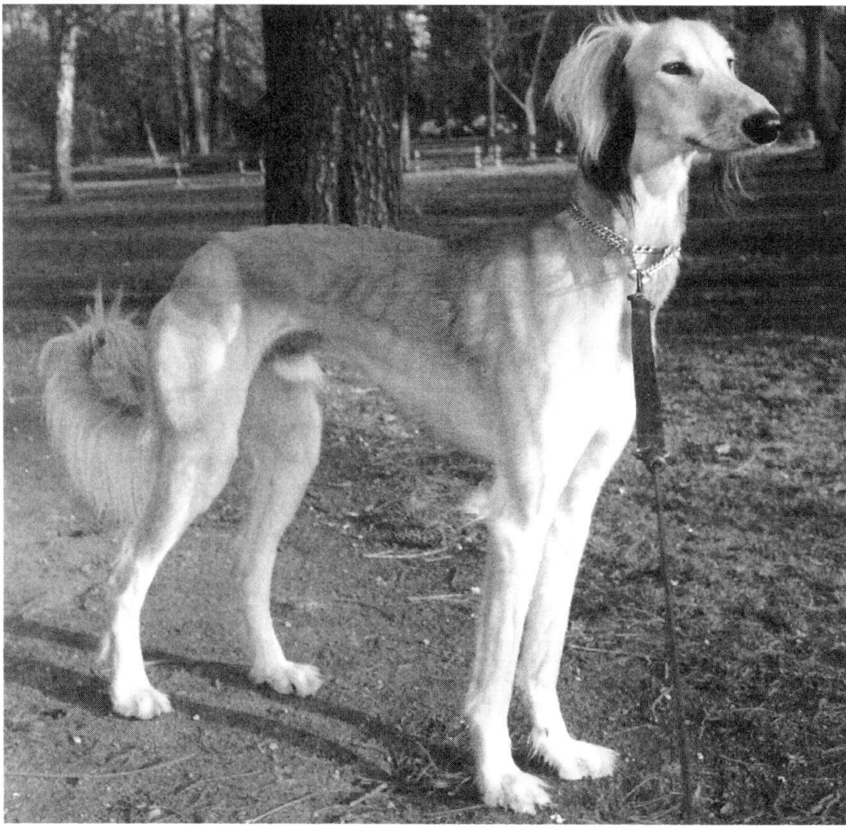

Achmed Rashid (Saluki)
A.: L. Ruzickova

Homöopathie

Manche Leute sind der Ansicht, daß homöopathische Heilmittel sozusagen eine Nebenabteilung der Pflanzenheilkunde seien. Aber der Wirkmechanismus der Homöopthie ist ein völlig anderer. Pflanzliche und andere Heilmittel helfen, wie bereits gesagt, aufgrund ihrer chemisch feststellbaren Inhaltsstoffe, die der Krankheit *entgegenwirken.* Ein einfaches Beispiel: Bei *Durchfall* gibt man etwas, was die *Verstop-*

fung fördert. Dabei wird aber die Ursache, die zum Durchfall geführt hat, überhaupt nicht beachtet; nur das Symptom wird behandelt. Daher kann eine solche Behandlung u.U. ziemlich oft wiederholt werden müssen, weil das eigentliche Grundleiden immer wieder durchbricht. Häufig wird dann bei wiederholter Behandlung die Dosis erhöht und - dem Körper die Möglichkeit genommen, mit sich selbst wieder ins Gleichgewicht zu kommen.

Homöopathische Heilmittel wirken, *indem sie bestimmte Heilvorgänge* (wie, davon gleich) *im Körper in Gang setzen*. Sie tun dies auf zunächst paradox wirkendem Wege: Schon allein die Grundlagen, aus denen homöopathische Mittel entstehen, sind erstaunlich. Nicht genug damit: Viele der homöopathischen Grundsubstanzen würden, soweit sie nicht sowieso giftig sind, in höherer Dosierung eine Krankheit hervorrufen. Weiterhin weisen Skeptiker darauf hin, daß diese Grundsubstanzen in den Medikamenten so stark verdünnt vorkommen, daß sie oft chemisch überhaupt nicht mehr feststellbar sind. Trotzdem ist in der Praxis zweifelsfrei erwiesen, daß Homöopathie Krankheiten heilt. Man sagt, daß Homöopathie *energetisch* wirkt. Für einen rational veranlagten Menschen ist dies alles schwer nachvollziehbar - bis er es schließlich, manchmal als letzte Notlösung, doch auch einmal ausprobiert und verblüfft feststellt: Es hat geholfen!

Inzwischen ist der Wissenschaft gelungen, wenigstens bei einigen homöopathischen Mitteln zweifelsfrei nachzuweisen, daß sie wissenschaftlich belegbare Wirkungen haben. Bei den meisten Mitteln ist es jedoch so, daß einzig und allein die jahrhundertelange Erfahrung der einzige Beweis geblieben ist.

Was Hahnemann vor 200 Jahren entdeckte, erlebt heute einen Siegeszug

Bei seinen Versuchen mit Chinarinde - sie wurde zur Bekämpfung der Malaria eingesetzt - hatte Hahnemann entdeckt, daß »Chinarinde, die bei Malaria fiebersenkend wirkt, beim gesunden Menschen zu einem malaria-ähnlichen Zustand führt.« Er faßte dies zu dem Grundsatz zusammen: »Similia similibus curantur« (Ähnliches durch Ähnliches heilen), was bis heute das Simile- oder Ähnlichkeitsprinzip ist.

Als nächstes entdeckte er bei seinen Selbstversuchen, daß, je mehr er ein Mittel *verdünnte*, es sich umso *positiver* auf die *Heilung* auswirkte.

Dieses Verdünnen (das mit einem bestimmten Ritus, nämlich einer stufenweisen Verschüttelung oder Verreibung verbunden ist), nannte er daher *»Potenzieren«*, was übersetzt *erhöhen, steigern* meint. Auf diese Weise erforschte er mehr als hundert Mittel, die er zunächst bei sich, seiner Familie und seinen Freunden ausprobierte, ehe er sie bei seinen Patienten einsetzte.

Immerhin erlebt heute die vor über 200 Jahren durch Hahnemann begründete Homöopathie einen Siegeszug. Trotz des ständig wachsenden Marktes an Arzneien (55.000 in Deutschland!) sind 13.000 Homöopathika, davon 100 nur für Tiere und etwa 1000, die für Tier und Mensch gleicherweise verwendet werden.

Wie wirken homöopathische Mittel?

Es ist sehr schwer, die Wirkung homöopathischer Mittel zu erklären, trotzdem will ich es - wenn auch notgedrungen in gedrängter Kürze - zu erklären versuchen. Denn bei unseren Hunden ist vielerlei Hilfe davon zu erwarten, oft gerade dann, wenn alles andere versagt hat.

Die Homöopathie folgt noch heute dem Simile-Prinzip, etwa so, daß Gleiches mit Gleichem behandelt wird. Nach dem individuellen Krankheitsbild wird, durch Vergleich in homöopathischen Nachschlagewerken (Repertorium genannt), nach den dort beschriebenen Arzneimittelbildern ein Wirkstoff ausgewählt. Dieser Wirkstoff würde in hohen Dosen bei gesunden Menschen eine bestimmte krankhafte Erscheinung auslösen.

Um es bildlich zu sagen: Durch *hohe Dosen* des Wirkstoffes XXYXX (der Pflanze, Chemikalie, Mineral, etc. sein könnte) würden bei einem Probanden beispielsweise *grüne Pusteln* ausgelöst. Nun hat Hahnemann herausgefunden, daß mit *niedrigen Dosen* eines krankmachenden Stoffes nicht eine Krankheit ausgelöst (also hier unsere grünen Pusteln), sondern daß die besondere, so auslösbare Krankheit durch eine *extrem niedrige Dosierung des »Krankheitsverursachers« geheilt wird.*

Man kann es auch erklären: Bei jeder »Infektion« oder Vergiftung setzt der Körper all seine Widerstandskraft in Gang. Aber er tut dies ebenso, wenn auch nur *geringste Spuren schädigender Stoffe* eingebracht werden, die seine körpereigenen Kräfte aber nicht übersteigen.

So bekommt der gesunde Selbstheilungsmechanismus die Oberhand. Ein Patient also, der die eben genannten »grünen Pusteln« bekam, wird mit einer homöopathischen Verdünnung des Wirkstoffes XXYXX davon befreit werden.

Wer ein solches Repertorium einmal in der Hand hat, wird staunen, welche Vielfalt an Zustandsbeschreibungen und Varianten darin aufgeführt sind. Das kommt daher, daß die heute gebräuchlichen homöopathischen Mittel alle irgendwann einmal bei gesunden Freiwilligen erprobt wurden. Mehr kam noch hinzu durch Beobachtung bei den vielfachen Heilungen, durch Beschreibungen von Vergiftungen und anderen Körpererscheinungen. Auf diese Weise hat man festgestellt, welche, nennen wir es Grundstoffe, zu Erkrankung und Heilung geführt haben. Hier wurden, was eine große Ausnahme ist, die beim Menschen gewonnenen Erfahrungen mit Erfolg auch auf das Tier übertragen; d.h. man verwendete hier zunächst bei vergleichbaren Erkrankungen oft die gleichen Mittel. Inzwischen gibt es aber viele Präparate, die speziell bei Tieren erprobt und eingesetzt werden.

Bei Hunden mit ungeklärtem, gravierendem Haarausfall verwenden wir beispielsweise immer *Thallium aceticum D 12.* Nun ist eine Thalliumvergiftung (Pflanzenschutzmittel, Rattengift) eine üble Sache. Es ist das Schwermetall Thallium enthalten, was als starkes Zellgift wirkt. Führt die akute Thallium-Vergiftung nicht unmittelbar zum Tod, so treten vom zweiten Tag an Durchfall, Erbrechen und Schmerz auf. Später folgen Nervenentzündungen, Lähmungen, Sehstörungen u.a. *Das auffallendste Zeichen ist der rasch einsetzende, totale Haarausfall.* D.h. es werden im Organismus eine Vielzahl von Organen in Mitleidenschaft gezogen. In der *homöopatischen Verwendung*, die man bei Erscheinungen, die dem Bild einer Thallium-Vergiftung ähneln, einsetzt, setzt der Körper seine Abwehrkäfte in Gang, so daß tatsächlich eine Heilung, in unseren Falle also ein Nachwachsen der Haare, eintritt. Ich kann Ihnen versichern, wir haben dieses kleine Wunder mehrmals mit Erfolg, selbst bei mehrjährig bestehender vollständiger oder teilweiser Kahlheit bei Hunden, in Gang gesetzt!

Potenzierung

Das nächste Geheimnis der Homöopathie ist, daß die Mittel nicht nur in unglaublichen Verdünnungen (Potenzierungen) eingesetzt werden, sondern daß noch dazu die unterschiedlichen Potenzen unterschiedlichste Wirkung haben. Das Rohmaterial, das pflanzlichen, tierischen, chemischen oder mineralischen Urspungs sein kann, wird zu einer Tinktur, Lösung oder Verreibung verarbeitet (Urtinktur, Ursubstanz), die teilweise als solche bereits eingesetzt werden.

Dann aber folgt die Verdünnung, z.B. in Zehnerschritten: Dabei wird 1 Teil Ursubstanz mit 9 Teilen Verdünnungsmedium (Wasser, Alkohol, Milchzucker, Kochsalzlösung, Salbengrundlage) verdünnt, aus dieser Verdünnung wieder ein Teil 1:10 verdünnt usw., was mit bestimmten Ritualen verbunden ist. Das sind dann die Dezimalpotenzen D1, D2, D3, D6 usw. Die Potenzierung C ist dann 1:100, LM ist 1:50.000.

Das müssen Sie aber nicht etwa nun selbst herstellen. Jede Apotheke besorgt Ihnen diese Mittel in der gewünschten Potenzierung.

Die Anwendung beim Einsatz kleinster potenzierter Dosen (meist ist das Vorhandensein eines bestimmtes Stoffes überhaupt nicht mehr feststellbar) wirkt *unterschwellig;* eine Giftwirkung kann bei richtiger Anwendung nicht auftreten. Bei sehr hohen Potenzen (also sehr starker Verdünnung) wird oft nur die einmalige Gabe vorgeschlagen. Hohe Potenzen sollten aber nur von wirklich versierten Homöopathen eingesetzt werden! Es ist die einzige Form homöopathischer Mittel, die, falsch eingesetzt, gefährlich werden kann.

Bei Hunden nimmt man, wenn nichts anderes angegeben ist, von den homöopathischen Heilmitteln die D6. (Vorzuziehen sind die *Milchzucker*-Zubereitungen, die erstens ohne Alkohol sind und zweitens von den Hunden gern genommen werden.) Bei einer akuten Krankheit ist aber die Potenzierung von sekundärer Bedeutung. Aber als Regel gilt, je chronischer eine Krankheit ist, umso höher müssen die Potenzen sein. Und je höher die Potenzen sind (also umso mehr verdünnt wurde), in umso größeren Abständen werden sie gegeben.

Es gibt Bücher, in denen man die homöopathischen Mittel bei Hunden nachlesen kann. Nicht jeder kann sofort etwas mit den Bezeichnungen darin anfangen, weil ihm die Schreibweise mit den Potenzbezeichnungen nicht geläufig ist. Aber man kann sich Schritt für Schritt einarbeiten.

Wie setzt man homöopathische Arzneimittel ein?

Der Erfolg von homöopathischen Arzneimitteln wird von zwei Voraussetzungen bestimmt: Erstens muß man das richtige Mittel finden (wozu eine möglichst genau Diagnose gehört), und zweitens muß man sie in der richtigen Weise eingeben.

Beim Zusammenfinden von Medikament und Patient geht das Simili-Prinzip sehr weit, weil es den individuellen Charakter des Kranken (also auch des Hundes) mit beachtet. Sie wissen selbst, daß schon eine an sich harmlose Erkältung sich auf verschiedene Personen ganz unterschiedlich auswirken kann. Ist der eine bei einer Triefnase ansonsten guter Dinge, ist der andere in Weltuntergangsstimmung, fühlt sich abgeschlagen, wird depressiv oder cholerisch.

Bei der Auswahl der homöopathischen Mittel werden die Begleitumstände daher genau beschrieben, so daß für zwei Personen mit gleicher Erkrankung durchaus unterschiedliche Mittel notwendig sein können.

Bei Hunden ist dies nicht anders, die, wie der Mensch, ganz unterschiedliches Temperament haben. Man kann dies in Büchern, die für die homöopathische Behandlung bei Hunden geschrieben wurde, genau nachlesen. Hahnemann beschreibt dies so: *»Je mehr nun die krankhaften Symptome der gewählten Arznei den Symptomen das kranken Tieres entsprechen, mit desto größerer Gewißheit und desto geschwinder und dauerhafter wird des Tieres Krankheit dadurch geheilt, mit einer Gewißheit, die der mathematischen ganz nahe kommt.«*

Ich kann Ihnen versichern, daß man, je mehr man sich damit beschäftigt, umso sicherer, besser und vielseitiger wird. (Schließlich wagt man sogar, »diese komische Homöopathie« auch bei sich selbst auszuprobieren: Unerwarteterweise hilft sie nun auch bei einem selbst!)

Bei akuten Krankheiten und am Beginn jeder Behandlung ist es wichtig, möglichst in raschen Abständen »Heilanstöße« zu geben. Man beginnt also damit, daß man im Abstand von 1/4-, 1/2-, 1-stündlich, darauf folgend 2-stündlich eine Gabe (1 Tablette, 5-10 Tropfen oder 1/2 Eierlöffel voll) verabreicht, was man dem Hund auf die Zunge oder in die Lefzen eingibt. (Am pratischsten sind die Milchzucker-Tabletten, die der Hund gerne nimmt und die keinen Alkohol enthalten.) Die Dosis ist übrigens immer die gleiche, ganz gleich, ob man einen Bernhardiner oder einen Chihuahua verarztet. *Das Wichtigste ist der Heilreiz in bestimmten, zunächst dichten Abständen.*

Sie können also dem Hund bei einer akuten Erkrankung nicht morgens eine Tablette geben und die nächste erst abends, wenn Sie wieder nach Hause kommen. Am besten beginnen Sie mit der Behandlung, wenn Sie auch daheimbleiben können.

Ist die Krankheit ausgestanden, läßt man die Mittel sofort weg und gibt sie nicht etwa »vorbeugend« weiter.

Man kann es bei vielen akuten Krankheiten ausprobieren. Besonders erstaunlich habe ich es jedesmal gefunden, wenn eine Pyometra (Gebärmutterentzündung) zu beseitigen war. Allein durch erst kurzfristige, dann stündliche Gaben von *Pulsatilla D4* (nach Wolff) haben wir sie noch jedesmal zum Abfließen gebracht, was eindrucksvoll zu beobachten war. Die mit erheblichem Sekret gefüllte Gebärmutter reinigt sich sichtbar und heilt aus, während man zusätzlich mit *Lachesis, Pyrogenium* und *Echinacea* die lebensbedrohlichen Infektionen aufhebt. Wir haben dies alles dem wunderbaren Buch von H.G. Wolff zu verdanken, das unserem Denken eine völlig neue Richtung gab und mit den sichtbaren Erfolgen aus uns »Saulussen« »Paulusse« machte.

Homöopathische Heilmittel bei Hauterkrankungen

Da die Haut auf zahlreiche Stoffwechselstörungen ebenso reagiert, wie sie eng mit allen inneren Organen verbunden ist, wird man beim Nachschlagen auf erstaunliche Mittel hingewiesen. Dabei wird einem dann klar, daß mit dieser Heilmethode *nicht direkt auf die Haut, sondern auf die zugrundeliegende Störung* eingewirkt werden soll. Ist diese dann beseitigt, reguliert sich die Haut »wie von selbst«. Sozusagen das »Lieblingsmittel« bei Hautkrankheiten ist Sulfur (sublimierter Schwefel), der in den unterschiedlichsten Potenzierungen eingesetzt wird. Sulfur ist Betandteil des Körpereiweißes. Besonders reich an Schwefelgehalt ist die Epitheldecke der Haut. Aber auch andere »Stoffe« werden mit schöner Regelmäßigkeit genannt. Einige davon seien hier, nach H.G. Wollfs Buch, alphabetisch aufgeführt, wobei auch erwähnt wird, wo sie auch im Nicht-Haut-Bereich verwendet werden. So wird das homöopathische *Ganzheitsprinzip* besser zu verstehen sein.

Antimonium crudum (Schwarzer Spießglanz) = Schwielen- und Hornhautbildung, Hautrisse. Aber auch: Magenbeschwerden auf schlechtes Futter.

Apis mellifica (Honigbiene) = Nesselfieber, entzündliche Schwellung der Haut. Aber auch: Blasenentzündung, Nierenentzündung, Angina.

Aristolochia clematitis (Osterluzei) = Wundbehandlung. Aber auch: Regulierung des Hormonhaushaltes.

Arnica montana (Bergwohlverleih) = Blutergüsse, Quetschungen. Aber auch: überanstrengtes Herz, Muskelschmerzen

Arsenicum album (Weißes Arsenik) = Ekzeme. Aber auch: Lungenentzündung, Durchfälle, Magen-Darmentzündung.

Belladonna (Tollkirsche) = Gesäuge-Entzündung. Aber auch: Schlaganfall, Aggressivität.

Graphites (Reißblei) = Feuchte Ekzeme, Schrunden und Risse der Haut. Aber auch: Gehörgangsentzündungen.

Hepar sulfuris (Kalkschwefelleber) = Abszess, Furunkel. Aber: In niedrigen Potenzen *eiterfördernd*, in hohen *eiterhemmend*!

Lycopodium (Bärlapp) = Chronische Leberinsuffizienz

Mercurius solubilis (Quecksilber) = Schleimhautentzündungen d. Mundhöhle. Aber auch: Magen, Darm, Nierenentzündung

Natrium muriaticum (Kochsalz) = Haarausfall. Aber auch: Abmagerung, Lidbindehautentzündung

Petroleum (Steinöl) = Ekzeme, Rhagaden, Fissuren

Phytolacca (Kermesbeere) = Entzündung des Gesäuges. Aber auch: Tumoren im Gesäuge

Psorinum (Nosode) = Ekzem im Winter. Aber auch: Chronische Mykosen, Gehörgangsentzündung.

Sepia (Tintenfisch) = Hormonhaushaltsstörungen bei älteren Hündinnen. Aber auch: Gebärmuttersentzündungen.

Silicea (Kieselsäure) = Kalter Abszess, chronische Eiterungen. Aber auch: Epilepsie.

Sulfur (Schwefelblüte) = Ausbrüche der Haut, Schuppen, Ekzem. Aber auch: Verstopfung, morgendliche Durchfälle.

Thuja occidentalis (Lebensbaum) = Chronische Hautleiden. Aber auch: Gehörgangsentzündungen.

Urtica Urens (Brennessel) = Ekzem. Aber auch: Lähmung, Rheumatismus

Gibt es schädliche Wirkungen bei falschen homöopathischen Mitteln? Grenzen der Homöopathie

Das Beruhigende bei homöopathischen Mitteln ist, daß sie entweder - und zwar manchmal sogar sehr schnell - wirken, oder aber das Individuum völlig unverändert lassen.

Haben Sie also das falsche Mittel gewählt, weil Sie nicht gut genug beobachtet, nachgelesen und nachgedacht haben, passiert überhaupt nichts. Leider auch keine Besserung. Man sollte sich nicht entmutigen lassen und noch etwas anderes probieren. (Eine Ausnahme sind, wie gesagt, die Hochpotenzen.)

Man darf andererseits nicht beunruhigt sein, wenn ein Zustand nach Eingabe statt sich zu bessern, sich sogar anfänglich noch *verschlimmert*. Dies ist bei manchen Krankheiten sogar normal. Beispielsweise kann das Hautjucken sich kurzfristig noch steigern. Das zeigt aber an, daß der Körper nun mit großer Anstrengung reagiert; er wird bald in die Heilphase übergehen. Daher ist es gut, wenn man als Anfänger einen erfahrenen Arzt neben sich weiß, der derartige Verläufe aus Erfahrung kennt und auch weiß, wenn etwas nicht nach Wunsch verläuft.

Auch die Homöopthie hat ihre Grenzen. Bei so vielen Krankheiten sie, richtig angewendet, das Mittel der Wahl ist, für manches ist die Homöopthie einfach nicht der richtige Weg. Sind chirurgische Eingriffe nötig, liegt ein Knochenbruch vor, müssen Sie die richtige ärztliche Hilfe in Anspruch nehmen. Wohl aber können Sie mit homöopathischen Mitteln den Allgemeinzustand verbessern, für bessere Heiltendenzen sorgen, usw.

Sie sollten auch nicht denken, Ihr Tierarzt sei nun überflüssig, (obwohl Sie, nach einiger Erfahrung, bekannte Erkrankungen schließlich ganz gut selbst in den Griff bekommen können). Besser ist es, nach einem Tierarzt zu suchen (es gibt davon immer mehr), der von sich aus selbst gern zu alternativen Heilmethoden greift und Erfahrung damit hat. Dabei können Sie viel lernen.

Was bewirken Antibiotika, Sulfonamide, Kortisone und wie wirken sie?

Wenn man bis hier den Eindruck gewonnen hat, man könne grundsätzlich auf alle modernen medizinischen Errungenschaften verzichten, *so ist das ein Irrtum.* Bei vielen Erkrankungen bringen sie eine blitzartige Verbesserung, verhindern eine schwerwiegende Verschlimmerung und sind heute nicht mehr wegzudenken. Bei so mancher schweren Erkrankung in meiner Familie war ich dankbar, daß uns die - nicht immer zu Recht verteufelte - Chemie das eine oder andere Mittel beschert hat, was oft lebensrettend war. Auch bei unseren Hunden sind wir oft genug froh gewesen, wenn eine, zugegeben »chemische Keule« erstmal einen gewissen Stillstand erzeugte, und wir dann mit alternativen Mitteln die Behandlung fortsetzen konnten.

Die große Gefahr besteht eigentlich nur darin, daß, so schnell und leicht manches Medikament wirkt, dieses daher schon bei geringen Anlässen eingesetzt wird, und daß dann die damit zwangsweise verbundenen Nebenwirkungen in keinem Verhältnis zur Schwere der eigentlichen Krankheit stehen.

Hat man zwar gelernt, bei sich selbst den Medikamenten-Beipackzettel mit gerunzelter Stirm zu lesen, ist man bei seinem Hund oft etwas leichtsinniger und hofft, daß alles schon richtig sein wird.

Wenn man sich aber ein wenig über den Wirkmechanismus bestimmter Medikamentengruppen informiert, weiß man besser, worauf man sich einläßt und ob man dies tun will oder nicht. Meist weiß man einfach zu wenig, und es ist außerdem recht interessant, was man dabei alles erfährt. Immer wieder habe ich erklären müssen, wie Sulfonamide, Antibiotika und Kortisone eigentlich wirken; ich will es daher auch hier kurz noch anmerken, da sie gerade bei Hauterkrankungen breiteste Anwendung finden.

Chemotherapeutika

sind chemisch hergestellte Arzneimittel, die Krankheitserreger im Blut und in den Körperorganen *vernichten* (*bakterizid* wirken) oder soweit *hemmen* oder *schädigen* (bakteriostatisch wirken), daß sie durch die Abwehrstoffe des Körpers unschädlich gemacht werden können. Zu den Chemotherapeutika gehören u.a. die Sulfomamide, wie auch Antibiotika entsprechend eingesetzt werden.

Leider läßt sich nicht immer erreichen, daß bei einer derartigen Behandlung nur die *Krankheitserreger* geschädigt werden; es kann also der Kranke selbst auch Schädigungen mit in Kauf nehmen müssen, was dann die berühmten Nebenwirkungen sind.

Sulfonamide

Bereits 1935 wurde von G. Domack das Sulfanilamid als erstes gut verträgliches Chemotherapeutikum eingeführt. In dem Begriff steckt das Wort Sulfur = Schwefel, d.h. es sind Arzneimittel, die eine Schwefelgruppe im Molekül enthalten.

Mit anderen Worten, es sind schwefelhaltige Verbindungen, die das Wachstum und die Vermehrung einer ganzen Reihe von Bakterien hemmen, diese selbst jedoch nicht abtöten, also bakteriostatisch wirken.

Sulfonamide dringen in Bakterien ein und verhindern durch bestimmte Vorgänge deren Wachstum, in dem sie die Folsäuresynthese verhindern.

Sie sind daher nur gegen solche Bakterien wirksam, die ihren Folsäurebedarf durch Eigenherstellung decken müssen. Dies sind z.B. die Eitererreger, Erreger der Lungenentzündung, die bakterielle Hirnhautentzündung, manche Darmbakterien.

Die verschiedenen Sulfonamide unterscheiden sich voneinander durch die Art ihrer Verteilung im Körper, ihre Verarbeitung im Stoffwechsel und ihre Wirkungsdauer, die wenige Stunden bis eine Woche anhalten kann.

Es gibt Kurzzeitsulfonamide, die schnell aus dem Darm aufgenommen werden. Sie erreichen schnell hohe Blutspiegel und werden ebenso schnell durch die Nieren ausgeschieden. Sie müssen demzufolge in kürzeren Abständen eingenommen werden. Bevorzugt setzt man sie heute ein bei Harnwegsinfektionen, wo die Sulfonamide sich konzentriert ansammeln. Außer dem Kurzzeitsulfonamiden gibt es Langzeitsulfonamide. Sie müssen alle 24 Stunden eingenommen werden, sind die eiweißgebundene Form, und haben auf diese Weise Depotwirkung. Zwischen Lang- und Kurzzeit- stehen die Mittelzeitsulfonamide, die eine Zwischenstellung einnehmen. Die letzte Gruppe, die darmwirksamen Sulfonamide, sind so wenig löslich, daß sie während der Darmpassage weitgehend dort verbleiben und so nur dort ihr Wirkung entfalten können.

Leider sind viele »schlaue« Bakterien gegen Sulfonamide resistent geworden, so daß man zu immer neuen Varianten greifen muß.

Wenn auch nach Einführung der Antibiotika einige Sulfonamide ihre Bedeutung verloren haben, sind viele noch heute wichtige, preiswerte und gut verträgliche Mittel.

Antibiotika

Die Antibiotika verdanken ihre Entdeckung einem Zufall: 1928 beobachtete der britische Bakteriologe Alexander Fleming an einer Bakterienkultur, daß Staphylokokken durch Verunreinigung mit einem Schimmelpilz in ihrem Wachstum gehemmt wurden. Aber erst 1940 gelang es Forschern, Penicillin G, das erste Antibiotikum, zu isolieren. Während des 2. Weltkrieges wurde die großtechnische Herstellung von Penicillin (übersetzt gleichbedeutend mit Schimmelpilz) gelöst.

Auch heute, man hat seither viele Penicilline unterschiedlichster Wirksamkeit entdeckt, werden sie aus wirtschaftlichen Gründen auf biologischem Weg mit Hilfe von Schimmelpilzen gewonnen, wenn es auch viele verschiedene Produktionsänderungen gibt.

Der einzige Nutzen von Antibiotika (zu denen neben anderen die Penicilline gehören) liegt darin, Bakterien abzutöten oder sie so zu hemmen, daß sie von den Eigenkräften des Organismus eliminiert werden können.

Nach Möglichkeit sollte aber ein Antibiotikum ausgewählt werden, das möglichst genau die richtige »Zielgruppe«, nämlich jene Bakterien anspricht, die vernichtet werden sollen. Mit anderen Worten sollen möglichst wenige *nicht* zu vernichtende Bakterien, die zum gesunden Bestand gehören, betroffen werden, z.B. die natürliche Flora von Haut und Intestinaltrakt.

Bei der Haut des Hundes hat man festgestellt, daß es neben anderen vorwiegend Staphyloccus intermedius ist, der die Störungen hervorruft.

Die Auswahl des richtigen Antibiotikums muß der Tierarzt treffen, hier ist eine Selbstmedikation völlig fehl am Platz.

Bei Hautkrankheiten sollten lokal wirkende, also äußerlich anwendbare Antibiotika vermieden werden, da mit Desinfektionsmitteln der gleiche oder gar bessere Effekt erzielt werden kann. Ausnahme sind nur jene Präparate, die aus Gründen der Verträglichkeit nur äußerlich angewendet werden können, z.B. Ohrentropfen. Das kann nur der Tierarzt entscheiden.

Um wirken zu können, muß von dem Antibiotikum ein wirksamer Spiegel im Blut bzw. an dem befallenen Ort erreicht werden, wobei sich bei der Antibiotikatherapie für die Hautbezirke Schwierigkeiten ergeben.

Gerade im Hautgewebe ist es schwierig, einen hohen Antibiotikaspiegel, also eine hohe Antibiotikakonzentration, zu erreichen, da von der Blutauswurfsmenge des Herzens nur etwa 4% die Haut erreichen. 33% gelangen beispielsweise in die Muskulatur, was nichts anderes bedeutet, als daß es eine relative Verteilung der Antibiotika in den einzelnen Organen gibt.

Andererseits ist die Hornschicht der Haut eine wirksame Barriere gegen von außen zugeführte Substanzen, also auch Antibiotika, so daß bei Hautkrankheiten oft die orale Verabreichung, die von innen wirkt, die angebrachte ist.

Nicht immer ist leider einer Antibiotika-Behandlung sofortiger Erfolg beschieden, und es müssen mehrere Präparate durchgetestet werden, ehe sich ein Erfolg einstellt.

Das kann mehrere Gründe haben. Erstens kann ein Mikroorganismus von vorn herein gegen ein bestimmtes Antibiotikum resistent sein. Zweitens besteht die Möglichkeit, daß die Dosierung zu gering war, so daß es in der Haut nicht die benötigte Konzentration erreicht hat. Die dritte Möglichkeit ist, daß die Behandlung nicht lange genug durchgeführt wurde. Die Erreger bleiben also vorhanden und werden möglicherweise resistent.

Hier werden leider von besorgten Hundehaltern in lauter guter Absicht manche Fehler gemacht. Um ihr Tier zu schützen, nehmen sie weniger von dem Medikament, als ihnen der Tierarzt verordnet hat und setzen, kaum daß ein Erfolg sichtbar wurde, das »schwere« Medikament wieder ab, um die Nebenwirkungen zu minimieren.

Resistenz kann schon dadurch erreicht worden sein, daß bereits vorher - vielleicht wären sie gar nicht nötig gewesen - Antibiotika verabreicht worden sind, was die Empfindlichkeitsrate senkt. Es müssen also oft erst Kulturen der Erreger angelegt werden, um das richtige Mittel herauszufinden.

Es ist auch zweifelhaft, ob eine zögerliche Dosierung wirklich etwas nützt. Am sichersten geht, wer dauerhaft einen ausreichenden Spiegel im Blut erreicht. Auch ist auf die Wahl des richtigen Medikaments zu achten: Es muß den gewünschten Ort auch sicher erreichen. Sie können also nicht einfach ein früher erprobtes Antibiotikum unbesehen auch für eine ganz andere Erkrankung verwenden.

Bei Hautkrankheiten muß im allgemeinen, hat man das richtige Präparat gefunden, dieses in maximaler Dosis 14-21 Tage, manchmal sogar 30-60 Tage eingesetzt werden. *Grundsätzlich sollte die Behandlung 7 Tage über die erfolgte Heilung hinaus eingesetzt werden.*

Hochwirksame Medikamente haben auch Nebenwirkungen. Man muß aber wissen, daß es oft keinen anderen Weg gibt. So ist eine Anämie beobachtet worden, ebenso auch Erbrechen und vieles andere mehr. Man muß eng mit dem Tierarzt zusammenarbeiten, der hin und wieder auch die Präparate wechseln wird, um zum Erfolg zu kommen. Hat sich übrigens bei Ihrem Hund eine derartige »Überempfindlichkeit« einmal gezeigt, notieren Sie dies gewissenhaft, und teilen dies Ihrem Tierarzt jeweils bei Beginn einer neuen Behandlung mit.

Kortison

Bei vielen Haut- und allergischen Krankheiten werden Kortisonpräparate verwendet. Da sie, wenn sie auch die Symptome oft schlagartig verbessern, tatsächlich keine heilende Wirkung haben, solange die Ursache nicht beseitigt ist, muß man wissen, wie sie funktionieren. Nachdem ich bei zwei Hunden eine jahrelange Kortison-Behandlung fortführen mußte (die Hunde wurden sehr alt dabei) und auch im Umfeld immer wieder mit »Kortison-Hunden«, d.h. deren besorgten Besitzern in Kontakt kam, habe ich mich lange und gründlich mit den damit verbundenen Problemen vertraut zu machen versucht. Es war gar nicht einfach, außer der immer wieder zu hörenden Warnung vor den Nebenwirkungen, vernünftige Unterlagen zu diesem Problem zu finden.

Vom körpereigenen Kortison des Hundes
Die Hormone der Nebennierenrinde
Vom Cushing-Syndrom

Schon von Natur aus verfügt der Hund über körpereigenes Kortison. Es ist ein Produkt der Nebennierenrinde, die drei Hauptgruppen von Hormonen produziert, die chemisch alle Steroide sind und unter der Bezeichung Kortikoide zusammengefaßt werden. Es sind dies:

1. **Glukokortikoide** (Cortisol, Hydrocortison), die den Kohlenhydrat-, Eiweiß- und Fettstoffwechsel beeinflussen.
2. **Mineralkortikoide** (Aldosteron), beeinflußt den Elektrolyt- und Wasserhaushalt, reguliert den Kalium- und Natriumhaushalt, wirkt an der Niere und auf den Blutkreislauf.
3. **Geschlechtshormone** (u.a. Androgene)

Kortisone sind vielseitig: Sie regen die Leber an, Fett- und Eiweißbestandteile des Blutes in Zucker umzuwandeln. Sie hemmen u.a. Entzündungsvorgänge, indem sie bestimmte weiße Blutkörperchen an der Vermehrung hindern, wie sie außerdem die Bildung von Antikörpern unterbinden.

Gesteuert wird das ganze vom Gehirn. Bei Bedarf meldet der Hypothalamus der Hirnanhangdrüse, daß zu wenig Kortison im Blut enthalten ist, worauf diese ACTH (adrenokortikotropes Hormon: bei Streß erhöht sich die ACTH-Ausschüttung) zur Nebennierenrinde schickt, um für Nachschub zu sorgen. Kontrolliert wird das alles wieder vom Hypothalamus.

Diese drei Drüsen sind Saisonarbeiter. Einmal am Tag, bei Mensch und Hund morgens, werden größere Mengen Kortison produziert, sozusagen die Tagesration; bei Bedarf wird nachgeliefert. Bei Streß wird, neben Adrenalin, auch Kortison vermehrt ausgestoßen.

Produziert, z.B. durch eine Gewebewucherung, die Hypophyse zuviel ACTH, wird zuviel Kortison ausgeschüttet, was zu allen möglichen Krankheiten führen kann.

Dazu gehört das bei Hunden recht häufige *Cushing-Syndrom,* das aber auch als Folge zu langer oder zu hoch dosierter Kortison-Behandlung entstehen kann. Der Hund leidet unter großem Durst, setzt große Harnmengen ab, hat einen gesteigerten Appetit, was zu Fettleibigkeit führt. Durch Tonus-Abnahme der quergestreiften Muskulatur kommt es zu Senkrücken, d.h. einer Wirbelsäulendurchbiegung nach unten. Auch die Bauchdecken werden schlaff und werden u.U. nachgeschleift. Gesichts- und Schenkelmuskulatur bilden sich zurück. Am Fell entwickelt sich mottenfraßähnliche Kahlheit, auch Hodenatrophie, Zyklusstörungen und Osteoporose werden beobachtet, die Leber ist deutlich vergrößert. Belastungssituationen werden schlechter vertragen, der Blutzuckerspiegel ist erhöht... Alles Erscheinungen, die wir später auch unter den »Nebenwirkungen« wiederfinden werden.

Kortison als Medikament

Die Wirkung der Kortisone als Medikament beruht auf *ihrer Fähigkeit, in höheren Dosen verschiedene, mehr oder weniger spezifische Abwehrmechanismen im Körper blockieren zu können.* Allerdings dämpfen sie nur die Symptome; das Grundleiden bleibt erhalten.

Zahlreiche Krankheiten werden durch überschießende Abwehrmaßnahmen des Körpers (Allergie, siehe später) aufrechterhalten oder sogar hervorgerufen. Dies sind *überschießende* Entzündungen, die dann von sinnvoller Krankheitsabwehr zur *schädlichen Krankheitsfolge* werden. Glukokortikoide haben eine starke, entzündungshemmende Wirkung. *Sie mindern zwar nicht Bakterien oder die Zirkulation von Giftstoffen im Körper, vermindern aber die Begleitreaktionen.*

Durch Beeinflussung des lymphatischen Systems wirken die Glukokortikoide *immunsuppressiv.* Sie werden daher zur Vermeidung der Abstoßung bei Transplantationen und bei Autoimmunerkrankungen eingesetzt. Außerdem haben sie hemmende Wirkung auf narbenbildendes Gewebe.

Zunächst vermutete man in den Kortisonen ein Wundermittel. Aber ihre unkritische Anwendung hatte verheerende Auswirkungen, so daß die Begeisterung ins Gegenteil umschlug: Vor Kortison wurde gewarnt, als handele es sich um ein schweres Gift. Doch sind diese Befürchtungen, bei sachgerechter Anwendung, unbegründet. Es ist der Forschung gelungen, die Nebenwirkungen auf den Salz-Wasser-Haushalt zu reduzieren. Es stehen heute verbesserte Medikamente zu Verfügung, außerdem ist die Erfahrung in ihrer Anwendung gewachsen, so daß sie sinnvoller und gefahrloser eingesetzt werden können.

Was geschieht bei Kortison-Anwendung im Körper?

Bei hohen Kortison-Spiegeln im Blut fällt der Stimulus für die Ausschüttung von ACTH weg, d.h. die normale körpereigene Kortison-Produktion wird verhindert. Kortison verhindert die Ausschüttung von Entzündungsmediatoren, z.B. Histamin, und die der von gewebsschädigenden lysosomalen Enzymen, die exsudativen Prozesse werden herabgesetzt.

Bei akuten Entzündungen entsteht ein antiexsudativer und analgetischer Effekt, eine Hemmung überschießender, bindegewebiger Reaktionen und leukozytärer Infiltration, sowie eine antiallergische Wirkung.

Kortison beeinflußt den Calcium-Stoffwechsel, indem es, antagonistisch zu Vitamin D3, die Calciumresorption aus dem Darm hemmt und die renale Ausscheidung, zusammen mit Phosphat, steigert. (Was zur Osteoporose führen kann.)

Im zentralen Nervensystem wirkt Kortison euphorisierend, was mit Appetitanregung (als Folge Fettleibigkeit!) verbunden ist und außerdem bei Hunden zur Erregbarkeitssteigerung führt, was sich in Bösartigkeit oder Depression äußern kann.

Bei allergischen Hauterkrankungen, Otitis externa oder Insektenstichen ist, neben der antiallergischen, entzündungshemmenden Wirkung, auch die ausgeprägte Stillung des Juckreizes von wichtiger Bedeutung. Dadurch kann der »Juck-Teufelkreis« durchbrochen werden, z.B. bei parasitären Dermatosen, und das ist oft die Voraussetzung für eine gezielte Behandlung des zugrundeliegenden Leidens.

Kortisone werden lokal (äußerlich) und systemisch (innerlich) verabfolgt.

Bei schweren Hauterkrankungen, schuppenden Hautablösungen, starkem Juckreiz wird Kortison möglichst lokal angewandt, was oft eine schnelle Besserung nach sich zieht.

Bei Autoimmunerkrankungen und Allergien ist hingegen eine systemische Anwendung sinnvoll.

Nebenwirkungen bei Kortison-Anwendung

Die insgesamt abwehrkraftsenkende Wirkung von Kortison führt zu einer *Verschlechterung* der Abwehrlage gegenüber allen Arten von Infektionserregern, d.h. es kommt zu einer *erhöhten Infektionsanfälligkeit,* mit der schon nach 3-4 Tagen Therapiedauer zu rechnen ist.

Das erhöhte Infektionsrisiko betrifft nicht nur bakterielle Infektionen, sondern kann auch die Infektionen durch Viren, Pilze oder andere Parasiten fördern, was zunächst durch die Kortisonwirkung maskiert wird. Ebenso können bisher latente Infektionen ausbrechen, bzw. bestehende sich verschlimmern. Wichtig ist zu wissen, daß auch die Wirkung von Schutzimpfungen gestört sein kann. (Hier kann die Ausbildung einer ausreichenden Immunität, die bis zu 8 Wochen vor Therapiebeginn erfolgte, beeinträchtigt sein!)

Läßt sich eine Kortisonanwendung bei Infektionskrankheiten oder Bakterieninfektionen nicht vermeiden, ist gleichzeitig für lückenlosen chemotherapeutischen Schutz während der Therapie und nach deren

Absetzen zu sorgen. Man muß aber bedenken, daß Antibiotika kein Schutz sind gegen das Aufflammen von Mykosen oder Virusinfektionen.

Nicht genug damit, ist auch mit einer Verschlechterung der Wundheilung zu rechnen, wie auch Magen-Darmgeschwüre auftreten können. Kortison kann nicht nur zu »Papierhaut« führen, sondern im Skelett entwickelt sich eine Osteoporose mit erhöhter Gefahr von Knochenbrüchen, wie auch einer Schädigung des Gelenkknorpels. Der Blutzuckeranstieg kann zu Diabetes oder dessen Verschlechterung führen.

Vom Cushing-Syndrom war schon die Rede. Es kann schon nach 10-14 Tagen nach Überdosierung auftreten. Die Grenzdosis liegt meist knapp über der Erhaltungsdosis, z.B. bei Prednisolon im Bereich von 1mg/kg, unterliegt aber individuellen Schwankungen.

Leitlinien für die Dosierung und für das Beenden der Behandlung

Ihr Tierarzt wird den Therapiebeginn mit voller Dosierung beginnen, Ihnen aber anraten, die Dosierung möglichst bald auf die möglichst geringste Dosis zurückzunehmen.

Soweit möglich, ist eine lokale Behandlung durchzuführen. Aber auch hier geht es nicht ohne Nebenwirkungen ab. Schon bei harmlos anmutenden Ohrpräparaten (z.B. Panolog) wurde bereits nach sieben Tagen festgestellt, daß sie die Reaktionsfähigkeit der Nebennierenrinde minderten. Das dauerte mehr als 14 Tage an. Ähnliche Befunde gab es bei Augentropfen. Auch äußerlich angewandte Kortikosteroide sind also keineswegs unriskante Medikamente. Sie bilden in der Haut einen »Pool«, der bewirkt, daß eine einmalige Anwendung ausreicht, um den lokalen Effekt aufrechtzuerhalten. Man sollte daher beim Auftragen Handschuhe tragen, um für sich selbst einen Kontakt auszuschließen. *Kortison wirkt immer systemisch, d.h. auf den gesamten Organismus.* Bei seiner Ausscheidung gehen kleine Mengen auch in die Milch über.

Zu Minimierung der Störung der Nebennierenrindenfunktion wird die Tagesdosis Kortison *immer morgens* verabreicht.

Aus dem gleichen Grund sollten auch mittellang oder kurz wirksame Kortisone (Prednisolon) verwendet werden. Man kann und sollte sie alternierend geben, wobei jeden 2. Tag die doppelte Tagesdosis verabfolgt wird, da die therapeutische Dosis auch über den nächsten Tag hinaus anhält.

Wenn man meint, nun sei alles geregelt, darf man Kortison auch nicht einfach von einem Tag zum anderen absetzen.

Erstens kann die Grundkrankheit wieder aufleben, andererseits kommt es zu Muskelschwäche, Gelenkschmerzen, Verhaltensänderungen, Fieber, Blutdruckanstieg, was bereits nach drei- bis viertägiger Verabreichung möglich sein kann.

Bestimmt aber bei mehr als 14-tägiger Kortison-Therapie muß man diese *ausschleichend* beenden, indem abnehmende Dosen nur mehr jeden zweiten oder dritten Tag gegeben werden. Nach Langzeittherapie ist die Ausschleichphase über 2-3 Wochen durchzuführen bis zur Normalisierung der Nebenierenrindenfunktion. Es können dabei mehrere Wochen und Monate vergehen; in dieser Zeit besteht erhöhte Streßanfälligkeit. Beim plötzlichen Absetzen nach Langzeit- oder Hochdosistherapie kann es zu tödlichen Zusammenbrüchen kommen.

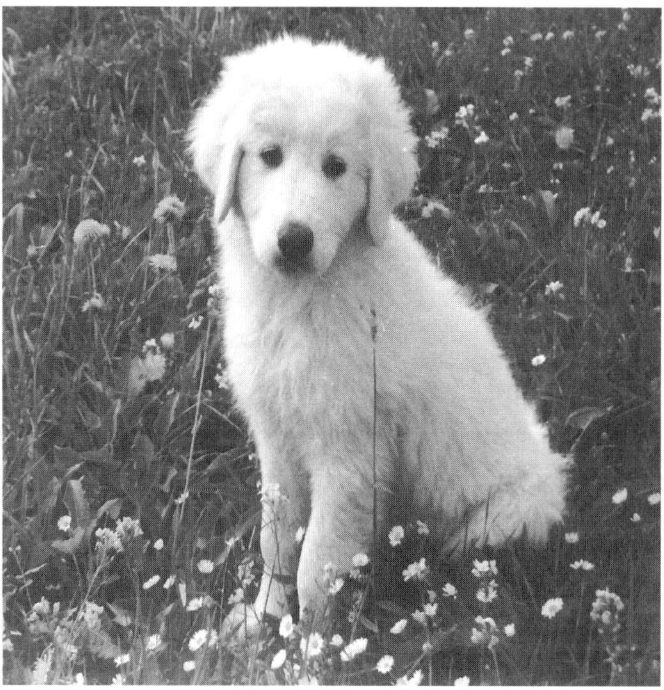

Tuffy
vom Wolfshorn
(Slovensky
Cuvac-Welpe)
A.: P. Krivy

Jeder Hund kann eine Allergie bekommen

Praktisch kann jeder Hund zu jeder Zeit gegen irgend etwas allergisch werden. Sein Organismus kann lange Zeit unterschiedlichste Allergenbelastungen tolerieren. Aber ein oft nur geringfügiger Anstieg kann zum Überschreiten der Empfindlichkeitsschwelle führen. Kommt beispielsweise zu den üblichen Belastungen nur Flohbefall, eine leichte Hautentzündung, Durchfall oder gar nur besonders trockene Umgebung hinzu, kann dies der Zeitpunkt sein, in dem eine Allergie ausbricht, die, wenn nur *eine* der Ursachen gefehlt hätte, ausgeblieben wäre.

Jede Allergie entlädt sich auf eine für jeden Hund typische Weise: Sie durchbricht das dünnste Glied in der Kette, d.h. sie tritt dort zum Vorschein, wo der Hund, d.h. seine Toleranzschwelle am empfindlichsten ist: am Darm mit Durchfällen oder an der Haut mit Juckreiz und Ausschlägen.

Eine Allergie wird aber, entgegen landläufiger Meinung, nicht etwa dadurch ausgelöst, daß der Hund mit einer ihm *bis dahin fremden* Substanz in Kontakt gekommen ist. Vielmehr ist es, wie wir gleich sehen werden, so, daß der Hund dem, was für ihn ein Allergen ist, schon *einiger Zeit* ausgesetzt gewesen sein muß, bevor sein Körper zur allergischen Reaktion übergeht.

Das bedeutet auch, daß Hunde unter sechs Monaten höchst selten allergisch reagieren, sondern das häufigste »Erstalter« liegt zwischen drei bis sechs Jahren. Hunde die älter sind, werden andererseits selten noch mit dem Neuauftreten von Allergien »erfreut«.

Bei den Allergietests wird ein merkwürdiges Phänomen beobachtet. Ist die Allergie noch »ganz frisch«, sind es nur einer oder wenige Stoffe, auf die der Test anspricht. Beim Fortdauern der Erkrankung wird aber auf eine steigende Zahl von Stoffen reagiert. Jetzt ist es Zeit, darüber nachzudenken, ob es wirklich die »Stoffe« sind, die die Allergie hervorrufen, oder ob nicht vielmehr der gesamte Organismus aus dem Gleichgewicht geraten ist und *nun auf der ganzen Linie überempfindlich reagiert*.

Umgekehrt wird man nämlich auch beobachten können, daß nach einer umfassenden Lebensumstellung des Hundes die Allergieempfindlichkeit abnimmt, bzw. sich allein durch konsequente Nahrungsumstellung beheben läßt.

Allergie - keine »Schöpfung« der Neuzeit, sondern greift auf uralte Forschungen zurück

Wenn man Allergien verstehen will, muß man zu begreifen lernen, daß sie eng mit dem Immunsystem verbunden sind. Schon früh haben Menschen versucht, sich durch entsprechendes Verhalten immun zu machen gegen schädliche Einflüsse. So z.B. im ersten Jahrhundert v. Chr. Mithridates, König von Pontes, der täglich alle möglichen Gifte in kleinen Dosen zu sich nahm, um gegen böswillige Vergiftungen immun zu sein. (Man versuchte tatsächlich vergeblich, ihn mit Gift zu töten und erschlug ihn daher kurzerhand mit dem Schwert.) 2000 Jahre später entdeckte Pasteur den Zusammenhang zwischen Immunität und Infektionskrankheiten: Das Blut eines Tieres, das eine Infektion überlebt hatte, konnte ein anderes gegen diese Krankheit schützen. Diese Immunität kann auch von einem Menschen auf den anderen übertragen werden. Der Keim, der die Infektion auslöste, wurde *Antigen* genannt. Was im Blut dann reagierte, nannte man *Antikörper*. Diese Antikörper wurden dann gegen Infektionen eingesetzt, was man »passive Immunisierung« nannte.

Zwei französische Ärzte, die um die Jahrhunderwende immunologische Experimente durchführten, zerkleinerten auf einer Mittelmeerkreuzfahrt eine Qualle, extrahierten das Gift und injizierten es einem Hund, der krank wurde, sich aber wieder erholte. Im Glauben, er sei nun immun, gaben sie ihm das Gift ein zweites Mal, woran der Hund nun starb. Diese Reaktion nannten die Ärzte *»Anaphylaxie«*. Bei wiederholten Experimenten stellte sich heraus, daß manche Probanden, man benutzte schließlich auch menschliche Versuchskaninchen, entweder sofort starben, andere sich nach einer heftigen Reaktion erholten. Das gleiche Gift konnte also entweder eine Immunität oder einen *anaphylaktischen Schock* hervorrufen.

Nach vielen Jahren der Forschung wurde so von dem österreichischen Mediziner v. Pirquet der Begriff *Allergie* (was eigentlich Fremdeinwirkung heißt) geboren, obwohl man immer noch nicht wußte, warum völlig gleiche Bedingungen zu entgegengesetzten Resultaten führen könnten: Sicher war nur, daß sich vor der Injektion etwas in den Patienten verändert haben mußte. Auch wurde nun der Begriff *Allergen* geschaffen, womit man ein undefiniertes Element bezeichnete, das eine Allergie hervorruft.

Weiter als Pirquet ging der Amerikaner Cooke, der zwischen *Antigen* (das zu einer meßbaren Menge von Antikörpern im Blut führt) und Allergen (das dieses damals nicht tat, weil man es noch nicht messen konnte) unterschied.

Ein langer Weg der Forschung, der zeigt, daß sich seit undenklichen Zeiten die Menschen bemüht haben, merkwürdige Unverträglichkeitsreaktionen im Körper zu verstehen. Das Problem ist also alt und - bis heute noch nicht letztlich geklärt.

Was geschieht bei einer Allergie?

Allergie ist die Neigung des Körpers, auf einen Reiz anders zu reagieren, als es der Norm entspricht. Diese zur Gewebsschädigung führende Überempfindlichkeit kann angeboren, erworben oder auch künstlich erzeugt sein. *Die Aufnahme der Allergene erfolgt durch Hautkontakt, Einatmung, bei der Nahrungsaufnahme oder durch Medikamente.*

Die Allergene veranlassen nach Erstberührung die Bildung der Antikörper, die bei *Wiederberührung* durch Antigen-Antikörper-Reaktion die allergische Erscheinung verursachen. So z.B. an der Haut Nesselsucht, an der Nase Schnupfen, in den Bronchien Asthma. Besonders häufig sind auch allergische Schleimhauterkrankungen im Verdauungstrakt. Grundsätzlich kann jedes Nahrungsmittel zum Allergen werden.

Aber wie kommt es dazu?

Immunität: Wie sich der Körper schützt

Mit seiner Überlegung, daß kleine Dosen von Gift immun gegen eine Vergiftung machen könne, hatte König Mithridates schon einen guten Gedanken. Denn der Organismus hat die Fähigkeit, zwischen körpereigenen und fremden Geweben, Zellen und Substanzen nicht nur zu unterscheiden, sondern auch sich zu schützen. Dazu dient sein komplexes, auf vielen Ebenen arbeitendes *Immunsystem,* dessen Wunderwelt zu beschreiben hier aus Platzgründen unterbleiben muß.

Nur so viel: Körperfremde Substanzen, die das Immunsystem zu einer Abwehrreaktion veranlassen, nennt man *Antigene.* Mit jedem Antigenkontakt wird die Immunabwehr heftiger. Sie erfolgt entweder über *Antikörper* mit anschließender Antikörper-Reaktion, als sogenannte humorale Immunreaktion, oder durch die Bereitstellung und Vermehrung von Zellen, die das Antigen direkt anzugreifen vermögen.

Bei der Immunabwehr spielen die zu den weißen Blutkörperchen zählenden *Lymphozyten* eine entscheidende Rolle: Die sogenannten B-Lymphozyten, die sich von den Stammzellen des Knochenmarks herleiten und in den Lymphfollikeln des Darmkanals ausreifen, und die im Thymus ausreifenden T-Lymphozyten, die für die zelluläre Immunreaktion verantwortlich sind.

Das in den Körper eingedrungene Antigen wird am Anfang der Immunreaktion in der Regel durch Freßzellen (Macrophagen) aufgenommen und so aufbereitet, daß es anschließend zur Anregung und Spezialisierung von Immunzellen kommt. Manche dieser Zellen bleiben auf einer Zwischenstufe stehen. Sie bilden nach Ablauf dieser Erstreaktion als sog. *Memory-cells* das Gedächtnis des Immunsystems. Sie sind ein zum raschen Eingreifen bereites, teilungsfähiges Reservoir nicht voll ausdifferenzierter Immunzellen.

Diese Memory-cells sind es, die beim zweiten und allen weiteren Kontakten mit dem Allergen garantieren, daß eine immer raschere und heftigere Immunantwort kommt. (Etwas Ähnliches können wir später beim Beschreiben der Allergien wiederfinden.)

Andere Immunzellen treiben die Spezialisierung weiter als die Memory-cells. Man nennt sie *Effektorzellen,* von denen es zwei Vertreter gibt: die aus den B-Lymphozyten hervorgehenden *antikörperproduzierenden Plasmazellen* und die aus den T-Lymphozyten abgeleiteten kleinen aktiven Lymphozyten.

Die von den Plasmazellen gebildeten Antikörper nennt man Immunglobuline (IG), wovon es fünf Arten mit verschiedenen Aufgaben gibt: IgG, IgM, IgA, IgD, IgE.

Fortlaufend sind, völlig unbemerkt, auch beim Hund irgendwelche Immunreaktionen wirksam: Sie beseitigen oder wehren das Eindringen von Erregern und Giften, sorgen für Abwehr von Fremdstoffen, von fremden Zellen und Geweben (Transplantate), oder auch von körpereigenen, mutierten Zellen (z.B. Tumorabwehr). Das heißt nichts anderes, als daß Immunität die erworbene, spezifische Unempfindlichkeit gegen Infektionen und Gifte ist. Diese Immunität kann auf natürlichem Wege erworben sein oder künstlich, durch Impfung, erzeugt werden.

Überschießende Immunreaktion -
Immunität und Allergie sind eng verbunden

Während die normalen Immunisierungsvorgänge des Hundes nahezu unbemerkt ablaufen und den Organismus schützen, *ist dies ganz anders bei den überschießenden Immunreaktionen.* Bei der Autoimmunkrankheit wird plötzlich körpereigenes Material aus unterschiedlichsten Gründen als »fremd« betrachtet und bekämpft.

Immunreaktionen gegen körperfremde Antigene (Allergene) bezeichnet man als Allergie.

Auch bei der Allergie laufen die bei der Immunität schon beschriebenen Immunreaktionen von Mal zu Mal heftiger ab. Das heißt nichts anderes, als daß, bevor eine Allergie auftreten kann, der Körper schon zuvor mit diesem »Gegner« in Kontakt gekommen sein muß, den er schon eine lange Zeit reaktionslos hingenommen haben kann, was u.a. auch ein gewisses Alter des Hundes voraussetzt.

Die häufigsten Allergien beim Hund, auf die wir noch näher eingehen, sind

Flohbißallergie
Atopie
Futtermittelallergie
Nesselsucht

Die verschiedenen Allergie-Typen

Man unterscheidet verschiedene allergische Reaktionstypen, die wir hier kurz aufführen wollen.

Typ I ist der sog. Sofort- oder Anaphylaxietyp, bei dem *Immunglobulin E* (IgE) die Hauptrolle spielt. Wir gehen gleich ausführlicher darauf ein. Hierher gehören z.B. Nesselsucht, Quinck'sches Ödem (durch Wespen- oder Bienenstiche hervorgerufen), Atopie, Flohallergie. Die Reaktion tritt sofort bei Kontakt oder wenige Minuten danach auf.

Typ II ist der zytotoxische Typ (mit den Immunglobulinen IgG, IgM), wobei durch Zellzerstörung Abbauprodukte entstehen, die eine Entzündung auslösen. Folge ist ein allergisch bedingter Mangel an roten bzw. weißen Blutkörpcherchen (Anämie, Leukopenie oder an Blutplättchen (Thrombopenie). Hierher gehören z.B.: mit Blasenbildung einhergehende Haut- und Schleimhauterkrankungen (Pemphigus), Arneimittelallergie

Typ III Immunkomplexer Typ (beteiligt sind IgM und IgG). Es kommt zur Bildung und Ablagerung von Antigen-Antikörperkomplexen und zu örtlichen Gewebsschäden. Hierher gehören gewisse Medikamenten- und Futtermittelallergien und der systemische Lupus erythematodes, eine äußerst komplexe Autoimmunkrankheit vorwiegend bei Hündinnen. Typisch dafür sind gerötete Haut, Haarausfall, Krusten, Seborrhoe, oft am Kopf, aber auch am ganzen Körper. Auch andere Organe können befallen sein.

Typ IV ist die *verzögerte Immunreaktion*, Grundlage sind sensibilisierte T-Zellen und nicht, wie bei den anderen Typen, Antikörper. Die Reaktion vollzieht sich in zwei Phasen und benötigt daher einige Zeit bis zum Ausbruch. Dementsprechend benötigt auch die Rückbildung u.U. mehrere Wochen. Hierher gehören z.B. Flohallergie, Kontaktallergie, Reaktionen auf Sarkoptes- und Demodex-Räude.

Allergien vom Typ I

Wir wollen uns zum Verständnis vor allem den Reaktionstyp I etwas ausführlicher ansehen, weil er uns das Verständnis dessen, was eine Allergie ist, sehr gut näherbringt. Außerdem sind bei diesem Typ die dramatischsten Vorgänge zu beobachten und gar mancher Hundehalter kommt damit in Kontakt.

Typ I ist der sog. Anaphylaxietyp, bei dem *Immunglobulin E* (IgE) die Hauptrolle spielt, außerdem werden pharmakologisch wirksame Substanzen, vor allem *Histamin,* freigesetzt. Trotz der vielen negativen Begleiterscheinungen hat diese Reaktion durchaus ihren Sinn: Sie hat eine Bedeutung bei der Abwehr von Parasiten, außerdem neigen Individuen, die allergieanfällig sind, weniger zur Ausbildung von bösartigen Tumoren, was man auch praktisch, wenn man Hundeschicksale verfolgt, bestätigt finden wird.

Die Fähigkeit, auf ein Antigen mit einer IgE-Produktion zu reagieren, wird vererbt. Manche Tiere besitzen eine erhöhte Neigung zur IgE-Immunantwort, sie werden als *»atopisch«* bezeichnet. Sind beide Eltern atopisch (man sollte dies im Herkunftsnachweis der Hunde mit aufführen, dann könnte man gezielter etwas dagegen tun!), tritt das Merkmal auch bei den meisten Nachkommen auf; ist nur ein Elternteil atopisch, variiert der Prozentsatz atopischer Nachkommen. So erklärt sich wohl auch die klare Rassendisposition bei bestimmten Rassen, auf die wir noch kommen werden.

Gelangen die betreffenden Allergene in den Kreislauf (z.B. Allergie nach Insektenstichen, Futterallergie etc.) kann es in schweren Fällen zu gravierenden Allgemeinreaktionen mit Gefäßerweiterung, raschem Blutdruckabfall und Kreislaufversagen kommen *(anaphylaktischer Schock).*

Der Hund unterscheidet sich von allen anderen Haustierarten dadurch, daß das wichtigste, bei einer akuten Anaphylaxie betroffene Organ die Leber ist: Die Tiere sind zunächst erregt, erbrechen anschließend und setzen Kot und Harn ab. Später kollabieren die Tiere, die Atmung ist unterdrückt, und der Tod tritt nach wenigen Stunden ein. Bei der Sektion ist die Leber stark angeschwollen und enthält, dank eines Verschlusses der Lebervene, ca. 60% des gesamten Blutvolumens.

In »leichteren« Fällen kommt es zu Nesselsucht, Heuschnupfen beim Menschen, Hautausschlägen beim Hund, Brechdurchfall und zum atopischen Ekzem. Allergene, die Typ I auslösen, kommen vor bei Pollen, Pilzen, Hausstaub, Nahrungsmitteln, Parasiten, Insektengiften, Arzneimitteln.

Beim Hund rechnet man, daß etwa 30% aller Hauterkrankungen auf Nahrungsbestandteile zurückzuführen sind. Die Symptome einer Futterallergie treten sowohl im Darm, als auch auf der Haut auf.

Dies reicht von leichter Konsistenzveränderung des Kotes bis hin zu Erbrechen, Krämpfen und sogar blutigen Durchfällen, die kurz nach der Nahrungsaufnahme auftreten. Auf der Haut werden beobachtet Rötung und Nesselsucht an den Gliedmaßen, Augen, Ohren, Achseln und in der Afterregion.

Meist sind die Auslöser eiweißreiche Nahrung: Fisch, Fleisch, Milch, Eier; *Hammelfleisch und Reis gelten als nicht allergen, worauf wir noch kommen werden.*

Flohbißallergie

Flohbißallergie wird als häufigste allergische Hauterkrankung beim Hund genannt. Sie hört zum Allergietyp I und IV. Zunächst kann sie verwechselt werden mit Futtermittelallergie, Atopie, Allergie gegen

Darmparasiten. Sie tritt selten im Alter unter sechs Monaten, am häufigsten zwischen drei bis fünf Jahren auf.

Die Reaktion wird nicht durch die *Anwesenheit* von Flöhen hervorgerufen, sondern durch deren *Speichel,* der durch ihren Biß in den Blutkreislauf des Hundes gelangt. Flohspeichel enthält mehrere möglicherweise allergene Substanzen.

Demzufolge kann man eine Flohbißallergie mit einem Hauttest mit Flohantigen feststellen, bei dem herauskommt, ob es sich um eine Flohallergie und wenn ja, ob es sich um eine Reaktion vom Typ I oder IV handelt. Daher muß der Test nach 15 Minuten und dann nochmals nach 48 Stunden überprüft werden.

Es wird sogar vermutet, daß durch Flöhe entstandene Hautveränderungen immer allergisch bedingt sind. An den Flohbißstellen entwickeln sich Papeln und Entzündungen, für die es ein typisches Verteilungsmuster gibt, das hauptsächlich das hintere Rückenende zum Schwanz hin und Bauch und Oberschenkelinnenseite betrifft. Daraus entstehen dann als Folge durch Selbstverletzung durch Kratzen und Belecken oft schwere Hautveränderungen: zunächst eine nässende Dermatitis, dann Schuppenbefall, Haarausfall und verdickte Haut; ebenso kann es zu »Hot Spots« kommen. Tritt saisongebunden (Sommer und Herbst) auf, da es offensichtlich an Wärme gebunden ist.

Systemische Antiparasitika (also solche, die eingenommen werden), sind insofern nützlich, als sie die Flöhe bekämpfen, die allerdings zuvor durchaus gebissen und so doch noch eine Allergie ausgelöst haben können.

Die Flohbißallergie wird im allgemeinen mit zunehmendem Alter schlimmer. Dazu muß der Hund auch gar nicht von Flöhen stark besiedelt sein: Es genügt ein einziger Biß eines einzigen Flohs, und schon ist, bei einem entsprechend allergischen Hund, die Lawine losgetreten, und für die nächsten 5-7 Tage wird die Allergie ausbrechen.

Natürlich sind zuerst die Flöhe zu bekämpfen, aber manchmal hat man vielleicht unterwegs nur einen einzigen aufgesammelt, der, sofort nach seinem Biß, längst wieder auf und davon ist. Ist die Allergie ausgebrochen, kann man versuchen, mit juckreizstillenden Bädern den Juckreiz zu bekämpfen. Meist wird aber der Tierarzt ein Kortisonpräparat (Prednisolon, 1 mg je kg Körpergewicht, etwa 5-7 Tage täglich, dann im Zweitagerhythmus, solange nötig) verschreiben. Manchmal reichen auch Antihistaminika aus. Wer einen Hund mit Flohbißallergie besitzt, hat aber ohnehin bald alle benötigten Medikamente im Haus und kann sie - erfahren wie man dann ist - sofort richtig einsetzen.

Atopie

Was als »Atopie« bezeichnet wird, ist die zweithäufigste allergische Erkrankung bei Hunden und vermutlich für 8-10% der Hautkrankheiten verantwortlich.

Während der Mensch auf *Hausstaubmilben, Vorratsmilben, Schimmelpilze, Pollen, Federn, Wolle, Hausstaub, Tierschuppen, menschliche Schuppen* und vieles andere mit Asthma oder Heuschnupfen reagiert, *ist beim Hund das »Zielorgan« die Haut.*

Das Wort *»Atopie«* heißt soviel wie »eigentümliche, nicht faßbare Krankheit« und sie ist, wie der Name schon sagt, eine vielschichtige, meist massiv juckende allergische Erkrankung, die zunächst leicht mit einer Flohbißallergie verwechselt wird. Die entstehenden IgE-Antikörper reagieren mit dem Antigen und rufen eine Typ I-Reaktion hervor.

Zugrunde liegt eine genetisch bedingte Veranlagung, auf in der Umgebung vorkommende Allergene IgE zu bilden, so daß nicht alle Hunde gleicherweise dieser Gefahr ausgesetzt sind. Es gibt Hunderassen, die besonders gefährdet sind, was aber nach Ländern unterschiedlich sein kann, sich aber mit der Zahl importierter Hunde verändern kann. In der Schweiz wird Atopie vorwiegend bei Boxer, Deutscher Schäferhund und Labrador festgestellt. Insgesamt werden aber genannt: Bichon Frisé, Boston Terrier, Boxer, Cairn Terrier, Dalmatiner, Deutscher Schäferhund, English Setter, Foxterrier (Drahthaar), Golden Retriever, Irish Setter, Labrador Retriever, Lhasa Apso, Mops, Shar Pei, Scottish Terrier, Shi Tzu, Westie, Zwergschnauzer.

Hündinnen sind häufiger betroffen als Rüden. Atopische Hündinnen (mit denen man ohnehin nicht züchten sollte) können zu Unregelmäßigkeiten im Sexualzyklus, niedrigen Konzeptionsraten und gehäuftem Auftreten von Scheinträchtigkeiten neigen. Hingegen scheint ihre Neigung, bösartige Tumore zu bekommen, reduziert zu sein.

Bei den meisten Hunden tritt die Atopie im Alter zwischen 1-3 Jahren erstmals auf. (Ausnahme ist der Shar Pei, bei dem dies schon mit drei Monaten beobachtet wurde.) Das ist damit zu erklären, *daß der Hund dem Allergen schon einige Zeit ausgesetzt gewesen sein muß, bevor er darauf überreagiert.* Selten werden Neuerkrankungen bei älter als sechsjährigen Hunden beobachtet.

Mit den Allergenen kommt der Hund durch Inhalation, mit der Nahrung oder durch Hautkontakt in Berührung.

Je nach dem, welche Allergene beteiligt sind, tritt die Atopie anfänglich saisonal auf (z.B. Pollen), zunächst zwischen Frühjahr und Herbst, in wenigen Fällen auch im Winter. Bei Hausstaub und Schimmelpilzen ist von vornherein keine »Saison« feststellbar. Die Episoden dauern aber immer länger und sind dann oft ganzjährig, da weitere Allergene hinzukommen können, was bei immerhin 50% der erkrankten Hunde der Fall ist.

Die Hunde zeigen uns auch ganz genau, welche (für die Atopie typischen) Körperstellen bei ihnen befallen sind, da sie diese durch heftiges Belecken und Kratzen oft ganz unglaublich beschädigen: Es sind die Pfoten, die Achseln, der Lendenbereich und manchmal auch der Bauch. Von diesen Stellen aus greift dann die zunehmende Zerstörung der Haut immer weiter um sich. Gelegentlich ergibt sich aus haarloser, dunkel pigmentierter Haut um die Augen herum eine Art Brillenbildung. Ist dies der Fall, wird nach einer homöopathischen Behandlung mit Thallium Aceticum D12 (anfänglich in kurzen Abständen) bald der Haarwuchs wie frischgesäter Rasen wieder einsetzen. Ebenso können auch die Ohren, bzw. die Ohrmuscheln mit einbezogen sein, die erst heiß und entzündet und bald ebenfalls infiziert sind. Manche Hunde kratzen und lecken nicht nur, sondern reiben ihren Kopf und ihren Körper an Teppichen oder Möbelstücken. Insgesamt kann man sich des Eindrucks nicht erwehren, daß die Hunde wegen des Juckreizes schlichtweg verzweifelt sind.

Bei hellfarbigen Hunde verfärben sich die Haare stellenweile durch das Belecken kupferrot, sie grenzen sich stark gegen die Umgebung ab.

An allen befallenen Stellen wird die Haut gerötet, verdickt, haarlos, entzündet, vereitert, hat Schuppen und Krusten; die Hunde können, hat man es nicht rechtzeitig bemerkt, der Haut tiefe, eiternde Verletzungen zufügen.

Was tun bei den ersten Anzeichen einer Atopie?
Ein Hauttest ist schnell gemacht - er kann aber fehlerhaft sein

Dauern die allergischen Erscheinungen nur für kurze Zeit an, kann man sie mit kühlen Bädern, Umschlägen, Antihistaminika und ungesättigten Fettsäuren (vorzugsweise Fischöl, Lebertran, Sonnenblumen-, Distel- und Nachtkerzenöl) für den Hund erträglich machen. Bewährt haben sich auch »Efaderm Mite/Forte Kapseln«, die essentielle Fettsäuren und weitere Inhaltsstoffe, nämlich Vitamine und Minerale enthalten. Diese Kapseln müssen über mehrere Wochen gegeben werden.

Die Haut ist entsprechend dem jeweiligen Hautzustand so zu behandeln, wie zuvor bei den Hautkrankheiten beschrieben. Je früher allerdings eine gründliche Untersuchung erfolgt, umso sicherer wird eine Diagnose ausfallen.

Oft leider erst, wenn wegen chronischer Atopie eine Dauerbehandlung nötig wird, entschließt man sich herauszufinden, was die Ursache ist, wozu der Tierarzt Hauttests einsetzt. Bei Hunden muß dazu seitlich ein ausreichend großes Stück Haut abgeschoren werden, damit man die verschiedenen Stoffe in die Haut einbringen kann. Oft wird eine große Zahl Allergene gleichzeitig getestet, was aber für den Hund ein schmerzloser Eingriff ist. Der ganze Test dauert, da die Haut sehr schnell reagiert, weniger als eine Stunde. Dann weiß man meist, woran man ist.

Wichtig ist, daß zunächst die in Frage kommenden Allergene abgeklärt werden. Auch darf der Hund nicht in hormoneller Behandlung stehen; Hündinnen sollten weder läufig noch scheinträchtig sei. Bei vorheriger Gabe von Kortison muß eine Wartezeit eingeschoben werden.

Allerdings muß ein Allergietest nicht immer die richtige Aussage bringen. Man sollte dies bei einem Tierarzt durchführen lassen, der wirklich Erfahrung damit hat. Werden die falschen Allergene durchgetestet, wird u.U. »nichts gefunden«. Wurde nicht ordentlich abgeklärt, welche Medikamente der Hund zuvor schon bekam, können die Tests verfälscht werden.

Je »frischer« eine Allergie ist, um so eindeutiger wird man das betreffende Allergen auch herausfinden. Je länger nämlich ein Hund von seiner Allergie befallen ist, auf um so mehr Stoffe wird er allergisch reagieren, d.h. er wird im Laufe der Zeit immer empfindlicher, was das Bild ebenfalls verfälschen kann.

Was tun, wenn eine Atopie eindeutig feststeht?

Sobald man sicher ist, daß wirklich eine Atopie vorliegt, bieten sich die verschiedensten Behandlungsmöglichkeiten an. Das Wichtigste ist, daß man dem Hund mit den möglichst einfachsten Behandlungsmethoden das Leben erträglich macht, d.h. den Juckreiz zu stillen und die Haut zum Abheilen zu bringen.

Man muß sich darüber klar sein, daß, so unerfreulich und gravierend die allergischen Erscheinungen sind, der Hund meist ansonsten völlig gesund ist und nicht durch die Wahl schwerer Medikamente nun erst wirklich »krank« gemacht werden sollte.

Die Symptome kann man am einfachsten mit kühlen Bädern, Duschen oder Kompressen, denen man z.B. Haferstroh zusetzt, lindern. Diese Bäder muß man, sobald der Juckreiz wieder aufflammt, wiederholen. Ebenso sind günstig Bäder mit Sebocalm oder Etiderm. Man sollte aber wirklich kühles Wasser verwenden: Warmes Wasser erhöht u.U. den Juckreiz noch!

Wunde, eiternde Hautstellen kann man vorsichtig mit Ölauflagen von den Krusten befreien. Ihr Tierarzt wird Ihnen außerdem antibiotische und entzündungswidrige Mittel verschreiben, damit die Vereiterungen behandelt werden können. Solange die Allergie nicht unter Kontrolle ist, wird die Entzündung aber immer wieder aufleben, wenn die Antibiotika abgesetzt werden.

Ihr Tierarzt kann aber, wenn das Allergen eindeutig bekannt ist, versuchen, eine Desensibilisierung durchzuführen. Dies ist allerdings ein langwieriger Prozess und nicht immer von Erfolg gekrönt.

Anihistaminika sind, gemessen an Kortison, gefahrlosere Medikamente. Ihr Ruf bei der Behandlung von Hunden ist nicht gut. Sie sprechen nur bei etwa 30% der Hunde an, müssen hochdosiert werden. (Preis!) Auch wirkt nicht jedes Präparat sofort. Daher sollte man, erweist sich ein Präparat als Fehlschlag, nach etwa einer Woche ein weiteres erproben. Manchmal muß man drei bis vier Medikamente durchprobieren, ehe man ein positives Ergebnis hat. Sichtbar wird aber ihr sedierender Effekt, was allerdings die einzige »Nebenwirkung« ist. (S.a. den jeweiligen Beipackzettel.)

Auch die Homöopathie hat bei Hauterkrankungen und Juckreiz eine große Zahl an möglichen Hilfen zu bieten. Man sollte dies unverdrossen ausprobieren, wenn man nicht ohnehin das Glück hat, einen entsprechend motivierten Tierarzt zur Seite zu haben. Meist hilft schon, wenn man nur Sulfur D6, zunächst 3-stündlich, dann viermal täglich gibt, oder Sulfur D 200 einmal wöchentlich. Sulfur ist das Mittel bei Hauterkrankungen, da es auch das Mittel gegen Selbstvergiftung ist. Somit wird die homöopathische Behandlung immer von einem ganz anderen Ansatzpunkt ausgehen: Sie erreicht, daß der Organismus entgiftet wird und der gestörte Stoffwechsel wieder ins Gleis kommt.

Kortison ist sozusagen die letzte Rettung, beendet aber blitzartig alle atopischen Erscheinungen: Der Juckreiz läßt nach und die Entzündungen klingen ab. Aber Vorsicht! Kortison wirkt nicht nur an der Haut, sondern hat immer seine Wirkung auf den gesamten Organismus, was wir bereits beschrieben haben. Selbst harmlos aussehende Salben sind keinesweg nebenwirkungsfrei. Aber manchmal ist eine sorgsam durchgeführte Kortisonbehandlung das einzige, was noch hilft.

Was kann man bei einer Atopie vorbeugend tun?

Leider kann man den Hund meist nicht von seinen Allergenen fernhalten. Ist es eine Pollenallergie, kann man ihn - wie den Heuschnupfen-Menschen - möglichst bei geschlossenen Fenstern im Haus halten, aber schon das ist schwer durchführbar. Sind Hausstaub und Milben die Ursache, kann man mit einem modernen, mehrfach filternden Staubsauger dafür sorgen, daß beim Putzen nicht unnötig viele Staubpartikel in der Luft herumschwirren. Vor Schimmelpilzen gibt es kaum einen Schutz, da diese auch in Wohnungen mit besonders vielen Blumen vorkommen; auch in dunklen, feuchten Kellern sind sie reichlich vorhanden.

Sicherheitshalber sollte das Lager Ihres atopischen Hundes nicht mit Wolldecke und Roßhaarmatratze ausgestattet sein. Auch für Menschen gibt es antiallergische Betten, also Schaumgummimatratzen und Decken aus Kunstfaser, die man sämtlich waschen kann.

Vorbeugen kann man leider fast überhaupt nicht. Meist ist eine Atopie genetisch bedingt, bricht aber erst so spät aus, daß mit den Hunden bereits gezüchtet worden ist. Sinnvoll wäre es, atopische Hunde »meldepflichtig« zu machen, so daß man dem Geheimnis auf breiter Ebene auf die Spur kommen könnte. Nur wenn man dieses Rätsel aufklären könnte, wären auch von züchterischer Seite sinnvolle Schritte planbar. So wie ich die Sachlage beurteile, wird das aber solange Wunschdenken bleiben, bis Allergien, noch mehr als ohnehin schon, um sich greifen und *»Hunde aus allergiefreien Linien«* ein von allen Seiten gefordertes Gütemerkmal wären.

Futtermittelallergie

Eine Futtermittelallergie interessiert, wie ich aus vielen Berichten weiß, Hundehalter ganz besonders. Sie sind - zu Recht - der Hoffnung, daß sie selbst viel zu ihrer Ausheilung beitragen können. Wenn man aber nicht weiß, wie sie entsteht, ist man kaum in der Lage, sich selbst zu helfen.

Immerhin wird eine Futtermittelallergie bei 1% bei Hauterkrankungen der Hunde angenommen, und man schätzt, daß etwa 10% aller allergischen Hautkrankheiten des Hundes futtermittelbedingt sind. Was viele erstaunt, ist, daß nicht eine unmittelbar zurückliegende Futterumstellung die Ursache ist, sondern das allergieauslösende Futter wurde oft schon jahrelang, ohne irgendwelche störenden Reaktionen, verfüttert.

Aus meist nicht feststellbaren Gründen entwickelt der Hund eine Intoleranz gegen bestimmte Nahrungsbestandteile. Begünstigt wird dies u.U. durch eine Darmentzündung mit massiven Durchfällen. Die allergen wirkenden Futterbestandteile gelangen via Darm und Blut in die Haut und lösen dort eine allergische Reaktion vom Typ I, III oder IV aus. Dies kann in jedem Alter, bei allen Rassen und natürlich auch bei Mischlingshunden auftreten.

Juckreiz ist das Hauptsymptom bei Futtermittelallergie, muß aber andererseits nicht immer vorhanden sein. Wenn er nicht am ganzen Körper ausbricht, sind in erster Linie Kopf, Gesicht, Rücken und manchmal die Analgegend betroffen; es kommt zu beidseitigem Ohrenzwang.

Es gibt auch keine »Futtermittel-Allergie-typischen« Reaktionen der Haut. Beim ersten Betrachten kommen auch andere Hauterkrankungen in Frage, z.B. Atopie, Flohbißallergie, juckende seborrhoische Dermatose, Allergie gegen Darmparasiten, Nesselsucht etc. Man findet zahlreiche Papeln, Plaques, Pusteln, Schuppen und Krusten. Besonders störend ist aber vor allem der Juckreiz, der auch ohne Hautveränderung auftreten kann, *der noch dazu bei einer Futtermittelallergie schlecht auf Kortison anspricht.* Hinzu kommen oftmals noch beidseitiger Ohrenzwang, sowie eitrig-seborrhoische Hauterkrankungen. Häufig werden auch noch Erbrechen und Durchfall beobachtet wie auch Abgeschlagenheit und Mattigkeit.

Praktisch jede juckende Hauterkrankung, deren Ursache nicht ermittelt werden kann, könnte eine Futtermittelallergie sein. *Ein Intrakutan-Test (allergischer Hauttest) ist bei einer Futtermittelallergie nicht möglich,* da nicht nur die Futtermittel, sondern auch Stoffwechsel- und Abbauprodukte der Futtermittel allergene Wirkung haben können. Demzufolge ist es auch sinnlos, mit Fertigfuttern eine Abklärung herbeiführen zu wollen, da Hunde auch auf Konservierungsmittel und andere Futter-Additive allergisch reagieren können. *Es macht also wenig Sinn, dem immer wieder zu hörenden Ratschlag zu folgen, einfach insgesamt das eine Futter durch ein anderes zu ersetzen.*

Wie kann man eine Futtermittelallergie feststellen?

Die Ursache herausfinden kann man *nur* über sogenannte Eliminations- und Suchdiäten oder eine »hypoallergene« Diät, die etwa 21 Tage lang gefüttert werden müssen. Dabei muß man aber einiges beachten: Die »hypoallergene« Diät muß angesichts des bisher gefütterten Futters genau zusammengestellt werden: *Sie darf nur Nahrungsbestandteile enthalten, die bislang nicht verfüttert worden sind.* Auch der Tierarzt hat fertige Diäten bereit. Man kann diese jedoch nur dann einsetzen, wenn sie garantiert nichts von dem bisherigen Futter enthalten. Auch darf eine Diät, bereitet man sie selbst, keine Farb-, Aroma oder Konservierungsstoffe enthalten. Sie sollte, wenn man sie fertig durchgetestet hat, Eiweiß und Kohlenhydrate im Verhältnis 1:3-4 enthalten.

Alle Arzneimittel sollten während der Suchphase soweit wie möglich abgesetzt werden; bei erneuter Gabe sind auch sie in den Test mit einzubeziehen.

Hat nämlich Ihr Hund bereits früher Lammfleisch oder Kaninchenfleisch mit seiner normalen Ration erhalten, nützt Ihnen eine »Allergie-Diät«, die dieses enthält, nichts.

Wie man eine Such-Diät und damit das neue Futter aufbaut

Bei allen allgergischen Attacken bewährt es sich, zunächst ein paar Fastentage einzulegen, bzw. das Futter insgesamt zu reduzieren. Immerhin können Hunde, allerdings unter ärztlicher Aufsicht, bis zu fünf Wochen fasten. So wird auch der Ihre zwei bis drei Hungertage aushalten! Nur Wasser, das mehrmals täglich erneuert werden sollte, muß immer zur Verfügung stehen.

Haben Sie den/die Fastentag(e) hinter sich, füttern Sie Ihren Hund beispielsweise mit breifein zerkleinertem, rohem Apfel, was sich auch günstig auswirkt, wenn der Hund ohnehin Durchfall hatte. Meist wirkt diese stark dezimierte Nahrung sich schon günstig auf den Juckreiz aus: Schon nach einigen Tagen können Sie beispielsweise vorsichtig kleine Mengen frischer, angedünsteter Karotten, breifein gemahlen, beifügen. Auch Reis, ungeschält, zu Mus gekocht, wird nun zugesetzt. Tritt noch immer kein Juckreiz auf, setzen Sie nach und nach vorsichtig Honig und Sonnenblumen- oder Distelöl hinzu. Jetzt wird der Hund immerhin schon einigermaßen satt, und Sie können vorsichtig Teil um Teil ausprobieren, welche Eiweißarten (Fleisch, Eier, Milchprodukte) u.U. der Allergieauslöser sind. Sie können Lamm- oder Geflügelfleisch zusetzen, Quark, Kaninchenfleisch, Rindfleisch. Aber nur schrittweise in kleinen Mengen, weil der Hund sich ja erst auf die neue Nahrung einstellen muß. *Sobald bei einem der Zusätze der Juckreiz wieder aufflammt, wissen Sie, daß Sie dieses Nahrungsmittel besser meiden sollten.* Nach einem gewissen Abstand testen Sie es allerdings sicherheitshalber nochmals erneut. Ist dies Nahrungsmittel wirklich das Gesuchte, treten die allbekannten Symptome innerhalb von vier Stunden wieder auf.

Probieren Sie, außer Reis, auch andere Getreidearten aus, z.B. verschiedene Getreideflocken. Mit Hundeflocken, deren Zusammenstellung Sie nicht beurteilen können, müssen Sie vorsichtig sein. Fügen Sie auch Fisch hinzu, so daß Sie nach und nach ermitteln, was Sie gefahrlos füttern können. Sie müssen sich immer vor Augen führen, daß praktisch jeder Futterbestandteil der Allergieauslöser sein könnte. Am häufigsten sind dies Rindfleisch, Milchprodukte, Weizen und Soja, d.h. daß Sie diese nicht gleich zu Anfang Ihrer »Suchdiät« einsetzen sollten. Haben Sie zuvor Fertigfutter gefüttert, müssen Sie auch einen vorsichtigen Test mit Fisch machen (von dem Sie fast sicher waren, daß Ihr Hund ihn nie gefressen hat), weil Fertigfutter u.U. Fischmehl enthalten.

Wichtig ist, daß Sie gewissenhaft aufschreiben, was Sie jeweils gefüttert haben und wie der Hund darauf reagiert hat.

Etwa alle sieben Tage fügen Sie ein neues Futtermittel hinzu, dann haben Sie nach vier bis sechs Monaten eine vernünftige Grundlage für Ihr künftiges Futter beisammen. Vermutlich werden Sie, auch aus Kostengründen, künftig das Futter für diesen Hund selbst herstellen wollen, d.h. Sie müssen eine Reihe von Nahrungsbestandteilen schrittweise ausprobieren, um zu einer möglichst umfassenden Ernährungszusammenstellung zu kommen.

Bedenken Sie auch, daß Sie, wenn Sie zusätzlich Mineral- und Vitamin-Mischungen beifügen, auch diese vorsichtig testen müssen. Sicherheitshalber sollte man darauf achten, daß diese keine Fleischmehle oder Weizenkeimzusätze enthalten.

Sie können, wenn Ihr Hund dies verträgt, Fleisch durch Magerquark und/oder Eier ersetzen. Quark und Eier sind insofern günstig, weil sie praktisch immer zur Verfügung stehen, was, falls Sie außerdem beispielsweise auch Kaninchenfleisch füttern könnten, bei diesem durchaus nicht immer der Fall ist.

Haben Sie die allergieauslösenden Nahrungsmittel herausgefunden, sollte eine verträgliche, vielseitige und abwechslungsreiche Diät zusammengestellt werden, die möglichst auf natürlichem Wege alle notwendigen Nahrungsbestandteile, Vitamine, Minerale und ungesättigte Fettsäuren in ausgewogener Weise enthält. Selbstverständlich müssen Sie auf *alle* »ungestesteten« Leckerbissen »so nebenher« verzichten. Nach 8-10-wöchiger Diätfütterung kann der Hund wieder in Ordnung sein.

Meist ist es ja nur eine einzige Substanz, auf die der Hund negativ reagiert, die man dann leicht ausschließen kann.

Die handelsüblichen »hypoallergenen Diäten« sind nicht grundsätzlich heilend für jede Futtermittelallergie. Ihr Prinzip ist es, daß sie Bestandteile enthalten, die dem Hund zuvor nicht verfüttert worden sind. Sie enthalten z.B. Lammfleisch oder Eier. Ist Ihr Hund aber darauf allergisch, nützt diese Diät überhaupt nichts. Zusätze bei diesen Diäten sind dann meist Reis, Pflanzenöl und vitaminisierte Mineralstoffe.

Bei käuflichen »fleischlosen« Diäten wird das Eiweiß in Form von Ei- und Milchpulver zugesetzt.

Zu beachten ist auch, daß der Hund, außer der Futtermittelallergie gleichzeitig eine Atopie oder Flohbißallergie haben kann.

Zuletzt noch dies: Manchmal ist das Futter als solches überhaupt nicht die Ursache! Bei Hunden, die Dosenfutter erhalten haben, hat man beobachtet, daß Bestandteile des *Metalls* in das Futter übergegangen sind, worauf der Hund überempfindlich reagiert hat!

Arzneimittel- und Drogenallergie

Man muß unterscheiden zwischen *vorhersehbaren* Nebenwirkungen, die oft dosisabhängig sind, und *unvorhersehbaren*, die nicht dosisabhängig, sondern schon auf geringste Mengen hin eine immunulogische Reaktion auslösen. Es sind zahlreiche Allergien auf Drogen und Hormone bekannt geworden. Praktisch jedes Medikament, ferner viele in Impfstoffen enthaltene Lösungsmittel und Hilfsstoffe können unerwartete Nebenwirkungen haben. Am häufigsten treten sie auf bei Sulfonamiden und Penicillinen. Aber selbst Substanzen aus Lederpflegemitteln können der Auslöser sein. Häufig enstehen allergische Reaktionen auch durch Flohhalsbänder! Arneimittelallergien sind häufig von Juckreiz begleitet und sprechen, wie die Futtermittelallergie, schlecht auf Kortison an. Eine Arzneimittelallergie kann auch nach jahrelanger Verabreichung eines Medikaments auftreten. Es hilft nur, das Medikament abzusetzen und zu warten, ob der Hautausschlag in 10-14 Tagen abklingt. Keinesfalls darf das Medikament später »probeweise« nochmals verabreicht werden, weil jede erneute Allergie-Reaktion immer heftiger wird.

Nesselsucht

Bei kurzhaarigen Hunden kann man den Ausbruch einer Nesselsucht besonders gut beobachten: Kleine und größere Papeln und Quaddeln, meist am Kopf (der ganz verschwollen aussehen kann), aber auch über den ganzen Körper haben sich oft in Minutenschnelle ausgebreitet. Die Haare auf den Quaddeln stellen sich aufrecht. Nach Verschwinden des Allergens (z.B. Insektenstich) klingt sie meist von selbst ab. Bleibt sie über Stunden bestehen, so ist eine Therapie mit kurzwirkenden Kortikosteroiden hilfreich. Lokal helfen Kompressen mit essigsaurer Tonerde oder Umschläge mit Apfelessig. Man mischt eine Tasse Essig mit 1 l Wasser. Wie bei allen Allergien ist es nützlich, eine Zeitlang das Futter zu reduzieren, dem man eine Messerspitze Heilerde beifügt.

Neigt ein Hund häufiger zu nesselähnlichen Ausschlägen, sollte man ein homöopathisches Mittel zur Hand haben. Sofort nach Ausbruch gibt man dem Hund alle 15 Minuten Apis D3, danach in größeren Abständen, bis der Ausschlag verschwunden ist. Haben Sie einen homöpatischen Tierarzt zu Seite, wird dieser Ihnen u.U. eine Eigenblutbehandlung vorschlagen, die sich in chronischen Fällen bestens bewährt hat.

Es gibt viele Ursachen für Nesselausschlag, denen man, kehren sie immer wieder, nachgehen muß: Futtermittelallergie, Medikamente, Impfstoffe, Insektenstiche/bisse.

Warum heute Allergien immer mehr um sich greifen
Beeinflussung über die Ernährung?

Wenn heute Allergien bei unseren Hunden so dramatisch zugenommen haben, ist dies m.E. auf mehrere Umstände zurückzuführen.

Der erste ist, daß zu leicht bei jeder schwerer behandelbaren Hauterkrankung die Diagnose »Allergie« gestellt wird, ohne daß dies wirklich in voller Gründlichkeit untersucht worden ist. Gar mancher Hundebesitzer stellt *selbst* die »Diagnose«, daß sein Hund eben allergisch sei, weil er nach Beschreibung in allerlei Büchern und vom Hörensagen zu diesem Ergebnis gekommen ist. Nur zu oft liegen die Ursachen für die Hauterkrankung aber ganz woanders.

Ein zweiter Grund mag tatsächlich eine steigende Anzahl genetisch vorbelasteter Hunde sein, mit denen, da Hautleiden nicht zu den

Zuchtkriterien gehören, munter weitergezüchtet wird. Da eine Allergie meist erst bei mehrjährigen Hunden ausbricht, sind die Hunde ja zunächst auch gesund. Sie könnten es vielleicht bei richtiger Haltung auch lebenslang bleiben, wenn nicht, womit wir zum dritten Umstand kommen, womöglich eine fortschreitende Fehlernährung bei Hunden hinzukommt.

So lange ein Hund gesund bleibt, ist in meinen Augen nichts gegen die bequeme Fütterung mit Fertigfuttern einzuwenden. Aber leider hält nicht jedes Fertigfutter, was es verspricht, wenn es auch einen gehörig langen Zeitraum braucht, bis es aufgrund des falschen Futters zu Hautveränderungen kommt.

Die bedeutenden Futtermittelhersteller haben dem insofern Rechnung getragen, als sie Futter entwickelt haben, das den jeweiligen Bedürfnissen der Hunde angepaßt ist. Aber nur zu oft werden irgendwelche Hundefutter nur wegen ihres günstigen Kilo-Preises gekauft, ohne darüber nachzudenken, ob das angeblich »teuere Futter« nicht, wegen des geringeren Verbrauchs und der besseren gesundheitlichen Zusammenstellung, am Ende das billigere wäre.

Leider gibt es bei uns keine übergeordnete Instanz, die Hundefutter hinsichtlich ihres Gehaltes testet, und dem Hundehalter ist es meist völlig unmöglich, allein aus den Angaben auf den Verpackungen, Wesentliches über sein Futter zu erfahren. Ich kenne viele Futter, die als »Nebenprodukte« von Fleischfabriken und Getreidemühlen »auch noch« gefertigt werden. Sie entsprechen alle, was den Buchstaben anbelangt, den Mindestanforderungen. Aber tun sie es wirklich? (Wir kommen nochmals darauf zurück.)

Hier wäre für die großen Hundezuchtverbände manches an Arbeit zu leisten, endlich Ordnung in diese Vielfalt zu bringen und den Hundehalter gründlich aufzuklären. Man wundert sich immer wieder, wie viele Versäumnisse, nicht nur hier, den Interessenverbänden anzulasten sind!

Die Geheimnisse ihrer Rezeptur geben die Futtermittelhersteller ohnehin nicht preis: Aber wissen Sie wirklich, mit welchen Zusatzstoffen, Aromastoffen, Farbzugaben und anderen Ingredenzien das Futter so aufbereitet wird, daß es einerseits - ganz gleich, was darin ist - dem Hund sichtlich mundet und für den Hundehalter »schön und lecker« aussieht? Ist es aber, bei längerem Gebrauch, auch wirklich gesund?

Bei uns hat sich das Verfüttern selbstzubereiteter Mahlheiten gerade bei eigenen und fremden »leicht angeschlagenen Hunden« bestens bewährt. So weit dies möglich ist, verwenden wir Produkte aus biologischem Anbau, in der Hoffnung, daß sie nicht mit Pestiziden und Insektiziden »verseucht« sind. Unsere Hunde haben das, was wir ihnen aus Früchten, Gemüsen, vollwertigem Getreide, naturbelassenen Fetten (kaltgepreßtes Öl), Honig, Quark und Fleisch zubereitet haben, immer mit großem Genuß vertilgt. Gerade bei hautempfindlichen Hunden kann man ja die Nahrungsteile, auf die sie überempfindlich reagieren, relativ einfach herausfinden. Bei Gemüsen haben wir immer zwei Teile gedünstet und ein Teil roh püriert verfüttert. Ebenso haben wir Äpfel, Bananen unter das Futter gemischt, Honig beigefügt und Apfelessig und mit geschroteten Vollkornsemmeln und -brot die Hundeflocken ergänzt. Gerade bei hautempfindlichen Hunden hat sich unsere mit vielen *frischen* Bestandteilen versetzte Kost immer bestens bewährt. Aber davon wird noch ausführlich die Rede sein.

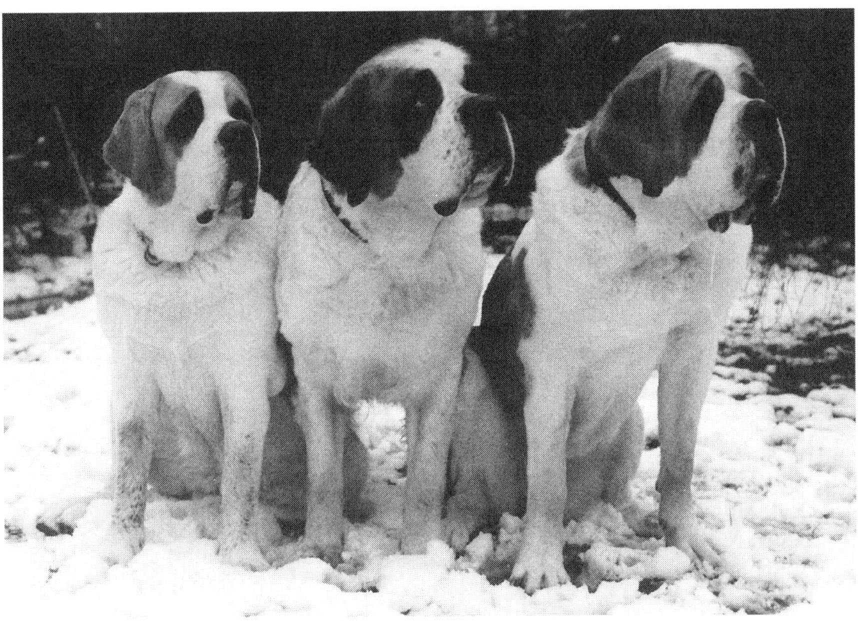

Drei Generationen »Von der Bedburger Schweiz« (Bernhardiner)
A.: I. & W. Ketzler

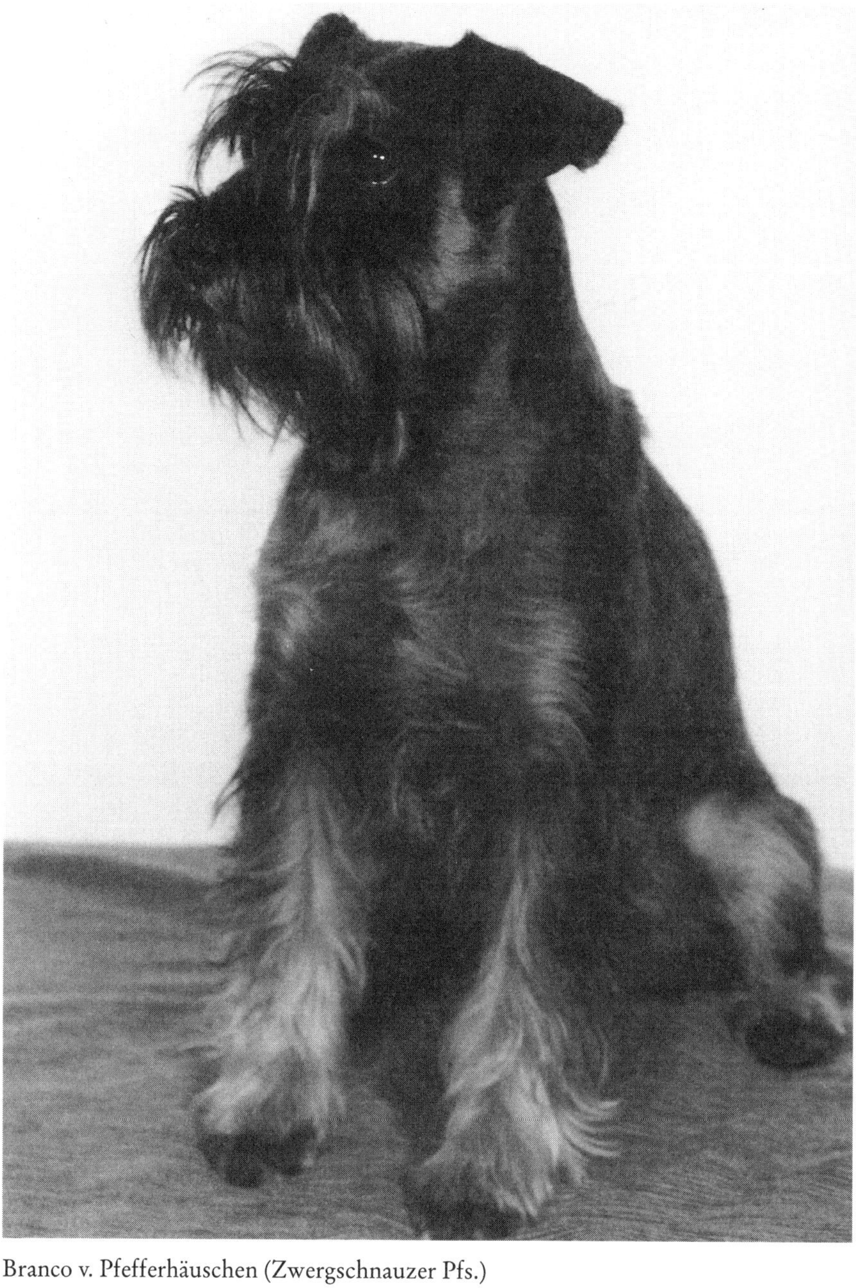

Branco v. Pfefferhäuschen (Zwergschnauzer Pfs.)
A.: R. Hey

Was ist beim Hund naturgemäß

Immer, wenn wieder einmal jemand mit seinem Hund in Schwierigkeiten gerät, sei es, daß der Hund krank wird, Fell-, Haut-, Zucht- oder Verhaltensprobleme aufkommen, trifft man auf wohlmeinende Mitmenschen, die es mit der lapidaren Bemerkung abtun, dieser oder jener habe seinen Hund eben nicht »naturgemäß« gehalten.

Dabei wird zweierlei gern übersehen. Erstens fängt normalerweise jeder Hundehalter als wirklich blutiger Laie an und muß sich mühsam nach und nach das richtige Wissen erst aneignen. Zweitens ist die Frage, was denn eigentlich für einen Hund »naturgemäß« sei, gar nicht in wenigen Sätzen zu beantworten bzw. als Stichwort irgendwo nachzulesen. Da so viele Menschen rundherum Hunde halten, stellt man sich ja auch alles als ganz selbstverständlich vor und merkt erst nach und nach, daß einem sein bisheriges Wissen nicht besonders viel nützt.

Merkwürdigerweise stehen auch Leute, die sonst schon Erfahrung mit dem Halten von Tieren haben, wenn sie sich einen Hund anschaffen, vor ebenso großen Rätseln wie jemand, dessen überhaupt erstes Haustier ein Hund ist.

Vom Schlagwort »natürliche Hundehaltung« und den Wölfen

Für die Verhaltensforschung war und ist es immer wichtig, viel vom Verhalten des Wolfes zu erfahren, um auf diesem Umweg auch etwas über die natürlichen Lebensbedingungen der Hunde herauszufinden. Demzufolge sind über das Verhalten das Hundes viele Bücher veröffentlich worden, in denen, aufgrund von Beobachtungen beim Wolf wahrhaft Erstaunliches zutage gekommen ist und die für den Hundehalter wirklich von Nutzen sind.*)

Hier in diesem Buch geht es im weitesten Sinne um die *Gesunderhaltung*, und wir werden sehen, daß dabei die Ernährung eine entscheidende Rolle spielt. Hierbei werden die schwerwiegendsten Fehler

---

*) Vom Verfasser liegen profunde Bücher zu diesem Thema vor: Siehe z.B.:
Eric H.W. Aldington: Von der Seele des Hundes
Eric H. W. Aldington: Was tu ich nur mit diesem Hund?
Eric H. W. Aldington / F. Stockmann: Vom Körperbau des Hundes
Eric H.W. Aldington/ I. Sieber: Hundezucht naturgemäß mit Liebe und Verstand
alle Verlag Gollwitzer, Weiden

schon allein deswegen gemacht, weil sie sich von der des Menschen doch in entscheidenden Punkten unterscheidet, wenn auch der Hund, wenn man ihn läßt, nichts lieber zu sich zu nehmen scheint als die Nahrung seines Menschen.

Viele, die Verfechter der »reinen Fleischfütterung«, betonen andererseits, nur allein diese sei naturgemäß, weil ja der Vorfahre des Hundes, der Wolf, wie sie annehmen, ein Fleischfresser sei.

Wir werden in dem Folgenden sehen, daß dieses ganz bestimmt nicht mit den Bedürfnissen des Hundes übereinstimmt. Und man wird sich erstaunt fragen, ob denn dann Wölfe überhaupt reine Fleischfresser sein können.

Wölfe - reine Fleischfresser?

Wie gesagt, bei der Untersuchung, welche Dinge für den Wolf wesentlich seien, haben die Forscher allerlei Erstaunliches entdeckt.

Auch über seine Ernährung. Einige Wolfsforscher haben, als sie die Lebensgewohnheiten der Wölfe und anderer Hundeartiger in freier Wildbahn beobachteten, herausgefunden, daß die Ernährung der Wölfe, je nach dem, wo sie leben, sehr unterschiedlich sein kann. Wölfe jagen in Rudeln, sie sind ausdauernd und hetzen ihr Wild solange, bis es erschöpft aufgibt. Natürlich sind für Wölfe größere Beutetiere, also *Paarhufer,* sehr viel »erwünschter«, da sich ja die Jagd besser lohnt und das Rudel erheblich größere Nahrungsmengen auf einmal bekommen hat.

Dennoch, wenn nichts anderes erreichbar ist, geben sich Wölfe auch mit *Hasen* und *Bibern, Schafen, Kleingetier und Aas* zufrieden; ja, sogar *Fische, Krebse* und selbst *Heuschrecken* gehören, einigen Berichten nach, zu ihrem Nahrungsrepertoire. Also sind Wölfe durchaus nicht auf einen besonderen Fleischlieferanten spezialisiert; noch dazu fressen Sie nicht »Fleisch«, sondern Tiere im weitesten Sinne, was uns gleich alles noch beschäftigen wird. *Nachdenklich machen sollte auch noch die Beobachtung, daß das Gebiß bei Wolf und Hund nicht das eines reinen Fleischfressers ist.*

Wölfe - auch Pflanzenfresser

Aus Untersuchungen von Wolfskot weiß man außerdem, daß besonders in den Sommermonaten auch *Pflanzenbestandteile* darin gefunden wurden: *Blätter, Getreide, Tannen-, Fichten-, Pappelteile, Gras, Riedgras, Goldrute, allerlei Beeren.*

Auch von anderen Hundeartigen liegen Berichte vor. Bei den Koyoten fand man: *Äpfel, Blaubeeren, Weintrauben, Gräser, Mais, Dattelpflaumen... Kirschen, Stachelbeeren, Feigen, Pampelmusen, Maulbeeren.* Bei den Schakalen wurden gefunden: *Äpfel, wilde Früchte, Blaubeeren, Gemüse, Ananas, Pampelmuse, Gurken, Pfirsich, Aprikosen.* Auch auf diesen Gesichtspunkt werden wir später noch zurückkommen, er ist interessanter und vor allem wichtiger, als Sie sich jetzt vorstellen können.

Wissen über Hunde - ein Weg mit vielen Umwegen

Es begann mit Else

Auch ich habe mir, von Geburt an von Hunden umgeben, zunächst wenig Gedanken darüber gemacht, was für sie naturgemäß und was ihr natürliches Verhalten sei. Es gab ja auch wenig Bücher zu diesem Thema und, da zunächst alles immer reibungslos klappte, auch keinen Grund, nach irgendetwas zu fragen oder etwas nachzulesen.

Dann aber kam ich in den Besitz von *Else*, einer restlos verfetteten Dackelhündin, die sich kaum noch bewegen mochte, keine Treppen mehr steigen wollte und die ihr Besitzer loswerden wollte. Als niemand sie haben wollte, sollte das unglückliche Tier schließlich erschossen werden. *Else* watschelte, sobald sie mich erblickte, dickbäuchig, stets glücklich-erfreut und vertrauensvoll auf mich zu und wenn sie, kümmerlich, mit ihrem Schwanz wedelte, war etwas in ihren großen Augen - ich kann es nicht beschreiben. Jedenfalls hielt ich es für ausgeschlossen, daß man, nur weil man keine Lust mehr darauf hatte, so ein Lebewesen einfach ins Jenseits befördern könne... Kurz, *Else* kam zu uns, und ich dachte zunächst nur, daß sie, weniger fettleibig, sicherlich auch beweglicher würde...

Else war, wie wir herausfanden, zunächst noch von ihrem Besitzer geliebt, immer mit all dem gefüttert worden, was ihre (wohlbeleibten) Menschen auch aßen. Obendrein war sie wild auf alles Süße und wurde demzufolge, außer mit den üblichen Nahrungsmitteln, auch noch mit Schokolade und Tortenstücken geradezu gemästet. Übrigens: Bier liebte sie auch. Und natürlich bekam *Else* auch Bier, worüber sich alle nicht genug amüsieren konnten.

Das einzige was ich, jung und unerfahren wie ich war, wußte, war: *Else* mußte dünner werden. Aber es schien mir ausgeschlossen, einen so kleinen Hund nun einfach hungern zu lassen und irgendwie ging es mir dabei durch den Sinn, daß man in der Natur derart verfettete Tiere wohl kaum jemals findet. Es mußte also etwas in deren Lebensweise, wozu auch ihre Ernährung gehörte, sein, was sie vor dem Verfetten bewahrte.

Damals erwarb ich, durch Zufall aus einer Wühlkiste, ein uraltes »Lexikon für Hundefreunde«*), in dem aber immerhin eine Tabelle *»Nährstoffgehalt der hauptsächlichsten Futtermittel für den Hund nach Dr. Müller«* enthalten war und auch ein Hinweis auf die richtige Hundernährung gegeben wurde. Das war der Anfang. Ich erfuhr den Unterschied der Erhaltungsrationen in den verschiedensten Lebensumständen und kam, nach einigem Suchen, auch zu den frühen Arbeiten, in denen endlich die wissenschaftliche Grundlage zur Ernährung des Hundes nachzulesen war. (Wieviel mehr weiß man heute darüber!)

Vermutlich war es dieses unerschöpfliche Lexikon mit seinen vielseitigsten Hinweisen, auch auf Bücher und die unglaublichsten Stichworte, das mich wahrhaft süchtig gemacht hat, wirklich alles über Hunde in Erfahrung bringen zu wollen. Heute ist das, was ich in dieser Hinsicht an Büchern und Aufsätzen zusammengetragen habe, wohl kaum mehr als »normal« zu bezeichen.

Um es kurz zu machen: Ich las nach, setzte das Gelesene in die Tat um und - *Else* wurde dünner, lebhafter und beweglicher und war nicht wiederzuerkennen. Nicht nur das: Sie wurde 16 Jahre alt und starb eines natürlichen Todes, indem sie eines Tages einfach nicht mehr aufwachte.

Ein sicherer Weg, sich Kenntnisse anzueignen

Ganz anders als in früheren Jahren, wo es verhältnismäßig schwer war, sich die nötigen Kenntnisse zu verschaffen, gibt es heute ausreichend Möglichkeiten, sich grundlegend zu informieren.

Daher ist es heute die allererste Pflicht nicht nur eines Hunde*züchters*, sich Grundkenntnisse über die spezifischen Bedürfnisse eines Hundes, besonders aber über seine Ernährung anzueignen. Um es gleich vorweg zu sagen: Es ist eine rundherum lohnende Beschäftigung! Sie werden auf sehr viele interessante Dinge stoßen und bemerken, daß sich sehr viele, scheinbar unlösbare Probleme mit Haut und Haar, Fettleibigkeit, Unternährung, Gesundheit und Verhalten schließlich beinahe unmerklich beheben lassen.

Noch etwas werden Sie bemerken: *Es kostet, entgegen Ihren Befürchtungen, weder mehr Zeit noch mehr Geld, wenn Sie etwas gleich von vornherein richtig machen.* Im Gegenteil: Ihre Kosten (einschließlich des Tierarztes) werden geringer und - bei vernünftiger Planung - sparen Sie obendrein noch Zeit, die Sie dann für sich und Ihren - gesunden - Hund zur Verfügung haben.

---

*) Natürlich ist dieses seinerzeit hervorragende »Lexikon für Hundefreunde«, das 1933 erschienen ist, längst vergriffen und auch nicht mehr aktuell.

Als ich, wie gesagt, vor vielen Jahren versuchte, mir die entsprechenden Unterlagen zusammenzutragen, war dies ein mühsames Unterfangen. Da ich alles aus den verschiedensten Quellen zusammentragen mußte, hatte ich mir angewöhnt, alles sofort in großen Heften aufzuschreiben. Aber es war schließlich, je mehr die Notizen zunahmen, eine zeitraubende Sucharbeit, wenn ein ganz bestimmtes Problem auftauchte, in den vielen Heften herumzublättern, bis ich die entsprechenden Stellen gefunden hatte.

Systematisch vorgehen!

So kam ich zu dem System, ohne das ich das Material für dieses Buch niemals hätte zusammenstellen können: Der Inhalt der Hefte wurde in Stichworten, diesmal aber auf Karteikarten notiert, wo dann gleichzeitig der Hinweis stand, in welchem der durchnummerierten Hefte das Problem ausführlich nachzulesen war, oder welche Bücher dafür in Frage kämen. Immer, wenn noch etwas zu dem jeweiligen Stichwort auftauchte, wurde es einerseits in den fortlaufenden Heften, andererseits aber auf Karteikarten eingetragen und unter dem Stichwort einsortiert.

Ich kann heute dieses System jedem, der sich ernsthaft mit seinem Hund beschäftigen will, sei es als Züchter oder »nur« Hundehalter, sehr nachdrücklich empfehlen: Legen Sie sich wenigstens eine *Kartei* an, in die Sie alles gewissenhaft eintragen, was Sie erprobt oder als brauchbare Hinweise erfahren haben. Taucht später des gleiche oder ein ähnliches Problem auf, werden Sie froh sein, wenn Sie nachsehen können, wie Sie oder irgend jemand anderes dieses Problem einmal gelöst haben.

Ebenso gehören in diese Kartei die Beipackzettel der Medikamente, die Sie verwenden, und auf einer weiteren »Gegen«karte notieren Sie, bei welchen Krankheiten Sie diese eingesetzt haben. Machen Sie auch Vermerke, wie sich ein Medikament, wozu ich auch Heilkräuter und Bäder, Salben etc. zähle, ausgewirkt hat, damit sich nicht schlechte Verträglichkeit wiederholt. Notieren Sie auch, wann Sie mit anderen Heilmethoden einen ebenso guten, wenn nicht sogar nebenwirkungsfreien Erfolg hatten, damit Sie es dann später gleich wissen, und schreiben Sie auf, welche Mengen Sie in jedem einzelnen Fall gegeben haben.

Fangen Sie gleich, wenn Sie Ihren Hund ins Haus genommen haben, eine Art Tagebuch und einen »Hundeordner« an. Hier tragen Sie ein die erste Fütterempfehlung, die Ihnen der Züchter gegeben hat (oder Sie heften das Blatt in den Ordner ein), notieren die Impfungen, Futterwechsel, das Reduzieren der Mahlzeiten, Krankheiten, Läufigkeit oder Scheintächtigkeit der Hündin etc. Einfach nur das Datum und ein paar Stichworte. Auf Schönheit kommt es dabei nicht an, nur darauf, all das, was schon in kurzer Zeit vergessen ist, festzuhalten.

Sind bei einer Krankheit bei Ihrem Hund besondere Untersuchungen nötig geworden, lassen Sie sich von Ihrem Tierarzt die Befunde geben und heften auch diese ab. Ein ordentlicher Tierarzt hat das zwar auch in seiner Kartei, aber vielleicht haben Sie später einen anderen Tierarzt, der Ihnen dann für derartige Notizen dankbar ist.

Tragen Sie auch gewissenhaft alles nach, wenn Sie Interessantes in Büchern und Zeitschriften gefunden haben; Zeitungsausschnitte kann man aufkleben oder kopieren; blättert man im »Hundeordner«, kommt man schon darauf, oder man findet es in den Karteikarten wieder.

Meinen Sie nun, das sei wirklich sehr viel Arbeit? Nun, wie lange brauchen Sie, um zu notieren:

16.6.66 - 1.Tag Läufigkeit
18.7.66 - Durchfall = Kohle gegeben, 2 Tage fasten
20.7.66 - Kein Durchfall mehr, Reis gefüttert
22.7.66 - normales Futter untergemischt
25.7.66 - normales Futter, kein Durchfall
20.8.66 - Tollwutimpfung

Ergeben sich aber beispielsweise immer im Anschluß an eine Impfung in schöner Regelmäßigkeit z.B. Hautausschläge, kann man, allein über die Stichworte, dem Rätsel bald auf die Spur kommen, bzw. einen möglichen Zusammenhang erkennen. Auch werden Sie bald wissen, daß wenige Wochen nach einer Läufigkeit Ihre Hündin scheinträchtig wird. Das ist bei Hündinnen kein unnormaler Vorgang. Bald haben Sie aber gelernt, daß Sie in dieser Zeit tunlichst das Futter reduzieren und für viel Bewegung des Hundes sorgen müssen, der jetzt regelmäßig ein bißchen »spinnt«, damit der Spuk bald ein Ende hat. Auch so lernt man vorzubeugen.

Krankheit? Anlage? Ernährungsbedingt?

Nicht ohne Grund habe ich diesem Buch die Betrachtungen über Haut und Fell, die Hautkrankheiten und die Allergien vorangestellt. An diesen Beispielen kann man, besser als an allen theoretischen Überlegungen, erkennen, daß auch der Hund und seine Gesundheit ein *ganzheitliches System* ist und welch vielschichtige Ursachen einem einzigen, zunächst scheinbar nebensächlichen Problem zugrunde liegen können.

Der überwiegende Teil aller Erkrankungen (wozu ich auch viele der angeblich »nur« genetisch bedingten zähle), sind sehr oft nichts weiter als die Folgen unsachgemäßer Aufzucht, Ernährung und Haltung der Hunde. Zugegeben: Viele Krankheiten sind, wie wir heute wissen, genetisch bedingt, was aber nichts anderes heißt, als daß der Hund die *Anlage* dazu hat. Aber der *Ausbruch* gar mancher Krankheit wird erst dadurch begünstigt, weil das Tier nicht im richtigen Gleichmaß ist, während andererseits ordnungsgemäß und richtig aufgezogene Tiere ganz einfach widerstandfähiger Infektionen gegenüber sind und auch weniger gute (genetische) Anlagen aus eigener Kraft irgendwie überbrücken können.

Leider wird, wie ich meine, bei aller »Hundeliebe«, der Hund selbst oft ganz einfach nicht ernst genug genommen. Es ist mager, was wir über genetisch bedingte Krankheiten des Hundes nachlesen können; nur wenige haben ernsthaft im Suchspektrum der Hundezüchter den Platz, den sie einnehmen müßten. Zudem wird ein ehrlicher Züchter, der auch Negatives über seine Hunde/Rasse aussagt, oft schwer diffamiert. So wird aus verständlichen Gründen viel Wichtiges, wenn überhaupt, höchstens hinter vorgehaltener Hand weitergegeben. Wie viele Krankheiten wären längst besiegt, könnte hier gefahrlos mit offenen Karten gespielt werden. Auch vermißt man schmerzlich Forschungsprogramme, die sich mit dem breiten Spektrum des Hundes beschäftigen.

Natürlich wollen und können meine Notizen kein Fachbuch über Ernährung, Physiologie und Therapie des Hundes sein. Das wäre ein Mammutprogramm, das das Schaffensvermögen einer einzelnen Person nicht nur weit übersteigen, sondern auch viele Bände füllen würde.

Aufschreiben kann ich nur, was sich in der *täglichen Praxis* bei mir und vielen befreundeten Hundehaltern als Problem ergeben hat, und die Antworten, Erklärungen und Hilfsmöglichkeiten, deren Kenntnis sich im Laufe der Jahre als nützlich erwiesen hat. Viel geholfen hat uns bei unserer Suche nach Problemlösungsmöglichkeiten die oft weit verstreute Literatur, die sich, je mehr zusammengetragen und geordnet werden konnte, als unglaublich hilfreich erwiesen hat.

Die Debatte über die richtige Ernährung der Hunde ist, seit man erkannt hat, daß sie weder reine Fleisch- noch »Restefresser« sind, heftig im Gange. Grundsätzlich teilen sich die Hundehalter und -züchter in zwei Lager: Die einen schwören auf ihre Hausmahlzeiten, haben Patentrezepte - die von rein pflanzlicher Ernährung bis zur reinen Fleischmahlzeit reichen. Die anderen sind Anhänger der Fertignahrung, die, von einer rührigen Futtermittelindustrie eifrig beworben, bequem und oft preiswert all das enthalten soll, was ein Hund braucht.

Ein besonders wichtiger Gesichtspunkt

Ich meine, die Wahrheit oder die richtige Methode liegt wie bei vielem irgendwo dazwischen. Es ist ebenso möglich, mit selbstzubereiteten Menüs den Hund fabelhaft aufzuziehen, wie auch schreckliche Fehler dabei zu machen. Aber auch mit Fertigfutter kann es Pannen geben: Vor allem sollte man immer bei diesen, angeblich nach neuesten Erkenntnissen zusammengesetzten Futtermitteln eines bedenken: *Notwendige Nahrungsmittel kann man nur zusetzen, wenn man sie kennt!* In meinen Notizen, Karteikarten und in älteren Büchern kann ich verfolgen, wie viele Kenntnisse erst im Laufe der (letzten) Jahre erwachsen sind, von wie vielen Dingen niemand gewußt hat, daß und wozu sie gebraucht werden, und die also auch erst von diesem Zeitpunkt an dem Fertigfutter beigemengt werden konnten. In einer älteren Ernährungsempfehlung kann man noch nachlesen, daß man Welpen mit verdünnter(!) Kuhmilch und Mehlsuppen ernähren solle, bei Junghunden wird empfohlen, sie zum Abendbrot mit einen »frischen Rest der Mittagsmahlzeit« zu füttern.

Was Hunde gerne mögen
Vorsicht bei Schokolade!

Wenn Hundehalter über die Futtervorlieben ihrer Vierbeiner berichten, kommen die merkwürdigsten Leidenschaften heraus. Das Futter, das der eine Hund ohne Schwierigkeiten oder gar gierig frißt, wird von einem anderen schnöde verschmäht.

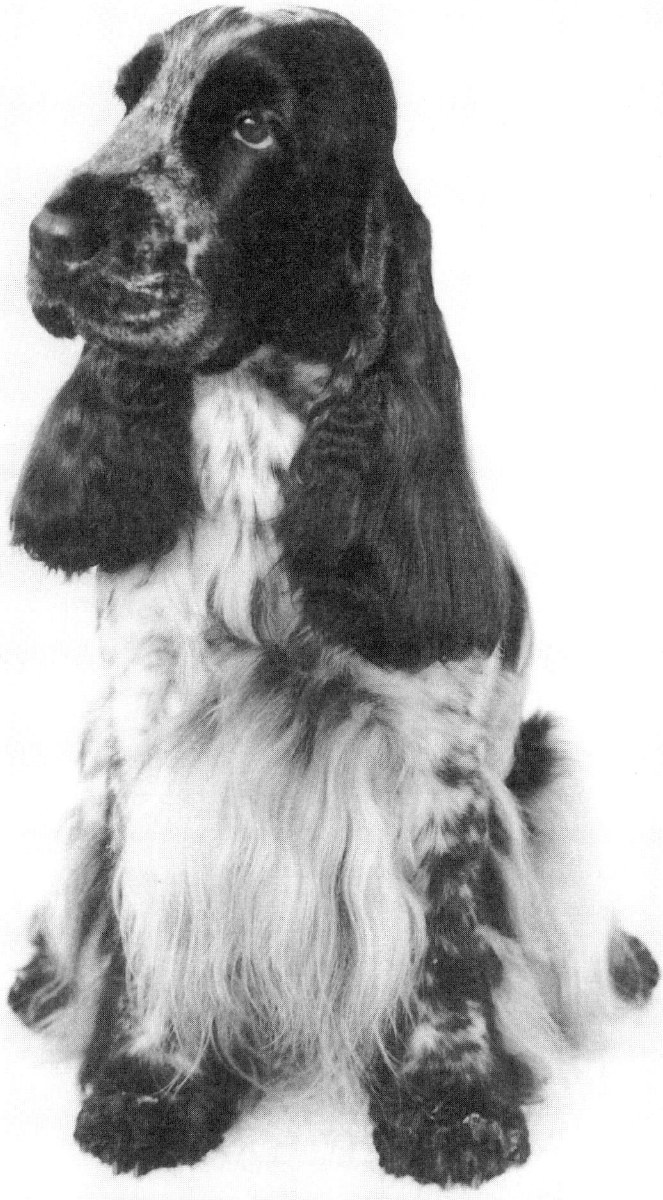

Sonja vom Tinberg (Cocker Spaniel)
A.: H. Horsten

Der Hund beurteilt das Futter im höchsten Maße nach »Gefühl«, nämlich nach den Geruchs- und Geschmacksqualitäten. Es ist also nicht so sehr sinnvoll, davon auszugehen, daß die von Ihrem Hund bevorzugte Nahrung auch für ihn die »natürliche« und gesunde sei.

Einig scheinen sich Hunde allerdings bei Schokolade zu sein, die, was viele Hundebesitzer nicht wissen, nicht nur wegen ihres hohen Kaloriengehaltes dick macht, zu Karies führt und dem Hund den Appetit auf richtiges Futter verdirbt. Schokolade enthält noch dazu *Theobromin, das für den Hund giftig ist.* Bei einem 10 kg schweren Hund genügen schon 63 g ungesüßte Kochschokolade oder etwa 670 g Milchschokolade, um zu einer Vergiftung zu führen. Die Symptome sind Mattigkeit, Erbrechen, Lethargie, Absatz großer Harnmengen, Muskelzittern, Durchfall; im schlimmsten Falle führt dies alles zum Tode.

Für Hunde ist nicht nur ihr Geruchssinn wichtig für den Futter-Test. Hunde, deren Geruchssinn ausgeschaltet wurde, konnten zwar verschiedene Fleischsorten nicht mehr unterscheiden. Ihr Geschmackssinn ist aber doch soweit ausgeprägt, daß sie Rationen mit oder ohne Fleisch auseinanderhalten können, wie auch physikalische Eigenschaften des Futters. Dies alles wurde aus gutem Grund von der Futtermittelindustrie eingehend untersucht. Bei Fertigfuttern ist die Vorliebe-Reihenfolge: Feuchtfutter, halbfeuchte Futter, Trockenfutter. Dies ist damit zu erklären, daß in den »feuchteren« Futtermitteln die zahlreichen Geruchs- und Geschmacksstoffe (die teilweise künstlich zugesetzt werden) besser zum Ausdruck kommen. Übergießt man allerdings Trockenfutter nur mit warmem Wasser, wirkt dies appetitanregend.

Geschmacksvorlieben kann man auch beim Selberkochen berücksichtigen

Fest steht, daß Hunde von Tieren stammende Futtermittel lieber nehmen als pflanzliche Produkte und zwar in der Reihenfolge: *Eier, Milch, Fisch, Fleisch, Vormägen, Leber, Milz.* Bei den Fleischsorten werden Schwein und Rind dem von Schaf, Geflügel und Pferd vorgezogen. Gekochtes Fleisch ist nicht nur gesünder, worauf wir noch kommen, sondern ist ihnen lieber als rohes (was von manchen Hunden überhaupt nicht genommen wird). Zerkleinertes Futter wird lieber genommen, als Futter in großen Stücken.

Bei den pflanzlichen Futtermitteln verbessert der Zusatz von Süßem durchaus den Geschmack. (Zucker sollte man aber nicht beifügen, hingegen ist Honig, wie wir noch sehen werden, eine sinnvolle Beigabe.)

Ebenso erhöht der Fettgehalt der Nahrung für Hunde durchaus den Wohlgeschmack. Man kann bei der Würzmischung des Hundefutters viel von der Futtermittelindustrie lernen: Sie fertigt mit vielerlei Kniffen und Zutaten einen wohlschmeckenden Brei an aus tierischen Eiweißen und solchen bakterieller Herkunft. Fette oder Fisch und Fleisch, die zuvor mit Enzymen behandelt wurden, werden nicht nur zugesetzt, sondern zusätzlich aufgesprüht, was eine höhere Konzentration dieses »Maggi für Hunde« erzeugt.

Gewöhnung an ein Futter
Die nachhaltige Wirkung einer schlechten Mahlzeit

Sind Hunde einmal über lange Zeit an ein bestimmtes Futter gewöhnt, nehmen sie zwar, setzt man ihnen versuchsweise ein anderes, leckereres vor, zunächst dieses, kehren aber dann, haben sie die Auswahl, wieder zu dem gewohnten zurück. Das kann dann ärgerlich sein, wenn man z.B. ein weniger gutes Fertigfutter schon lange gefüttert hat, und nun auf ein besseres umsteigen möchte. Allerdings kann man versuchen, durch Übergießen mit Fleischbrühe den Geschmack des Futters, ohne besonders viel an seiner Zusammensetzung zu verändern, zu verbessern.

Schon die Welpen werden durch die Muttermilch an bestimmte Geschmacksmuster gewöhnt, die sie dann ein Leben lang beibehalten können. Man kann Hunde allerdings umgewöhnen, was um so schwieriger wird, je älter sie werden.

Anders ist es mit Negativ-Erfahrungen bei einem Futter; sie wirken lange nach. Wölfe beispielsweise haben sich das Reißen von Schafen abgewöhnt, nachdem sie Fleisch von Schafen zu sich genommen hatten, die zuvor mit Lithiumsalzen gefüttert worden waren.

Hungrige, magere Hunde sind weniger mäkelig als solche, die gut im Futter sind. Je älter Hunde werden, umso mehr nimmt allerdings häufig ihr Geruchs- und Geschmacksinn ab.

Unsere Fütterpraxis daher: Niemals einseitig!

Wenn uns Fachleute immer wieder versichern, daß man für den Hund keinen Menüplan mit großartiger Abwechslung erstellen müsse, haben sie sicherlich recht. Auch bei dieser Behauptung ist die Futtermittelindustrie der Vorreiter, die dabei auf ihre rundherum ausgewogenen Nahrungsmittel hinweist. Bei diesen bekommt der Hund alles, was wissenschaftlich als sein Bedarf ermittelt wurde. Preiswert, so wird versichert, sei dies auch.

Trotzdem kochen *wir* weitgehend unser Hundefutter selbst. Bei uns hat es sich nämlich in der Praxis bewährt, im Normalfall, wenn die Zeit es zuläßt, ein möglichst vielfältiges Ernährungsprogramm für die Hunde zusammenzustellen. Das hat sehr viel mit unserer Einstellung zu natürlichen Lebensformen zu tun: Früher lebten auch die Menschen mit ihrem Jahresrhythmus und ihrer Ernährung viel enger mit dem natürlichen Jahreslauf zusammen als dies oft heute der Fall ist. Auch bei wildlebenden Tieren ergibt sich aus den wechselnden Gelegenheiten und der unterschiedlichen Verfügbarkeit der Nahrung ja eine, wenn auch bescheidene natürliche Abwechslung, die wir auch in unsere Überlegungen für das Hundefutter einbezogen haben. Fehler, die die eine oder andere Zusammenstellung u.U. hatte, können dann ein andermal wieder ausgeglichen werden.

Dieses System hat auch für die Hunde verschiedene weitere Vorteile: Erstens werden die Hunde nicht an *eine* Futtersorte gewöhnt und verweigern dann eine andere Futterzusammenstellung nicht. Zweitens ist ihr Verdauungsapparat nicht auf bestimmte Nahrungsmittel eingestellt, und es gibt, bei geringfügigem Futterwechsel, niemals Verdauungsprobleme. Drittens kann man auf diese Weise Vorräte unbesorgt dann einkaufen, wenn man sie preisgünstig beziehen kann und ist nicht auf wenige Spezialitäten angewiesen.

In Zeiten großer Eile oder wenn wir vielfach unterwegs waren oder im Urlaub wird dann Fertigfutter eingesetzt. Die laufende Entwicklung auf dem Futtermittelmarkt beobachte ich ständig und notiere gewissenhaft alle Veränderungen. Dabei habe ich schnell gelernt, Neuerungen und Unterschiede der Fertigfutter zu erkennen. Zu all dem braucht man jedoch gewisse Grundkenntnisse, um die wir uns im folgenden ein wenig kümmern wollen.

Was ist eigentlich Ernährung?

Spätestens dann, wenn es ums Abspecken von Mensch und Tier geht, gewinnt der Begriff »Kalorien«, der den »Energiegehalt« der Nahrungsmittel festlegt, eine oft geradezu bedrohliche Bedeutung. Heute rechnet man aus praktischen Erwägungen mit Joule (J) (früher Kalorie), Kilojoule (kJ= 1000 J), bzw. Megajoule (MJ= 1000 kJ). Zu den Energie liefernden Stoffen der Nahrung zählen Fette, Kohlenhydrate und auch Eiweiße. Diese Energie benötigt der Organismus für seine lebenswichtigen Funktionen (Atmung, Kreislauf, Verdauung, Ausscheidung) und zur Aufrechterhaltung seiner Körpertemperatur. Außerdem benötigen auch Bewegung, Trächtigkeit, Laktation und Wachstum - Energie.

Ernährung ist also nichts anderes als etwas für den Fortbestand des Lebens Unerläßliches. Und man denkt, redet man von »Kalorien«, oft nicht daran, daß, verfolgt man die Kette zurück, alle Lebewesen letztlich von der *Sonnenenergie* abhängen. Energie kann niemals verloren gehen, wie auch weder erzeugt noch zerstört werden, sondern wird von einer Form in die andere umgewandelt. Von den Pflanzen wird die Energie des Sonnenlichtes aufgenommen und durch Photosynthese als energiehaltige Nährstoffe gespeichert.

Tiere leben von Pflanzen oder von anderen Tieren, die sich ihrerseits von Pflanzen ernähren. Die Nährstoffe der Pflanzen werden verdaut, verarbeitet und zu den einzelnen Körperzellen der Lebewesen transportiert. Hier wird die - ursprünglich von der Sonne kommende - Energie durch chemische Reaktionen in energiehaltige Phosphorverbindungen und Wärme umgewandelt... Es würde hier zu weit führen, das alles schrittweise zu erklären.

Aber zur Ernährung gehört nicht nur Energie. *Man unterteilt die Nährstoffe in sechs Gruppen: Wasser, Kohlenhydrate, Eiweiße, Fette, Mineralstoffe und Vitamine.* Sie alle zusammen bilden Bausteine von Körpersubstanzen, fördern chemische Reaktionen im Körper, dienen der Verdauung, Wärmeregulation usw. Einige der Nährstoffe sind in mehrfacher Hinsicht wichtig. Wasser z.B. und einige Mineralstoffe werden überall im Organismus, aber *nicht* zur Energieproduktion verwendet. Kohlenhydrate, Fette und Proteine (Eiweiße) bilden Körperbestandteile, wie sie ebenso Energie liefern. Die Aufgabe der Vitamine ist ihr Einfluß auf die Stoffwechselfunktionen.

Aber, ebenso wie Pflanzen einen ganz bestimmten Stoffwechsel haben, unterscheiden sich auch die Tiere in ganz entscheidenden Punkten in ihrem Nahrungsbedarf. Tiere, die reine Pflanzenfresser sind, verarbeiten die lebensnotwendigen Nahrungsbestandteile ganz anders, als Tiere, die reine Fleischfresser sind. Wieder andere, die auf die Aufnahme von gemischter Nahrung eingerichtet sind, haben von Natur aus auch völlig andere Nahrungsbedürfnisse.

Hunde benötigen andere Nahrung als Menschen, weil ihr gesamtes Verdauungssystem anders gestaltet ist

Meist übernimmt der Hundeanfänger irgendeine ihm von Züchter, Bekannten oder der Nahrungsmittelindustrie empfohlene Ernährung, oder er füttert seinen Hund einfach mit den Resten der eigenen Nahrung. Solange ein Hund gesund ist, und - oft mehr als genug - wächst und zunimmt, macht man sich keine größeren Gedanken.

Aber manchmal wird ein Hund krank. Bei Verletzungen und Unfällen ist die Ursache offensichtlich. Bei einer Vielzahl Erkrankungen wird aber der Hundehalter plötzlich mit neuen Begriffen konfroniert: Er erfährt von Mangelerscheinungen, Aufzuchtfehlern, Überfütterung, Allergien, Unverträglichkeit.

Und spätestens hier erfährt er zu seinem Erstaunen, daß der Hund völlig andere Ernährungsbedürfnisse als sein Mensch hat.

Wenn auch der Hund nicht ausschließlich Fleischfresser ist, besteht ein wesentlicher Teil seiner Nahrung aus Fleisch, das sowohl Kohlenhydrate und Fette wie auch die wichtigsten Vitamine und Mineralsalze enthält. Dazu erhält der Hund Hundeflocken, Gemüse, Kräuter und ... und ... und ... warum?

Nun sind in den letzten Jahren die Kenntnisse über die sachgerechte Hundefütterung sehr erweitert worden. Es sind zahlreiche Bücher und Tabellen zum Thema erschienen. Aber wenn man anfängt, sich selbst damit zu beschäftigen, ist das alles doch sehr verwirrend. Man braucht zuallererst einmal eine Übersicht: Worauf muß ich achten? Im Geheimen beneidet man die Leute, die alles schon zu wissen scheinen und die so viele praktische Tips, Hinweise, Verfahren kennen.

Hunde-Ernährung ist (k)eine Geheimwissenschaft
Den ersten Einblick verschaffen einem Tabellen

Wir wollen hier nicht in aller Ausführlichkeit die Regeln der Hundeernährung erklären. Dazu gibt es, wie gesagt, eigene Bücher. Wenn man alles ganz gründlich betreiben will, kommt man um die auch nicht herum. Schlägt man sie auf, wird man nicht nur mit dem erklärenden Text konfrontiert, sondern mit einer Vielzahl an Übersichten, Rechenformeln und Tabellen, in die man sich mühsam einlesen muß. Gar mancher gibt nach den ersten Seiten auf: Er hätte nur im *Prinzip* wissen wollen, was eigentlich für die Hundeernährung wichtig ist. Das viele Rechnen, das erscheint einem viel zu schwierig zu sein...

Gelegentlich merkt man, daß beim eigenen Hund etwas nicht in Ordnung ist oder man hat die Befürchtung, man könne irgendeinen fürchterlichen Fehler gemacht haben. Das ist dann der Augenblick, in dem Sie sich sagen: Wenn ich doch wenigstens das Notwendigste wüßte! Einen Feind, den man kennt, kann man auch besiegen, und so ist es auch mit den Fehlern, die einem aus Unwissenheit passieren: Man würde sie eben gar nicht machen. Als ich anfing, mich mit einzelnen, immer wieder auftauchenden Problemen auseinanderzusetzen, war ich erstaunt, daß alles gar nicht so schwierig und unbegreiflich war, wie ich befürchtet hatte. Es stellte sich vielmehr heraus, daß man eigentlich nur wenige Dinge wissen und beachten muß. Und außerdem, Sie werden es bald selbst sehen, ist es überhaupt keine Geheimwissenschaft, sondern in seinen Grundzügen sehr einfach, sehr logisch und sehr leicht zu begreifen!

Die Nahrungsbestandteile teilt man in sechs Gruppen ein
Warum sind sie für den Hund von Bedeutung?

Als erstes benötigt man eine Tabelle, damit man sich überhaupt einmal einen groben Überblick verschaffen kann, worum es eigentlich geht. In dieser Tabelle finden Sie alles aufgeführt, was man zur Kenntnis der sechs Gruppen der Nährstoffe wissen muß. Werfen Sie einen Blick darauf und lesen dann weiter. Sie können im Verlauf der nächsten Kapitel immer wieder einmal dahin zurückblättern.

Beim Vergleich mit älteren Tabellen fällt auf, daß dort z.B. »Wasser«, so wichtig es ist, überhaupt nicht genannt wird. Bei unserer Tabelle werden Sie feststellen, daß doch eine ganze Menge »Zutaten« dazu gehören, von denen Sie bislang nie etwas gehört haben, und die zum Teil in sehr geringfügigen Mengen benötigt werden. Und dennoch, wird die Ausgewogenheit insgesamt in der Nahrung nicht eingehalten, wird der Hund krank.

Was Sie nämlich in den Tabellen aufgeführt finden, sind alles Grundstoffe, die im Organismus des Hundes vorkommen oder die dort eine wichtige Rolle spielen, damit die aufgenommene Nahrung überhaupt verarbeitet werden kann. Vieles davon wird vom Körper des Hundes selbst hergestellt; andere wichtige Dinge müssen ihm aber mit der Nahrung zugeführt werden. Wo aber und in welchen Nahrungsmitteln kommen sie eigentlich vor, die Energieträger: Eiweiße, Fette, Kohlenhydrate, die Mineralstoffe und die Vitamine?

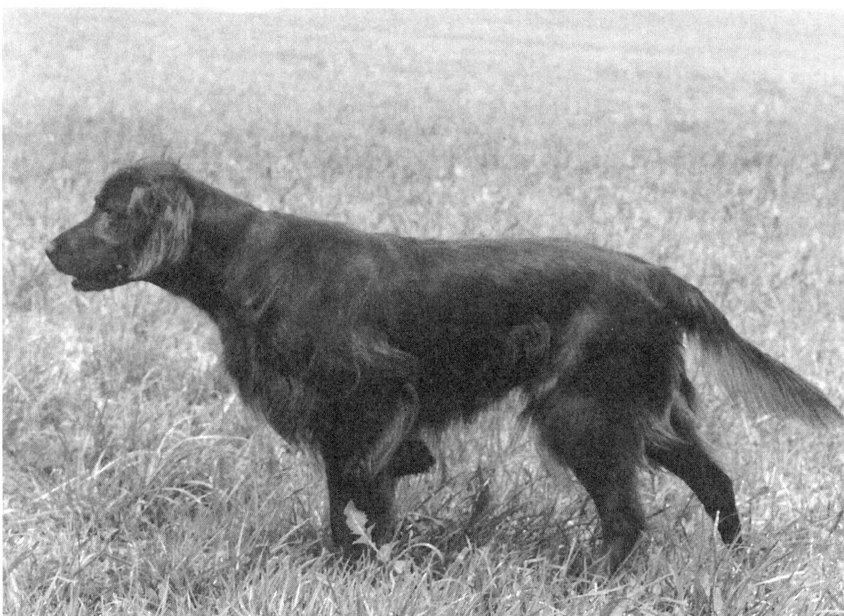

Ciskari vom Römerkastell (Irish Setter)
A.: J. Kunberger

Durchschnittlicher Erhaltungsbedarf bei Hunden pro kg KM (Körpermasse) bzw. pro Tier an Grundnährstoffen, Mineralstoffen und Vitaminen

(NRC Normen nach Christoph, Klinik der Hundekrankeiten)

	Erhaltungsbedarf in g pro kg KM und Tag: **Erwachsene Tiere**	**Jungtiere**
Nährstoffe		
Eiweiß	4,5	9,0
Kohlenhydrate (maximal)	10,1	15,8
Rohfaser	-	-
Fett	1,32	2,64
Wasser (ml)	35,0	-
Mineralstoffe (mg/kg KM und Tag)		
Mengenelemente		
Natrium	60,0	120,0
Kalium	220,0	440,0
Kalzium	264,0	528,0
Magnesium	11,0	22,0
Phosphor	220,0	440,0
Chlor	180,0	440,0
Kochsalz (NaCi)	375,0	530,0
Verhältnis Kalzium/Phosphor 1,2 : 1,0		
Spurenelemente		
Eisen	1,32	1,32
Kupfer	0,16	0,16
Kobalt	0,05	0,05
Mangan	0,11	0,20
Zink	0,11	0,20
Jod	0,03	0,06
Fluor	0,08	0,16
Vitamine (mg/kg KM und Tag)		
A (IE)	100,0	200,0
D (IE)	7,0	20,0
E	2,0	2,2
K	0,03	0,06
B_1	0,02	0,03
B_2	0,04	0,09
B_6	0,02	0,05
Nicotinsäure	0,24	0,40
Pantothensäure	0,05	0,20
Folsäure	0,008	0,015
B_{12}	0,0007	0,0007
Biotin	0,50	0,50
Cholin	33,0	55,0
B-Komplex (insgesamt)	33,86	56,29

Lebensnotwendig: Wasser

Auch wenn man beim Stichwort Ernährung daran am wenigsten denkt, ist Wasser der wichtigste Nahrungsbestandteil. Der Hundekörper besteht immerhin zu 70% aus Wasser, aber schon der Verlust von 10% verursacht schwere Erkrankungen; ein 15%iger Verlust ist tödlich.

Wassermangel ist schlechter zu ertragen als Nahrungsmangel. Je nach Umgebungstemperatur überleben Hunde das Defizit nur wenige Tage, während Futtermangel über mehrere Wochen ertragen werden kann.

Wasser wird benötigt für die Lösung der Nährstoffe und deren Transport aus dem Darm über die Blutbahn zu den Geweben, im Zellstoffwechsel, aber auch bei der Ausscheidung harnpflichtiger Stoffe ist es von Bedeutung, wie ebenso für die Regulierung der Körpertemperatur. Wasser wird abgegeben mit Kot und Harn, Atemluft, Haut, Schweißdrüsen, Milch, Blutverlust. Starke Verluste entstehen durch Erbrechen und Durchfall. *Je unverdaulicher die Nahrung ist, umso mehr Wasser wird übrigens mit dem Kot ausgeschieden.*

Das Wasser im Körper besteht einerseits aus dem mit der Nahrung aufgenommenen und entsteht andererseits als Stoffwechselprodukt. Erzeugt der Hundekörper etwa 400 kJ Energie, werden dabei etwa 10-16 g Wasser produziert. Der Hund erhält Wasser mit der Nahrung. Je trockener diese ist, umso mehr muß der Hund trinken. Beim Verfüttern von Trockenfutter ist also darauf zu achten, daß immer genügend - frisches - Trinkwasser zur Verfügung steht. Ein Hund braucht am Tag pro kg/LM 35 ml Wasser; ein Hund von 10 kg also 350 ml, usw., das sollte man für seinen Hund so leicht ausrechnen.

Normalerweise, wenn das Wasser frisch und sauber ist und ständig zur Verfügung steht, trinkt der Hund mehr als er braucht. Steht zu wenig Wasser zur Verfügung, wird der Hund auch weniger fressen.

In vielen Lebenssituationen besteht ein erhöhter Wasserbedarf: Hohe Umgebungstemperatur, Lakation, Fieber, Durchfall, Blutverlust, vermehrte Harnausscheidung, körperliche Belastung, Nieren- und Zuckerkrankheit.

Bei anhaltendem Erbrechen ist das Trinkwasser fernzuhalten; mit Hilfe des Tierarztes muß man den Wasserbedarf anderweitig ausgleichen.

Bei zu wenig Wasser trocknet der Hund regelrecht aus, was man an seinen Hautfalten testen kann. Zieht man bei einem gesunden Hund die

Haut zwischen den Schulterblättern hoch, wird diese Hautfalte, läßt man sie los, sofort wieder verstreichen; ist der Hund ausgetrocknet, bleibt die Hautfalte entweder stehen oder verstreicht nur langsam.

Für die Leistungsfähigkeit von Arbeitshunden ist Wasser wichtiger als vermehrte Energie-Aufnahme. Die zusätzlich in der Muskulatur gebildete Wärme gibt der Hund überwiegend während des Hechelns ab. Ist der Hund nicht mehr in der Lage, seinen Wärmeüberschuß abzubauen, nimmt seine Leistungsfähigkeit sichtbar ab. Anders als beim höheren Energieverbrauch stehen dem Hund nur geringe Wasser-Reserven des Körpers zur Verfügung, die schnell verbraucht sind; schließlich dickt sogar das Blut ein. Darum werden Sie immer beobachten, daß Hunde während und nach großer körperlicher Leistung gierig große Mengen Wasser trinken. Anders als bei zusätzlicher Energieaufnahme belastet die zusätzliche Wasseraufnahme den Organismus nicht.

Darum sollte man (arbeitenden) Hunden »zwischendurch« wohl Wasser anbieten, nicht aber sie fressen lassen.

Also muß nicht nur zuhause immer frisches Trinkwasser für den Hund erreichbar sein, sondern auch für unterwegs ein ausreichend großer Kanister mitgeführt werden. Manche Hunde lehnen Wasser, das schon einige Zeit gestanden hat, ab. Bei diesen muß mit besonderer Sorgfalt für das häufige Auswechseln des Trinkwassers gesorgt werden.

Eiweiß

Eiweiß - es gibt tierisches und pflanzliches - was muß man wissen und beachten?

Bei Eiweiß (Protein) unterscheidet man zwischen tierischem und pflanzlichem Eiweiß. Beide setzen sich aus sogenannten Aminosäuren zusammen, man kennt bisher 22, die im Organismus vorkommen und weiß, *daß zehn von ihnen für den Hund »essentiell« sind.* Es sind dies: Arginin, Histidin, Lysin, Isoleucin, Leucin, Valin, Tryptophan, Methionin, Threonin, Phenylalanin.

Essentiell bedeutet:

1. Sie sind lebensnotwendig.
2. Sie werden nicht vom Körper selbst aufgebaut.
3. Sie müssen mit der Nahrung zugeführt werden.

Leider ist der Begriff Eiweiß oder Protein für viele eine etwas nebulöse Bezeichnung, weil darunter von verschiedenen Leuten alles mögliche vermutet wird und eine ziemliche Verwirrung festzustellen ist, wenn man den Debatten über »Eiweiß«, »Eiweißbedarf«, »Eiweißträger« zuhört. Eine umfassende Erklärung, was Eiweiß, der Grundstoff alles Lebens ist, soll hier aus Platzgründen unterbleiben.

Während die essentiellen Aminosäuren in der Nahrung unerläßlich sind, sind die nicht-essentiellen aber keinesfalls überflüssig, sondern nützlich. Sie wirken senkend auf den Verbrauch der essentiellen. Werden nichtessentielle Aminosäuren in ungenügenden Mengen aufgenommen oder gebildet, werden die essentiellen aus der Nahrung im Körper zu nichtessentiellen umgebaut. Das ist für die Fütter-Praxis wichtig. Wir kommen noch darauf.

Das Wichtige sind die Aminosäuren
Mangel aber auch Überschuß sind gleicherweise gefährlich

Als Faustregel sollte man sich merken, daß *Eiweiß nicht in erster Linie zur Energiegewinnung benötigt wird, sondern für Erhaltung und Aufbau von Körpersubstanz.* Eiweiße gehören zu den wichtigsten Bauelementen von Geweben und Körperflüssigkeiten. Für Sie ist es aber wichtig zu wissen, daß es nicht einfach nur »Eiweißmangel« ist, der die schweren Mangelzustände hervorruft, sondern einzig und allein das Fehlen der oben genannten zehn Aminosäuren, die der Hund nicht selber aufbauen kann. Denn nicht in allen »Eiweißträgern« sind alle Aminosäuren enthalten, bzw. sind sie in den verschiedenen Nahrungsstoffen unterschiedlich gewichtet. Z. B. ist auch Getreide eine Eiweißquelle. Es enthält aber wenig Lysin, Leucin, Tryptophan, Methionin. Das Fehlen von Lysin und Methionin führt aber zu einer Störung im Fortpflanzungsgeschehen (Lysin) bzw. bei Haarwachstum und Leberfunktion (Methionin).

Verschiedene Eiweißquellen können sich ergänzen, wobei zuviel verabreichte Aminosäuren (z.B. bei reiner Fleischfütterung) verlustreich verstoffwechselt werden und der vermehrt anfallende Harnstoff nierenbelastend mit dem Harn wieder ausgeschieden werden muß. Nicht nur das: Ein 1,7-facher Überschuß von Lysin und ein 1,5-facher Überschuß von Threonin führt bei Welpen zur Verlangsamung des Wachstums.

Wieviel »Aminosäuren« braucht der Hund?

Damit das bisher Gesagte nicht nur graue Theorie ist, zeigt uns die folgende Tabelle einerseits den Bedarf des Hundes, und zwar den normalen, wie auch den sehr viel höheren bei Wachstum und Laktation. Außerdem können Sie darin nachlesen, in welchen gebräuchlichen Nahrungsbestandteilen wieviel davon vorkommt.

Der tägliche Aminosäurebedarf des Hundes in mg/kg Körpermasse und der Aminosäuregehalt einiger Eiweißträger in g/100 g
(nach Wagner-Gebauer)

Aminosäuren	Erhaltungsbedarf in mg/kg KM für		Gehalt in Futtermitteln in g je 100 g Rohprotein					
	Erw. Hd.	Wachst./ Laktat.	Rindfl.	Ei	Fisch-mehl	Quark	Soja-bohnen	Bierhefe
Arginin	70.0	270.0	7.5	6.4	7.0	4.0	7.7	5.0
Histidin	60.0	250.0	1.8	2.0	1.8	1.8	2.1	4.1
Lysin	60.0	210.0	7.6	5.2	8.9	6.5	5.4	6.7
Isoleucin	80.0	330.0	11.7	-	5.2	9.7	4.5	4.5
Leucin	110.0	370.0	8.2	-	8.8	10.7	3.8	7.5
Valin	85.0	300.0	0.8	-	5.2	7.9	4.5	9.4
Tryptophan	15.0	60.0	1.3	1.4	1.1	1.6	1.7	-
Methionin	70.0	190.0	3.7	5.2	2.9	3.2	1.0	1.4
Threonin	55.5	60.0	4.7	3.9	-	3.5	3.7	8.2
Phenylalanin	65.0	140.0	4.2	5.8	3.7	5.0	4.5	1.9

Vielfache Gründe für Eiweißmangel
Warum die Ernährung ausgewogen sein muß

Noch etwas ist zu beachten: Füttern Sie ein sehr fetthaltiges Futter, wovon der Hund schnell satt wird und die Nahrungsaufnahme dann einstellt, muß, damit auch der Proteingehalt abgedeckt wird, der Eiweißanteil auf 25-30 % erhöht werden.

Aber auch wenn bestimmte Nahrungsbestandteile fehlen, kann beim Hund ein Eiweißmangel entstehen. Ist beispielsweise im Futter das Angebot an löslichen Kohlenhydraten (auf die wir gleich kommen) oder an Fett nicht ausreichend, wird das eigentlich ausreichend verabfolgte Nahrungseiweiß zur Energiegewinnung herangezogen. Dies tritt immer dann ein, wenn insgesamt die Energiezufuhr ungenügend ist. *Der Körper wird zuerst den Energiebedarf decken.* Bei der Verbrennung des wertvollen Eiweiß' entstehen aber sozusagen Schlacken, also

Abbauprodukte, die den Organismus belasten, der nun entgiftet werden muß.

Wird also aus irgendeinem Grunde zu wenig Eiweiß aufgenommen, zeigt sich dies bei jungen Hunden als vermindertes Wachstum, bei älteren als Gewichtsabnahme, sowie deutlichem Leistungsverlust; Hündinnen haben zu wenig Milch. Auch das Fellwachstum fällt kümmerlich aus, und es sieht stumpf, glanzlos und ungepflegt aus.

Eiweißmangel kann also durch mehrere Ursachen hervorgerufen werden: insgesamt ungenügende Futteraufnahme, Nahrungseiweiß von schlechter Qualität, Futter mit zuviel Ballaststoffen (billiges, minderwertiges Futter: Das darin enthaltene Protein wird zur Energiegewinnung genutzt), zu geringer Eiweißgehalt des Futters. Manche Hunde können Eiweiß nicht ordnungsgemäß verdauen, andere haben durch Krankheiten einen hochgradigen Proteinverlust.

Was ist die »Verdaulichkeit» eines Nahrungsmittels?

In diesem Zusammenhang soll gleich auch ein anderer, oft mißverstandener Begriff erklärt werden: die »Verdaulichkeit« eines Nahrungsmittels. Am besten versteht man dies bei der oben genannten Fütterung mit billigen Futtermitteln. Das ist ein äußerlich voluminöses Futter, das aus lauter »billigen« Bestandteilen besteht, von dem der Hund große Mengen zu sich nimmt und dennoch unterernährt bleibt. Aber nicht nur das: Es werden auch erhebliche Mengen Kot ausgeschieden.

Meistens stellt man sich irrtümlich vor, jene Exkremente, die wir als das Ergebnis der Fütterung täglich begutachten können, wären das Anzeichen dafür, daß der Hund die Nahrung verdaut hat. Gerade das Gegenteil ist aber der Fall: Was der Hund auf diese Weise abliefert, ist das Unverdaute, Nichtverarbeitete, Nichtverdaute. Das tatsächlich Verdaute hat längst seinen Weg in den gesamten Körper gefunden und verrichtet dort seine vielfältigen Aufgaben.

Ist also ein Nahrungsmittel »hochverdaulich«, bedeutet dies, daß ein hoher Anteil seiner Bestandteile vom Hund verwertet und nur ein geringer Teil davon mit Kot und Urin wieder ausgeschieden wird. Auch dies ist eine Überlegung, die Sie, wenn Sie preiswert Futter kaufen wollen, mit einbeziehen sollten. Kaufen Sie große Mengen zwar billiges, aber geringwertiges Futter, haben Sie als Ergebnis häufigen, starken Kot- und Urinabsatz: Ihr »preiswertes«, weitgehend nicht verdautes Futter hat den Hund passiert und nur geringe Teile davon sind tatsächlich vom Hund verwertet = verdaut worden. Womöglich sind ihm obendrein trotz der großen Futtermenge nicht einmal alle notwendigen Nahrungsbestandteile zugeführt worden!

Die biologische Wertigkeit von Eiweiß

Je nachdem wie günstig die Aminosäurezusammensetzung einer Eiweißquelle ist, d.h. ob sie überhaupt alle nötigen Aminosäuren enthält und wie diese gewichtet sind, wird die *biologische Wertigkeit gemessen.* Zudem sind Aminosäuren aus Eiweiß verschiedener Herkunft unterschiedlich umsetzbar.

Eine kleine Tabelle erklärt uns auch dieses besser als viele Worte:

Die »biologische Wertigkeit« von Eiweiß häufig verwendeter Nahrungsmittel

Nahrung	**Biolog. Wertigkeit**	**Nahrung**	**Biolog. Wertigkeit**
Ei	100	Sojamehl	67
Fischmehl	92	Fleischmehl	50
Milch	92	Knochenmehl	50
Leber	79	Weizen, vollst.	48
Rindfleisch	78	Mais, vollst.	45
Quark	78	Gelatine	0*)

*) enthält kein Tryptophan

Was man generell zu Eiweißmangel- und Eiweißüberschuß wissen muß

Eiweißmangel führt zu schlechtem Fell, Anfälligkeit für Hautinfektionen, Infektionskrankheiten, Durchfällen, Parasitenbefall, weil insgesamt die Lebenskraft des Hundes beeinträchtigt ist. Welpen sind träge und temperamentlos. Hündinnen haben lebensschwache Welpen.

Eiweißüberschuß, also eine höhere Menge, als der Hund benötigt, schadet jedoch ebenso und führt zu Stoffwechselstörungen, dem Ansteigen harnpflichtiger Stoffe und anderen Erkrankungen.

Es ist ein häufig anzutreffender Irrtum, daß überhöhte Proteingaben die Leistung steigern können. Das Gegenteil ist der Fall: Sie belasten nur. Hierbei ist es wichtig zu wissen, daß durch Muskelkontraktion, also z.B. bei Hundetraining, Wettkampf, arbeitenden Hunden, zwar ein höherer *Energiebedarf* entsteht, *nicht* aber ein höherer *Proteinbedarf.* Daher ist z.B. bei Schlittenhunden ein hoher Energieanteil in der Nahrung sinnvoll, was man mit hohen Fettbeigaben erzielen kann.

Da der Hund Eiweiß zum Aufbau von Körpersubstanz braucht, kann er tierisches Eiweiß besser verwerten als pflanzliches (was sich auch in der biologischen Wertigkeit ausdrückt). Wenn man herausfinden will, wieviel Fleisch man benötigt, um die nötige Eiweißmenge zuzuführen, kann man in Nahrungstabellen nachlesen. Jetzt muß man rechnen: Die enthaltenen Eiweiß-Grammzahlen z.B. bei Muskelfleisch mit 5, bei Schlachtabfällen mit 7,5 (enthält weniger Eiweiß, bzw. geringere biologische Wertigkeit) multiplizieren.

Aus unserer Übersichtstabelle der Nahrungsbestandteile sehen Sie, daß *ein Hund pro kg/KG (KG=Körpergewicht) etwa 3,7-4,5 g Protein benötigt, wachsende Hunde die doppelte Menge.* Dies sind jedoch nur Faustzahlen, denn die benötigte Menge variiert mit der Belastung des Hundes (Krankheit, Fellwechsel), jahreszeitlich und ist von der Güte des verwendeten Futters abhängig. Wer die für seinen Hund benötigte Menge exakt ermitteln will, kommt ohne entsprechende Tabellen und Bücher auf die Dauer nicht aus.

Der Eiweißbedarf z.B. bei älteren Hunden, im Fellwechsel, bei verschiedenen Rassen, trächtigen bzw. säugenden Hündinnen muß sorgfältig berechnet werden

Vielleicht tun Sie es, als erklärter Gegner von Fertigfutter, als »Verkaufstrick« ab, daß dort Futtermittel für spezielle Verwendungszwecke angeboten werden. Tatsächlich lohnt sich der Vergleich der Zusammensetzung, weil man viel davon lernen kann. Nicht nur jüngere oder arbeitende Hunde benötigen eine völlig andere Nahrungszusammensctzung. Bci dcn crsteren ist dem noch wachsenden Organismus zu entsprechen, die letzteren benötigen mehr Energie. Auch für die älteren Hunde muß das Futter anders zusammengesetzt sein. Wir kommen noch darauf zurück.

Auch müssen besonders langhaarige Hunde zur Zeit des Fellwechsels reichlicher, d.h. mit hochwertigerem Protein bedacht werden.

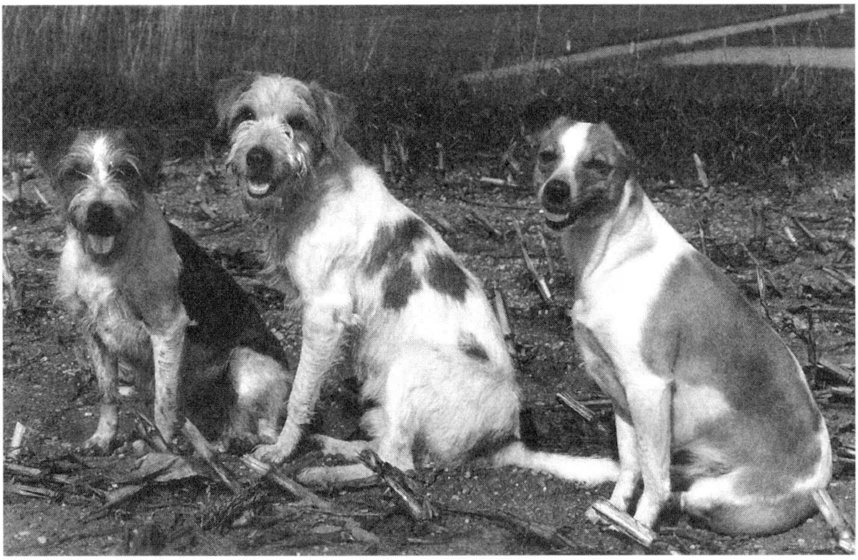

Ännchen v. Blutenburg, Janko v. Weddern, Kira v. Weddern (Kromfohrländer)
A.: S. Nass

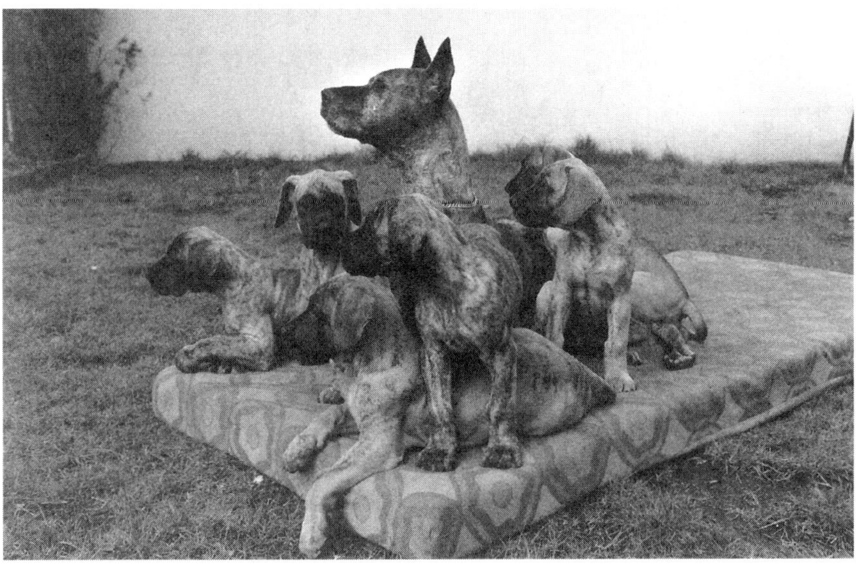

Doggen-Hündin Ana-bell mit 8 Wochen alten Welpen
A.: J. Hövermann

Kleinere Hunde brauchen im Verhältnis mehr Futter
Das Verhältnis von Körperoberfläche zu Körpergewicht

Man kann aus den Tabellen ermitteln, daß der Proteinbedarf der Hunde mit steigendem Körpergewicht (KG) - also je nach Rasse - je Kg/KG umgekehrt *proportional abnimmt.* (Das gleiche trifft auch für den Energiebedarf zu.) Das hat mit dem Verhältnis von Körperoberfläche zu Körpergewicht zu tun. Daher sind der Wärmestoffwechsel und der Basalstoffwechsel bezogen auf das Körpergewicht umso größer, je kleiner das Tier ist. *Ein Hund von 2,5 kg Gewicht hat eine um 300% größere Oberfläche pro kg/KG als einer von 50 kg Gewicht!*

Je hochwertiger (oder höher verdaulich, wie Sie jetzt wissen) der Eiweißträger, desto geringere Mengen müssen davon gefüttert werden und umgekehrt. Hochwertige Eiweißträger verursachen überdies bei ihrer Bearbeitung im Körper weniger Abfallprodukte, die den Stoffwechsel belasten würden, so daß man z.B. bei älteren oder kranken Hunden, um eine übermäßige Nieren- oder Leberbelastung zu vermeiden, zum *besseren* Futter greift und *nicht* die Futtermenge erhöht. Über die Fütterung trächtiger und säugender Hündinnen habe ich anderweitig ausführlich berichtet.*)

Etwas zur reinen Fleischfütterung

Leider ist »Fleischfütterung« ein völlig unklar benutzter Ausdruck, da es »das« Fleisch ebenso wenig gibt wie »das« Eiweiß. Wichtig ist die Zusammensetzung des Fleisches, d.h. seine »Verdaulichkeit«. Klar dürfte wohl sein, daß Schweineohren, Sehnen, Bänder und Bindegewebe wesentlich weniger lebensnotwendige Stoffe enthalten wie z. B. Muskelfleisch. Die Nahrungsmittelindustrie wirbt zwar mit den Fleischbröckchen in der Nahrung, aber die Pellets etc., die Sie in der Trockennahrung z.B. finden, sind gelegentlich nichts anderes als gemahlene und wieder geformte Fleischnebenprodukte, Fleischmehl etc., die dann mehr oder weniger oder man grade so den Eiweißbedarf des Hundes abdecken.

---

*) Eric H.W. Aldington u. Ilse Sieber: Hundezucht naturgemäß mit Liebe und Verstand
Verlag Gollwitzer, Weiden

Die Frage ist überhaupt: Enthält Fleisch wirklich all die Bestandteile in den richtigen, ausgewogenen Mengen, wie sie der Hund braucht? Eigentlich kann man sich die Frage leicht selbst beantworten, wenn man sich daran erinnert, daß auch für den häuslichen Küchenzettel ganz selbstverständlich unterschiedliche Fleischsorten für unterschiedliche Verwendungszwecke eingekauft werden.

Der Urvater unserer Hunde, nach dessen Grundmuster der Organismus unserer Hunde heute noch gebaut ist, fraß ja nicht »Fleisch«, sondern *Tiere.* (Daher hat sich der Hund, bzw. sein Organismus im Laufe seiner Entwicklung auf diese, eben für ihn greifbare Form der lebensnotwendigen Nahrung »eingerichtet«.) Das bedeutet, daß mit dieser spezifischen Form der Nahrungsaufnahme alle Teile der unterschiedlichsten Beutetiere, also Muskelfleisch, Innereien, Haut, Knorpel, Fell, Sehnen, Eingeweide mit verschlungen wurden und so eine sehr sinnvolle und vielseitige Kost aufgenommen wurde, in der dann tatsächlich auch alles, einschließlich der für die Verdauung benötigten Ballaststoffe, enthalten war. Denn das Beutetier liefert ja nicht nur Eiweiß und Fett, sondern auch andere im *Muskelfleisch nicht* oder nur *gering* vorhandene nützliche Stoffe: z.B. *Kalzium* (aus dem Skelett), *Natrium* (aus dem Blut), *fettlösliche Vitamine* (aus Leber und Niere), *wasserlösliche Vitamine* (Darm- und Mageninhalt), *essentielle Fettsäuren* (Körperfett), *unverdauliche Komponenten* (faserig-pflanzliches Material aus dem Darminhalt).

Mit Sicherheit haben auch die Hundevorfahren Pflanzen, Gras, Beeren, Waldfrüchte gefressen, woran man unweigerlich denkt, wenn man entdeckt, mit welchem Genuß ein Hund z.B. Himbeeren, Heidelbeeren, Erdbeeren erntet, aber auch von Bananen und Äpfeln recht angetan zu sein scheint. Vieles davon kann man, nach den Beobachtungen an gegenwärtig lebenden Wölfen, nun rekonstruieren. Dabei berichten Wolfsforscher dann u.a., daß Wölfe, wenn sie große Paarhufer gerissen haben, diese mit Haut und Haar, mit den Hinterbeinen beginnend, verschlingen, jedoch den Magen samt Inhalt übrig lassen. (Eine Mitteilung, die uns erfreute, weil wir endlich guten Gewissens auf die schrecklich stinkenden, grünen Kuhmägen verzichten zu dürfen glaubten...)

Reine Fleischfütterung ist nicht naturgemäß

Entschließen Sie sich jetzt, dem Hund etwas Gutes zu tun, weil Sie die irrige Meinung übernehmen, der Hund sei ein Fleischfresser und geben ihm liebevoll - und wegen der Kosten seufzend - bestes, mageres Rindfleisch, beschwören Sie bereits ein Unglück herauf. Denn das teuere, magere Rindfleisch enthält z.B. zu wenig Fett, zu wenig essentielle Fettsäuren; auch ist das Verhältnis Kalzium/Phosphor nicht ausgewogen. Ebenso verkehrt ist es, nur Innereien zu füttern (bei zu starker Leberfütterung riskieren Sie sogar eine Vergiftung!), wie es auch nicht richtig ist, aus falsch verstandener Sparsamkeit sich auf Schlachtabfälle zu spezialisieren.

Immer ist - bei so einseitiger Fleischfütterung - irgendetwas zu viel, etwas anderes gar nicht enthalten, und so mancher Hundehalter steht angesichts seines wenig gesund wirkenden Hundes vor ziemlichen Rätseln.

Fleisch - niemals ungekocht füttern!

Wenn früher auch vielfach betont wurde, es sei »naturgemäß«, Fleisch immer nur roh zu füttern, dann stimmt dies heute nicht. Erstens mögen manche Hunde ganz einfach kein rohes Fleisch, viel wichtiger aber ist, daß zweitens eine Menge Infektionskrankheiten (Parasiten und Viren) mit rohem Fleisch übertragen werden können. (Die Aujeszkysche Krankheit, eine tödliche Virusinfektion, meist übertragen durch rohes Schweinefleisch, breitete sich in den letzen Jahren in ganz Deutschland aus.) Wenn man allerdings das Kochwasser mit verfüttert, ist der Nährstoffverlust gering.

So ist auch das Verfüttern von leicht angegangenem rohem Fleisch, das eventuell von fleischvergiftenden Bakterien überzogen wurde, sicherheitshalber zu unterlassen (auch wenn Hunde dies besonders gerne mögen!). *Niemals und unter keinen Umständen darf allerdings verdorbenes, gekochtes Fleisch gefüttert werden!*

Nährstoffgehalt einiger Eiweißträger

Betrachen wir eine Übersicht über allerlei Eiweißträger, fällt uns auf, daß außer Rindfleisch auch noch Geflügelfleisch, Ei und Quark eine nicht unwichtige Rolle spielen. Außerdem ist es interessant, einmal den

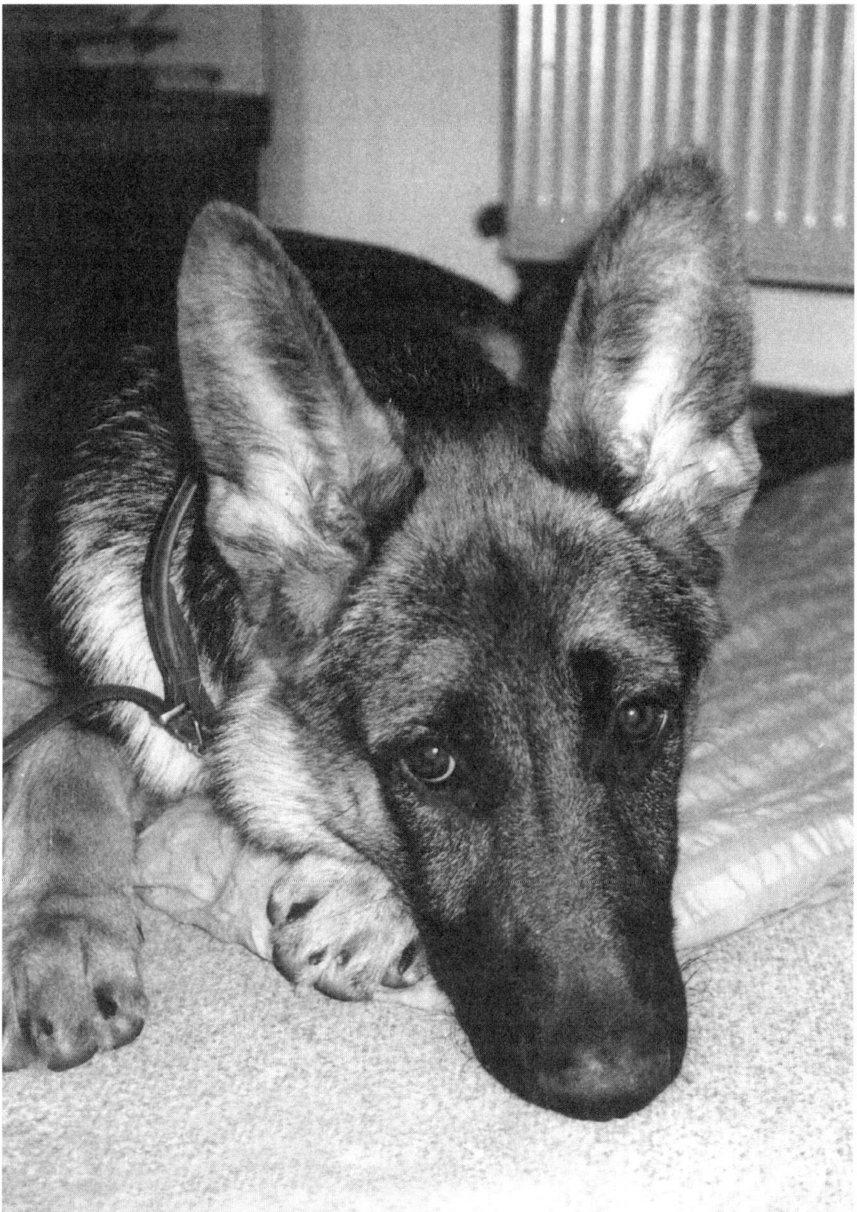

Cilli v. Drei Birkenzwinger (Schäferhund)
A.: A. Pfeifer

Vergleich zwischen Schweinefleisch und Rindfleisch in einer Tabelle gegenüber zu stellen.

Aus all den verschiedenen Eiweißträgern kann man sich nun eine abwechslungsreiche Mischung selbst herstellen, wobei man z.B. bei Gefügelfleisch einfach das ganze Huhn nach dem Kochen zerkleinert, so kann man seinem Hund auch einmal »Tier« komplett füttern, also mit den Knochen und den Innereien.

Nährstoffgehalt einiger Eiweißträger
(nach Agriculture Handbook Nr. 8)

Nahrungsmittel	kJ	Protein	Fett	Calcium	Phosphor	Natrium
Suppenhuhn	649	21.6	7.0	0.01	0.20	0.06
Hühnerklein	431	17.5	3.1	0.01	0.22	-
Rinderhack mager	749	20.7	10.0	0.01	0.19	0.06
Rinderhack normal	1121	17.9	21.2	0.01	0.16	0.06
Rinderherz	452	17.1	3.6	-	0.18	0.09
Rind, Leber	586	19.9	3.8	0.01	0.35	0.14
Quark, mager	360	17.0	0.3	0.09	0.18	0.29
Magermilchpulver	1519	35.9	0.8	1.31	1.02	0.53
Ei, ganz	682	12.9	11.5	0.05	0.20	0.12
Eiklar	213	10.9	-	0.01	0.15	0.15
Eigelb	1456	16.0	30.6	0.14	0.57	0.05
Karotten in Ds	117	0.6	0.2	0.02	0.02	0.24
Sojamehl	1590	41.2	12.1	0.24	0.65	+
Weizenvollk.Brot	1017	10.5	3.0	0.10	0.23	0.53
Vollmehl	1515	9.0	3.4	0.02	0.22	+
Makkaroni gek.	619	5.0	0.5	0.01	0.06	+
Reis gek. o. Salz	443	2.1	0.1	0.02	0.06	0.003

Vergleich Rindfleisch /Schweinefleisch (nach Meyer, Grünbaun u. a. Tabellen zusammengestellt)

Fleisch	Eiweiß		Kalzium/Phosphor		Fett		Energie		Linolsäure	
	g Rind	g Schwein	Rind	Schwein	g Rind	g Schwein	kJoule Rind	Schwein	Rind	Schwein
Muskelfleisch	20	14	17/160	10/140	4	32	512	1453		-
Kopffleisch	16	-	?		26	-	1400	-	0.06	-
Leber	19	19	7/360	7/360	3	6	630	710	0.06	1.0
Pansen/Rind	12	-	80/90	-	7	-	550		0.1	-
Mag. Schw.	-	14	-	20/115	-	14	-	900	-	1.0
Blättermagen	14	-	90/80	-	5.0	-	540	-	0.1	
Lunge	14	16	9/165	3/200	2.7	7.0	420	670	+	0.5
Herz	16	16	7/210	6/220	5	6	590	590	0.1	0.5
Milz	18	15	13/220	12/241	2.4	5.0	5.60	620	+	0.4
Euter	12	-	115/160	-	8.5	-	640	-	0.2	-
Kopfhaut	21	-	??	-	2.2	-	520	-	+	-
Schwarte	-	29	-	??	-	24	-	1780	-	1.7

(Kuh-)Milch und andere Milchprodukte

An erster Stelle der Eiweißträger steht Milch. Sie enthält alle notwendigen Aminosäuren in idealer Zusammensetzung. Denken Sie dabei auch an Milchprodukte, z.B. Quark! Allerdings ist zu der Verwendung von Kuhmilch noch einiges anzumerken: Viele von Ihnen wissen aus eigener Erfahrung, wenn Sie z.B. einmal Schaf- oder Ziegenmilch getrunken haben, daß »Milch« offensichtlich keinesfalls immer »Milch« ist, sondern erhebliche Unterschiede, die man sogar deutlich schmecken kann, möglich sind.

Auch zwischen Kuhmilch und Hundemilch bestehen ganz erhebliche Unterschiede in der Zusammensetzung. Man kann das aus der Notwendigkeit heraus erklären, daß der Lebensmechanismus einer Kuh völlig andere Bedürfnisse hat, als der eines Hundes. Verhaltensforscher haben herausgefunden, daß die Milch von Tiermüttern, die ihre Jungen längere Zeit allein lassen müssen, erheblich nährstoffreicher ist, als die jener Mütter, die ständig bei ihren Jungen bleiben können.

Hundemilch übertrifft in vielen Punkten die Kuhmilch weit

Sie ist fetter, hat einen hohen Anteil an ungesättigten Fettsäuren (in den für Hunde notwendigen Mengen), enthält einen höheren Anteil an Kalzium und Phosphor (im richtigen Verhältnis für Hunde), der noch dazu im Verlauf der Säugezeit ansteigt. Die Mineralisierung des Welpenskeletts beginnt zwar in geringem Umfange bereits ab 45. Tag der Trächtigkeit, setzt aber verstärkt erst nach seiner Geburt ein! Auch enthält die Hundemilch einen hohen Vitamin-A und B_2-Gehalt, auch der Vitamin-C-Gehalt ist höher als in Kuhmilch, um nur einige Unterschiede aufzuzeigen.

Daher darf man Kuhmilch, wie es oft vorgeschlagen wird, keinesfalls zum Füttern *verdünnen*, sondern man muß sie, umgekehrt, sogar noch anreichern. *)

---

*) Mehr zur Verfütterung in der Hundezucht siehe:
Eric H.W. Aldington und I. Sieber: Hundezucht naturgemäß mit Liebe und Verstand
Verlag Gollwitzer, Weiden

Probleme beim Verfüttern von Kuhmilch

Wenn Sie jetzt meinen, Sie könnten diesen fabelhaften Eiweißträger problemlos in Ihren Fütterplan mit einbeziehen, werden Sie Schwierigkeiten bekommen. In der Kuhmilch ist ein erheblicher Milchzuckergehalt, für den der Verdauungsapparat des ausgewachsenen Hundes nicht eingerichtet ist. *Die Folge sind oft gravierende Durchfälle, zumindest aber dünnerer Kot.*

Trotzdem sollte und muß man nicht auf Milchprodukte verzichten

Sie sollten diesen hochwertigen Eiweißträger dennoch keinesfalls außer acht lassen. Wenn Sie Ihrem Hund anstelle der Fleischration beispielsweise *Magerquark* füttern (den Sie mit Sonnenblumenöl und gelegentlich einem Eigelb verbessern können), *haben Sie einen preiswerten, hochverdaulichen Eiweißträger, der sogar sehr gut vertragen wird.* Das Rätsel läßt sich klären: Der in der Kuhmilch störende, sehr hohe Milch*zucker*gehalt ist im Quark nun zu Milch*säure*, die der Hund verarbeiten kann, umgewandelt. Das Sonnenblumenöl und das gelegentliche Eigelb steuern die hochungesättigten Fettsäuren bei.

Andere tierische Eiweißträger
Eier, Muskelfleisch und Fisch

Weiterhin folgend in der Reihenfolge ihres »Wertes« d.h. in ihrer Verwertbarkeit für den Hund:

Eier: Ei**gelb** kann roh, Ei**klar** immer nur gekocht verwendet werden. Eiklar enthält *Avidin*, das Biotin bindet und dessen Resorption verhindert. Durch Kochen wird die Wirkung von Avidin zerstört. *Daher kann man sehr gut ganze, gekochte Eier, mitsamt der Schale zerkleinert füttern* und hat so obendrein noch einen sehr guten Kalzium-Spender.

Muskelfleisch von Rind (Rindermagen), Pferd, Schaf.

Innere Organe (aber nur Leber, Niere, nicht Milz und Lunge)

Lunge setzt man höchstens bei einer Abspeck-Diät ein, die sehr volumenreich sein, aber möglichst wenig Energie enthalten soll. Lunge ist gekocht zu verfüttern, vorsichtshalber ist die Luftröhre *längs* aufzuscheiden, da sich einzelne Knorpelringe der Luftröhre leicht über die Zunge schieben und diese strangulieren können.

Ebenso sind sinnvoll: Trockenfleisch, Fleischmehl, Fisch (Gräten im Mixer zerkleinern), Fischmehl, Knochenmehl oder Knochenschrot. Falls dieser hervorragende Kalzium-Träger frisch vom Metzger zu bekommen ist, sollte man ihn durchsieben, damit keine zu großen Knochensplitter enthalten sind. Vorsichtig! *Zu viel Knochen wirkt stopfend.* Je nach Größe und Alter des Hundes reicht 1 Tl - 1 El über das Futter gestreut, vollständig. Ausgewachsene Hunde brauchen überhaupt keine Knochen! Es besteht die Gefahr der Verstopfung und von lebensbedrohlichem Darmverschluß!

Pflanzliche Eiweißträger
Auch pflanzliche Eiweißträger gehören zur Nahrung

An letzter Stelle, d.h. ihre Verdaulichkeit für den Hund ist geringer anzusetzen, stehen die pflanzlichen Eiweißarten: Getreide und Getreidenachprodukte, z.B. Haferflocken, Reis, Mehl, Sojaprodukte. (Wobei wir sofort an die »Hundeflocken« denken, die aus verschiedenen Zerealien nämlich aus Weizen, Mais, Sojabohnen und Hirse zusammengesetzt sind.)

Bei Getreide-Proteinen fehlen, wie gesagt, bestimmte Aminosäuren. Trotzdem haben sie als Futterbestandteil durchaus ihren Sinn, nicht nur, weil reine Fleischfütterung unökonomisch ist. Es wird damit außerdem eine bessere Nahrungsverwertung ermöglicht. Das kommt daher, daß durch das *Mischen* von Proteinen hoher biologischer Wertigkeit mit Proteinen geringerer Wertigkeit, die weniger essentielle, aber mehr nichtessentielle Aminosäuren enthalten, eine *bessere Anpassung an den Bedarf* ermöglicht wird: Paradoxerweise wird damit sogar eine bessere Wertigkeit des Gemisches erreicht.

Gleichzeitig wird ein erhöhter Anfall von Eiweißstoffwechsel-Endprodukten (z.B. Harnstoff) vermieden. Derartige »Schlacken« entstehen grundsätzlich bei *zuviel* Eiweiß, gleich welcher Herkunft. Je geringer seine Wertigkeit, umso mehr Schlacken!

Neben tierischem Eiweiß sollte auch pflanzliches Eiweiß im Verhältnis 2/3 zu 1/3 eingesetzt werden. Der Einsatz von pflanzlichem Eiweiß ist ja auch eine Kostenfrage, da es im Vergleich billiger ist. Insbesondere Soja-Eiweiß eignet sich als hochwertiges pflanzliches Eiweiß und wird daher vielfach in Fertigfuttern verwendet. Eine ausschließliche Fütterung mit Soja-Eiweiß bewährt sich allerdings auf die Dauer nicht. Wobei auch hier wieder einmal die Bemerkung am Platze ist, daß es überhaupt *kein* Futtermittel gibt, das nicht bei *ausschließlicher* Fütterung *unvorteilhaft* würde. Wichtig sind bei den pflanzlichen Futtermitteln aber auch ihre Bestandteile: Kohlenhydrate, Fette und Rohfasern, auf die wir noch kommen.

Wieviel Eiweiß wird täglich benötigt?

Aus unserer Anfangstabelle können wir ablesen, daß **ein mittelgroßer erwachsener Hund** zur Aufrechterhaltung des Eiweiß- bzw. Stickstoffgleichgewichtes **ca. 4,5 g je kg/KG täglich** benötigt.

Übermäßige bzw. unausgewogene Eiweißzufuhr

Es ist, nicht nur aus Kostengründen, sinnvoll, übermäßige Eiweißzufuhr zu verhindern; sie kann im Laufe des Lebens zum vorzeitigen Altern der Nieren führen. Sie müssen vor allem dafür sorgen, daß wirklich alle benötigten Aminosäuren in der Nahrung enthalten sind, was man mit abwechslungsreicher Fütterung sehr gut erreichen kann.

Auch wenn Eiweiß überwiegend zum Aufbau und Erhalt von Körpersubstanz verwendet wird, spielt es ebenso für den Energiehaushalt eine gewisse Rolle. Wird mehr als benötigt Eiweiß aufgenommen, werden die überschüssigen Aminosäuren desaminiert und für die Energiegewinnung eingesetzt, ganz gleich, wieviel Energie schon anderweitig zugeführt wurde. Ist das Energiesoll bereits erfüllt, werden die Aminosäuren in Glykogen und Fett umgebaut und gespeichert. Dabei wird in der Leber Harnstoff gebildet und vorwiegend durch die Nieren ausgeschieden.

Eiweiß-Verdauung

Die Verdauung der Eiweiße beginnt im Magen durch Einwirkung von Pepsin und Kathepsinen. Allerdings kann bei einer einseitig überhöhten Verfütterung von bindegewebsreichen Futtermitteln die Eiweißverdauung im Magen ihre Grenzen erreichen. Die bei dem Verdauungsvorgang freigesetzten Aminosäuren werden vor allem im Dünndarm resorbiert, wobei es bei einer unausgewogenen Aminosäurezufuhr zu Komplikationen kommen kann. Unverdaute Eiweiße werden von der intakten Schleimhaut nicht aufgenommen, sie werden im Dickdarm durch bakterielle Enzyme zerlegt. Die dabei entstehenden Abbauprodukte können den Organismus des Hundes belasten.

Fett

Wie bei den meisten Nahrungsbestandteilen finden wir auch das Fett im Körper des Hundes wieder, der einen hohen Körperfettgehalt hat. Wie sein Urahn, der Wolf, hat auch der Hund die Fähigkeit, größere Fettmengen zu speichern. Er ist also im Grunde auf ein variables Nahrungsangebot eingerichtet, wozu in Hungerzeiten gehört, von den »Reserven« leben zu können. Daraus erklärt sich gleichzeitig, daß man mit der sinnlosen Energiezufuhr vorsichtig sein muß, weil der Hund sofort Reserven anlegt, die er womöglich niemals brauchen wird. Fett wird vor allem unter der Haut und im Bauchraum gespeichert.

Aber: 50% des Körperfettes des Hundes besteht aus ungesättigten Fettsäuren, insbesondere Linolsäure; da diese vom Hund nicht selbst hergestellt werden kann, muß sie zugefüttert werden.

Bei übergewichtigen Hunden hat man allerdings festgestellt, daß der Linolsäuregehalt des Fettes zurückgegangen ist, also offensichtlich, trotz guter Fettschicht, ein Mangelzustand vorlag. Wie hängt das alles zusammen?

Die vielfachen Aufgaben von Fett

Es wird Sie erstaunen, daß, wenn Kohlenhydrate und Eiweiß in den richtigen Mengen gefüttert werden, Fette, von denen Sie annahmen, daß sie dafür unerläßlich sind, als Energie*quelle* überhaupt nicht benötigt werden. Beim Fett begegnet uns wieder, was wir schon beim Eiweiß festgestellt haben: Gewisse Bestandteile sind unerläßlich für die gesunde Ernährung. Was beim Eiweiß die Aminosäuren sind, *ist beim Fett sein Gehalt an ungesättigten Fettsäuren.* Einige davon sind essentiell, d.h. lebensnotwendig, weil sie der Organismus nicht selbst herstellen kann.

Fett hat also vielfache Funktionen in der Nahrung: Es dient der Energiezufuhr, ist unerläßlich zur Aufnahme der fettlöslichen Vitamine

A, D, E und K, es verbessert den Geschmack des Futters und enthält die essentiellen Fettsäuren.

Untersuchungen mit nahezu fettfreier Nahrung zeigten schon vor Jahren, daß im Fett Bestandteile enthalten sein müssen, die für die normale Entwicklung von Haut und Haaren unentbehrlich sind. Dann wies man nach, daß einige ungesättigte Fettsäuren im Organismus nicht gebildet werden, sondern zugeführt werden müssen. Dazu gehört die Linolsäure, während der Hund z.B. Arachidonsäure (liegt im tierischen Fett vor) selbst herstellen kann. Wird diese aber zugefüttert, kann der Hund Linolsäure, die er zur Arachidonsäurebildung benötigt, »sparen«.

Fettverdauung und Futterpassagezeit

Die Fettverdauung erfolgt i.d.R. erst im oberen Abschnitt des Dünndarms. Gelegentlich, bei größeren Fettmengen, kommt es auch im Magen bereits zu einem Fettabbau. Die Geschwindigkeit des Fettabbaus bestimmt aber im wesentlichen die Futterpassagezeit. Dadurch bleibt das Futter längere Zeit im Magen, was die Verdauung anderer Futterbestandteile (Protein) positiv beeinflußt. Aufgrund der langsameren Entleerung von Fett aus dem Magen werden die Abbauprodukte der Fette zeitlich später als die Eiweiße absorbiert. Drei Stunden nach der Fütterung sind noch 50 % der Fette im Magen nachweisbar.

Fett ist also nicht gleich Fett

Lesen Sie die Inhaltsangaben zu Hundefuttern durch, stoßen Sie dabei auf den Begriff »Rohfett«, wobei Ihnen meistens als Erläuterung nur gesagt wird, daß Tierfett oder Pflanzenöl oder beides verwendet wurde. Außerdem wird Ihnen an anderer Stelle der Gehalt an Linolsäure angegeben: Jetzt wissen Sie, daß das auch etwas mit »Fett« zu tun hat.

Man kann Fett schon rein äußerlich nach seinem Schmelzpunkt unterscheiden. Liegt der Schmelzpunkt wesentlich höher als die Körpertemperatur (wird also erst in der Bratpfanne flüssig), so kann das entsprechende Fett dementsprechend schwerer, bzw. nicht vollständig ausgenutzt werden. Harte Fette haben weniger ungesättigte Fettsäuren, sind also weniger vielseitig in ihrer Wirkung. Einen niedrigen

Schmelzpunkt haben z.B. Öle, diese können besser aufgenommen werden.

Gesättigte und ungesättigte Fettsäuren haben unterschiedliche Aufgaben

Die *gesättigten* Fettsäuren werden zur *Energiegewinnung* gebraucht (austauschbar mit Kohlenhydraten), sie sind also nichts als ein Energieträger. Werden Fett und Kohlenhydrate gemeinsam verfüttert, wird zuerst das schneller verdauliche Kohlenhydrat verbraucht und das langsamer verdaute Fett, wird es nicht mehr sofort benötigt, als Fettdepot gespeichert.

Die *ungesättigten* Fettsäuren haben hingegen wichtige Funktionen im Stoffwechsel. Sie haben die Fähigkeit, mit anderen Stoffen neue Verbindungen einzugehen. (Daher auch die Bezeichnung »ungesättigt«.) *Sie sind durch nichts anderes zu ersetzen.*

Mangel an Fett

Werden vor allem Rinderschlachtabfälle und Reis gefüttert, bzw. bei starker Zucker- oder Schokoladefütterung, werden die benötigten Fettmengen nicht erreicht. Allgemeiner Fettmangel kann zu einem Fettsäuremangel und zu einem Energiedefizit führen, was zur Verminderung von Wachstum, Leistung und Zuchtfähigkeit und zu Gewichtsverlust führt.

Mangel an essentiellen Fettsäuren

Ein Mangel an essentiellen Fettsäuren tritt am häufigsten dann auf, wenn ein fettarmes, Rindertalg enthaltendes Trockenfutter gefüttert wird. Aber auch Trockenfutter, das unsachgemäß gelagert wurde, kann seine ursprünglich vorhandenen Bestandteile an ungesättigten Fettsäuren einbüßen. Dies geschieht bei zu warmer bzw. zu feuchter Lagerung. Deswegen werden den Trocken- und Halbfeuchtfuttern eine Reihe von Substanzen beigemischt, die das Fett haltbarer machen und das Futter außerdem vor Schimmel- und Parasitenbefall schützen.

Die Linolsäure und ihre Abkömmlinge haben eine stark entzündungshemmende Wirkung, was erklärt, warum sie bei Allergien und Hautkrankheiten so wichtig sind.

Mangelerscheinungen sind rauhes, trockenes Fell, Hautverdickung, Haarausfall, verstärkte Ohrschmalzbildung, erhöhte Infektionsneigung, schlechte Wundheilung. Hautveränderungen, die durch Fettmangel entstehen, beginnen meist am Unterbauch und breiten sich nach und nach über den ganzen Körper aus.

Fettquellen - die richtigen auswählen!

Fettquellen sind für Hunde Fleisch, Fisch, pflanzliche Öle und Fischöle. Den benötigten hohen Gehalt an Linolsäure kann man in Form von Pflanzenölen zufügen. (Wir haben das bei den Hautkrankheiten bereits ausführlich besprochen.) Aber auch hier muß man beim Einkaufen aufpassen, denn es ist keinesfalls gleich, welches Pflanzenöl Sie kaufen. Sie müssen auf wirklich *kaltgepreßte* Pflanzenöle (Reformhaus) achten. Da man nur sehr wenig davon benötigt, ist der höhere Preis kein größeres Problem.

Die unterschiedlichen Fette enthalten unterschiedlich viel Linolsäure (also nicht einfach »Salatöl« ins Hundefutter tun!): Distelöl 70%, Sonnenblumenöl 68%, Maisöl 59%, Sojaöl 50%, Schweinefett 30%, Geflügelfett 24%, Rinder- und Butterfett 3%. Sehr wenig Linolsäure enthalten Palm-, Oliven- und Kokosöl. Man sollte die anderen vorziehen.

Fettbedarf

Immerhin können 25-50% des täglichen Energiebedarfs mit Fett gedeckt werden, während allgemein ein Gehalt von 5-20 % empfohlen wird, was schon eine gehörige Spanne ist. Allerdings muß auf die richtige Menge an ungesättigten Fettsäuren geachtet werden. Nach Booth benötigt der Hund 2% der Energieaufnahme an ungesättigten Fettsäuren, bzw. 1-2 g pro 100 g Trockenfutter. (Hier weichen die Gelehrten stark voneinander ab.)

Ein höherer Fettanteil ist aber bei erhöhtem Energiebedarf von Vorteil (Wachstum, Laktation, körperliche Anstrengung). Wenn allerdings der Fettanteil die Verdauungskapazität übersteigt, kommt es zu Durchfall bzw. Entzündung der Bauchspeicheldrüse. Aber von Schlittenhunden beispielsweise weiß man, daß Hunde durchaus sehr große Fettmengen zu sich nehmen können; dort wurden 66% Fett in der Nahrung ohne negative Nebenwirkungen verfüttert.

Zusätzlicher Energiebedarf

der, wie bereits gesagt, sowohl mit Fett wie mit Kohlenhydraten gedeckt werden kann, entsteht bei Hunden, die große Anstrengung und Arbeitsleistung vollbringen müssen. Ebenso wird aber bei Fieber, nach Operationen und Krankheiten, sinkenden Temperaturen bzw. bei großer Kälte mehr Energie benötigt. In diesem Fall kann man also den Fettanteil in der Nahrung steigern. Aber auch erhöhte, womöglich feuchte Umgebungstemperatur erhöht den Energiebedarf. Tropisches Klima steigert den Energiebedarf für Abkühlung und vermindert gleichzeitig den Appetit. Auch hier ist fettreiches Futter die richtige Lösung. (Warum Fett u.U. in energiereichen Rationen sinnvoller als Kohlenhydrate sein kann, darauf kommen wir noch im Zusammenhang mit der Fütterung arbeitender Hunde zurück.)

Kohlenhydrate

Das »Problem« mit den Kohlenhydraten führte uns eine meiner Hündinnen nur zu gern vor Augen: Sie war ganz wild auf das Körnerfutter der Wellensittiche und verspeiste große Mengen davon, wenn sie den Eimer einmal wieder erwischt hatte. Einige Stunden später kamen dann die - für den Hund in dieser Form unverdaulichen - Körner wieder zum Vorschein. Unverändert.

Kohlenhydrate kommen vor allem in pflanzlichen Nahrungsmitteln vor und sind im Grunde nichts anderes, als umgewandelte, gespeicherte Sonnenenergie. Da man Kohlenhydrate als *Energieträger* durch Fette ersetzen kann, wird vielfach in der Theorie diskutiert, ob sie nicht überhaupt entbehrlich seien. Aber schon beim pflanzlichen Eiweiß haben wir gesehen, daß der pflanzliche Anteil im Hundefutter durchaus seinen Sinn hat. Außerdem beeinflussen Kohlenhydrate die Magen- und Darmfunktion. Daß die Wahl des *richtigen* Energieträgers (also Fett *oder* Kohlenhydrate) wichtig ist, sehen wir später bei der Fütterung arbeitender Hunde.

Die verschiedenen Kohlenhydrate kann man unterscheiden

Sie haben ihren Namen daher, daß sie aus Kohlenstoff und den Bestandteilen des Wassers (hydrat) bestehen. Es gibt verschiedene Arten von Kohlenhydraten, die nach ihrem chemischen Aufbau eingeteilt sind: Je nach dem, ob das Kohlenhydrat aus ein, zwei oder vielen

Zuckerbausteinen aufgebaut ist, heißen sie Mono-, Di- oder Polysaccharide. »Mono« sind Trauben- und Fruchtzucker, »Di« der gewöhnliche Haushaltszucker, aber auch Milchzucker; pflanzliche und tierische Stärken gehören zu den Polysacchariden.

Kohlenhydrate, was für uns wichtig ist, lassen sich aber auch nach ihrer Löslichkeit in zwei Gruppen einteilen. Sie bestehen aus Monosacchariden, die eine alpha- oder beta-Konfiguration haben. Kohlenhydrate aus Monosaccharid-Einheiten werden durch körpereigene Enzyme leicht abgebaut und sind deshalb *löslich. Alpha-Monosacharide* sind die einzigen, die resorbiert und genutzt werden können.

Als *unlösliche* Kohlenhydrate werden die beta-Monosaccharid-Einheiten (z.B. Zellulose) bezeichnet. Sie liefern bei Hunden (die nicht wie Kühe einen Pansen haben) keine wesentliche Energie, d.h. sie senken den Energiegehalt der Futtermenge.

Kohlenhydratquellen

Kohlenhydrate kennen wir als leichtverdauliche Haferflocken, in Form von Reis, Weizenflocken, Brot, Zwieback, Keksen, Hundeflocken. Pflanzliche Nahrungsmittel (Getreide, Pflanzen) müssen, damit der Hund sie verdauen kann, wie es heißt »aufgeschlossen« werden. Ein Teil der Arbeit des Zerlegens, Zerkleinerns, die nicht im Tier erfolgen kann, wird bereits vor der Fütterung erledigt. Getreide muß gemahlen, gekocht oder gebacken oder zu Flocken verarbeitet werden. Gemüse, Obst, Salate, Blätter muß man breifein hacken, wenn man sie roh gibt oder leicht andünsten (Kochwasser mit verfüttern). Nur so kann der Hund die darin enthaltenen Wirk- und Nährstoffe überhaupt aufnehmen und verarbeiten.

Selbstverständlich nimmt man auch für den Hund *ungeschälten Reis* und *Vollmehl.* Ein guter Tip ist auch, altbackenes Vollkornbrot oder Vollkornbrötchen entweder kleingemahlen unter das Futter zu mischen oder es aber dem Hund als »Kauobjekt« zu verabfolgen, was die Zähne reinigt und die Muskulatur stärkt. Bei uns bekommen die Hunde jeden Abend einen Kanten eigens für sie getrocknetes Vollkornbrot als willkommene Abendmahlzeit. Auch lieben sie es sehr, wenn einmal Vollkornnudeln unter das Futter gemischt sind - ein Rest der menschlichen Mahlzeit, den man gut verfüttern kann.

Getreide ist nicht nur Kohlenhydratquelle

Das im Getreide auch enthaltende Eiweiß hat nur eine geringe biologische Wertigkeit, ist aber immerhin vorhanden, wenn auch verschiedene Aminosäuren nicht ausreichend enthalten sind. Auch die Mineralstoffausstattung des Getreides ist unvollkommen; bei mittleren Phospormengen sind die Gehalte an Kalzium und Natrium zu niedrig. Von den fettlöslichen Vitaminen ist immerhin Vitamin E in größeren Mengen vorhanden, *während aber der Gehalt an wasserlöslichen Vitaminen sehr günstig ist.*

Von den Getreidekörnern werden in erster Linie Mais, Weizen, Reis und Haferflocken verwendet. Sie kommen als Getreideschrot oder Flocken in den Handel, wobei die Flockenherstellung durch die gleichzeitig einwirkende Wärme und den Druck der Walzen die Getreidestärke dextriniert, was die Verdaulichkeit noch verbessert. Bei den Flocken haben die Haferflocken den höchsten Gehalt an Fett und ungesättigten Fettsäuren.

Verdauung der Kolhenhydrate

Die systematische Verdauung der Kohlenhydrate (die bei uns bereits im Mund mit Kauen und Einspeicheln beginnt), setzt beim Hund, der seine Nahrung einfach so herabschlingt, erst im Dünndarm ein. Sein Speichel und seine Magensäfte können den Kohlenhydraten nichts anhaben. (Nur wenn der Hund krank ist, kann eine Vergärung von Kohlenhydraten im Magen erfolgen.) Jetzt verstehen Sie auch, warum Kohlenhydrate vor dem Füttern vorbehandelt werden müssen. Die in den Dünndarm gelangte Stärke wird durch Enzyme der Bauchspeicheldrüse in diverse Spaltprodukte zerlegt, wobei Getreideprodukte in kleinerer Körnung gut angegriffen werden, nicht aber größere Stücke.

Lösliche Kohlenhydrate - preiswerte Energie

Gut verdauliche Kohlenhydrate sind Reis und Haferflocken, aber auch Weizen, Mais. Bei der Verdaulichkeit von Bananen können wir sehen, wie wichtig die Vorbereitung des Nahrung ist. Roh hat sie eine Verdaulichkeit von 57%, gebacken steigt ihre Verdaulichkeit immerhin auf 78% an. Weizen roh hat 91% Verdaulichkeit, aufgeschlossen 99%, Mais roh 94%, aufgeschlossen 99%. Das heißt nichts anderes, als daß gut vorbereitete Kohlenhydrate fast vollständig verbraucht werden können.

Sie liefern relativ preiswerte Energie und spielen daher eine wichtige Rolle beim Einsparen von Nahrungseiweiß, das dann allein für die Deckung des Aminosäurebedarfs genutzt werden kann.

Zu viel oder zu wenig Kohlenhydrate

Kohlenhydrate, die nicht für die Energiegewinnung verbraucht werden, werden im Körper in Form von Glykogen oder Fett gespeichert. Daher ist die einzige »Nebenwirkung« bei einem Überangebot von Kohlenhydraten eine entsprechende Fettschicht. Reine oder überwiegende Kohlenhydratfütterung, bei der also tierisches Eiweiß und Fett eingespart werden sollen, führt zu schweren Mangelzuständen, da beispielsweise durch überwiegende Maisfütterung ein Niacin-Mangel herbeigeführt wird.

Das Fehlen von Kohlenhydraten in der Nahrung ist nicht unproblematisch, obwohl der Körper alles Benötigte aus der Zufuhr von Fett und Eiweiß gewinnen kann. Der Abbau von Protein zu Glukose ist sehr ineffektiv und führt durch starke Schlackenbildung zum »Müllproblem« im Körper. Der Umbau von Fetten in Glukose ist ein stark sauerstoffverbrauchender, langsamer Vorgang im Körper. Kohlenhydrate sind als *schnelle* Energieträger unersetzlich. »Unterzuckerung« kann für die Reaktionsschnelligkeit und Sprintleistungen fatal sei.

Der Kohlenhydratbedarf (siehe auch unsere Tabelle) des Hundes beträgt 10,1 g kg/LM je Tag, Jungtiere benötigen 15,8 g. Zur Vermeidung von Durchfällen darf der Laktosegehalt des Futters nicht mehr als 4% betragen. Tierisches und pflanzliches Eiweiß sollte im Hundefutter in Verhältnis 2/3 - 1/3 enthalten sein.

Zellulose - Rohfaser - Ballaststoffe

Zu den unlöslichen Kohlehydraten zählen die Rohfasern, bzw. die Ballaststoffe. Sie werden mehr oder weniger unverdaut ausgeschieden.

Die verschiedenen Arten von Ballaststoffen variieren stark in ihren chemisch-physikalischen Eigenschaften. Rohfaser hat vor allem eine darmregulierende Wirkung, weshalb sie gezielt eingesetzt wird. Sie ist erfolgreich sowohl bei Durchfall wie bei Verstopfung. Rohfaser, besonders Zellulose, wirkt durch die Vergrößerung des Stuhlvolumens auf die Darmfunktion. Dies ist eine Folge der wasserbindenden Fähigkeit der Rohfaser (wir haben früher schon gehört, daß bei unverdaulichen

Mahlzeiten die Wasserausscheidung im Kot ansteigt). Der voluminöse, weiche Kot stimuliert den Defäkationsreflex.

Rohfaser beeinflußt auch den Stoffwechsel

Aber auch andere Vorgänge im Stoffwechsel werden durch die Rohfaser beeinflußt. Die Resorption anderer Nährstoffe als Glukose und Fette werden durch die Rohfaser vermindert, auch Mineralstoffe können in geringerem Maße aufgenommen werden.

Ein hoher Faseranteil in der Diät kann verhindern, daß genügend Futter zur Deckung des Energiebedarfs aufgenommen wird. Dies wird bei Diäten, die »abspecken« sollen, gezielt ausgenutzt.

In jedem Fall wird aber die Gesamtverdaulichkeit der Ration durch zu hohen Rohfaseranteil negativ beeinflußt. Das ist nicht nur allein mit der geringeren Verdaulichkeit der Rohfaser zu erklären, sondern auch mit dem Umschließen von anderen Nährstoffen und zugleich der Beschleunigung der Futterpassage. Steigt der Rohfasergehalt in einer Ration nur um 1%, geht die Verdaulichkeit der organischen Substanz um ca. 2,7% zurück. Auch der Rohfasergehalt wird bei Fertigfuttern angegeben. Jetzt wissen Sie, was damit gemeint ist, und können auch in dieser Hinsicht die Futter vergleichen.

Billigere Hundefutter haben oft einen hohen Kohlenhydrat- und Rohfaseranteil. Auch die Menge des nach der Mahlzeit produzierten Kotberges ist ein »Gütezeichen« für manches angeblich so preiswerte Hundefutter. Je hochwertiger das Futter, umso kleiner ist die Kotmenge!

Auf ausgewogene Rationen achten
Was man bei Nahrungsmitteltabellen beachten muß

Kohlenhydrate und Fette haben also, wie auch die Eiweiße, ihren festen Platz in der Hundeernährung. Keines ist überflüssig, aber man muß auch wissen, daß man überall die richtigen Bestandteile füttert. Bei den Eiweißen sind es die Aminosäuren, bei den Fetten die ungesättigten Fettsäuren, bei den Kohlenhydraten die löslichen Bestandteile. Bei der Rationsberechnung ist außerdem sorgfältig auf die Gesamt-Kalorienmenge zu achten.

In einer korrekt zubereiteten Mahlzeit beträgt die Verdaulichkeit von Glukose, Saccharose, Lakose, Dextrin und Stärke, vermischt mit tierischem Gewebe, bis zu 94%!

Wenn Sie viel Kohlenhydrate füttern, muß der Fettanteil (z.B. im Fleisch) entsprechend berücksichtigt werden. Zur Absicherung des Linolsäurebedarfes setzen wir jeder Mahlzeit 1/2 - 1 1/2 TL (je nach Rasse und Größe des Hundes) Sonnenblumen- oder Distelöl zu.

Wenn Sie in den Tabellen nachlesen, werden Sie feststellen, daß die jeweils benötigte Menge immer entsprechend dem Körpergewicht des Hundes angegeben wird und zwar immer soundsoviel Gramm je kg/KG oder Lebendmasse (LM).

Bei den neueren Tabellen sind die Angaben sehr viel genauer: *Bei einzelnen Nahrungsmitteln wird jetzt der Bedarf für Hunde je kg $^{0.75}$ metabolische Lebendmasse angegeben.* Das bedeutet für die Praxis, daß nicht mehr je kg Hund soundsoviel zu rechnen ist, sondern *daß die benötigte Menge, mit steigendem Körpergewicht des Hundes, umgekehrt proportional* in einem jeweils zu berechnenden Verhältnis, *abnimmt.* Mit anderen Worten: *Ein 70 kg schwerer Hund braucht je kg Körpergewicht weniger Nahrung als ein Hund von z.B. 5 kg Körpergewicht.*

Man sollte auch die Zahlen in den neuesten Tabellen gewissenhaft mit den bisher bekannten vergleichen: Es haben sich, nach gründlicher Forschung, z.T. ganz erhebliche Abweichungen ergeben, die man auch zugrunde legen sollte.

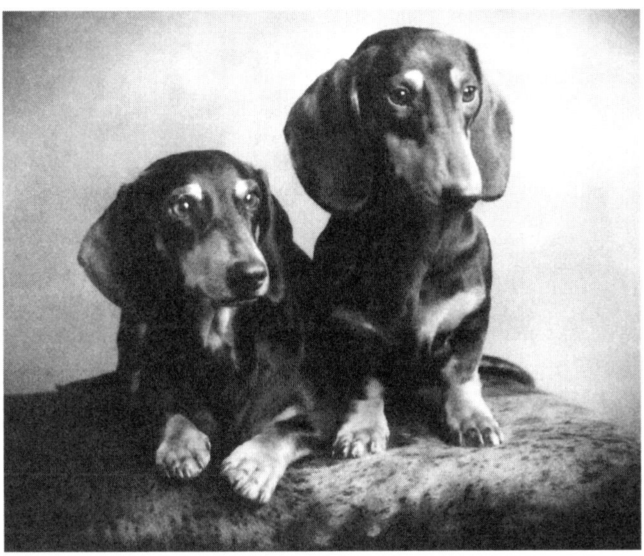

Junior & Ombele v.d. Wilden Meute (Kurzhaardackel) A.: Ch. Zimmer

Ein aufsehenerregender Fütterversuch

Vor einigen Jahren führte der tschechische Forscher Bernásek mit Ratten einen Fütterversuch durch, um daran die Entstehung bei den sogenannten »Zivilisationskrankheiten« zu erforschen. Die verabreichte Kost war durchaus nach den neuesten Erkenntnissen zusammengesetzt, d.h. bestand aus »denaturierter« Kost, an die wir heute gewöhnt sind, wobei Kohlenhydrat aus Weizenstärke, Eiweiß aus Kasein und Fett als Margarine gegeben wurde. Hinzu kam jeweils ein Vitamin- und Mineralgemisch, das haargenau dem neuesten Wissensstand genügte.

Demzufolge bekam das alles den Ratten auch gar nicht schlecht, sie überlebten nicht nur, sondern vermehrten sich auch und wiesen anfänglich keinerlei Schäden auf. Aber bereits in der zweiten Generation kam es zu den ersten, zunächst geringfügigen Ausfällen, die sich von Generation zu Generation steigerten, bis in der vierten Generation überhaupt keine normale Entwicklung und Fortpflanzung mehr möglich war.

Es wurden zahlreiche Versuche gemacht, was die Ursache sein könne. Jedoch es gab nur einen Weg, diesen zunehmenden Verfall zu verhindern. Das war die Zugabe von Vollgetreide!

Das sagte den Forschern nichts anderes, als daß man noch längst nicht alle unentbehrlichen Nahrungsbestandteile kennt, man also auch nur zusetzen konnte, was als wichtig erkannt war.

Getreide (und sicherlich auch andere Gemüse, Früchte, Nahrungsmittel) enthält also noch einige nicht identifizierte Substanzen - wahrscheinlich mit Vitamin-Charakter - die für die normale Funktion einiger Organe, vor allem für das zentrale Nervensystem, unentbehrlich sind.

Allein der Zusatz von Vitaminen nach Tabellen, bzw. von Vitaminpräparaten ist also kein sicherer Ersatz für eine vollwertige Ernährung unseres Hundes. Vielleicht läßt sich auch so die Zunahme bestimmter Krankheiten erklären, die vielleicht nicht nur genetisch, wie vielmehr in Generationen fütterungsbedingt sind. Auch die immer mehr zunehmenden Hautkrankheiten und Allergien (bei Mensch und Hund) lassen sich vielleicht nur so erklären.

Denkfehler bei den Vitaminen

Aus Gesprächen weiß ich, welch großes Mißverständnis über die Vitamine vorherrscht. Für viele ist schon der Begriff »Vitamin C« das Schlagwort, so, als ob mit einem einzigen Vitamin der gesamte Vitaminbedarf zu decken sei. Sie mischen froh ihrem Hund grünen Salat und allerlei Kräuter (meist nicht einmal breifein zerkleinert) unter die Nahrung und meinen, damit und mit irgendeinem Vitaminpulver sei die Sache nun erledigt. (Es gibt nämlich erhebliche Unterschiede auch bei den Vitaminpräparaten von Hunden. Man sollte die Inhaltsangaben sorgsam prüfen, ob ein Präparat wirklich geeignet ist. Dabei kann sowohl ein Zuviel wie auch ein Zuwenig bestimmter Zusätze vorkommen!) Aber auch Obst und Salat decken den Vitaminbedarf bei weitem nicht. Außerdem lieben manche Züchter bzw. die Besitzer großer Hunde das Vitamin D ganz besonders, »weil es gut für die Knochen ist.«.

Vitamine - was man davon wissen muß

Wenn Sie einen Blick in unsere Nahrungsmitteltabelle werfen, finden Sie dort die Vitamine aufgereiht, von denen man heute weiß, daß und in welchen Mengen sie für den Hund notwendig sind. Zumindest diese braucht er also garantiert, wenn es auch, wie Sie ebenfalls feststellen, nur sehr geringe Mengen sind.

Vitamine sind *organische* Stoffe, die *weder* als Energiequelle *noch* als Bausteine dienen. Ihre Aufgabe ist die Förderung und Steuerung vielfacher Stoffwechselvorgänge. Sie wirken bei der Regulierung des Energiestoffwechsels mit, so daß das Fehlen der *unterschiedlichsten* Vitamine *ähnliche* Symptome hervorrufen kann.

Vitaminmangel macht sich zuerst in den Geweben mit hoher Zellteilungsrate bemerkbar, was zu Hautveränderungen, Lippen- und Zungenentzündungen, Dünndarmentzündungen führt, bzw. sich im Nervensystem in Form von Verwirrungszuständen und motorischen Ausfällen zeigt.

Vitamine werden in nur geringen Mengen benötigt, sie werden aber entweder gar nicht oder nur in geringen Mengen vom Tier selbst synthetisiert. (Sie entstehen also nicht, wie z.B. beim Hund das Vitamin C in seinem Organismus.) Daher müssen sie mit dem Futter zugeführt werden. Stark vereinfacht gesagt, gäbe es ohne Vitamine keine Verdauung, keine Nerventätigkeit, kein Atmen, keine Fortpflanzung, kein Wachstum, kein Leben.

Als die Wissenschaft das entdeckt hatte, ging vor allem die Chemie gezielt auf die Erforschung dieser Substanzen ein und klärte sowohl in Fütterversuchen wie durch chemische Analysen die verschiedenen Eigenschaften.

Obwohl sich herausstellte, daß der dafür gefundene Name »Vitamine« ungenau war, blieb man dabei. Man unterteilt heute die Vitamine nach ihrer Löslichkeit in *wasserlösliche* und *fettlösliche* Vitamine; möglich ist auch eine Einteilung nach ihrer Funktion in *»Co-Enzym-Funktion«* und *»Co-Hormon-Funktion«*.

Fettlösliche Vitamine - was man davon wissen muß

Fettlösliche Vitamine sind in fetthaltigen Nahrungsmitteln enthalten, z.B. in Ölfrüchten, Ölen, Nüssen, Getreidekeinem, Butter, Lebertran, Speck, Sahne, Milch. Es sind die Vitamine A, D, E und K, die mit Ausnahme von Vitamin K keine Co-Enzym-Funktion besitzen. Sie können nur in Verbindung mit Fett zugeführt und verwertet werden. Das bedeutet zugleich, daß Fettmangel in der Nahrung bzw. Störungen in der Fettabsorption ihr Vorhandensein bzw. ihre Verwertung erheblich beeinträchtigen können.

Was aber mancher nicht bedenkt: *Fettlösliche Vitamine* werden (anders als die wasserlöslichen) *im Organismus gespeichert* (Leber bzw. Depotfett und Nieren), so daß es dem Organismus möglich ist, eine kurzfristige Unterversorgung auszugleichen. Die logische Folge davon ist, daß es bei einer Überfütterung mit diesen Vitaminen zu erheblichen *Speichermengen* kommen kann, was zu *Vergiftungserscheinungen* führt.

Der Zusatz »fettlöslich« ist auch hinsichtlich ihrer Zubereitung und Aufbewahrung von Bedeutung. So können diese Vitamine zerstört werden, wenn das Öl (Lebertran z.B.) ranzig wird. Auch bei unsachgemäßer Lagerung von Trockenfutter (zu feucht oder zu warm) werden die Fette zerstört und damit ebenfalls die Vitaminaufnahme unmöglich. Ihr Bedarf für den Hund, der keinesfalls *überschritten* werden darf, ist genau festgestellt. Daher entsteht eine häufig vorkommende Stoffwechselentgleisung dadurch, daß von den Hundebesitzern zusätzlich zu einer Hunde*voll*nahrung noch ein Vitamingemisch, das auch *fettlösliche* Vitamine enthält, gefüttert wird. Sie sind das von ihrer hausgemachten Mahlzeit gewöhnt. Da man dem Fertigfutter seine Bestandteile nicht ansieht, meinen sie es auch hier - leider aber *zu* gut, was dann zu erheblichen Störungen führen kann.

Wasserlösliche Vitamine - was man davon wissen muß

Bei den wasserlöslichen Vitaminen nimmt der Vitamin-B-Komplex eine Sonderstellung ein. Interessant ist, daß noch längst nicht alle

B-Vitamine - die durchnumeriert worden sind - eindeutig beschrieben sind. Was wir heute zusetzen können, sind also nur jene, die auch bekannt sind. Außerdem gehört zu den wasserlöslichen das altbekannte Vitamin C, das aber für den Normalverbrauch vom Hund selbst synthetisiert wird. Das wasserlösliche Vitamin H, besser als »Biotin« bekannt, ist besonders wichtig für Haar und Haut. Biotin wird durch einen Stoff namens Avidin, der z.B. im rohen Eiklar vorkommt, gehemmt, so daß dessen Verfütterung zu Störungen bei Haut und Fell führen kann.

Wasserlösliche Vitamine sind in Nahrungsmitteln enthalten, die wäßrig sind, also rohem Gemüse, rohem Obst, aber auch in u.a. Getreide, Fleisch, Ei und Milch. Sie wirken vorwiegend als Co-Enzym im intermediären Stoffwechsel der Zelle. Sie werden, außer Vitamin K, nur in geringem Umfang bis gar nicht gespeichert, so daß eine fortgesetzte Zufuhr nötig ist. Bei einer *Überdosierung* kann so auch *keine Vergiftung* auftreten, weil Überschüsse ausgeschieden werden.

Außerdem ist zu berücksichtigen, daß diese Vitamine durch die Darmflora synthetisiert und über die Darmwand aufgenommen werden, so daß z.B. Durchfälle oder eine Störung der Darmflora zu einer Vitamin-Unterversorgung führen können, da diese zwar ausreichend zugeführt, nicht aber aufgenommen und verwertet werden können.

Wasserlösliche Vitamine gehen leicht verloren

z.B. durch zu langes Wässern, Kochen, durch Luftsauerstoff. Viele Vitamine sind hitzeempfindlich, aber auch Mahlen, Auspressen, Trocknen kann zu ihrem Verlust führen. Es sollte also, was irgend möglich, roh genossen werden.

Vitamin-Mangel - Vitamin-Überschuß

Aus leicht erklärbaren Gründen sind Hunde beidem - Mangel oder Überschuß - stärker ausgeliefert als der Mensch: Sie bekommen eben nur die Nahrung, die ihr Mensch ihnen vorsetzt. Ist ihr Mensch der (falschen) Überzeugung, daß ein und dasselbe Futter lebenslänglich für seinen Hund ausreichend sei, ist für den Hund nur wenig Abwechslung möglich, während bei variableren Mahlzeiten der eine oder andere Fehler ausgeglichen werden kann. Bei unserer Zusammenstellung der Vitamine werden Sie auch sehen, daß z.B. junge Hunde oder tragende/säugende Hündinnen einen abweichenden Vitaminbedarf haben. Das kann man mit nur *einem* lebenslänglich verabfolgten Futter nicht erreichen. Bei Fertigfuttern werden exakt die Vitamine zugesetzt, die man heute für unerläßlich hält. Wählen Sie dann aber unter den *guten Spezialfuttern,* die auf besondere Bedürfnisse des Hundes eingehen, sorgfältig das aus, was in diesem Falle für Ihren Hund paßt.

Ebenfalls auf den folgenden Seiten erfahren Sie, in welchen Nahrungsmitteln die Vitamine natürlicherweise vorkommen. Man füttert dabei dann nicht nur gezielt ein einziges Vitamin, sondern die gesamte Pflanze, das Öl, den Eidotter, das Fleisch, die Nüsse, den Quark, das Vollgetreide etc. und damit ein gebündeltes »Vitamin-Sortiment«, und zugleich manches vermutlich auch von dem, wovon man heute noch gar nicht weiß, daß und wozu es wichtig ist.

Ein Vitamin-Überschuß entsteht aber, wenn man zu dem Fertigfutter womöglich »sicherheitshalber« noch ein Vitamingemisch beifügt, z.B. wenn der Hund Haut- oder Fellprobleme hat, von denen man gelesen hat, daß »Vitamine« hier nützlich wären. In solchen Fällen ist es meist sinnvoller, einen generellen Nahrungswechsel vorzunehmen. Sinnlos und nicht immer ungefährlich ist es aber, einfach nur ein Vitamingemisch dem bisherigen Fertigfutter beizufügen. Die wasserlöslichen Vitamine werden ausgeschieden, die fettlöslichen womöglich vergiftend gespeichert, und trotzdem könnten ganz einfach andere Inhaltsstoffe aus anderen »lebenden« Nahrungsmitteln fehlen. Wir kommen noch darauf.

Eine zusätzliche Vitamingabe zu einem Erhaltungs- oder selbsthergestellten Futter ist nur dann gerechtfertigt, wenn zeitweise ein höherer Vitaminverbrauch stattgefunden hat.

Ein erhöhter Bedarf besteht besonders bei Magen-Darm-Erkrankungen und bei der Verabfolgung von Antibiotika, da hier der Hund zu wenig Vitamine aus dem Darm aufnehmen kann. Ebenso entsteht ein Mehrbedarf bei Nierenerkrankungen, bei fieberhaften Erkrankungen, weil dem erhöhten Stoffwechselumsatz nicht ausreichend die vermehrt benötigten Wirkstoffe gegenüberstehen. Daß auch bei anämischen Hunden der Bedarf an bestimmten Vitaminen steigt, haben wir bereits gelesen.

Das mit dem Vitamin-D
Vergiftung durch fettlösliche Vitamine

Bei fettlöslichen Vitaminen, wozu Vitamin D gehört, besteht wie gesagt Vergiftungsgefahr. Manche Besitzer großer Hunderassen scheinen Vitamin D besonders zu lieben, weil sie hört haben, daß der Hund dadurch einen guten Knochenbau bekomme. Es wird dann sowohl mit der Fertignahrung, wie zusätzlich mit der Vitamin-Mischung, dann noch mit dem Lebertran oder dem Vigantol etc. verabfolgt, und leider nur zu oft in allen Variationen auf einmal gegeben. Obendrein wird Vitamin D im Sommer, unter Sonneneinwirkung, im Tier selbst synthetisiert. Leider haben Hunde keinen Schutzmechanismus, der sie vor einem Überangebot von fettlöslichen Vitaminen schützt, sie speichern, was sie bekommen. Es muß nicht wundern, daß hiervon die Hunde dann krank werden. In »Niemand, Praktikum der Hundeklinik« und anderen tiermedizinischen Werken wird eine Überdosierung der Vitamine A und D unter »Vergiftungen« geführt.

Ein Blick auf die Vitaminübersicht soll nachdenklich machen

Wenn Sie jetzt einen Blick auf die nachfolgende Vitamin-Übersicht werfen, werden Sie vermutlich nachdenklich. Nicht nur für den Menschen, sondern auch für den Hund sollte man die Forderungen nach einer »natürlichen Fütterung« nicht aus Bequemlichkeit unbesehen beiseite schieben. Ich bin auch kein erklärter Feind grundsätzlich aller Fertigfutter. Wenn es solche gewissenhafter Hersteller sind, sind sie allemal besser als reine Fleisch- oder Pflanzenernährung, Schlachtabfälle oder Essensreste.

Für gar manchen Hundebesitzer wäre aber eine *Ernährungsumstellung* zu empfehlen: Gar mancher erhofft sich viel von seinem Hund und ist enttäuscht, weil dieser krankheitsanfällig, kümmerlich, allergisch und schlecht in Haut und Fell ist oder wenig ausdauernd in seinen Leistungen. Auch manche Verhaltensstörung ist nichts weiter als das Ergebnis eines Fütterfehlers. Will man aus Bequemlichkeitsgründen nicht vollständig vom Fertigfutter weg, sollte man dieses gründlich überprüfen (oder ein anderes wählen), und zumindest eine *Ernährungsergänzung* - durch *naturbelassene* und *frische Futtermittel* - in Betracht ziehen. Auch bei der Betrachtung der Mineralstoffe wird in diesem Zusammenhang so manche überraschende Erkenntnis auf uns warten.

Es ist, auch das sei gleich hier gesagt, das Selbstzubereiten des Futters (oder der Futterergänzung) weder besonders teuer, noch sehr zeitaufwendig. Wir haben im Laufe der Jahre bei »umgestellen« Hunden so manches Wunder erlebt. Sie bekamen endlich, was sie wirklich brauchten, das merkte man dann schon nach wenigen Wochen.

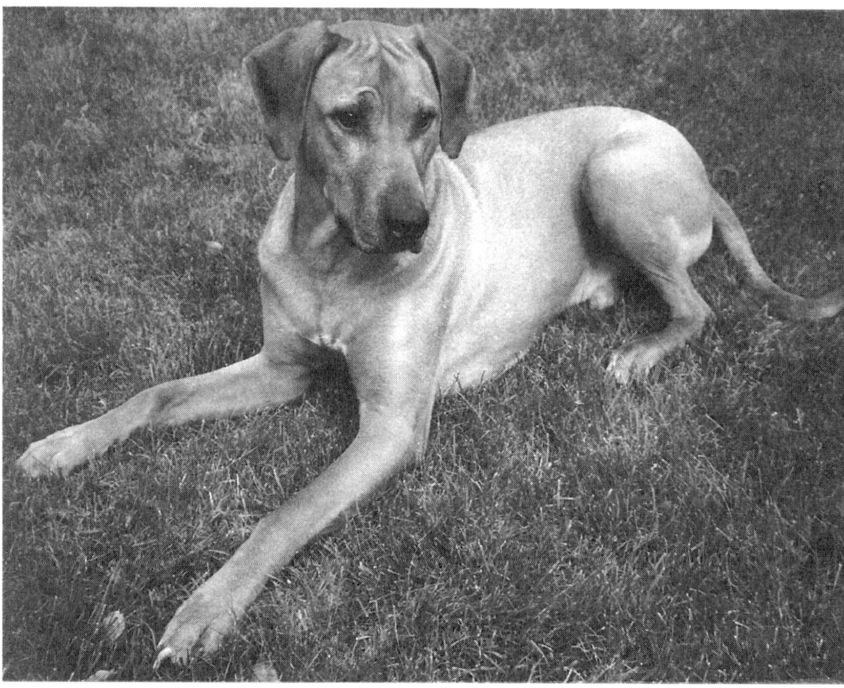

Elan v.d. Rappenau (Rhodesian Ridgeback)
A.: H. Ch. Wolf

Sehen wir uns die Vitamine etwas näher an

Vitamin A *Name: »Retinol, Retinal«*

löslich in: Fett

Tägl. notwendige Menge zur ausreichenden Versorgung **je kg/KG Erhaltung 100 IE,** ältere Hunde mehr

Hündin/Welpen 200–300 IE /
laktierende Hündin 500–600 IE

Sollte in Fertigfutter je 100 g Trockenmasse 500–1000 IE enthalten sein. Bei diesem Vitamin ist bei Überdosierung Vorsicht geboten. Wichtige Vorstufen des Vitamin A sind die Karotine, sie können vom tierischen Organismus in Vitamin A umgewandelt und in der Leber gespeichert werden. **Sie sind enthalten z. B. in:** *Möhren, Petersilie, Tomaten, Chicoree, Hagebutten, Kohlrabiblättern, Spinat und Blattgemüse, Löwenzahnblättern.*

Vitaminreich sind: *rohe Leber, Milch, Fisch, Eidotter, Lebertran, Butter.* Besonders hoch ist der Vitamin-A-Gehalt der *Hundemilch,* was man bedenken muß, wenn man einen Milchersatz zusammenstellt. Außerordentlich wichtig ist es daher bei der Aufzucht von Junghunden. *Als Heilmittel findet es u. a. Verwendung bei:* Hauterkrankungen, Augen- und Darmkrankheiten, Infektionsanfälligkeit, Wachstumsstörungen. Da es in einer ausgewogenen Nahrung ausreichend vorhanden ist, sollte es nur auf ärztlichen Rat zusätzlich verabfolgt werden. *Schäden bei Überdosierung:* Bewegungsstörungen, Schmerzhaftigkeit, Wachstumsstörungen, schuppiges, stumpfes Fell.

Der Vitamin B-Komplex:

Vitamin B_1 *Name: »Thiamin, Aneurin«*

löslich in: Wasser

Täglich notwendige Menge zur ausreichenden Versorgung **je kg/KG Erhaltung 20 µg /**
Hündin/Welpen 40 µg

Sollte in Fertigfutter je 100 g Trockenmasse 0,1 mg enthalten sein. Fehlt Vitamin B_1, was bei einseitiger Ernährung, z. B. hoher Kohlenhydratanteil der Nahrung, leicht geschehen kann, kommt es zu nervösen Störungen, Angst- und Aufregungszuständen, Krämpfen, Muskelschwäche. Ebenso ist Zucker ein Vitamin B_1-Räuber, weil er für seine Verarbeitung im Körper sehr viel Vitamin B_1 benötigt.

Wichtige Vitaminquellen für Vitamin B_1 sind: *grüne Gemüse, Getreidekörner, Weizenkleie, Weizenkeimlinge, Hirn, Herz, Leber, Milch, Reis, Hefe, Kleie, Nüsse, Fleisch, Sojabohnen.*

Als Heilmittel u. a. bei: Gehirnerkrankungen, Lähmungen, Krämpfen, Entgiftung.

Vitamin B_2 *Name: »Riboflavin, Lactoflavin«*

löslich in: Wasser

Tägl. notwendige Menge zur ausreichenden Versorgung **je kg/KG Erhaltung 40 µg /**
Hündin/Welpen 100–250 µg

Sollte in Fertigfutter je 100 g Trockenmasse 0,2–0,5 mg enthalten sein. Fehlt Vitamin B_2 kommt es zu Störungen des Nervensystems, des Wachstums und der Stoffwechselvorgänge, Haut- und Schleimhautschäden.

Wichtige Vitaminquellen für Vitamin B_2 sind: *Milch, Fisch, Fleisch, Leber, Hefe, Kleie, Wurzelgemüse, Mandeln, Haselnüsse, Walnüsse.* Als Heilmittel u. a. bei Haut- und Darmerkrankungen, nervösen Störungen, Nervenentzündungen.

Vitamin B_5 *Name: »Pantothensäure«*

löslich in: Wasser

Tägl. notwendige Menge zur ausreichenden Versorgung **je kg/KG Erhaltung 200 µg / Hündin/Welpen 400 µg**

Sollte in Fertigfutter je 100 g Trockenfutter 1,0 mg enthalten sein. Fehlt B_5, kommt es zu Wachstumsstörungen, Hautentzündungen, Haarausfall, Magen-Darmschleimhaut-Entzündung, Bewegungsstörungen. Ist auch u. U. für mangelhafte Leistungen bei Arbeitshunden verantwortlich.

Wichtige Vitaminquellen für Vitamin B_5 sind: *Fleisch, Milch, Leber, Hülsenfrüchte, Gemüse, Hefe, Vollgetreide.*

Vitamin B_6 *Name: »Pyridoxin«*

löslich in: Wasser

Tägl. notwendige Menge zur ausreichenden Versorgung **je kg/KG Erhaltung 25 µg Hündin/Welpen 50 µg**

Sollte in Fertigfutter je 100 g Trockenmasse 0,125 mg enthalten sein. Eiweißreiche Rationen und ein Mangel an essentiellen Fettsäuren steigern den B_6-Bedarf.

Fehlt B_6, kommt es zu Wachstumsstörungen, Krämpfen, Lähmungen, Anämie, Hautentzündungen, Haarausfall, Nervosität, Muskelschwäche.

Wichtige Vitaminquellen für Vitamin B_6 sind: *Hefe, Kleie, Vollgetreide, Vollmilch, Sojabohnen, Eidotter.*

Vitamin B_{11} *Name: »Folsäure«*

löslich in: Wasser

Tägl. notwendige Menge zur ausreichenden Versorgung **je kg/KG Erhaltung 4 µg / Hündin/Welpen 8 µg**

Sollte in Fertigfutter je 100 g Trockenmasse 0,02 mg enthalten sein. Fehlt Folsäure, kommt es zu Schleimhautveränderungen, Anämie. Der Appetit ist vermindert, die Gewichtszufuhr gering, verzögerte Antikörperbildung, d. h. größere Krankheitsanfälligkeit.

Wichtige Vitaminquellen für Folsäure sind: Hefe, Milch, Leber, Blattgemüse.

Vitamin B_{12} *Name: »Kobalamin«*

löslich in: Wasser

Tägl. notwendige Menge zur ausreichenden Versorgung **je kg/KG Erhaltung 0,5 µg / Hündin/Welpen 1,0 µg**

Sollte in Fertigfutter je 100 g Trockenmasse 0,0025 mg enthalten sein. Fehlt Vitamin B_{12}, das der Hund an sich ausreichend synthetisiert, insbesondere bei fleischarmer oder fleischloser Ernährung, kommt es zu Wachstumsstörungen, Blutarmut, erhöhtem Fettgehalt in der Leber; Ursache für Nervenerkrankungen. Vitamin B_{12} fördert die Verwertung von pflanzl. Eiweißstoffen, sorgt für die Normalisierung der roten Blutkörperchen, reguliert den Leberstoffwechsel.

Wichtige Vitaminquellen für Vitamin B_{12} sind: *Fisch- und Lebermehl, Milch, Eier, Leber.*

Niacin *Name: »Nicotinsäure«*

löslich in: Wasser

Tägl. notwendige Menge zur ausreichenden Versorgung **je kg/KG Erhaltung 200 µg / Hündin/Welpen 400 µg**

Sollte in Fertigfutter je 100 g Trockenmasse 1,0 mg enthalten sein. Fehlt Niacin, kommt es bei Hunden zu Geschwüren der Maulschleimhaut, dunkler Verfärbung der Zunge. (Einseitige Maisfütterung). Vielfache Störungen sind die Folgen von Niacin-Mangel: Vor allem sind die Eingeweide betroffen, die nun die erhaltenen Nährstoffe nicht ausreichend aufnehmen können und daraus ein erheblicher weiterer Vitaminmangel mit bösen Folgen entsteht.

Wichtige Vitaminquellen für Niacin sind: *Muskelfleisch, Milch, Leber, Vollgetreide, Eidotter, Hefe.*

Vitamin C *Name: »Askorbinsäure«*

löslich in: Wasser

Normalerweise keine Zufütterung nötig, da der Hund es selber in der Leber aufbaut. Nur während Trächtigkeit, Säugezeit, Wachstum und fieberhaften Erkrankungen, nach Operationen und bei Ausfallerscheinungen am Skelett ist u. U. Vitamin C gelegentlich zuzufüttern, wobei auch hier eine Überdosierung gefährlich werden kann. *Vitamin C wird in besonderen Mengen bei allen Streßsituationen vom Körper verbraucht!* Wenn es dann nicht ausreichend vorhanden ist, sinkt die Widerstandskraft des Körpers rapide. Als Heilmittel u. a.: bei Darmstörungen, Infektionskrankheiten und zur Vorbeuge.

Vitaminreich sind: *Zitrusfrüchte, aber besonders Hagebutten, Petersilie, Rosenkohl, Spinat, Milch.*

Vitamin D *Name: »Calcipherol«*

löslich in: Fett

Für den Züchter ist es besonders wichtig, zu beachten, daß eine Überdosierung von Vitamin D (das leider in vielen Vitaminpräparaten mit enthalten ist) ernsthafte Entwicklungsstörungen nach sich zieht. Im Sommer, wenn genügend Sonne scheint, bildet es sich durch ultraviolette Bestrahlung im Körper selbst. Im Winter, d. h. der sonnenarmen Zeit, gibt man besser Lebertran; das Vitaminpräparat selbst aber nur auf ärztliche Anordnung.

Wichtige Vitaminquellen für Vitamin D sind: *Lebertran, Eidotter, Butter, Vollmilch, Rahm.* **Als Heilmittel wird es verwendet u. a. bei:** Vorbeuge gegen Rachitis, Störungen des Kalzium-Stoffwechsels, Knochenerweichung, Verzögerung der Zahnbildung, verbessert Kalzium-Aufnahme aus dem Darm. **Schäden bei Überdosierung u. a.:** Gefahr von Nierenschädigungen. Verkalkung von Niere, Lunge, Herz; Erbrechen, Appetitlosigkeit, Durst.

Vitamin E *Name: »Tocopherol«*

löslich in: Fett

Tägl. notwendige Menge zur ausreichenden Versorgung **je kg/KG Erhaltung 1,0 µg / Hündin/Welpen 2,0 µg**

Sollte in Fertigfutter je 100 g Trockenmasse 5–10 mg enthalten sein. Bei Vitamin E-Mangel (bei Hunden selten bei ausreichender Fütterung) Fruchtbarkeitsstörungen und schlechte Entwicklung der Junghunde.

Enthalten ist es in: *Getreidekeimlingen und den Ölen daraus, Erdnuß- und Kokosölen, Grünpflanzen, Butter.* Als Heilmittel findet es vor allem bei verschiedenen Hautkrankheiten, Fortpflanzungsstörungen (»Antisterilitätsvitamin«), Muskelschwäche und Bindegewebsschwäche Anwendung.

Vitamin H *Name: »Biotin«*

löslich in: Wasser

Tägl. notwendige Menge zur ausreichenden Versorgung **je kg/KG Erhaltung 2 µg / Hündin/Welpen 4 µg**

Sollte in Fertigfutter je 100 g Trockenmasse 0,01 mg enthalten sein. *Mangel kann durch Verfütterung von rohem Hühnereiweiß,* aber auch durch Störungen der Darmflora verursacht werden. Fehlt Biotin, kommt es zu glanzlosem Fell, Haarausfall, Hautentzündung, Juckreiz, Verminderung der Fruchtbarkeit, schwachen Welpen.

Wichtige Vitaminquellen für Biotin sind: Eidotter, Hefe, Leber, Reiskleie, Melasse, Milch. Synthese erfolgt durch Darmbakterien.

Stoffwechsel - so oft genannt - was ist das eigentlich?

Nicht selten, wenn ein Hund nicht in Ordnung ist, wird man auf eine *Stoffwechselstörung* hingewiesen. Für uns also ein vertrauter und zugleich fremder Begriff, denn Stoffwechsel ist die Gesamtheit aller chemischen Vorgänge, die sich im Körper abspielen, von denen wir aber wenig bis gar nichts wissen. Jetzt, da wir von der Ernährung sprechen, kommen wir der Angelegenheit etwas näher. Jeder Nahrungsbestandteil ist ja aus den verschiedensten Grundbausteinen zusammengesetzt, die, so wie sie sind, vom Körper gar nicht aufgenommen werden können, sondern erst im Magen-Darmkanal und vielen anderen Organen eine Verwandlung erleben. *Diese Verwandlung bzw. die dazugehörigen Reaktionen nennen wir Stoffwechsel.*

Denkt man einmal über die außerordentlich komplexen Vorgänge von Verdauung und Stoffwechsel nach, kommt man zu einer zunächst überraschenden Feststellung. Es überrascht uns nämlich, daß wir feststellen müssen, daß Leben durchaus nicht immer ein Zustand harmonischen Ausgeglichenseins ist.

Alle Lebensvorgänge, wobei es ganz gleich ist, ob man die erste Zellteilung oder die Vorgänge im hohen Lebensalter betrachtet, kurz, *alles Leben beruht schlechthin darauf, daß fortlaufend entstehende Ungleichgewichte von entsprechenden Gegenanstrengungen des Organismus wieder in ein neues Gleichgewicht gebracht werden, wobei die Gegenanstrengung oft über ihr Ziel hinaus schießt und neue Reaktionen notwendig werden.* Aus diesen ständigen Gegenbewegungen entstehen all die Veränderungen, die insgesamt das Leben ausmachen.

Kein Lebewesen würde Nahrung oder Wasser zu sich nehmen, wenn ihm sein *Körper* den Bedarf nicht nachhaltig kundtun würde. Es würde weder, wie wir gleich sehen werden, irgendein Knochenbau möglich sein, wie auch Atmung und Fortpflanzung nicht ohne entsprechende Ansprüche des Organismus stattfinden würden.

Interessant ist hierbei wieder ein Fütterversuch bei den in dieser Hinsicht viel geplagten Ratten. Man setzte ihnen Nahrungszusammenstellungen vor, in denen bestimmte Mineralstoffe in unterschiedlichen Gewichtungen vorlagen. Erstaunlicherweise wählten die Tiere immer gerade jene mit der für sie besten Zusammenstellung aus. Außerdem ist

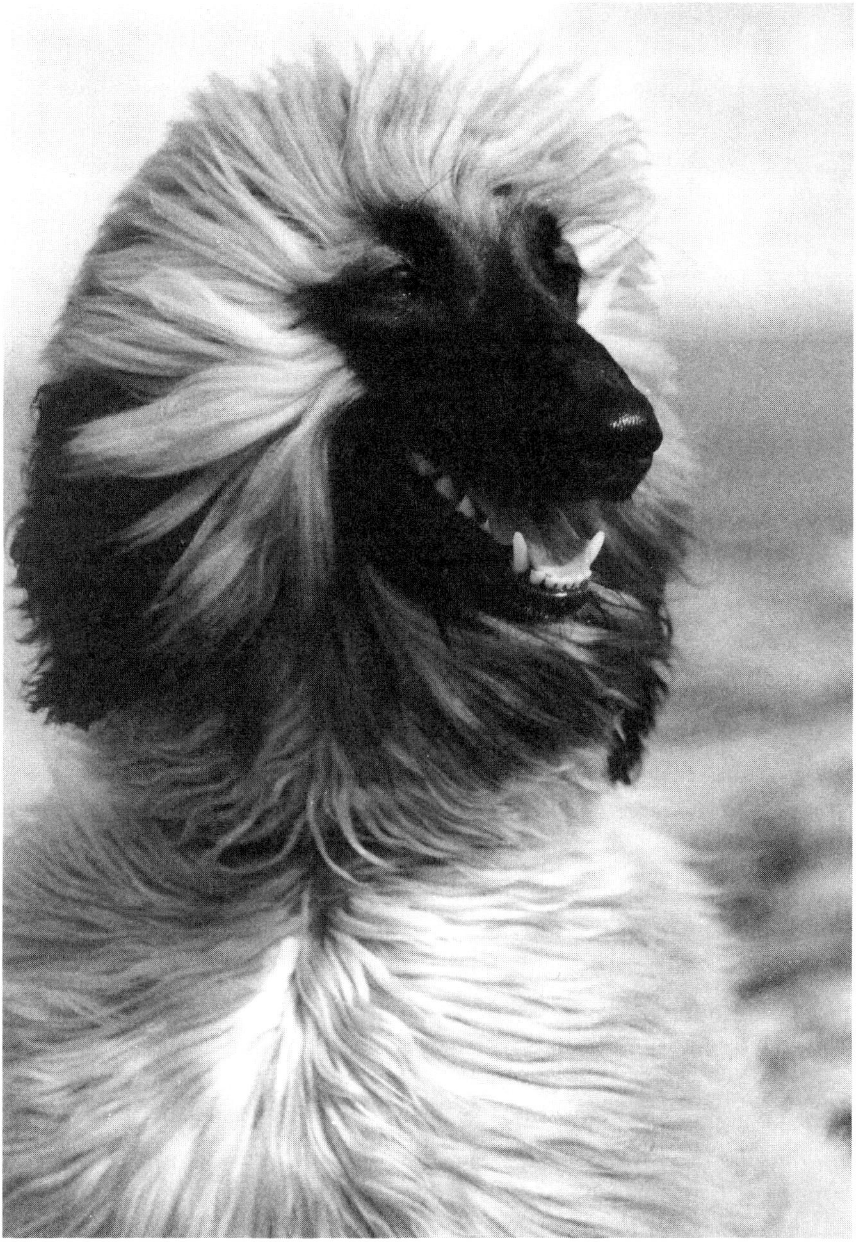

Shoguffa v. Katwiga (Afghane)
A.: H. Bullenda

bekannt, daß Hunde zu verminderter Nahrungsaufnahme übergehen, wenn diese nicht genügend Phosphor enthält.

Für alle die vielen Vorgänge, mit denen die Nahrungsstoffe umgewandelt werden, wird erhebliche Energie aufgewandt; aber nicht nur Energie, sondern auch jene Stoffe, die, wie z.B. Vitamine und Mineralstoffe, in nur geringen Mengen benötigt werden.

Fehlt nur einer oder einige dieser durch nichts zu ersetzenden Stoffe, oder aber sind sie unausgewogen oder zu viel vorhanden, wird der »Stoffwechsel« gestört, *was gleichbedeutend mit Krankheit ist.* Es kann zu Störungen des Kohlenhydrat-, des Eiweiß- oder des Fettstoffwechsels kommen, und dann erkennt man, daß die zugrundeliegende Störung im unausgeglichenen Mineral- oder Vitaminhaushalt liegt. Hierher gehören die Fehlbildungen im Skelett genau so wie die Zuckerkrankheit, Nierenerkrankungen oder Fettsucht.

Interessant ist auch der »pH-Wert«

Auf ihrem Wege durch den Körper macht die Nahrung vielerlei Wandlungen durch; sie ist »unterwegs« in unterschiedlichsten pH-Werten anzutreffen, die dann wieder von entsprechenden Körpersäften, Enzymen, Bakterien umgewandelt werden. Am Ende des Vorganges sind z.B. im Blut immer leicht alkalische, in Harn und Kot leicht saure Verhältnisse geschaffen; auch die Hundemilch ist leicht sauer. Dies ist ein Zeichen dafür, daß alle Vorgänge nunmehr ordnungsgemäß abgewickelt sind.

Bei unrichtiger oder mangelhafter Nahrungszusammenstellung entstehen, da alles miteinander in Verbindung steht, in allen Stoffwechselvorgängen Entgleisungen, die, als eine Kettenraktion, den gesunden Organismus stören. Natürlich fragt man sich dann, was ist eigentlich das notwendige *Mindestmaß*, wonach überhaupt nichts schief gehen kann? Aber jeder Fachmann wird an derartige Erklärungen sofort anfügen, daß ein *Überangebot*, ganz gleich wo, oft meist genau so schädlich sein kann.

Damit Sie sich das etwas besser vorstellen können, ein paar Nahrungsstoffe, die zu einem Säure- oder Basenüberschuß führen können.

Säureüberschuß wird gebildet u.a. von *Ei, Fetten und Ölen, Fisch, Fleisch, Gebäck/Brot, Getreide- und Getreideerzeugnissen, Nüssen, Samen.*

Basenüberschuß wird u.a. gebildet von: *Gemüse, Kartoffeln, Kräutern, Milch (roh), Obst, Früchten, Blattsalat.*

Das sind alles Dinge, die in der normalen Hundefütterung durchaus vorkommen; man muß lediglich darauf achten, daß nicht eine einseitige Gewichtung erfolgt, bzw. ein Ausgleich geschaffen wird.

Mineralstoffe

Wie auch bei den anderen Nahrungsbestandteilen gibt uns die Zusammensetzung des Körpers unseres Hundes wichtige Anhaltspunkte. Er besteht zu unterschiedlichen Anteilen aus Wasser, Eiweißen (vorwiegend in Muskulatur und Bindegewebe), Mineralstoffen (besonders im Skelett), Fetten und Kohlenhydraten. Aufgabe der Ernährung ist es, die dazugehörigen Bedürfnisse des Körpers sicherzustellen, genügend Energie zuzuführen und den Erhalt der Körpersubstanz zu gewährleisten.

Haben wir bislang, wenn wir von *Ausgewogenheit* gesprochen haben, von Eiweiß, Fett, Kohlenhydraten und Vitaminen erfahren, wenden wir uns jetzt den Mineralstoffen zu, von denen uns wirklich geläufig eigentlich nur Kalzium ist. Die Bedeutung der Mineralstoffe, die man in *Mengen- und Spurenelemente* unterteilt, wurde erst in den letzten Jahren erkannt.

Obwohl sie unglaublich wichtige Funktionen im Körper haben, machen sie doch nur einen Bruchteil des Körpergewichtes aus; die Spurenelemente im Hundekörper wären nicht einmal eine Messerspitze voll.

Geht man vom Körpergewicht aus, besteht dieses zu 63% aus Wasserstoff, 25,4% aus Sauerstoff, 9,5% aus Kohlenstoff, 1,4% aus Stickstoff. Auf alle Minerale zusammen entfallen nur 0,7% des Körpergewichtes, das meiste davon auf Kalzium, Phosphor, Kalium, Natrium und Magnesium.

Es muß uns hier vorerst genügen zu wissen, daß Mineralstoffe lebensnotwendige *anorganische* Stoffe sind. In Form von Salzen werden sie von den Pflanzen dem Boden entnommen und sind im Leben der Pflanze von großer Bedeutung. Durch den Verzehr der Pflanzen oder in anderer Form gelangen sie konzentriert in den Körper, also auch in das Fleisch der Schlachttiere. Auf diesem Umwege werden sie mit der Nahrung aufgenommen.

Alle mit dem Futter aufgenommenen Mineralstoffe müssen zunächst aus ihren organischen und anorganischen Bindungen gelöst werden, was vorwiegend durch Magensalzsäure und durch organische Säuren bakterieller Herkunft geschieht. Sie bilden dann Lösungen, die je nach ihrer Art sauer oder basisch sind, und sind so für den Säure-Basenausgleich des Körpers wichtig.

Säurebildner sind die Nichtmetalle z.B. Chlor, Fluor, Jod, Phosphor, Schwefel, Silizium. *Basenbildner* sind die Metalle z.B. Aluminium, Eisen, Kalium, Kalk, Magnesium, Natrium. Wird der Säure-Basenausgleich unausgewogen, sind ernsthafte Störungen die Folge. Noch vor wenigen Jahrzehnten waren diese Zusammenhänge völlig unbekannt. In alten Hundebüchern kann man lediglich lesen, daß Hunde Kalk für die Knochen brauchen. Heute gibt es dazu eine Menge Literatur. Hier würden weitere Ausführungen den Rahmen sprengen, da uns hier nur die rein praktischen Belange interessieren.

Mineralstoffe - ohne sie geht nichts

Kalzium und Phosphor

Mineralstoffe sind also lebensnotwendige *anorganische* Stoffe, die im gesamten Organismus enthalten sind und dort die unterschiedlichsten Aufgaben erfüllen müssen. Im Körper des Hundes sind rund 10-15 g Kalzium je kg LM enthalten, wovon 98% im Skelett deponiert sind. Anders beim Phosphor (5-8g je kg LM), der sich zu etwa 80% im Skelett befindet, 20% sind im Weichgewebe vorhanden. Das zeigt uns bereits, daß diese beiden Stoffe wichtig für die Festigkeit des Skeletts sind. Aber nicht nur das: Außerdem übernehmen sie, wie auch andere Mineralstoffe, wichtige Aufgaben im Stoffwechsel. Kalzium beispielsweise ist beteiligt u.a. an der Blutgerinnung, Erregungsleitung der Nerven, Muskelkontraktion, während Phosphor im intermediären Stoffwechsel unersetzlich ist, z.B. beim Transport der Fette und bei der Zellvermehrung.

Vergleicht man Tabellen mit den Inhaltsstoffen der Nahrungsmittel wird schnell klar, daß mit den üblichen Futtermitteln der Hund normalerweise nicht ausreichend mit Kalzium versorgt wird. Anders ist dies beim Phosphor, der überall (auch in der Natur) reichlich vorhanden, leicht prozentual im Übermaß verfüttert wird, da er in den überwiegend verfütterten Nahrungsmitteln in - im Verhältnis zum gleichzeitig vorhandenen Kalzium - zu *großen* Mengen enthalten ist, die nicht den Bedürfnissen des Hundes entsprechen.

Nach der Aufnahme gelangen Kalzium und Phosphor in die Blutbahn, wo nun eine spannende Schlacht stattfindet. Da der Körper unbedingt einen bestimmten Kalziumspiegel im Blut benötigt, wird dies durch Hormone reguliert. Es sind die Gegenspieler *Parathormon* (Hormon der Nebenschilddrüse) und *Kalzitonin* (Hormon der Schilddrüse), die sich nun im Bedarfsfalle gegenseitig hemmen oder stimulieren.

Geht nämlich der Kalziumspiegel im Blut zurück, weil Kalzium verbraucht worden ist, wird vermehrt Parathormon gebildet, das sofort Kalzium aus dem Skelett mobilisiert und den Kalziumspiegel im Blut wieder auffüllt. Außerdem vermindert Parathormon die Kalzium-Ausscheidung bzw. steigert die Aufnahme über den Darm.

Ist hingegen der Kalziumspiegel im Blut zu *hoch*, wird vermehrt *Kalzitonin* ausgeschüttet. Dies führt in erster Linie zur Kalzium-Einlagerung aus dem Blut ins Skelett, wo es dann verbleibt, bis es wieder in die Blutbahn »gerufen« wird. Es kommen allerdings auch erhöhte Kalzium-Blutwerte nach einer Vitamin-D-Überdosierung und einem erhöhten Kalzium-Anteil in der Nahrung vor, in der gleichzeitig zu wenig Phosphor enthalten ist. Das kann gefährlich werden, weil eine erhöhte Kalzitoninproduktion während des Wachstums verantwortlich ist für eine verzögerte Knorpelreifung, was uns beim Kalzium-Überschuß noch beschäftigen wird.

Kalzium wird normalerweise nur in geringen Mengen über die Nieren ausgeschieden. Liegt jedoch eine Störung im Säure-Basen-Haushalt vor oder wird Kalzium zusätzlich injiziert, kann die Kalzium-Ausscheidung ansteigen.

Während also der Kalzium-Haushalt geradezu generalstabsmäßig kontrolliert wird, nimmt der Körper es mit dem Phosphor nicht ganz so ernst. Das mag daran liegen, daß normalerweise das Phosphorangebot in der Nahrung den tatsächlichen Bedarf meist ausreichend deckt. Sollte also wirklich einmal ein Defizit entstehen, kann der Körper dies durch erhöhte Aufnahme und geringere Ausscheidung erträglich machen. Phosphor wird vorwiegend durch die Nieren ausgeschieden, bei extrem hoher Aufahme aber nicht proportional zur Zufuhr. Steigt jedoch die Phosphorkonzentration im Harn an, ist der Weg zu Nierenschäden und Harnsteinbildung vorgezeichnet. Noch etwas ist wichtig: Ein Überschuß von Phosphor, insbesondere als Phytin (aus Getreide), beeinträchtigt die Aufnahme von Kalzium, evtl. auch die von Magnesium oder Eisen.

Von Mineralisierung und Wachstum des Skeletts

Beim jungen Hund besteht das Skelett zunächst überwiegend aus Knorpel mit innenliegenden Knochenkernen, der im Laufe des Wachstums durch Knochen ersetzt wird. Das geht, stark verkürzt dargestellt, so vor sich, daß sozusagen als »Vorhut« neues knorpelähnliches Gewebe die Knochen vergrößert, bis dieses Knorpelgewebe schließlich durch Knochenzellen und Knochensubstanz ersetzt wird. Außerdem werden die wachsenden Knochen »modelliert«: Der Knochen wird nicht nur größer, sondern an den notwendigen Stellen auch wieder abgetragen. Bei einer übermäßigen Kalziumzufuhr wird aber, über das Kalzitonin, die notwendige *knochenabbauende Aktivität verhindert*.

Nach einem bestimmten Zeitraum wird das Wachstum beendet. Dann sollte der Knochen seine genetisch vorgezeichnete Länge und Form erreicht haben. Während der Wachstumsphase werden fortlaufend Kalzium und Phoshor eingelagert, die die »Knochen« sozusagen zementieren. Hierbei können, wie Sie sich vorstellen können, während des Wachstums enorme Störungen eintreten, die bei einigen Rassen genetisch bedingt sind. Diese Störungen sind andererseits nicht zuletzt auf ein Kalzium-Phosphor Ungleichgewicht und die daraus folgenden Entgleisungen zurückzuführen. Diese Veränderungen werden häufig im Bereich des Gelenkknorpels sowie in den Wachstumsfugen beobachtet.*)

In Form von Kristallen wird Kalziumphosphat (Hydroxylapatit) zunächst in die Kollagenfasern des Knochens eingelagert, wobei Vitamine und Hormone mitwirken. Dies nennt man die *Mineralisierung* des Skeletts, d.h. die Knochen erhalten so ihre notwendige Stützfestigkeit.

Nur wenn Kalzium und Phosphor erstens ausreichend und zweitens im richtigen Verhältnis zueinander aufgenommen werden, kann die

---

*) Siehe auch:
Eric H.W. Aldington u. F. Stockmann: Vom Körperbau des Hundes, Verlag Gollwitzer, Weiden
Eric H.W. Aldington u. I. Sieber: Hundezucht naturgemäß mit Liebe und Verstand, Verlag Gollwitzer, Weiden (mit ausführlicher HD-Beschreibung)

Knochenbildung ordnungsgemäß erfolgen. Dazu ist auch eine bestimmte Menge Vitamin D erforderlich, was die Kalzium-Absorption aus dem Darm fördert, sowie den Ein- und Ausbau von Kalzium im Knochen. Dabei darf die richtige Menge (von Kalzium-Bedarf und Kalziumzufuhr abhängig) niemals über- oder unterschritten werden.

Das Skelett ist auch eine Vorratskammer

Das Skelett, d.h. seine Knochen, haben aber viel mehr Aufgaben, als man sich zunächst vorstellt. Sie sind, wie Sie aus dem Vorangegangenen wissen, auch eine Art *Vorratshaltung* einer gleichmäßigen Kalzium-Konzentration im Blut. Von der Zusammensetzung des Blutes gehen die Impulse aus, die dafür sorgen, daß die hier nötige ausgewogene Zusammensetzung immer wieder hergestellt wird.

An die mineralisierten Knochenfasern wird, auch wenn die Knochen längst völlig fertig sind, weiterhin Kalziumphosphat, das mit der Nahrung aufgenommen wird, angelagert. Dieses angelagerte Kalziumphosphat ist die »mobile«, jederzeit verfügbare *Kalziumreserve* des Körpers, die fortwährend wieder in das Blut zurückgeführt und dort bei zahlreichen Stoffwechselvorgängen sozusagen »aufgebraucht« wird.

Dem Auge verborgen: Ständige Neubildung der Knochen

Es leuchtet jedem ein, daß während des *Wachstums* erhebliche Störungen durch eine unrichtige Mineralversorgung eintreten können. Aber irgendwie geht man von der Überlegung aus, daß beim ausgewachsenen Organismus das Skelett als solches unveränderlich bleibt, weil man dieses ja nicht direkt beobachten kann.

Diese Überlegung ist aber insofern falsch, als tatsächlich lebenslang ununterbrochen die vorhandene Knochensubstanz erneuert wird. Während des *Wachstums überwiegt zweifelsohne die Neubildung*, wenn auch gleichzeitig immer wieder ein Abbau erfolgt. Im *Erwachsenenstadium halten sich Auf- und Abbau die Waage*. Aber Sie können sich vorstellen, daß es, sowohl beim wachsenden wie auch beim ausgewachsenen Hund eine Katastrophe bedeuten kann, wenn bei der »Anlieferung« des Baumaterials eine Störung eintritt. Dies wird dann sichtbar, wenn der Hund z.B. an Bewegungsstörungen, Verformen des Skeletts usw. leidet.

Sinkt der Blutkalziumspiegel ab, z.B. infolge dauernd unzureichender Auffüllung durch die Nahrung, beginnt der Körper sofort, alle nur erreichbaren Reserven zur Hilfe zu holen. Zunächst wird die »mobile« Kalziumreserve aufgebraucht, und im Anschluß daran greifen Enzyme die mineralisierten Kollagenfasern an, entziehen ihnen Kalziumphosphat, und es kommt zum *Abbau von Knochenzellen.*

Natürlich sind diese Stoffwechselvorgänge besonders ausgeprägt bei jungen Hunden, aber auch ältere Hunde können vom Knochenabbau betroffen werden. Auch Krankheiten und längere Immobilität führen zu Kalzium- und Phosphorverlusten aus dem Skelett. Dramatische Folgen kann dies auch für trächtige oder säugende Hündinnen haben. Ein Absinken des Kalzium-Phosphor-Magnesium-Spiegels führt bei ihnen zur gefürchteten *Eklampsie,* was lebensbedrohende *Krampfzustände* sind, die schleunigst vom Tierarzt behandelt werden müssen, der dann Kalzium spritzt.

Ausreichende Kalzium-Zufuhr allein reicht nicht aus

Aber nicht nur unausgewogene Nahrung kann Unheil herbeiführen. Es kann, trotz ausreichender Kalzium-Fütterung, ein Mangel auftreten, wenn z.B. Getreide und Getreidenachprodukte in großen Mengen verfüttert werden. In einigen Getreiden ist eine Säure vorhanden, die die Verwertung von Kalzium hemmt. Nicht gesichert ist, daß, wie vielfach behauptet wird, es sich günstig auswirkt, wenn zur besseren Kalziumeinlagerung Vitamin-C gegeben wird. Dieses normalerweise vom Hund ausreichend synthetisierte Vitamin mag in Streßsituationen durchaus seine Bedeutung haben, was sicherlich in den kommenden Jahren noch genauer untersucht werden wird. Immerhin gilt als erwiesen, daß bei älteren Hunden Gaben von 50-100 mg Vitamin C bei Arthrosen hilfreich sind.

Vom richtigen Kalzium-Phosphor-Verhältnis
Der Kalzium-Phosphor-Bedarf

Da im Körper Kalzium und Phosphor in einem bestimmten Verhältnis stehen, muß sich dies auch in der Nahrungsaufnahme widerspiegeln. Infolge der komplexen Wechselwirkungen im Organismus entstehen bei einer Entgleisung z.B. Beeinträchtigung der Knochenstabilität (Osteodystrophie), darauf folgend Lahmheiten, Knochenverbiegungen, Knochenauftreibungen. Auch innere Erkrankungen, z.B. chronische Nierenentzündungen, kommen gelegentlich vor. Osteodystrophie kommt zustande, wenn überwiegend phosphorreiches Fleisch (s. dazu unsere Tabelle), bzw. Innereien gefüttert werden. Aus diesem Grunde ist *übermäßige Fleischfütterung zu vermeiden,* da sie durch Phosphorüberdosierung zu relativem Kalziummangel führt. Weitere Störungen entstehen aber auch durch übermäßige Vitamin-D-Gaben bei gleichzeitigem Kalziummangel.

Von besonderer Bedeutung ist daher das Verhältnis von Kalzium und Phoshor zueinander: Es soll für den Hund 1,2 : 1,0 betragen

Aus diesem Grund wird empfohlen, ein Kalzium-Präparat, das Kalzium und Phosphor im Verhältnis 2:1 enthält, zu füttern. Auf diese Weise kann man erreichen, daß der mit der Nahrung aufgenommene Phophor-Überschuß wieder ausgeglichen wird, indem man einen Kalzium-Überschuß zuführt.

Ausgewachsene Hunde benötigen nach neueren Berechnungen pro kg KG etwa 100 mg Kalzium und 85 mg Phosphor

Trächtige und säugende Hündinnen wie auch wachsende Hunde haben einen höheren Bedarf. In den ersten drei Monaten ist dieser bei jungen Hunden besonders hoch. Dieser erhöhte Bedarf ist solange nötig, wie das Skelett sich im Aufbau befindet, was rassenmäßig unterschiedlich ist. Kleine Rassen sind früher ausgewachsen als Riesenrassen. Damit Sie sich das für Ihren Hund besser vorstellen können, stellen wir hier einmal den Bedarf in den ersten 12 Monaten für einen Hund von ca. 20 kg und 60 kg Endgewicht gegenüber. Diese benötigen mg je kg LM:

	20 kg			60 kg	
Monat	Kalzium	Phosphor	Monat	Kalzium	Phosphor
1	470	290	1	475	295
2	520	265	2	555	285
3	490	230	3	520	245
4	406	190	4	420	195
5/6	250	135	5/6	305	160
7/12	145	90	7/12	140	90

Weil Sie sicher wissen wollen, womit Sie zufüttern können und wieviel Sie dabei, unter Anrechnung der im Futter enthaltenen Menge, von unterschiedlichen Möglichkeiten benötigen, noch eine kleine Tabelle:

pro 100 g enthalten jeweils g:	Kalzium	Phosphor	Natrium	Jod
Kohlens.Futterkalk	37			
Kalziumzitrat	21			
Kalziumlaktat	13			
Knochenfuttermehl	30	15		
Knochenschrot	20	11	0,6-1	
Eierschalen geschrotet	36,6	0,2	0,1	0,1 µg

Kalzium und Phosphor in pflanzlichem Futter sind nicht so gut nutzbar wie aus tierischem Gewebe. Beachten Sie die günstigen Werte bei den Eierschalen!

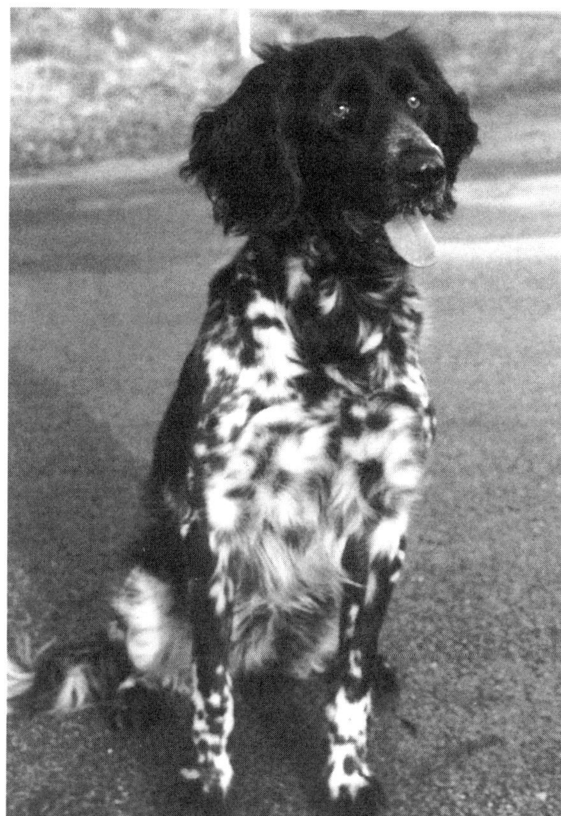

Anja v. Buschhausen
(Großer Münsterländer)
A.: E. Vornholt

Kalzium - Unter- und Überversorgung
Überraschendes aus Fütter-Versuchen

Kalzium-Mangel entsteht durch Fütterung von fleisch- und organreicher Nahrung, der entweder kein oder zu wenig Kalzium zugesetzt wird. (Der natürliche Phosphorgehalt ist meist in dieser Nahrung gerade noch ausreichend.) Es leuchtet jedem ein, daß eine mangelhafte Kalzium-Versorgung nachteilig für die Skelettbildung ist.

Dies hat sich auch ziemlich gut herumgesprochen, so daß vielfach nun das Pendel ins Gegenteil ausschlägt. *Es wird häufig viel zu viel Kalzium verfüttert.* Das hat man nun in Fütterversuchen nachvollzogen. Bei einer Kalzium-Unterversorgung wurde allgemein - wie erwartet - eine ungenügende Mineralisierung des Skeletts vorgefunden. Zu aller Erstaunen traten aber bei einer Überversorgung ebenfalls schwere Schäden auf. Besonders während des Wachstums können sich Hunde nicht gegen eine Kalzium-Überflutung schützen, indem sie einfach weniger davon aus dem Darm aufnehmen. Sie nehmen also alles, was sie bekommen. Bei einem sparsameren Kalziumangebot wird hingegen die »angelieferte Menge« bin ins Letzte ausgenutzt.

Bei einem *Überangebot* von Kalzium, so stellte sich bei diesen Versuchen heraus, war die normale Umwandlung von Knorpel in Knochengewebe betroffen. Außerdem kam es bei den Hunden im Bereich der Halswirbelsäule zu Verengungen des Rückenmarkkanals. Gerade am Wachstum eines Wirbelkörpers der Wirbelsäule kann man besonders gut erklären, daß beim Wachstum Auf- *und* Abbau des Knochens gleich wichtig sind. Durch das Loch im Wirbelkörper verläuft das Rückenmark. Natürlich ist hier, beim Beginn des Wachstums, alles noch sehr klein und eng und muß daher, mit zunehmender Größe des Tieres, mitwachsen, also vergrößert werden. Kommt es hier zu Störungen, können Einengungen des Wirbelkanals zu Nervenschädigungen, und damit z.B. zu Lähmungen führen. Dies hatte besonders bei den Riesenrassen dramatische Folgen, während die ähnlichen Erscheinungen bei kleineren Rassen etwas abgemildert verliefen.

Vor ziemliche Rätsel stellte noch eine andere Tatsache: Diese Skelettveränderungen traten auch dann auf, wenn - das überhöhte - *Verhältnis* von Kalzium und Phosophor *stimmte*, wenn also außer zu viel Kalzium entsprechend mehr Phosphor verfüttert wurde.

Die *überhöhte Kalziumgabe* hatte auch noch andere Nebenwirkungen: Sie verminderte die Aufnahme von Phosphor, Magnesium, Eisen, Zink und Kupfer aus dem Darm. Daraus folgten trockene, schuppige Haut, Haarausfall, Blutarmut, schlechte Wundheilung. Durch Zinkmangel entstanden Störungen im Nerven- und Immunsystem.

Eine zu geringe Kalziumzufuhr führte dann bei den ausgewachsenen Hunden zur Entmineralisierung der Knochen.

Ein paar Worte zur Hüftgelenksdysplasie (HD)
Ernährungsbedingte Skeletterkrankungen

Haben Sie bislang gehört, daß junge Hunde in der Entwicklung mit vielen Nahrungsstoffen reichlich versorgt werden müssen, gibt es natürlich auch hier wieder manch großes ABER.

Bei *Mangelernährung* kommt es, neben der Verlangsamung des Wachstums, auch zu einer mangelhaften Knochenbildung. Das bedeutet aber keinesfalls, daß man dem unbedenklich einfach immer mit besonders reichlichem Futter vorbeugen kann.

Zur *Überfütterung* kommt es aber manchmal auch dann, wenn exakt die »vorgeschriebene« Menge verfüttert wird. Wie kommt es dazu?

Leider enthalten einige ausdrücklich als »Welpenfutter« deklarierte Fertignahrungen sehr viel mehr Nährstoffe, als der Hund tatsächlich braucht. Man darf also nicht unbesehen jedes Welpenfutter, nur weil es gerade zu haben ist und günstig im Preis zu sein scheint, einsetzen.

Was sind die Folgen von Überfütterung? Bei vielen, besonders den mittleren und großen Hunderassen wissen wir, daß diese - genetisch bedingt - für Fehlentwicklungen ihrer Skelettbildung prädisponiert sind. Dies sind bevorzugt die frohwüchsigen Hunde, die »prächtig gedeihen«, die ein erhebliches Wachstumspensum in sehr kurzer Zeit hinter sich bringen müssen. Besonders auf diese Hunde sind die neuen Besitzer erstmal »richtig stolz«. Leider aber wachsen diese Hunde, bei zu gutem Futter, einfach viel zu schnell, als dies gut für sie wäre.

Die Folge: Es kommt zu Störungen des Knorpel- und Knochenwachstums. Nicht nur das: Die gutgenährten Hunde haben oft auch eine erhebliche Gewichtszunahme (auf die wir später noch ausführlich eingehen), häufig einen richtigen »Babyspeck«, von dem man dann annimmt, er wachse sich schon noch aus. Ist der Hund dann endlich

»fertig«, wird schließlich auch schlanker, ist dennoch oft genug, unbemerkt unter dem Fell, das Unglück schon passiert: An seinen Hüften z.B. ist nämlich das alles nicht spurlos vorübergegangen, d.h. die Gelenke sind nicht vorschriftsmäßig gewachsen. Das Gelenk funktioniert nicht einwandfrei, später, unter Belastung, oft mit Schmerzen. Häufig sind die Oberschenkelköpfe nicht, wie es sein müßte, eng in die dazugehörige Hüftgelenkspfanne eingepaßt, die oft selbst verformt, d.h. zu flach geraten ist. Denn ein gestörter Ab- und Umbau des Knochens ist ja nicht nur auf die schon beschriebenen Wirbelkörper beschränkt, sondern hinterläßt auch an anderen Stellen des Skeletts seine Spuren.

HD-gefährdete Hunde haben, was hinzukommt, oft auch die Tendenz, daß Bänder und Muskeln nicht von besonderer Qualität sind. Das Gewicht des Welpen, häufig für sein Alter schon recht schwer, überlastet Knochen und Gelenke direkt und kann diese obendrein dadurch noch verformen. (Beim Greyhound, der von Anfang an auf eiserne Muskeln und Bänder gezüchtet wurde, findet man z.B. niemals HD.)

Für die Fütterung besonders der HD-gefährdeten Rassen gilt daher: vernünftige Sparsamkeit. Alle Welpen sollten grundsätzlich schlank bis fast mager sein. Daß sie dabei etwas langsamer zu wachsen scheinen, muß niemanden beunruhigen: Am Ende erreichen auch sie ihre »vorgeschriebene« Größe, sie brauchen nur etwas länger dafür. Dann kann es, bei diesen langsamer wachsenden Hunden, sogar vorkommen, daß eine mögliche Erkrankung tatsächlich nicht zum Ausbruch kommt.

Die Erkenntnis hat auch eine Kehrseite. Sie sagt nichts anderes, als daß HD-freie Hunde nicht trotzdem HD-Vererber sein können. Sind also die Eltern Ihres Hundes gesund, kann es trotzdem sein, daß mit unvernünftiger Fütterung bei diesem eine HD zum Durchbruch kommt.

Welpen haben pro kg/KG im Vergleich zu erwachsenen Tieren der gleichen Rasse einen doppelt so hohen Energiebedarf. Mit zunehmendem Alter reduziert sich dieser schrittweise, bis der Hund erwachsen ist.

Bei Hunden schätzt man den Energiebedarf:

0-4 Monate	Dreifacher Ruheenergiebearf
4 Monate bis erwachsen	Doppelter Ruheenergiebedarf
erwachsene Hunde	1,6-facher Ruheenergiebedarf

Diese Zahlen, wie auch die noch folgende Tabelle wurden von Ass. of American Feed Control Officials (AAFCO) ermittelt. Diese haben herausgefunden, daß mit der maßgerechten Deckung des Energiebedarfs auch der Nährstoffbedarf sicher abgedeckt wird, da auch der Proteinbedarf des Welpen, je nach Alter, gestaffelt ist.

Bei einer HD-Erkrankung Ihres Hundes müssen Sie folgendes wissen: Sie kann erst entdeckt werden, wenn der Hund bereits ausgewachsen ist, da sie nur über eine Röntgenaufnahme zu diagnostizieren ist. Bei einem noch nicht fertig mineralisierten Skelett erscheinen aber die Gelenke noch nicht im Röntgenbild, daher können die Aufnahmen erst zu einem bestimmten Zeitpunkt gemacht werden. *Hat man aber eine HD entdeckt, ist es bereits für immer zu spät.* Sie »wächst sich nicht aus«, da Knochen ihre bei Wachstumsende entwickelte Form nicht mehr zum Guten »berichtigen« können. Im Gegenteil wird durch die Fehlbelastungen und Überanstrengung die negative Entwicklung oft weiter *verschlimmert.*

Hier also noch eine kleine Tabelle, aus der Sie sehen können, wie die optimale Nährstoffversorgung wachsender Hunde aussehen soll. Füttern Sie Fertigfutter, können Sie es danach kontrollieren:

Optimaler Nährstoffbedarf wachsender Hunde

Nährstoffversorgung (bez. auf die Trockensubstanz) junger Hunde (Quelle AAFCO)

Nährstoff	Minimum	Maximum
Protein	22 %	
Fett		8 %
Kalzium	1 %	2,5 %
Phosphor	0,8 %	1,6 %
Kalz./Phosph.	1:1	2:1
Magnesium	0,04	0,3 %
Kupfer	7,3 ppm	250 ppm
Mangan	5,0 ppm	
Zink	120 ppm	1000 ppm
Vitamin A	5000 IU/kg	50.000 IU/kg
Vitamin D	500 IU/kg	5.000 IU/kg

Was schaden/nützen Kalium, Natrium, Magnesium?

Auch die folgenden Mengenelemente sind im Körper des Hundes und so auch in seiner Nahrung von Bedeutung:

Kalium: Der Hundekörper enthält rd. 1,7 g Kalium kg/LM, der größte Teil ist in den Zellen. Es ist wichtig für die Tätigkeit zahlreicher Enzyme und sorgt für den osmotischen Druck in den Zellen. Der Körper kann nur wenig Kalium speichern (in Leber und Muskulatur), Überschüsse werden über die Nieren ausgeschieden. Der Hund benötigt mindestens 6-10 mg

Kalium kg/LM; der Bedarf steigt aber bei chronischem Erbrechen, bei Durchfällen und schwerverdaulichen Nahrungsmitteln. Auch bei Nierenerkrankungen, Diabetes und länger gegebenen Diuretika steigt der Kaliumverbrauch an.

Ungenügende Kaliumversorgung führt zu tiefgreifenden Störungen. Bei wachsenden Hunden sind es geringe Gewichtszunahme, Unruhe und paralyseartige Erscheinungen, bei erwachsenen Hunden ergeben sich Blutdruckabfall und schlechte Nierendurchblutung. Außerdem zeigen sich Appetitmangel, herabgesetzter Muskeltonus, Bewegungsstörungen, gesenkte Kopfhaltung. Ähnliche Symptome treten aber auch bei zu hohen Kaliumgaben auf.

Natrium: Der Hundekörper enthält rd. 1,2 g kg/LM Natrium, das vorwiegend extrazellulär, besonders im Blut vorliegt, außerdem sind fast 50% im Skelett deponiert. Der Hund benötigt etwa 50 mg kg/LM. Natrium regelt den osmotischen Druck von Blut und Körperflüssigkeit und ist für den Wasserbedarf des Körpers von Wichtigkeit, ebenso für die Erhaltung des Säure-Basengleichgewichtes. Natrium steuert außerdem die Erhaltung und Funktion von Muskeln und Nerven. Es wird über Darm, Niere und Haut ausgeschieden. Zu besonders hohen Verlusten kommt es bei (blutigen) Durchfällen und chronischem Erbrechen. Zu erhöhter Abgabe über die Haut kommt es durch Aufenthalt im Wasser, also z.B. durch Baden, Waschen oder Wasserjagd. Nach starker körperlicher Anstrengung besteht allerdings kein erhöhter Natriumbedarf.

In Trockenalleinfuttern sollte 0,3-0,4 g je 100 g enthalten sein, ansonsten sollten 200-300 mg auf 1 MJ verdaute Energie vorhanden sein. In manchen Fertigfuttern ist allerdings der Salzgehalt zu hoch. Dies kann zu Bluthochdruck führen; Herz- und Nierenschäden sind die Folge.

Bei Unterversorgung mit Natrium kommt es zur Reduktion des Wassers im Körper, d.h. dieser trocknet aus. Dies bedeutet trockene Haut, verringertes Blutvolumen, Unruhe und Lecksucht, Schwierigkeiten beim Schlucken der Nahrung. Der Hund verliert Gewicht, hat Kreislaufstörungen und die Empfindlichkeit der Geruchsorgane nimmt ab (weil zu trocken).

Bei überwiegender Fleischfütterung und auch bei einigen pflanzlichen Produkten wird oft nicht genügend Natrium aufgenommen. Daher ist - entgegen vielfacher Meinung - u.U. etwas Kochsalz dem Hundefutter zuzusetzen.

Solange genügend Wasser zur Verfügung steht, kann der Hund eine kurzfristige Natrium-Überversorgung recht gut aushalten.

Magnesium: Der Hundekörper enthält rd. 0,26 g Magnesium kg/LM, das zu gleichen Teilen im Skelett und dem Weichgewebe deponiert ist. Es ist unentbehrlich beim Kohlenhydrat-, Fett- und Eiweißstoffwechsel. Ausreichend sind unter normalen Lebensbedingungen 10-12 mg pro kg/LM, im Wachstumsalter etwas höher.

Mit der normalen Fütterung wird genügend Magnesium verfüttert, es sei denn, es werden zu viel Zucker, Weißmehl und Fette gegeben, die magnesiumarm sind. Auch bei zu hohen Kalziumgaben und Phytinsäure (aus Getreide) wird zu wenig Magnesium aufgenommen.

Ein Mangel an Magnesium führt im Wachstum zu geringer Nahrungsaufnahme und mangelhafter Gewichtsentwicklung, außerdem zu Muskelschwäche und Bewegungsstörungen, nervösen Erscheinungen und Krämpfen, Metaphysenverdickung der Röhrenknochen, Weichteilverkalkung.

Eine Überversorgung mit Magnesium führt zu Durchfall, sowie zu einer schlechten Kalzium/Phosphor-Verwertung. Bei gleichzeitig überhöhtem Kalzium-Phosphor-Gehalt ergeben sich Harnsteine.

Was schaden/nützen die Spurenelemente Eisen, Kupfer, Zink, Mangan, Kobalt, Jod, Selen, Fluor?

Wenn sie auch nur in »Spuren« (daher die Bezeichnung), also nur in allerkleinsten Mengen im Hundekörper vorkommen, haben die oben genannten Minerale dennoch ungemein wichtige Aufgaben.

Eisen ist für die Bildung von roten Blutkörperchen unentbehrlich. So ist sein Vorkommen im Blut zu 2/3 im roten Blutfarbstoff, 1/10 im roten Muskelfarbstoff. Außerdem ist Eisen für den Sauerstofftransport unersetzbar. Bei normaler Fütterung ist ein Eisenmangel nicht wahrscheinlich, nur bei einseitiger Fütterung mit fett- und zuckerreichen Futtermitteln, Milch und Milchprodukten mit poliertem Reis ist ein Eisenmangel möglich.

Eisenmangel kann sich ergeben bei hohen Blutverlusten, blutigen Durchfällen, Parasitenbefall. Er führt zu Blutarmut, Herzvergrößerung, erhöhter Infektionsanfälligkeit und geringer Gewichtszunahme. Eisenüberschuß kann zu Darmverätzungen, Aufnahmestörung von anderen Mineralstoffen (Mangan und Phosphor) führen, ebenso zu Appetitmangel und Gewichtsabnahme. Bei jungen Tieren kann Eisenüberschuß zum Tod führen.

Kupfer hat wichtige Funktionen in der Blut- und Pigmentbildung, sowie der Elastin- und Kollagensynthese. Ohne Kupfer kann Eisen nicht in genügender Menge aufgenommen werden. Sind Hunde anämisch, kann durch Eisen und Kupfer die Blutbildung nachhaltig verbessert werden.

Bei Bedlington-, Skye- und Westie-Terriern gibt es die erbliche Kupferspeicherkrankheit, bei der fortwährend Kupfer in der Leber gespeichert wird, was zu Leberveränderungen führt. (Man hat sie auch bei Dobermann, Dt. Schäferhund, Cocker Spaniel und Samojede vereinzelt festgestellt.) Vorbeugend kann man nur auf geringen Kupfergehalt der Nahrung achten, was mit einer Milch-Getreideprodukte-Diät möglich ist. In vielen Fertigfuttern ist für diese Hunde der Kupfergehalt zu hoch.

Bei ausschließlicher Fleischfütterung, zu viel Zink in der Nahrung oder überhöhten Kalzium- und Phosphorgaben können Kupfermangelzustände auftreten. Dies sind Veränderungen an Haut, Haar, Skelett und im Blut, Grauwerden dunkel pigmentierter Haare, auch Störungen im Skelett, die zu X- oder O-Beinigkeit und durchtrittiger Fußung führen können.

Zink kommt im Hundekörper in erheblicher Konzentration, vor allem im Skelett vor und ist Bestandteil wichtiger Enzyme, wie auch für den Kohlenhydrat- und Eiweißstoffwechsel unentbehrlich. Zink ist auch Bestandteil des Insulins, wichtig für das Dämmerungssehen, sowie bedeutend für Haut, Haar und Knochen. Ein schwerer Mangel führt auch zur Schwächung des Immunsystems. Die Zinkaufnahme wird beeinträchtigt durch Phytinsäure, insbesondere, wenn gleichzeitig hohe Kalziumgaben verfüttert werden.

Erhalten junge Hunde Nahrung mit zu viel Sojaextraktionsschrot und Getreidenachprodukten, führt dies zu Zinkmangel. Sie verlieren den Appetit, haben eine gestörte Entwicklung und Hautveränderungen (borkige, krustige Auflagerungen an Ellenbogen, Gelenken, Skrotum, Nasenrücken, Augen und Ohrrand), krankhafte Hautverdickungen und Haarausfall.

Ebenso kommt es zu allgemein dünnerem Haarkleid, Pigmentverlust in den Haaren, verminderter Entwicklung der Hoden, verzögerter Wundheilung, Mattigkeit. Über die Bedeutung bei Haut- und Haarkrankheiten haben wir bereits dort gesprochen.

Ein Zinküberschuß verursacht Kalzium- und/oder Kupfermangel.

Mangan: Im Organismus des Hundes ist Mangan in extrem niedrigen Mengen vorhanden, trotzdem hat sein Mangel spürbare Folgen: Die Fruchtbarkeit ist gestört, es kommt zu Mißbildungen am Skelett des Fetus und zu Aborten; außerdem verdickte Gelenke, Bewegungsunlust, verkürzte, spröde Knochen.

Kobalt: Bei ausreichender Versorgung mit Vitamin B_{12} kommt es nicht zu Kobaltmangelerscheinungen, das in den meisten Futtermitteln (außer Milch und Milchprodukte) ausreichend vorhanden ist. Kobalt ist für den körpereigenen Aufbau von Vitaminen durch Darmbakterien unerläßlich.

Jod: Daß Jod im Organismus des Hundes lebenswichtig ist, wurde schon früh erkannt. Es ist Bestandteil der Schilddrüsenhormone Thyroxin und Trijodthyronin und ist vor allem in der Schilddrüse konzentriert.

Bei Hunden mit vermehrter Muskeltätigkeit, aber auch bei wachsenden oder säugenden Hunden liegt ein höherer Jodbedarf vor; auch individuell und nach Rassen kann der Jodbedarf schwanken.

Werden Hunde von einer Nahrung mit hohem Jodbestandteil (z.B. Fischmehl, Algenmehl) auf solche mit geringerem Jodgehalt umgestellt, kann es zu relativem Jodmangel kommen, da sich der Organismus nur langsam an das geringere Jodangebot anpaßt.

Der notwendige Jodgehalt (ca. 60-120 µg /100 g Trockensubstanz) wird mit vielen Futtermitteln nicht erreicht, besonders bei einseitiger Fütterung mit Fleisch- und Schlachtabfällen in Kombination mit hochgereinigten Getreideprodukten; ebenso entstehen Jodverluste durch längeres Kochen. Derartige Nahrungen sind daher immer mit jodiertem Salz (1 g jodiertes Salz enthält rd. 70 µg Jod) oder mit jodhaltigem Mineralfutter zu ergänzen. Man kann dem Futter aber auch Blutmehl, Fischmehl, Meeresalgenpulver oder -tabletten beifügen, oder bei Jodmangel Lugolsche Lösung ins Trinkwasser geben. (1 Tropfen = 250 µg Jod pro Liter Trinkwasser.)

Jodmangel führt zu einer Vergrößerung der Schilddrüse, ungenügender Hormonbildung, allgemeinem Leistungsabfall, Fruchtbarkeits- und Wachstumsstörungen, Haarausfall, Gewichtsabnahme und Ödembildung, Schläfrigkeit, Ängstlichkeit. Bei Welpen Störungen der Skelettentwicklung. Ebenso treten auf Fruchtresorption und Kretinismus.

Eine Jodüberversorgung ist unbedingt zu verweiden, da sie eine verminderte Arbeit der Schilddrüse zur Folge hat, was logischerweise zu ebensolchen Störungen wie der Jodmangel führt.

Selen: Gerade erst wurde die Unentbehrlichkeit von Selen für den Hund nachgewiesen. (Also wieder ein Stoff, von dem man lange Zeit nicht wußte, daß er wichtig ist.) Selen ist für den Zellstoffwechsel unentbehrlich.

Der Selengehalt in Futtermitteln ist stark abhängig vom jeweiligen Boden- und Pflanzengehalt, was sich dann im Selengehalt des Fleisches widerspiegelt; Leber und Niere sind selenhaltiger als die Muskulatur. Durch Wässern und zu langes Kochen geht Selen verloren.

Bei Welpen führt Selenmangel zu Störungen im Wachstum, Muskeldegeneration und Ödemen; trächtige Hündinnen bringen lebensschwache Welpen zur Welt.

Ein Überangebot von Selen ist zu vermeiden, es führt zu Anämie, Lebernekrose, Leberzirrhose, Futterverweigerung, ebenso zu Muskelerkrankungen von Skelett- und Herzmuskel, schließlich führt es zum Tod.

Fluor: Ist nur in geringen Mengen notwendig, es kommt in Skelett und Zähnen vor. In hohen Konzentrationen ist es giftig: Osteoporose, Zahnverfärbung und Aborte sind die Folge. Hohe Fluormengen können vorliegen in Knochenmehl und phosphorhaltigen Mineralen, evtl. auch im Trinkwasser.

Sonstige Spurenelemente, deren Bedeutung erst nach und nach erkannt wird, sind *Chrom* (Kohlenhydratstoffwechsel), *Nickel* (Membranfunktion), *Silizium* (Skelettentwicklung), *Vanadium* (Wachstum, Reproduktion), *Arsen* (Wachstum, Blutbildung), *Blei* (Blutbildung). Bei Arsen, Vanadium und Blei sind Überdosierungen giftig.

Neuere Erkenntnisse unbedingt beachten

Bei den Mineralstoffen (aber auch bei den Vitaminen) fällt auf, wie viele Erkenntnisse erst in den letzten Jahren möglich waren. Bei vielen von ihnen wurde früher auf ihr Vorhandensein in der Nahrung nicht geachtet. Bei den Mineralstoffen kommt in den letzen Jahren hinzu, daß häufig (wie z.B. bei Selen beschrieben) der Gehalt in den oft ausgelaugten Böden und in den Pflanzen nicht überall gleich ist, also auch insofern Mangelzustände entstehen können, da sie in der Nahrung fehlen.

Das hat für die Ernährung des Hundes Konsequenzen: Bereitet man diese selber zu, sollte sie aus einem möglichst breitgefächerten Angebot bestehen. Verfüttert man Fertigfutter, sollte man sich auf die Hersteller beschränken, die mit eigenen Forschungsabteilungen ihr Futter immer nach den neuesten Erkenntnissen herstellen.

Zusammengefaßt die Mindestgehalte an Mineralstoffen

Zusammengefaßt hier die empfohlenen Mindestgehalte an Mineralstoffen im Hundefutter: (TS bedeutet Trockensubstanz)

Kalium (6000 mg/kg TS), Natrium (600 mg/kg TS), Chlor (1000 mg/kg TS), Magnesium (400 mg/kg TS), Calcium (6000 mg/kg TS), Phosphor (5000 mg/kg TS).

Pro kg Trockensubstanz sollte das Futter an Spurenelementen mindestens enthalten: 80 mg Eisen, 7,5 mg Kuper, 1,5 mg Jod, 120 mg Zink, 5 mg Mangan, 0,1 mg Selen.

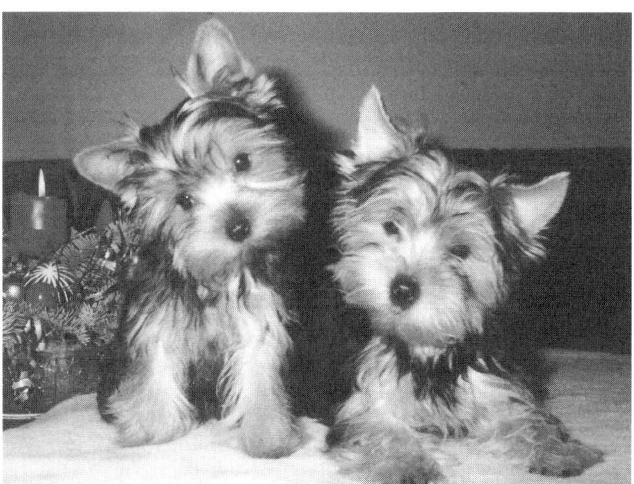

Ares Blackpool, Athina Telford of Lancashire Wells (Yorkshire Terrier) A.: D. Berger

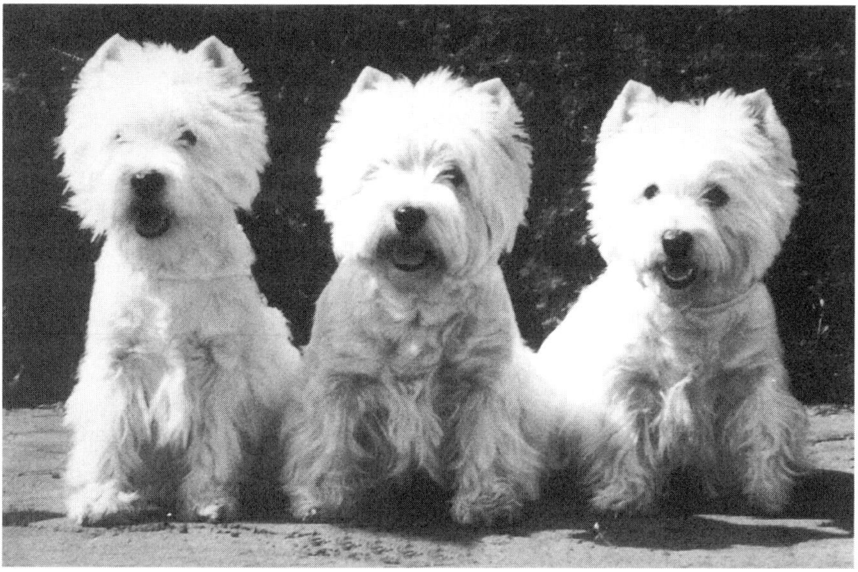

Domenic v.d. Wesermündung, Fleetwood Fetch-A.Stick, White Flowers Ayleen (West Highland White Terrier)
A.: Roberto

Konsequenzen

Die Beschäftigung mit Eiweiß, Fett und Kohlenhydraten, Vitaminen und Mineralstoffen hat zumindest bei *uns* zu einem Umdenken in der Fütterung unserer Hunde geführt.

Wir haben gelernt, daß Eiweiß nicht gleich Eiweiß, Fett nicht gleich Fett, Kohlenhydrat nicht gleich Kohlenhydrat ist. Das allein Wichtige sind jeweils bestimmte unentbehrliche Bau- bzw. Bestandteile. Bei schlecht durchdachter Futterzusammenstellung können sie durchaus fehlen, wählt man die falschen Bestandteile aus. Es ist nämlich - theoretisch - möglich, daß ein Futter aus genau den erwünschten %-Zahlen aus Eiweiß, Fett und Kohlenhydraten besteht, und trotzdem fehlt vieles, was wirklich wichtig ist, anderes wieder ist im Übermaß enthalten. Fleischnebenprodukte, wie z.B. Haar, Horn oder Zähne, enthalten durchaus nicht das selbe organische Gewebe wie z.B. Leber, Niere, Herz, Lungen oder Muskelfleisch.

Auch bei der Fleischauswahl muß man auf die Wertigkeit des Eiweißes und auf andere Bestandteile achten. *Am sichersten geht, wer ein gutes Gemisch der unterschiedlichsten Fleischsorten füttert.* Nur einige Stichworte zur Begründung: Fleisch (Muskulatur) enthält im wesentlichen Protein und und Fett. Mageres Fleisch liefern Pferd, Geflügel und Kaninchen. Bei einseitiger Versorgung mit *magerem* Fleisch ist eine *Eiweißüberversorgung* möglich, während *fettreiches* Fleisch eventuell *die Eiweißversorgung nicht sichert.* Muskelfleisch enthält nur geringe Mengen an Kohlenhydraten in Form von Glykogen, auch ist sein Gehalt an Mineralstoffen nicht ausgeglichen. Man muß auch wissen, daß die Eiweißqualität z.B. bei *Vormägen* geringer ist, als die reiner Muskulatur, daher ist ausschließliche Fütterung mit Vormägen nicht sinnvoll. Leber und Niere haben ähnliche Eiweißeigenschaften wie Muskelfleisch. Die Leber hat außerdem einen hohen Gehalt an Spurenelementen (Eisen, Kupfer, Zink), sowie an fettlöslichen (Vitamin A) und wasserlöslichen Vitaminen (B_2, B_{12}, Nikotinsäure). Leber wirkt bei überhöhter Aufnahme leicht abführend. Zu stark erhöhte einseitige Fütterung dieser Organe ist, wie beim Muskelfleisch, zu vermeiden (zu wenig Ballast), bei Leber gefährlich (Vergiftung möglich!)

Dies ist auch für die Inhaltsangaben auf den Fertigfuttern wichtig, die man erst mühsam zu lesen und zu erfragen lernen muß. Es steht nicht alles, was Sie wissen müßten, auf den Packungen. Unabhängige Untersuchungen haben erhebliche Qualitätsunterschiede bei Fertigfuttern festgestellt. Es gab sowohl sensorische Unterschiede, als auch starke Abweichungen in den verwendeten Fleischqualitäten und den Vitamin- und Mineralstoffgehalten. Und das, obwohl die auf den Packungen deklarierten Inhaltsstoffe meistens innerhalb der nach der Futtermittelverordnung tolerierbaren Grenzen lagen. Es können immer wieder nicht vertretbare Über- oder Unterschreitungen z.B. der empfohlenen Mineralstoffmengen wie auch bei den wichtigen Spurenelementen vorkommen.

Von der Zubereitung der Hundenahrung

Fleisch und Gemüse im Druckdampftopf garen

Wie man in einem Züchterhaushalt - mit seinen besonderen organisatorischen Problemen - das Verfüttern für die unterschiedlichen Bedürfnisse am rationellsten durchführt, habe ich an anderer Stelle beschrieben.*) Aber auch in einem »normalen« Ein- bis Zwei-Hunde-haushalt überlegt mancher Hundehalter, wie er mit einem vernünftigen Aufwand von Zeit und Geld eine ausgewogene Hundeernährung herstellen kann, (denn er weiß jetzt, daß es nicht angeht, einfach »für eine Person mehr« mitzukochen.)

Das organisatorische Problem wird besonders dann drängend, wenn man aus irgendwelchen Gründen eine Ernährungsumstellung für nötig hält, oder es alles in allem für wesentlich erachtet, durch einige Zusätze oder Veränderungen die Hundenahrung insgesamt aufzubessern.

Die wichtigsten »technischen« Voraussetzungen erfüllt ein normaler Haushalt meist ohnehin. Alles was Sie brauchen, sind ein Dampfkochtopf, ein scharfes Messer, ein Mixer, verschließbare Behälter in unterschiedlicher Größe, eine Waage und eine Tiefkühltruhe.

Während man früher Hunden das Fleisch unbesorgt roh füttern konnte, ist dies heute aus Sicherheitsgründen nicht mehr möglich. Wissenschaftliche Erforschung hat aber ergeben, daß gekochtes Fleisch, besonders die bindegewebsreichen Sorten, auch höher verdaulich ist, wenn es auch zweifelsohne durch das Kochen verändert wird.

Je nach Lagermöglichkeit kann man aber einen Wochen- oder Monatsvorrat unterschiedlichster Fleischsorten durchaus dann kaufen, wenn sie günstig zu haben sind.

Aber Sie sollten das vorgeschnittene Fleisch dann keinesfalls stundenlang garkochen, sondern es in einem Dampfkochtopf gerade so lange erhitzen, wie es zum Abtöten der schädlichen Keime nötig ist, was bei den hohen Temperaturen in diesen Töpfen schnell erreicht ist. Fleisch muß ja für den Hund nicht weichgekocht werden. Natürlich gießt man bei Fleisch das Kochwasser nicht weg. Das so vorbereitete Fleisch wird portionsweise eingefroren und jeweils bei Bedarf aufgetaut. Es muß dann auch sofort verbraucht werden (leicht angewärmt verfüttern!), Reste dürfen nicht wieder eingefroren werden.

Übrigens bereiten wir *alles*, was für den Hund gekocht oder angekocht werden muß, im Dampfkochtopf zu. Hier wird alles in kurzer Zeit hoch erhitzt, aber die wertvollen Inhaltsstoffe werden bei dieser

---

*) Siehe: Eric H.W. Aldington u. Ilse Sieber, Hundezucht naturgemäß mit Liebe und Verstand, Verlag Gollwitzer, Weiden

kurzfristigen Erhitzung erhalten; es ist keinesfalls schonender, längere Zeit »auf kleiner Flamme« zu kochen. Im abgeschlossenen System des Drucktopfes entsteht ein erhöhter Druck, wodurch hohe Temperaturen erzielt werden, was eine Verkürzung der Kochzeit zur Folge hat. Damit werden Vitamine, Mineralstoffe und auch Aromastoffe geschont, die Sie dann dem Hundefutter nicht mehr zusätzlich zufügen müssen. (Überlegen Sie, wie oft auf den letzten Seiten der Hinweis kam, daß zu langes Kochen diesen oder jenen Nahrungsbestandteil zerstöre.)

Man kommt auch ohne künstliche Zusätze aus

Sie werden gleich sehen, daß es - zugegebenermaßen nach einigem Nachdenken und Planen - durchaus möglich ist, eine »natürliche« Ernährung für den Hund zusammenzustellen. In der Natur erhalten die wilden Verwandten unserer Vierbeiner ja auch kein Vitamin-Mineralgemisch zugefüttert, sondern sie sind in der Lage, dies aus dem wechselnden Angebot der Natur zu entnehmen. Was wir tun können, ist dieses abwechslungsvolle Angebot in irgendeiner Weise im Hundefutter nachzuvollziehen, auch wenn wir ihm völlig natürliche Verhältnisse, wie sie das Lauf-Raubtier in der Natur hätte, nicht bieten können.

Einer natürlich zubereiteten Nahrung muß man auch keine »Aromastoffe, Geliermittel und Geschmackskorrigentien« zusetzen, wie dies bei den Fertigfuttern häufig geschieht, auch sind Farbstoffe, damit das Futter (für unsere Augen) leckerer aussieht, völlig überflüssig. Wir wissen ja, was in dem Futter enthalten ist, und erleben täglich, daß unser Hund seine Mahlzeit mit Vergnügen zu sich nimmt. Auch das leidige Problem mit den Zusätzen, die ein Hundefutter haltbar machen, entfällt. Unsere nach Bedarf angefertigte Nahrung hat das nicht nötig.

Ist ein Hund auf bestimmte Nahrungsmittel allergisch, muß man ohnehin das Hundefutter meist selbst zubereiten. Da ist es gut, wenn man gelernt hat, wie man das am besten bewerkstelligt.

Fleischgemisch- und Vollkornbrei

Bei uns sieht eine Mahlzeit für einen 20 kg schweren Hund in etwa so aus:

Zuerst bereiten wir das Fleisch(gemisch) vor: Muskelfleisch (z. B. Rinderherz), Innereien etc., aber auch Geflügelfleisch (Herz und

Mägen) oder aber ganze zerkleinerte Hühner. (Wir verwenden aber nur wenige Knochen, die wir im Mixer zerkleinern.) Insgesamt sind dies in unserem Fall also etwa 350 g. Hinzu kommt noch Vollmilch (ca. 100 g). Ein andermal ersetzen wir die gesamte Fleischportion durch entweder gekochte Eier - samt Schale - oder durch Magerquark. Nun werden noch die übrigen Zutaten untergemischt. Man kann wechselweise einfach nur Hundeflocken nehmen, *gekochten, ungeschälten* Reis (trocken 250g), oder aber einen dicken Vollkornbrei verwenden.

Als Faustregel gilt, daß das Futter mindestens zu Hälfte, besser zu zwei Dritteln aus Fleisch verschiedener Herkunft bestehen soll. Darin soll außerdem etwa 6% Leber enthalten sein, die wichtige Vitamine und Mineralstoffe (außer Jod) enthält.

Hinzu kommen dann noch 1 Tl Sonnenblumen- oder Distelöl, 1 Tl Honig, 1 Tl Apfelessig, 50-100 g pürierte Karotten, Hefeflocken oder 20 g Bierhefe, 2 Tl geschrotete Eierschalen oder gedämpftes Knochenmehl, 1 Meeresalgentablette (zwischen 2 Löffeln zerdrückt) oder, wenn Meeresalgentabletten nicht vorhanden, 1 Messerspitze jodiertes Salz. Gelegentlich ersetzen wir das Karottengemüse durch Äpfel, im Winter gibt es Lebertran, wegen des Vitamin D.

Der Vollkornbrei

wird bereits am Abend vorher angesetzt. Wir können entweder Weizen, Roggen, Hafer, Gerste und Hirse mischen oder auch nur eines oder zwei davon nehmen. Dies wird im Mixer oder einer Mühle geschrotet und über Nacht mit Wasser angesetzt (Arbeitsaufwand 5 Minuten), so daß das Wasser über Nacht möglichst vollständig einzieht und so ein dicker, steifer Brei aus dem aufgequollenen Getreide entsteht. Ein andermal kann man den Brei auch mit saurer Milch ansetzen, wir fügen gelegentlich auch Weizenkleie (wenn der Hund abnehmen soll oder Verstopfung hat) und Weizenkeime hinzu.

Sie haben die richtige Futtermenge gegeben, wenn der Hund dabei schlank bleibt, d.h. sich keine Fettschicht auf seinen Rippen bildet; natürlich darf er auch nicht klappermager werden. Dann müssen Sie die Ration eben vergrößern oder verkleinern, wobei aber der *Prozentanteil* an Fleisch und Kohlenhydraten gleich bleiben muß.

Sie können den Getreidebrei auch, wenn Sie wenig Zeit haben, oder der Abwechslung wegen, mit über Nacht eingeweichten Haferflocken oder Hundeflocken zubereiten.

Wichtig sind die Inhaltsstoffe des Vollkorn, das außer reichlich Vitamin B_1 auch noch andere Vitamine des Vitamin-B-Komplexes enthält: Pantothensäure, Nikotinsäureamid, Folsäure und Biotin, außerdem die Vitamine E, K, Inosit. Von den Mineralien Phosphate, Kalium, Kalzium, Magnesium, die Spurenelemente, Kieselsäure, Eisen, Zink, Mangan, Kupfer, Bor, Aluminium, Selen, Molybdän, Nickel, Arsen, Fluor, Jod, Kobalt, Chrom, Blei, Brom, Zinn, Titan und Silber. (Ich zähle das deswegen in aller Ausführlichkeit auf, damit Sie wissen, wie wichtig diese Nahrung ist bzw. wie vollständig deren Bestandteile sind.) Auch bei ungeschältem Reis finden wir ähnlich gute Werte.

Nehmen Sie aber wirklich Vollkornmehl oder Vollkornprodukte. Sie können abwechslungsweise statt des Reis- oder Vollkornbreies einmal eingeweichtes Vollkornbrot oder eingeweichte Vollkornsemmeln dem Fleisch beimischen.

Damit Sie wissen, warum das wichtig ist, einmal als Vergleich »normales« Mehl und Vollkornmehl:

Je kg enthalten	**normales Mehl (mg)**	**Vollkornmehl (mg)**
Provitamin A	-	3,3
Vitamin B_1	0,7	5,1
Nicotinsäureamid	7,7	57,0
Pantothensäure	23,0	50,0
Vitamin E	-	24,0
Kalium	1150,0	4730,0
Kalzium	60,0	120,0
Eisen	7,0	44,0

Ungewöhnliche Zutaten zum Hundemenü

In der eben beschriebenen Mahlzeit sind Ihnen sicherlich einige ungewöhnliche Zutaten aufgefallen, auf die ich hier nur kurz eingehen möchte, da ich sie anderweitig schon ausführlich beschrieben habe.*)

*) Weitere »natürliche« Nahrungsergänzungen, einschließlich Baumrindenmischung enthält das Buch: Eric H. W. Aldington und Ilse Sieber, Hundezucht naturgemäß nit Liebe und Verstand, Verlag Gollwitzer Weiden, das die ganze Hundezucht auf natürlicher Grundlage beschreibt. Hier wird der Vollständigkeit halber nur einiges davon wiederholt.

Karotten

sind sozusagen unser Lieblingsgemüse. Erstens sind sie praktisch ganzjährig und preiswert zu haben, zweitens enthalten sie eine Menge wertvoller Inhaltsstoffe. Wir dünsten einen Teil davon leicht an und pürieren sie (mitsamt dem Kochwasser und den rohen Karotten) dann im Mixer, so daß es einen Karottenbrei ergibt, der sich wochenweise herstellen läßt und der dann löffelweise dem Futter beigemischt wird.

Karotten sind ein wertvoller Vitamin-, Mineral- und Spurenstoffspender. Sie haben einen hohen Karotingehalt (100 g enthalten 1,8-7,2 mg), was die Vorstufe zu Vitamin A ist. (Das Karotin wird in der Leber in Vitamin A aufgespalten.) Ebenfalls reich gesegnet sind sie mit den Vitaminen der B-Gruppe. Sie enthalten außerdem Magnesium, Eisen, Kalzium, Arsen, Nickel, Kupfer, Jod und Mangan und besonders viel Kalium und Phosphor. Kochen, Dämpfen und Konservieren beeinträchtigen den Karotin- und Vitamin-A-Gehalt nicht. (Da Vitamin A nur durch die Anwesenheit von Fett ausgenutzt werden kann, ist der Zusatz von Sonnenblumen- oder Distelöl in der Nahrung wichtig.) Weil Karotten nur einen geringen Kaloriengehalt haben (35 Kalorien oder 146 Joule) eignen sie sich auch zum »Abspecken«. Davon später.

Karotten wirken wachstumsfördernd, blutbildend, sind wichtig für Haut und Schleimhäute, steigern die Immunabwehr, regeln den Stoffwechsel von Leber und Schilddrüse und vermutlich weiterer Hormondrüsen.

Ein altes Hausmittel gegen Wurmbefall sind 1/2- 1 kg geriebene Karotten für die Dauer von 24 Stunden unter Ausschluß jeder anderen Nahrung zu verfüttern.

Karottensaft (Reformhaus) eignet sich hervorragend bei Durchfällen und reguliert die Magensaft- und Magensäureabsonderung.

Honig in der Hundenahrung?

Guter Honig ist eines der wenigen völlig natürlichen Nahrungsmittel, wobei die Betonung auf *guter* liegt. Kaufen Sie nicht irgendwo ein Honig-Sonderangebot, denn dieser kann (außer als Kalorienlieferant) völlig wertlos sein. Kaufen Sie nur in einer vertrauenswürdigen Quelle, also direkt beim Imker oder im Reformhaus, wobei die Geschmacksrichtung völlig nebensächlich ist. Wichtig ist allein, daß Sie keinen verfälschten und niemals einen bereits erhitzten Honig bekommen. Dies wird gemacht, damit der Honig immer schön klar bleibt und nicht kristallisiert; gleichzeitig hat er aber durch das Erhitzen all seine guten Bestandteile eingebüßt und ist nur noch süß. Vom *guten* Honig sollten Sie allerdings die Sonderangebote nutzen; kristallisiert er dann bei längerer Lagerung, ist das eher ein Gütezeichen.

Die Wirkstoffe im Honig sind sowohl hitze-, wie luft- und lichtempfindlich. Er muß also kühl, lichtgeschützt (am besten im Blecheimer) und unverdünnt aufgehoben werden. Er wird erst unmittelbar vor dem Verzehr der Nahrung zugesetzt und darf auch hier keinesfalls erhitzt werden. Honig zieht Wasser, also immer den Honigbehälter gut schließen, sonst wird er immer »mehr«, d.h. dünner.

Bienen sammeln den Honig in der freien Natur. Er wird in einem unglaublich komplizierten Prozess in den Bienen umgewandelt zu einer wahren Schatzkammer an Inhaltsstoffen. Er enthält die Mineralstoffe Kalium, Natrium, Kalzium, Magnesium, Phosphor, Eisen, Kupfer, Mangan; außerdem die Vitamine B_1, B_2, B_6 und C, Biotin, Nikotinamid, sowie Fermente und Azetylcholin. Außerdem weist Honig das gesamte Aminosäurespektrum auf.

Schädlich wird Honig nur dann, wenn man seinen hohen Kaloriengehalt vergißt und zuviel davon füttert. Auch sein Preis wird erträglich, wenn man bedenkt, daß man ihn nur löffelweise zusetzt. Ein Eimerchen Honig reicht wirklich enorm lange!

Honig ist auch ein *Heilmittel.* Über Honig in der Wundbehandlung habe ich schon bei den Hautkrankheiten berichtet. Aber auch, wenn ein Hund eine Halsentzündung hat und vor sich hin hüstelt, hilft das Trinken von lauwarmem Honigwasser, besser noch ist das Auflecken von Honig, anfangs halbstündlich ein Teelöffel voll, hervorragend. Hier kommt die keimtötende Wirkung von Honig schnell und voll zur Geltung. Noch dazu ohne irgendwelche schädlichen Nebenwirkungen!

Äpfel in der Hundenahrung?

Seit Jahren haben Äpfel in unserer Hundeküche ihren festen Platz. Erstens haben wir sie auch für uns das ganze Jahr über im Haus, d.h. sie sind immer frisch zu haben. Zweitens sind sie für die Hunde eine schöne Abwechslung zu den Karotten. Und nicht zuletzt: Gesund sind sie obendrein und unsere Hunde lieben Äpfel über alles. Einige unserer Hunde essen übrigens die Äpfel gleich so wie sie sind; sie zerkauen sie genußvoll und schmatzend und lassen nur die Kerne übrig. Wegen ihres geringen Kaloriengehaltes (100 g haben nur 52 Kalorien oder 217 Joule) eignen sie sich auch zum Abspecken, worauf wir noch kommen.

An Vitaminen enthalten Äpfel: Vitamin A, B_1, B_2, B_6, Vitamin C, E, Nikotinsäure. In 100 Gramm Äpfeln befinden sich: Eiweiß 0,3 g, Fett 0,3 g, Kohlenhydrat 12,0 g, Natrium 2mg, Kalium 140 mg, Kalzium 8 mg, Magnesium 3 mg, Phosphor 10 mg, Eisen 0,4 mg, Vitamin A 100 IE, Vitamin B_1 0,027 mg, Vitamin B_2 0,030 mg, Niacin 0,10 mg, Vitamin C 12 mg. Bei Äpfeln ist der Basenüberschuß 1,7%. Also insgesamt eine »Zusammenstellung«, die sehr günstig für unseren Hund ist.

Äpfel als Heilmittel bei Durchfall und Verstopfung

Aber nicht nur als sinnvolle Nahrungsbestandteile, sondern als echte Heilmittel sind Äpfel überaus nützlich. Bei *Durchfällen* werden vollständige Äpfel *roh* und breifein zerkleinert gegeben, sonst kann der Hund sie nämlich nicht verwerten. Wichtig ist das in ihnen enthaltene *Pektin*, das große Mengen Wasser binden kann und daher Giftstoffe wie ein Schwamm aufsaugt. Bei einer Apfeldiät (z.B. bei einem Magen-Darm-Katarrh) lassen wir dann alle übrige Nahrung weg und füttern alle zwei Stunden etwas breifeinen Apfel. Im Zusammenwirken mit den ebenfalls vorhandenen ätherischen Stoffen, Fruchtsäure, Gerbsäure (wirkt zusammenziehend und entzündungswidrig) und den Mineralstoffen werden die giftigen Darmprodukte aufgesaugt und durch schnelle Darmpassage entfernt.

Bei *Verstopfung* hilft es wiederum, wenn man den feinen Apfelbrei *kocht* und mit Honig und Leinsamenschleim verfüttert. Man kann dies aber auch mit Apfelsaft erreichen. In diesem Fall wird das Futter auf drei bis vier Portionen aufgeteilt, da kleinere Mahlzeiten die Futterpassage beschleunigen. *Vor* jeder Mahlzeit bekommt der Hund ein paar Löffel Apfelbrei mit Honig oder Apfelsaft. Da das eine süße Angelegenheit ist, wird es äußerst gern und problemlos genommen.

Apfelessig, so hatten wir gehört, bewährt sich hervorragend bei Tieren mit Störungen im Eiweißstoffwechsel. Da auch wir selbst stets getreulich unseren Apfelessig zu uns nehmen, haben wir ihn auch - wie wir meinen, mit gutem Erfolg - ins Hundefutter gemischt, weil wir hoffen, daß dies gut ist vor allem bei den gefürchteten Harnsteinablagerungen. (Seine Wirkung bei der Hautbehandlung habe ich schon dort beschrieben.)

Aber wirklich nur guten Apfelessig aus dem Reformhaus kaufen. Der Preis ist nicht höher als bei jedem anderen Essig.

Hefe - eine preiswerte und natürliche Vitamin- und Mineralschatzkammer

Gelegentlich wurde auch Ihnen sicherlich schon empfohlen, dem Hundefutter Hefe zuzusetzen, weil das gut für das Fell sei. Sie finden es auch in unseren Futterangaben.

In 100 g getrockneter Bierhefe findet man: Eiweiß 38,8 g, Fett 1,0 g, Kohlenhydrate 38,4 g, Natrium 121 mg, Kalium 1700 mg, Kalzium 210 mg, Magnesium 231 mg, Phosphor 1753 mg, Eisen 17,3 mg, Mangan 0,53 mg, Zink 8,0 mg, Vitamin A, Vitamin B_1 15,6 mg, Vitamin B_2 4,3 mg, Vitamin B_6 4,2 mg, Niacin 37,9 mg, Pantothensäure 9,5 mg, Vitamin C.

Wie sich aus den Vitaminen ergibt, darf Hefe nicht mitgekocht werden, sondern kommt erst am Schluß an das Futter.

Auch als Heilmittel ist Hefe günstig bei Magen-Darmkrankheiten, Verdauungsstörungen; Herz, Kreislauf, Entwicklung und Neuralgien werden günstig beeinflußt.

Im Tierversuch hat sich ergeben, daß die lebende Hefe die günstigere ist. Die lebenden Hefezellen werden besser verdaut und damit ihre Vitamine, Mineralien und Spurenstoffe. Das bedeutet, daß Bierhefe sinnvoller als Bäckerhefe ist, die für arzneiliche Zwecke ungeeignet ist. 1-2 El Hefeflocken decken den wichtigen Vitamin B-Bedarf; auch bei Zinkmangel schafft die Hefe mit ihrem hohen Zinkgehalt (8 mg) einen guten Ausgleich und ist auch für die Insulinbildung wichtig, d.h. es ist auch bei zuckerkranken Hunden günstig. Hinzu kommt der hohe Kaliumgehalt (1700 mg), was zur Ausnutzung der Zuckerenergie erforderlich ist, d.h. der Blutzuckerspiegel wird gesenkt.

Daß Hefe sich auch bei Hautkrankheiten günstig auswirkt, ist bekannt und geht aus ihren Inhaltsstoffen hervor.

Sonnenblumenöl - mehr als nur Fett

Unter den Ölen mit hohem Anteil an ungesättigten Fettsäuren schätzen wir das Sonnenblumenöl besonders. Wir fügen das kaltgepreßte Öl aus Sonnenblumenkernen (Reformhaus) dem Hundefutter daher nicht in erster Linie als Energielieferant, sondern als Wirkstoffträger bei. Wichtig ist, daß es immer erst zum Schluß zugesetzt und nicht erhitzt wird.

In 100 g Sonnenblumenkernen sind enthalten: Eiweiß 15,2 g, Fett 22-32 g (enthält 65% Linolsäure), Kohlenhydrat 17,4 g, Kalorien 402 (!), Kieselsäure 14,7 g, Vitamin B_1 0,25 g, Vitamin B_2 0,18 mg, Vitamin B_6, Niacin 2,7 mg, Vitamin E 22 mg.

Wichtig ist hier, außer dem Linolsäureanteil, auch der hohe Vitamin-E-Gehalt, was den vorzeitigen Abbau der Linolsäure im Organismus verhindert; auch der Vitamin B_1-Gehalt ist noch besser als z.B. in Weizenkeimen.

Meeresalgen - jodhaltige Kraftquelle aus dem Meer

Meeresalgen-Tabletten bekommt man in Reformhäusern oder Apotheken, wie es auch im Futtermittelhandel Seealgenmehl für Tiere gibt. Wenn man die »Algen« erst einmal entdeckt hat, wird man bald auch ihre günstige Wirkung zu schätzen wissen. Die Hunde werden lebhafter, bekommen glänzenderes Fell, die Farben leuchten stärker. Das Geheimnis der Meeresalgentabletten, die man zwischen zwei Löffeln pulverisiert und unter das Futter mischt, sind ihre Inhaltsstoffe. Sie enhalten, neben Jod, 27 wichtige Mineralstoffe, Spurenelemente und Vitamine. Viele Mangelzustände können vermieden bzw. ausgeglichen werden, da Meeresalgen den gesamten Stoffwechsel anregen und sich günstig auf Drüsenunterfunktionen auswirken. Je nach Größe des Hundes nimmt man 1/2 - 2 dieser Tabletten.

Schlechte oder mäklige Esser

Vielleicht hatten wir nur Glück: Aber schlechte oder mäklige Esser hatten wir wirklich nicht. Ausnahme war nur, wenn ein Hund sich nicht gut fühlte und für ein paar Tage das Futter verweigerte oder nur sehr wenig fraß. Wir haben dann zunächst geduldig abgewartet. Hatte der Hund Fieber, kam er zum Tierarzt, um ernste Erkrankungen auszuschließen. Das Warten lohnte sich immer: Bald war der Spuk verflogen und alles war wieder normal. Gerade bei einer kurzfristigen Verstimmung des Hundes darf man nämlich eines nie tun: Fangen Sie nicht damit an, sein Futter mit allen möglichen Zusätzen leckerer zu gestalten, um ihn zum Fressen zu verleiten. Damit erzieht man einen Mäkler. Wartet man geduldig ab, ist bald Hunger wieder der beste Koch!

Daß aber das Problem des schlechten Essers durchaus besteht, wissen wir aus vielen Fragen. Manchmal kamen Anfragen von Leuten, die zwei verschiedene Hunderassen hatten, von denen die einen die immer hungrigen waren und vorm Dickwerden behütet werden mußten, während die anderen der Nahrungsaufnahme gleichgültig bis zurückhaltend gegenüberstanden, was sich aber oft als Rassemerkmal erklären ließ. Trotzdem, magerten sie zu sehr ab, mußte man irgendetwas unternehmen.

Wichtig ist, daß man seinen Hund schon vom Welpenalter an daran gewöhnt, daß er eine abwechslungsreiche *gemischte* Kost erhält. So wird er nie zu den Mäklern neigen, wenn ihm einmal ungewohntes Futter angeboten wird. Zu Schwierigkeiten kann es nämlich z.B. dann kommen, wenn Sie - ungenügend informiert - zunächst mit überwiegender Fleischfütterung begonnen haben. Mischen Sie jetzt, um den Mangel zu beheben, Gemüse und Brei unter das Fleisch, kann es sein, daß der Hund das Fleisch gewissenhaft herausklaubt und den Rest einfach stehen läßt. Auch wenn Sie, um ihn gewaltsam umzugewöhnen, *nur* noch Gemüse und Brei verfüttern, in der Hoffnung, der Hunger würde ihn schon überkommen, kann dies wenig nützlich sein. Das Futter, als solches ganz einfach nicht erkannt, bleibt stehen.

Natürlich dürfen Sie auch eine Futterumstellung nicht von heute auf morgen vornehmen, sondern müssen das veränderte Futter nach und nach beifügen, sonst bekommt der Hund, dessen Verdauungsorgane sich auch erst umstellen müssen, leicht Durchfall - was dann erschwerend zu der anfänglichen Futterverweigerung hinzu kommt.

Beim Umstellen helfen nur Konsequenz und ein paar Tricks. Das stehengebliebene, gemischte Futter kommt weg und es gibt schon mal bis zur nächsten Mahlzeit nichts anderes, außer natürlich Wasser. Auch jedes Häppchen zwischendurch ist verpönt. *Mäkler werden erzogen!*

Damit das Herausklauben des Fleisches aufhört, kommen nun erstmal Fleisch, Gemüse und Brei in einen Mixer, so daß der Hund entweder alles oder nichts fressen kann. Meist wird dieser den von Fleisch durchdrungenen Brei aber annehmen. Zur »Verfeinerung« können Sie hin und wieder nicht zu fetten Speck auslassen und untermischen oder ein bißchen Butter hinzufügen.

Bei schlechten Essern häufigere Mahlzeiten

Manche Hunde sind, wie schon gesagt, einfach von Natur aus zurückhaltende oder schlechte Esser. Halten sie bei ihrer knappen Nahrungsaufnahme ihr Gewicht, muß man das einfach anerkennen. Es gibt Rassen - aber auch einzelne Hunde - die einfach weniger Futter brauchen als andere. Wichtig ist allein, daß sie wirklich alle benötigten Inhaltsstoffe bekommen, die man ja auch einer geringeren Futtermenge untermischen kann.

Verlieren diese Hunde aber Gewicht oder bleiben zu mager, nehmen sie einfach nicht genug Nahrung zu sich. Hier hilft nichts anderes, als eine möglichst *hochwertige* Nahrung herzustellen, und diese auf drei- bis viermalige Fütterung kleinerer Portionen pro Tag aufzuteilen. Nach 10-20 Minuten kommt der Napf aber eisern weg, damit der Hund genügend Zeit hat, bis zur nächsten Mahlzeit etwas Appetit zu entwickeln.

Sie können in einem solchen Fall auch etwas »vorfüttern«. Sie nehmen eine Teilportion der Mahlzeit und rühren alles hinein, was wir als Futterzusätze in unserer Hauptmahlzeit beifügen. Diese erste kleine Vorspeise, die sich aus etwas Fleisch (das auch den Leberanteil enthalten soll) Frischkornbrei, Honig, Sonnenblumenöl, Meeresalgentablette und Hefe etc. zusammensetzt, wird er vermutlich zu sich nehmen. Dann geben Sie ihm den Rest, nochmals mit Honig versüßt oder mit Fleischbrühe verbessert, davon mag er dann fressen, soviel er will. Manchmal entdecken Sie, mit etwas Glück, besondere Vorlieben, die Ihr Hund hat. Dann haben Sie gewonnenes Spiel und sorgen dafür, daß diese immer in seinem Futter vorhanden sind.

Weiteres von der Abwechslung

Natürlich müssen Sie nicht nur bei Fleisch, Eiern, Karotten und Äpfeln bleiben, auch wenn dies schon eine Menge Abwechslung sein kann. Sie können auch einmal Magerquark und eine zerdrückte Banane vermischen, Sie können ebenso Rührei verfüttern oder gedünsteten Fisch (Gräten in den Mixer), Sie können Erbsen (wenn getrocknet, dann gründlich einweichen und kochen), Bohnen (die allerdings nur gekocht), Blumenkohl, als Gemüse verwenden, wie auch grünen Salat (breifein pürieren), verschiedene Fleischsorten (Rind-, Hammel-, Geflügelfleisch oder Hühnerklein, Hühnerherzen und -mägen) das alles macht einen abwechlsungsreichen Speisezettel, wobei Sie oft genug einiges von der eigenen Küche abzweigen und extra für den Hund zubereiten. Bei Essensresten sieht das anders aus. Sie sind oft zu stark gewürzt, sie dürfen nur in Ausnahmefällen verfüttert werden.

Wir tun jede Sorte Gemüse leicht angedünstet (Dampfkochtopf) grundsätzlich in den Mixer und fertigen das »Hundegemüse« auf Vorrat an, den wir kühl stellen und dann löffelweise untermischen.

Haben Sie zunächst, wie oben beschrieben, auch Fleischbrei gefüttert, können Sie nach und nach das Fleisch wieder nur kleingeschnitten zufügen. Nach der Umgewöhung frißt der Hund dann normalerweise alles restlos auf. Auch ist bei *unseren* Rationen, durch das Süße des beigefügten Honigs, ein starker Anreiz gegeben. Wie gesagt, bei uns gibt es keinen »Futtermeckerer«; auch bei Ihnen wird sich das schließlich ganz von selbst geben.

Wenn das Futter »gewichtsreduzierend« sein soll

Wollen Sie bei einer Abspeckkur vorwiegend Gemüse füttern, sollte dieses gedünstet und breifein sein und angewärmt verfüttert werden. Zur Geschmacksverbesserung fügen Sie *magere* Fleisch- oder Knochenbrühe bei. Das Fett aus der Brühe entfernt man, indem man sie nach dem Kochen kalt werden läßt und dann das oben befindliche Fett abschöpft. Auch mageres Rindfleisch kann man noch zusätzlich entfetten, indem man es kocht und dann das Fett von der abgekühlten Brühe abschöpft. Die magere Brühe und das magere Fleisch mischt man dann unter. Statt Fleisch können Sie auch gekochte Eier oder Magerquark verwenden. Trotz aller Fettfreiheit muß aber das Vorhandensein von ungesättigten Fettsäuren gesichert werden, also trotzdem etwas Sonnenblumen- oder Distelöl beifügen. Dafür kann man aber an Kohlenhydraten insofern sparen, als man nur wenig Vollkornbrei zufügt, und das Futter mit Weizenkleie (also mit Rohfaser), aber auch Karotten oder Äpfeln streckt, damit der Hund wenigstens etwas im Magen hat. Natürlich dürfen auch die aus unserer normalen Mahlzeit bekannten Vitamin- und Mineralspender nicht fehlen, damit der Hund keine Mangelerscheinungen bekommt, sondern nur - langsam - seinen Speck abbaut.

Zum Schluß noch unser »Wunderbrei«
Ein »Geheimrezept« für ernste Fälle

Ich glaube, kein Rezept aus »Hundezucht naturgemäß« wurde so oft abgeschrieben und weitergegeben, wie dieses. Darum soll es auch hier wiederholt werden. Es hat sich seit vielen Jahren bestens bewährt.

Wir verwenden den »Wunderbrei«, wie wir ihn liebevoll nennen, u.a. auch für rekonvalenszente, schlecht fressende, wie auch für ältere Hunde, was diese stets innerhalb kurzer Zeit sichtbar lebhafter, schneller in den Bewegungen, schöner in wieder leuchtenden Fellfarben erscheinen ließ, so daß man ihnen wirklich ihr Alter nicht anmerkt.

Das Rezept (für einen mittelgroßen Hund) sieht folgendermaßen aus:

1/2 - 1 TL Blütenpollen (Reformhaus) 1 Tl geschrotete Eierschalen, 1 Meeresalgentablette gepulvert. 1 Tl Honig, 1 Tl Sahne, 1 Tl Sonnenblumenöl, 1 Tl Hefepulver, 1 Tl Apfelessig - alles schön umrühren und stehen lassen, bis sich nach 5-10 Minuten die Pollen aufgelöst haben. Den »Wunderbrei« lecken die Hunde mit wahrer Hingabe auf. Wir geben ihn früh als »erste Mahlzeit«. Von vielen Hundefreunden, die sonst Fertigfutter geben, wird er ebenfalls gern zusätzlich verfüttert.

Wie oft füttern?

Eine Frage, die Hundefreunde immer wieder anschneiden, ist nicht nur, *was*, sondern auch *wie oft* sie eigentlich füttern sollen. Da für die Fütterung von »arbeitenden« Hunden etwas andere Regeln gelten, auf die wir später im Zusammenhang mit dem Fertigfutter noch eingehen werden, hier zunächst solche für Hunde, die unter »normalen« Bedingungen leben.

Unter alltäglichen Bedingungen haben Sie drei Möglichkeiten zur Auswahl. Erstens können Sie dem Hund den ganzen Tag unbegrenzt

Futter zu Verfügung stellen. Er kann also fressen, wann und wieviel er mag. In der Fachsprache nennt man das »ad libitum« - Fütterung.

Oder Sie überlassen dem Hund zweitens nur eine genau abgemessene Futtermenge. Er kann solange davon zu sich nehmen, wie ihm beliebt. Die dritte Möglichkeit ist, die Fütterzeit einzuschränken: Der Napf kommt also nach 10-20 Minuten weg, der Hund hat so viel bekommen, wie er schaffen konnte oder wollte.

Bei uns hätte die »ad libitum« Fütterung schlichtweg zur Katastrophe geführt, da alle unsere Hunde leidenschaftlich gern fressen und so auch größere Mengen restlos verputzt hätten. Angeblich soll sich ja das Überfressen nach einiger Zeit legen, weil die Hunde lernen, die richtige Menge aufzunehmen. Wir haben nie gewagt, so lange zu warten; die Hunde nahmen einfach zu viel zu. (In großen Zwingeranlagen steht häufig das Futter ganztägig zur Verfügung. Jedoch kann, wenn man mehrere Hunde hält, hier ein Risiko sein. Es wird dann nämlich u.U. nicht bemerkt, wenn einer der Hunde nicht genügend oder zuviel frißt, weil es sich schlicht nicht kontrollieren läßt, wer was, wann und wieviel zu sich nimmt.)

Normalerweise bekommt man ja, wenn man einen Vierbeiner ins Haus nimmt, vom Züchter einen Fütterplan mit, wobei man dann von erst drei bis vier Mahlzeiten nach und nach - wie leider vielfach empfohlen wird - auf eine Mahlzeit zurückgehen soll.

Heute ist man weitgehend von der früher weitverbreiteten Meinung, eine Mahlzeit pro Tag reiche für den Hund aus, abgekommen. Das hat viele Gründe.

Einer betrifft das *Verhalten.* Bekommt ein Hund nur eine Mahlzeit täglich, wird er schon Stunden vorher nervös sein, und, wenn die Fütterung nicht pünktlich erfolgt, womöglich aggressiv, neurotisch oder zerstörerisch reagieren. Ich habe diesen wichtigen Punkt bereits anderweitig ausführlich beschrieben.*) Mit je einer Mahlzeit morgens und abends kann man derartigen Zuständen die Spitze nehmen. Auch wir verteilen aus diesen und anderen Gründen die tägliche Nahrungsmenge auf zwei Mahlzeiten. Der Hund bekommt seinen Napf mit der für ihn vorgesehenen Futtermenge maximal 20 Minuten, was übrig

*) Eric H.W. Aldington, Was tu ich nur mit diesem Hund? Verlag Gollwitzer Weiden

bleibt (unsere Näpfe sind nach zehn Minuten ratzeputz leer) käme weg. Nach dem Füttern werden die Näpfe natürlich sofort gründlich gereinigt.

Es gibt auch einige *gesundheitliche Gründe,* die mehrfache Fütterungen sinnvoll erscheinen lassen. Sind Hunde kränklich, haben sie Verdauungsbeschwerden, Schwächezustände oder Unter- oder Übergewicht, sind mehrfache, kleinere Mahlzeiten sinnvoller.

Bei Hunden, die große Futtermengen brauchen, ist dies mit nur einer Mahlzeit nicht zu erreichen. Da sind einerseits die *Winzlinge* (was Sie zunächst erstaunt), nämlich Welpen der Zwergrassen bis zu einem Alter von sechs Monaten, andererseits *schwer arbeitende Hunde* und solche, die *in extremen Temperaturen* leben müssen. Bei aller Gegensätzlichkeit haben diese Hunde etwas gemeinsam: Sie benötigen nämlich eineinhalb bis viermal so viel Futter pro kg Körpergewicht, wie erwachsene Hunde unter »normalen« Umständen. Bei diesen Hunden muß die *Gesamtfutterration* auf mindestens drei Mahlzeiten aufgeteilt werden, da diese sonst - bei einmaliger Fütterung - das »Fassungsvermögen« des Hundes übersteigt, und er so, weil er einfach »voll« ist, zu wenig Nahrung aufnimmt.

Auch bei Hunden mit weniger als 5 kg Körpergewicht und bei Welpen empfiehlt sich aus ähnlichen Gründen die mindestens zweimalige Fütterung, da auch sie einen im Verhältnis zum Körpergewicht erhöhten Energiebedarf haben.

Obwohl alle anderen Hunde mit einer einmaligen Fütterung pro Tag ernährt werden *könnten,* ist für sie *die mehrmalige Fütterung vorteilhafter.* Besonders bei den großen Rassen (die mit dem tiefen Brustkorb) führt die einmalige Fütterung großer Futtermengen leicht zu Magendrehung, Magenerweiterung und Darmverschlingung. (Bei Magendrehung muß übrigens sofort der Tierarzt aufgesucht werden, sonst verläuft sie tödlich!) Zweimal täglich füttern ist hier eine vernünftige Lösung, die man auch organisatorisch gut unterbringen kann.

Wichtig ist, daß bei häufigerer Fütterung die *Gesamtfuttermenge* natürlich nicht *mehr* werden darf, sondern nur anders aufgeteilt wird.

Häppchen und Leckerchen zwischen den Mahlzeiten sind aber grundsätzlich und immer verboten, mag der Hund noch so schöne Augen machen!

Erstens ist dies der erste Schritt zu einer unausgewogenen Ernährung, die man überhaupt nicht mehr kontrollieren kann. Es führt außerdem zu Fettleibigkeit und mäkeligen Fressern. Noch dazu lernt der Hund sehr schnell, ständig zu betteln, sobald nur etwas Freßbares in seiner Nähe ist.

Es gibt allerdings eine Ausnahme bei den »Häppchen«. Manchmal muß man, weil dies bei einigen Erziehungstricks sinnvoll erscheint, als Motivation zu Leckerchen greifen. *Dann jedoch sind diese bei der Berechnung des Futters zu beachten, bzw. davon abzuzweigen.* Bei schweren Erziehungsproblemen kann es sein, daß man ausnahmsweise das *gesamte* Futter in viele Portionen über den Tag verteilen und mit der Hand einzeln füttern muß; dies ist allerdings nur für eine Übergangszeit zu empfehlen. Daß jede Form der »sanften« Erziehung besser und sicherer ist, als die mit Gewalt, habe ich bereits anderweitig ausführlich beschrieben.*)

Die richtige Futtermenge und das richtige Wiegen

Die richtige Futtermenge kann schon bei zwei Hunden bei gleicher Rasse, Alter und Geschlecht ganz unterschiedlich sein. Sie können in ihrem Futterbedarf um 50% nach oben oder unten variieren, je nachdem, wie gute Futterverwerter sie sind und je nach ihrem Temperament.

Was nützen dann die ganzen Kalorien-Tabellen? werden Sie sich fragen. Immerhin liefern uns Kalorientabellen, Futteranleitungen oder die Angaben bei Fertigfuttern einen ungefähren Hinweis. Sie können dort z.B. Beispiel entnehmen, daß ein Hund von 5 kg Körpergewicht 125 g von diesem oder jenem Trockenfutter benötigt. (Auf die Nahrungsmengen bei Fertigfuttern kommen wir später noch zurück.)

Die Frage nach der richtigen Futtermenge beantwortet Ihnen aber völlig korrekt - Ihr Hund selbst. Es ist diejenige, die sein Körpergewicht und seine Kondition erhält.

Wegen des richtigen Körpergewichtes müssen Sie ihn nicht einmal dauernd wiegen. Es ist grundsätzlich dann erreicht, wenn man die Rippen, ohne Fettschicht, gut *fühlen* kann. Kann man hingegen die Rippen auch *sehen,* ist der Hund ganz einfach zu dünn. (Das Wiegen wird erst

---

*) Eric H.W. Aldington, Was tu ich nur mit diesem Hund? Verlag Gollwitzer, Weiden

interessant, wenn der Hund eine Fettschicht hat und Sie sein Gewicht mit dem Durchschnittsgewicht seiner Rasse vergleichen müssen, um herauszufinden, wieviel Ihr Hund abnehmen sollte. Doch davon später.)

Beim Wiegen stellen Sie einerseits fest, ob der Hund zu- oder abnimmt. Andererseits können Sie, bei Ihrem *ausgewachsenen* Hund, sein Gewicht mit dem Durchschnittsgewicht seiner Rasse vergleichen, bzw. um wieviel % er sein »Gewichtssoll« verfehlt.

Bei großen Hunden müssen Sie eine Paketwage in einem Bahnhof oder Postamt oder bei Futtermittelmärkten wie Raiffeisen oder Baywa bemühen, da Sie den Hund ja kaum auf den Arm nehmen können. Bei Hunden, die man hochnehmen kann, wiegt man erst sich, und dann sich *und* den Hund: Die Differenz ist das Gewicht des Hundes. Welpen oder Minis wiegt man auf einer Baby- oder Küchenwage.

Von oben betrachtet, sollte bei Hunden, hinter dem Brustkorb, eine »Taille« zu sehen sein; die dann folgenden, gut gerundeten Hüften und ein schlanker, muskulöser Körper sind dann ein Zeichen für gute Kondition.

Solange Sie mit dem Futter herumprobieren, können Sie den Hund natürlich auch wöchentlich (morgens vor dem Füttern!) wiegen. Mäßige Arbeit fordert z.B. 40 % mehr Nahrung, harte Arbeit mehr. »Sofa«- und träge Hunde benötigen etwa 20% weniger als lebhaftere Hunde.

Von Bedeutung ist aber auch die Umgebungstemperatur: Steigt diese nur um 1° über 25° C, bewirkt dies eine Verminderung der Futteraufnahme um 1 - 1,5%. Sinkt die Umgebungstemperatur um 1° unterhalb 8° C bei bewegter Luft, bewirkt dies eine Zunahme um 3,5%.

Von der Verdauung: Nahrungspassage und Kotabsatz

Wenn Sie wissen wollen, wie lange Ihr Hund braucht, bis er etwas »verdaut« hat, brauchen Sie ihm nur z.B. Spinat oder grob zerkleinerte Karotten in größeren Mengen zu geben: An der Farbe seiner Ausscheidung können Sie leicht sehen, nach welcher Zeit wieder etwas davon herauskommt.

Im allgemeinen erscheint die unverdauliche Nahrung schon nach 12 Stunden, mit dem Höhepunkt von 24-30 Stunden; nach 40-60 Stunden ist alles abgeschlossen.

Dies ist insofern wichtig, als sich auch eine »Fastenzeit« über diesen Zeitraum erstrecken muß, wenn der Hund sich, z.B. bei Allergien, einmal gründlich entleeren soll. Er muß also mindestens 24-36 Stunden hungern, bevor er mit der »Diät« beginnen kann.

Mehrmalige Fütterung wirkt sich beschleunigend auf die Futterpassagezeit aus, während das Füttern von hochverdaulichem Futter (z.B. Fleisch), die Passagezeit verlängert. Wird der Hund direkt (d.h. innerhalb 2 Stunden) nach der Fütterung gestreßt oder körperlich stark beansprucht, verzögert dies die Passagezeit, während Bewegung zu einem späteren Zeitpunkt wieder beschleunigend wirkt.

Im Kot enthalten sind aber nicht nur unverdaute Futtermengen, sondern auch Sekrete aus den Verdauungsdrüsen, Abschilferungen der Darmwand und Bakterien, die sich im Nahrungsbrei im Darm entwickelt haben.

Die Häufigkeit, mit der Kot abgesetzt wird, ist einerseits eine Frage von Gewohnheit und Erziehung; bei pünktlichen Fütterzeiten kann man den Hund auch zu einer pünktlichen Darmentleerung erziehen, was viel zu selten gezielt gefördert wird.

Andererseits hängt die Häufigkeit des Kotabsatzes, was leider viel zu wenig bekannt ist, von der *Güte* des Futters ab. Versuchshunde setzten bei gutverdaulichen Mahlzeiten ca. 1,7 mal, bei schwerverdaulichem (billigem, wertlosem) Futter mehr als 4 mal täglich Kot ab. Bei ausschließlicher Fleischfütterung hingegen erfolgte die Darmentleerung nur alle zwei bis vier Tage.

Eigentlich sollten schon aus Gründen der Umweltbelastung bestimmte Futtersorten, die man oft so preiswert bekommt, einfach verboten werden. Die allseits beklagten Kotberge könnten so auf natürliche Weise reduziert werden, da bei einem besseren Futter nicht nur seltener, sondern auch deutlich weniger Kot abgesetzt wird. Hier wäre die Vernunft der Hundehalter gefragt: Auch das selbstzubereitete Futter sollte (auch aus diesen Gründen) möglichst hochwertig sein.

Kot - Farbe und Form

Der Kot eines gesunden Hundes ist fest geformt und darf nicht ungeformt und schmierig sein, was die Folge einseitiger oder unsinniger Nahrung ist. Die Farbe des Kotes hängt von der Futterzusammensetzung ab. Bei Welpen und Hunden mit umfangreicher Milchfütterung ist er gelblich. Im allgemeinen ist er, bei einem üblichen Gemisch aus tierischem und pflanzlichem Eiweiß und Kohlenhydraten, braun. Bei starker Knochenverfütterung wird er hell bis hellgrau. Bei Gemüsefütterung wird der Kot grün bis oliv. Füttert man große Mengen Sehnen, Knorpel und Lunge (nicht empfehlenswert!), ergibt das einen dunklen bis pechfarbenen Kot; dies kann aber auch die Folge von Blut im Kot sein.

Hat der Kot, ohne ersichtlichen Grund, eine helle Farbe, kann dies die Folge von Störungen in der Fettverdauung sein. Auch unangenehm fauliger Geruch ist die Folge von mangelhaft Verdautem bzw. mangelhafter Ernährung.

Durchfall

Bei abruptem Nahrungswechsel, Fütterfehlern oder Erkrankungen (Infektionen, Allergien, Parasitenbefall, Vergiftungen) reagiert der Hund leicht mit Veränderungen seiner Kotkonsistenz, was von leichter Erweichung, über schmierig bis hin zu Verflüssigung gehen kann.

Durchfall nach unverträglichen Futtermitteln tritt plötzlich auf und verschwindet dann von selbst wieder, wenn der Störfaktor ausgeschieden ist.

Im Gegensatz dazu sind Durchfallerkrankungen, die durch Infektionen oder Vergiftungen ausgelöst werden, von weiteren Symptomen begleitet: Erbrechen, Kreislaufversagen, Fieber; wird der Durchfall durch eine Störung des Verdauungsapparates ausgelöst, beginnt er meist langsam und hat die Tendenz, chronisch zu werden.

Akuter Durchfall dauert normalerweise weniger als 48 Stunden und kann meistens durch eine Behandlung der *Symptome* wirksam bekämpft werden. Geht er vom *Dünndarm* aus, ist er selten mit Schleim vermischt, gelegentlich aber mit verdautem Blut, und meistens braun oder rot gefärbt. Geht er vom *Dickdarm* aus, ist er mit reichlich Schleim und frischem Blut versetzt, der Stuhldrang ist so häufig und so heftig, daß es manchmal »schon im Haus passiert«.

Von chronischem Durchfall spricht man, wenn dieser 7-10 Tage oder länger andauert. Bei chronischem »Dünndarmdurchfall« besteht kein erhöhter Stuhldrang, die Entleerungsfrequenz ist zwei- bis dreimal täglich. Anders bei chronischen »Dickdarmdurchfall«, der mit heftigem Stuhldrang und deutlich erhöhter Frequenz einhergeht. Bei diesen chronischen Formen muß man möglichst schnell zum Tierarzt, der die entsprechende Diagnose stellen und die Therapie einleiten wird.

Durchfall - was man selbst dagegen tun kann

Zunächst muß man den Hund 24-48 Stunden fasten lassen, nur Wasser steht (außer bei Erbrechen) immer zur Verfügung. Durch das Fasten kann sich der Darm regenerieren, wodurch der Durchfall behoben wird. Günstig wirkt sich aus, wenn man dem Hund pulverisierte Kohletabletten in entsprechender Menge eingibt, die die Giftstoffe aus dem Darm aufsaugen. (Vorsichtig: Auch Medikamente, die gleichzeitig eingegeben werden, werden ebenfalls von den Kohletabletten aufgesaugt, dies ist wichtig, wenn man Antibiotika gibt, die natürlich so nicht wirken können.) Am Kot des Hundes können Sie verfolgen, daß die Kohle ihren weg durch den Darm gefunden hat. Er färbt sich schwarz.

Nach der Fastenpause gibt man dem Hund vorsichtig kleine Mahlzeiten (vier- bis sechsmal täglich), die zunächst aus rohen geriebenen Äpfeln bestehen, dann aber aus gekochtem Reis und Magerquark zu gleichen Teilen zusammengesetzt sein können. Verträgt der Hund dies, kann man nach und nach vorsichtig Eigelb, Fleischbrühe, gekochte Eier oder mageres Rinderhack beifügen. Die Nahrung sollte aber nicht mehr als 60 % Protein enthalten. Zunächst füttert man maximal etwa 1/3 der sonst gewohnten Menge, bis man nach und nach wieder zur üblichen Nahrungsmenge übergeht. Bei empfindlichen Hunden muß man noch wochenlang die häufigen, kleineren Portionen beibehalten. Auf hochwertiges Eiweiß achten!

Kehrt der Durchfall nochmals zurück, waren Sie zu voreilig und müssen wieder zu Fasten, Apfeldiät, Reis und Quark zurückkehren.

Verstopfung

Wenn der Hund zwar stark preßt, aber nichts Wesentliches oder nur lauter krümeliger Kot herauskommt, hat er Verstopfung. Ist der Kot fast weiß und hart (Knochenkotbildung), hat der Hund zu viel Knochen bekommen. Ein Hund »braucht« überhaupt keine Knochen. Lassen Sie sie ruhig weg. Denn: 50 % der Hunde mit Darmverschluß durch Knochenstücke sterben trotz tierärztlicher Behandlung! Aber nicht nur nach großen Knochenmengen (max. 10 g Knochen je kg Körpergewicht, 15-20 g täglich sind schon zu viel!), sondern auch nach Aufnahme von Asche- und faserreichem Futter (mehr als 10 %) wird der Kot fest und kaum noch absetzbar. Auch große Mengen an gesättigten Fetten führen zu Verstopfung.

Sie können natürlich erst selbst versuchen, mit Apfelbrei gekocht, mit Honig und Leinsamenschrot, Milch und frischer Leber die Verdauung wieder in Gang zu bringen. Auch das uns bekannte Rizinusöl kann förderlich sein. Man gibt dem Hund im Abstand von zwei Stunden jeweils 1 El davon (Hunde brauchen mehr Rizinusöl als der Mensch). Nützt das alles nichts, ist die Sache ernst und Sie müssen zum Tierarzt, der im günstigsten Fall mit einem Einlauf helfen kann oder gar chirurgisch eingreifen muß.

Sind Knochen und Rohfaser nicht die Übeltäter, können »harmlose« Ursachen wie Ernährungsfehler vorliegen, aber auch schwerwiegende Erkrankungen wie Darmbruch oder Geschwülste. Bei 50-70 % der Rüden mit Verstopfung ist Prostatavergrößerung die Ursache.

Bei immer wiederkehrender Verstopfung älterer Hunde ist es sinnvoll, ihnen vor jeder Mahlzeit gekochten Apfelbrei mit Leinsamenbrei zu verabfolgen; auch eingeweichte Pflaumen in kleinen Mengen sind nützlich.

Kot- und Grasfressen

Manche Hunde haben die Angewohnheit, ihren eigenen oder überhaupt Kot zu fressen. Dies ist fast immer ein Zeichen für Ernährungsmängel. Bei Schlittenhunden wurde Kotfressen in Zeiten großer Belastung festgestellt, war also nichts anderes als absoluter Energiemangel. Es hörte schlagartig auf, als man die Energie in der Nahrung deutlich erhöhte, also mehr Fett fütterte. Ebenso stellte man Kotfressen bei Schäferhunden mit stark kohlenhydrathaltigem Futter fest; dies änderte sich aber, als eiweiß- und fettreich, also hochwertiger gefüttert wurde.

Bei anderen Fällen nimmt man an, daß Kotfressen als Folge von Eiweiß- oder Vitamin B_1-Mangel auftritt. Ebenso können Ursache sein eine ungenügende Produktion von Verdauungsenzymen und damit ungenügende Verdauung des Futters. Man sollte daher einerseits die Inhaltsstoffe der Nahrung überprüfen und eine hochwertige Nahrung probeweise in stark zerkleinerter oder gar Breiform verfüttern.

Für *Grasfressen* hat sich noch keine vernünftigere Erklärung gefunden, als die, daß sich der Hund vermutlich auf diese Weise innerlich reinigt. Schon bald nach der Grasaufnahme wird dieses nämlich, häufig umhüllt mit Schleim, fast unverändert erbrochen oder ebenso unverändert anstelle oder mit Kot ausgeschieden, da der Hund das Gras nicht verdauen kann.

Magendrehung

Besonders bei großen Rassen mit tiefen Brustkorb (aber auch bei einigen kleineren Rassen) muß man sich vor Magendrehung hüten. Zu dieser tragen eine Häufung unguter Umstände bei: Da ihr Bindegewebe oft mangelhaft entwickelt ist, kann dies unter bestimmten Umständen für die Hunde verhängnisvoll werden. Eine Erschlaffung des Aufhängeapparates innerer Organe führt bei Magenüberladung, unausgewogener Ernährung, Streß und heftiger Bewegung bei und nach Mahlzeiten zu katastrophalen Folgen. Über die Ursachen der Magendrehung streiten sich die Gelehrten noch, da immer mehreres zusammenkommen muß. Die einen nehmen an, daß eine Magendrehung bei weniger gefülltem Magen, Gewebsschwäche und starker Gasbildung auftritt. Die anderen nehmen als Ursache das gierige Abschlingen großer Futtermengen, wobei gleichzeitig viel Luft abgeschluckt wird, und Streß bei oder gleich nach der Mahlzeit an. Besonders gefährdet sind auch Hunde mit Verdauungsstörungen, z.B. Pankreatitis.

Ganz gleich, was die Ursache ist: Der Magen windet sich dann sozusagen fast um seine Achse und dreht somit Zugang, Magenausgang und Gefäße regelrecht ab, die damit nicht mehr durchgängig sind. Zu erkennen ist starkes Geblähtsein, die Rippenbögen weichen nach außen aus, es kommt zu Kreislaufschwäche. Um dem Druckgefühl zu entgehen, versucht der Hund - erfolglos - zu erbrechen. Hier muß man, nach vorherigem Anruf, *sofort zum Tierarzt*, weil sonst in kurzer Zeit mit tödlichem Verlauf zu rechnen ist.

Magendrehung - vorbeugende Maßnahmen

Bei Rassen, die für Magendrehung prädisponiert sind, muß man vorbeugen. Die Nahrung ist grundsätzlich auf mindestens zwei oder mehrere Mahlzeiten aufzuteilen und muß hochwertig, faserarm und gut verdaulich sein. Der Anteil an Kohlenhydraten ist auf 1/3 der Ration zu begrenzen, auch der Fettgehalt muß hochverdaulich sein. Wichtig ist, daß der Kalziumgehalt nicht höher als 2% der Trockenmasse des Futters sein darf. Zu hohe Kalziumgaben führen, durch eine Stoffwechselreaktion, zu einer Verzögerung der Magenentleerung. Also keine zusätzlichen Kalziumgaben!

Es muß, trotz der mehrfachen Mahlzeiten, *pünktlich* gefüttert werden, und der Hund darf vor, während und nach der Fütterung nicht unter Streß gesetzt werden. Trockenfutter ist einzuweichen, was die Futterpassage beschleunigt. Fleischstücke und Schlachtabfälle nicht in großen Stücken füttern, was zu erhöhter Luftaufnahme führt. *Futter daher stark zerkleinert oder gar in Breiform füttern*. Bei der Fütterung Magerquark und Eier zur Eiweißversorgung mit einsetzen. Für Halter mehrerer Hunde empfiehlt es sich, jeden Hund in ruhiger Umgebung einzeln zu füttern.

Die Häufigkeit der Mahlzeiten ermöglicht jeweils kleinere Rationen. Nach dem Füttern muß der Hund mindestens eine Stunde lang ruhig gehalten werden und sollte keine heftigen Bewegungen machen. Hunde, die bereits einmal eine Magendrehung hatten, müssen mindestens drei- bis sechsmal täglich mit kleinen Mengen hochverdaulichen, breiigen Futters versorgt werden.

Fastentage: Nur Für und fast kein Wider

Den wildlebenden Verwandten unserer Hunde ist das Jagdglück nicht gleichmäßig treu: Sie müssen immer wieder einmal Tage mit wenig oder keiner Nahrungsaufnahme hinnehmen. Darauf ist ihr Organismus in der Form eingerichtet, daß sie bei vorhandener Nahrung auch einmal riesige Mengen als »Vorrat« aufnehmen können.

Normalerweise bekommen Haushunde ihre Mahlzeiten regelmäßig und - oft - einfach zu viel davon.

Bei verschiedenen Erkrankungen wird also der Tierarzt schon mal einige Hungertage für den Hund anordnen. Auch bei den gefürchteten

Hautkrankheiten kann man, mit einigen Fastentagen, und der nachfolgenden Ernährungsumstellung schon eine sichtbare Besserung erzielen.

Wir haben in derartigen Fällen die Wolf'sche Reinigungskur, etwas abgewandelt, mit Erfolg eingesetzt. Der Hund muß drei Tage fasten, bekommt also nichts als Wasser. Dann bekommt er täglich einen Brei aus jeweils 1 El mageres, gedünstetes Hackfleisch oder gekochtes Ei, Frischkornbrei, gedünstete halbrohe breifeine Karotten und rohen gehackten Salat. Das steigern wir nach und nach um jeweils ein 1 El, bis nach etwa drei Wochen die eigentliche Nahrungsmenge erreicht ist, um dann - schrittweise - wieder zum gewohnten Futter überzugehen.

Sonntags bekommen unsere Hunde überhaupt nichts. Unsere normale Fütterzeit wäre 6 Uhr früh, wo wir sonntags noch schlafen und da auch wir sonntags abends nichts mehr essen, bekommen die Hunde auch ihre zweite Mahlzeit nicht. Wegen des ohnehin veränderten Tagesrhythmus akzeptieren die Hunde alles auch klaglos. Manche behaupten, *Hundehalter(!)* wären nicht in der Lage, diese Hungertage auszuhalten. Wer weiß, daß er mit dieser einfachen Maßnahme das kostbare Leben seines (schlanken) Hundes verlängern kann, wird sich sicherlich leicht dazu entschließen. *Es kostet wirklich im wahrsten Sinne weder Zeit noch Mühe!*

Allerdings gibt es hier *Ausnahmen*: Bei älteren Hunden, oder solchen, die aus irgendwelchen Gründen geschwächt sind, eine längere Krankheit hatten usw. kann ein Fastentag zu *Proteinabbau* führen. In diesen Fällen ist es günstiger, einen *Diättag* mit reduzierten Mengen hochwertigen Futters einzulegen.

Fertigfutter

Fertigfutter ja oder nein?

Ob man Fertigfutter einsetzen soll oder nicht, darüber streiten Hundehalter heftig. Die einen halten es für denkbar unmöglich, derart vorgefertigte Futter, »in denen wer weiß was drin ist« ihrem Hund zu geben, andere haben noch nie in ihrem Leben etwas anderes als Fertignahrung gefüttert, und ihre Hunde sind gut dabei gediehen und alt geworden. Man kann also diese Frage nicht mit »Ja« oder »Nein« beantworten. Dafür gibt es aber manches »Aber« zu beachten, womit wir uns hier noch kurz beschäftigen wollen. Denn eines muß man immer bedenken: Fertigfutter ist nicht gleich Fertigfutter, es gibt große Qualitätsunterschiede und sie enthalten auch nicht immer das, was man nach Augenschein annimmt.

Es gibt die verschiedensten Fertigfutter von unterschiedlichster Güte

Schon im letzten Jahrhundert stellte man in England Hundekuchen her. In Deutschland waren es die berühmten »Spratt's« Hundekuchen. Sie bestanden aus Weizenmehl, Trockenfleisch und phosphorsaurem Futterkalk, d.h. Knochen. Je nach ihrer Art wurden sie mit Lebertran, Zucker oder Sirupzusätzen gebacken und dann nachgetrocknet.

Heute haben wir eine Fülle an Futtermitteln für Hunde, und der Hundehalter hat die Qual der Wahl, das für seinen Hund Geeignete herauszufinden. Denn bedauerlicherweise gibt es keine kompetente Stelle, die Hundefutter vergleicht, testet und bewertet und dem Hundehalter wichtige Hilfen geben könnte.

Ich kann Ihnen nur wärmstens ans Herz legen, sich gründlich zu informieren. Schreiben Sie die einzelnen Hundefutterhersteller an und stellen Sie konkrete Fragen. Die guten Hersteller haben eine Fülle an Informationsmaterial, das Ihnen wichtige Einblicke gibt. Was Ihnen der eine nicht mitteilt, erfahren Sie beim anderen - manchmal nur so nebenher.

In jedem Falle muß man sich die Beschreibung, die auf den Verpackungen steht, gründlich durchlesen. Sie erfahren dann, daß das Hundefutter aus bestimmten Prozentzahlen Rohprotein (tierisches und pflanzliches Eiweiß), Rohfett, Kohlenhydraten, Rohfaser (Ballaststoffen), Wasser, Kalzium, Phosphor, Natrium (Kochsalz), Linolsäure, und den Vitaminen A, D_3, E besteht. Außerdem erfahren Sie in Stichworten die Zusammensetzung: so z.B. gemahlener Mais, Sojabohnenschrot und Erdnußhülsen (Rohfaserquelle), Geflügelfleischmehl, Fleischnebenprodukte, Tierfette, Zellulosepulver, Fischmehle, Eipulver, Tiermehle, (Fleisch-, Blut-, Leber-, Federmehl, Knochenschrot), Molkenpulver, Pflanzenöl, Volltrockenei und verschiedene Minerale und Vitamine. Die hier aufgezählten Zutaten gehören allerdings zu einem deutlich besseren Futter. Auch wenn ein Futter nur aus Schlachtnebenprodukten besteht, enthält es natürlich »Rohprotein« und »Rohfett« etc., wobei dann aber nichts über die Verdaulichkeit und die Güte des Futters gesagt wird.

Außerdem gibt es bei den Handelsketten Eigenmarken. Bei genauerer Prüfung kann man oft feststellen, daß die produzierenden Firmen nicht genannt werden, oder, daß umgekehrt, identisch wirkende Futter von verschiedenen Herstellern stammen. Hierbei können innerhalb der gleichen »Marke« große Qualitätsunterschiede entstehen. (Auch der Geschmack kann sich ändern, so daß Hunde ein gewohntes Futter plötzlich ablehnen können.)

Zunächst muß man zwischen Ergänzungs-, Beifutter und Alleinfutter unterscheiden.

Ergänzungsfutter

Mit *kohlenhydratreichem* Ergänzungsfutter können Sie z.B. die Fleischration Ihres Hundes ergänzen. Sie müssen allerdings darauf achten, ob es nur Getreideflocken sind oder ob dem Ergänzungsfutter bereits alle wesentlichen Minerale und Vitamine zugesetzt sind, so daß Sie ein Vitamin-Mineralgemisch nicht nur nicht beifügen müssen, sondern auch nicht beifügen *dürfen,* damit der Hund kein schädliches Überangebot bekommt.

Im Gegensatz dazu gibt es *eiweißreiche Ergänzungsfutter,* mit denen Sie dann Ihre kohlenhydratreiche Ernährung ergänzen können, z.B. Trocken- oder Dosenfleisch. Bei einigen Dosen, auf die wir noch kommen, ist wirklich alles enthalten, auch hier dürfen Sie nichts mehr zufügen, außer eben den Kohlenhydraten.

Manche Dosenalleinfutter sind nämlich so überdimensioniert, daß sie wegen ihres hohen Eiweiß-, Mineral- und Vitamingehaltes zu den eiweißreichen Ergänzungsfuttern zu zählen wären und besser mit eiweißarmen Produkten (also Flocken, Reis, Frischkornbrei etc.) verlängert werden sollten.

Weiterhin gibt es *vitaminisierte Mineralfutter* in den unterschiedlichsten Kombinationen (beim Tierarzt genau erklären lassen), mit denen man selbstgekochte Mahlzeiten anreichern kann.

Hundekuchen, Biskuit und Brocken bestehen aus tierischen und pflanzlichen Bestandteilen in ähnlicher Zusammensetzung wie die

Alleinfutter. Man darf sie - wenn man sie überhaupt füttert - bei der Berechnung der Futtermenge nicht vergessen, da sie oft eine vollwertige Nahrung und alles andere als ein »Nebenher« sind. Das sollten Sie bedenken, wenn Sie Hundekuchen füttern, nur, damit der Hund seine Zähne beim Zerkauen reinigt.

Alleinfutter

Grundsätzlich kann man davon ausgehen, daß man mit *Alleinfuttern* dem Hund nichts Zusätzliches füttern muß, mehr noch, nichts Zusätzliches füttern *darf,* denn Alleinfutter enthalten *alle* für den Hund notwendigen Nahrungsbestandteile in der richtigen und ausgewogenen Menge. Wenn es *gute* Futter sind. Es gibt dabei sogenannte *Allzweckfutter,* (hierbei sind auch viele markenfreie Futter) von denen man zunächst annimmt, daß sie jeden Nährstoffbedarf in jedem Lebensabschnitt des Hundes ausreichend befriedigen können. Daß dies gar nicht möglich ist, wissen wir, denn der Welpe, der wachsende Hund, der arbeitende oder der alte Hund haben jeweils völlig andere Bedürfnisse. Derartige Futter kann man daher meiner Meinung nach nur für erwachsene Hunde im mittleren Alter unbedenklich füttern, wenn sie keinen besonderen An- oder Unterforderungen ausgesetzt sind.

Auch wenn manche dieser Futtersäcke relativ preiswert sind, würde ich immer dazu raten, sich nicht zu fest darauf zu verlassen, sondern lieber zu versuchen, ein Alleinfutter zu verwenden, das genau für bestimmte Lebensabschnitte des Hundes paßt: Also ein Spezialfutter für wachsende Hunde, ein Futter für arbeitende Hunde, ein Futter für alte Hunde. Sie sind - nach kg-Preis - scheinbar etwas teurer als manche »Allzweckfutter«. Meist muß man aber weniger davon füttern, da sie in der Zusammensetzung besser und höher verdaulich sind.

Ganz gleich, ob Sie ein »Allzweckfutter« oder ein Spezialfutter auswählen, gibt es dieses in den unterschiedlichsten Zubereitungen.

Trockenfutter

kommen entweder in Flockenform oder in pelletierter Form oder in einer Mischung aus beidem auf den Markt. Die Pellets bestehen meistens aus extrudierten Schlachtabfällen oder aus tierischem oder pflanzlichem Eiweiß, Fett- und Nährstoffkomplettierung, die, stark zerkleinert, dann in einer Presse verdichtet in den unterschiedlichsten Formen gepreßt werden. Man kann dann nicht mehr erkennen, woraus sie entstanden sind.

Zur Energieaufwertung und Geschmacksverbesserung werden diese Pellets mit einem Fettfilm übersprüht. Bei Trockenfutter wird häufig die Energie zu über 50% aus Kohlenhydraten hergestellt, daher ist für seine Qualität ein ausreichender Gehalt an ungesättigten Fettsäuren entscheidend, was nicht überall gleich gut gelöst wird. Zudem wird das Fett, durch unsachgemäße Lagerung, leicht zerstört und bei den ohnehin geringeren Fettmengen entsteht dann eine Unterversorgung, was langfristig zu Problemen führen kann. Sie müssen wissen, daß eine Störung aufgrund unsachgemäßer Fütterung sich meist zunächst unmerklich einschleicht und - nur scheinbar plötzlich - in Form von Haut- und Fellerkrankungen, mangelhaften Zuchtergebnissen oder Veränderungen am Skelett sichbar wird.

Ein Nachteil der Trockenfutter ist, daß logischerweise nur trockene Zutaten, also keine frischen tierischen Gewebe verwendet werden können, wobei das starke Trocknen manche Bestandteile beeinträchtigt und die Zutatenvielfalt eingeschränkt ist. Auch der Fettzugabe sind Grenzen gesetzt und somit auch der Energiedichte, d.h. die Tiere können u.U. nicht genügend wichtige Nährstoffe zu sich nehmen, weil sie mehr davon fressen müßten, als sie mengenmäßig schaffen können. Sie fühlen sich also vorzeitig gesättigt und haben dennoch nicht genügend essentielle Nährstoffe aufgenommen. Gleichzeitig wird dabei auch klar, daß Trockenfutter eine geringere Verdaulichkeit als Halbfeucht- oder Dosenfutter haben kann; auch hat es eine geringere Haltbarkeit. Von den drei Futtermöglichkeiten hat Trockenfutter auch den geringsten Anteil an ungesättigten Fettsäuren, da meist Rindertalg oder Geflügelfett zugesetzt werden.

Trockenfutter sollte sechs Monate nach Herstellung verbraucht sein, es ist also dort zu kaufen, wo ein reger Absatz ist und sicherheitshalber nur für 1-2 Monate auf Vorrat zu kaufen. Bei Sonderangeboten kann es sein, daß das Futter schleunigst »weg muß« (Haltbarkeit!). Durch niedrigeren Fettgehalt und Verdaulichkeit ist Trockenfutter oft höher im Rohfasergehalt. Dies bedeutet, daß die Wasserausscheidung im *Kot* ansteigt. Dadurch wird die Mineralkonzentration im *Urin* höher, und es steigt das Risiko für Harnsteinbildung.

Anders ist dies allerdings bei Spitzentrockenfuttern, die hinsichtlich Energiedichte, Verdaulichkeit, Fettgehalt und essentiellen Fettsäuren meist gleich hoch wie Dosen- und Halbfeuchtfutter liegen. Daher ist auch hier die *Futterqualität* und nicht die Form und der Wassergehalt entscheidend für die Güte.

Schon die äußere Verpackung gibt erste Qualitätshinweise. Die Papiersäcke sollten keine Fettränder aufweisen. (Zu lange Lagerung, ranziges Fett, zu viel aufgesprühtes Fett.) Sind die Säcke beschädigt, ist Schädlingsbefall möglich. Der Geruch soll frisch und angenehm sein (nicht sauer, ranzig, muffig), auf Fremdkörper (Steine, Holz, Mäusekot) achten. Auch ist es kein gutes Zeichen, wenn sich am Boden des Sackes starker Abrieb befindet. Übergießen Sie ein Teil Trockenfutter mit zwei Teilen Wasser, sollte nach 30 Minuten das gesamte Wasser aufgenommen sein. Kann man noch Wasser abgießen, spricht dies nicht für Futterqualität.

Halbfeuchte Futter

enthalten 20-25% Wasser. Sie werden mit Zusätzen wie Propylenglykol (etwas Ähnliches wird in Frostschutzmitteln verwendet) oder Zucker bzw. Sirup, d.h. mit wasserbindenden Substanzen für längere Zeit haltbar gemacht und so auch vor Pilz- und Bakterienbefall geschützt. (Der Zuckergehalt kann 5-10% erreichen!) Grundsätzlich wird Halbfeuchtfutter aus ähnlichen Ausgangsmaterialien wie anderes Futter hergestellt, doch wird in großen Umfang Soja-Eiweiß eingesetzt, der Fettgehalt ist relativ hoch. Alles wird nach Zerkleinern, Mischen und Färben in die allen bekannten strangförmigen Formen, die wie Rinder- und Eierhack aussehen, gepreßt. Das Rindfleisch- und Ei-Aussehen sind allerdings Farbstoffe. Wegen ihres Zucker- und Fettgehaltes werden Halbfeuchtfutter in der Regel gern gefressen. Die Klarsichtfolie der Verpackung darf nicht beschädigt sein, was die Entwicklung von Pilzen und Bakterien begünstigen würde, da Halbfeuchtfutter nicht kühl gelagert werden müssen. Sie werden mit Konservierungsmitteln haltbar gemacht; sind sie also verfärbt, sind sie auch *ernsthaft* verdorben. Halbfeuchtfutter haben die beste Energieverdaulichkeit, wenn auch nicht die höchste Energiedichte. Sie liegen, was man auch wissen muß, in allen Bestandteilen meist höher, als der tatsächliche Bedarf ist.

Dosenfutter

Bei Dosenfutter sind es, neben Muskelfleisch, vorwiegend Innereien und pflanzliche Eiweiße, teilweise in texturierter Form, was die Dose füllt. Durch Farbstoffzusatz können Sie auch von der Farbe des Futters (rot ist kein Zeichen für besonders viel Fleisch!) nicht immer auf seine Zusammensetzung schließen. Generell werden Dickungs- und Geliermittel zugesetzt, um das Wasser zu binden. Auch der Hinweis auf besondere Fleischspezialitäten sagt nichts anderes, als daß bestimmte Fleischsorten *auch* enthalten sind; aber die enthaltene Menge ist oftmals minimal. Oft sind die Produkte, bis auf den kleinen geschmacksbestimmenden Teil völlig identisch, wobei gar nicht klar ist, ob der Hund selbst diese Variationen überhaupt zu schätzen weiß. Aber: Je mehr unterschiedliche Geschmacks- und Inhaltsrichtungen ein Hersteller anzubieten weiß, umso mehr Platz wird ihm in den Verkaufsregalen zuteil, was dann einen klaren Verkaufsvorteil bietet. (Inzwischen sind in manchen Märkten die Abteilungen für Tierfutter mindestens ebenso groß, wie die für z.B. Babynahrung.)

Die Ausgangsmaterialien werden zerkleinert und, um Farbe und Konsistenz zu erhalten, chemisch behandelt. Haltbar gemacht wird das Ganze durch Erhitzen auf mindestens 126° C für drei Minuten; die Dosen sind daher fast unbegrenzt haltbar.

Die Gehalte an Rohprotein und Rohfett sind deutlich höher als bei anderen Futtermitteln. Aber Sie müssen bedenken, daß der Trockensubstanzgehalt um 19-22 % ist. Dies bedeutet umgekehrt, daß *in den Dosen ein Wassergehalt von ca. 75 % - geliertem - Wasser ist.*

Soll ein Dosenfutter als *Alleinfutter* gelten, muß sein Rohproteingehalt 30-35% betragen; ist dieser Gehalt höher, müßte es als *Ergänzungsfuttermittel* eingestuft werden. Dosenfutter wird aus einer Reihe Zutaten einschließlich tierischem Gewebe, Soja und Getreideprodukten hergestellt und ist eine ausgewogene Ernährung.

Manche Dosenfutter werden als »Gourmetfutter« eingestuft und sollen den Eindruck erwecken, als enthielten sie besonders viel Muskelfleisch, bestehen aber tatsächlich u.U. auch aus vielerlei tierischen

Nebenprodukten und strukturiertem pflanzlichem Eiweiß, das aus extrudiertem Sojamehl mit roter und brauner Farbe besteht, was man leicht mit Fleisch- oder Leberstücken verwechseln kann. Bei manchen dieser Futter muß wegen ihres hohen Eiweißgehaltes dieses als Energiespender verbraucht werden, was zu Nierenschäden führen kann. Manche dieser Futter sollten daher besser *nicht als Langzeitfutter* eingesetzt werden, am besten sind sie also nur in Zeiten großen Eiweißbedarfes zuzufüttern (Appetitmangel, Laktation, Wundheilung).

Dosenfutter werden von den Hunden gern genommen. Sie sind hygienisch einwandfrei, enthalten keine Konservierungsmittel, haben eine günstige Wertung des Eiweißes. Leider sind sie gleichzeitig auch verhältnismäßig teuer.

Futterdosen dürfen keine Rostflecken oder Korrosionen aufweisen, auch darf der Deckel nicht nach *außen* ausgebeult sein, was auf Gasbildung und Verderbnisvorgänge im Inneren schließen läßt. Der Inhalt darf nicht sauer, muffig oder faulig riechen. Hat der Inhalt eine andere Farbe als die Oberfläche, ist womöglich (unter Nährstoffverlust) überhitzt worden, oder das Futter hat mit dem Blech der Dose reagiert.

Ist oben auf dem Doseninhalt eine Fettschicht, muß das Futter deswegen nicht unbedingt besonders fett sein, sondern der Doseninhalt hat sich u.U. nur entmischt. Die geleeartige Konsistenz gibt keinen Hinweis auf die enthaltene Wassermenge. Beim Aufschneiden des Dosenfutters kann man nach eindeutigen Fleischbestandteilen suchen (Sehnen, Muskelfasern etc.), aber auch Getreide- und Gemüseteile feststellen. Wenig positiv ist es, findet man außerdem Glasstücke, Getreidespelzen, Haare, Federn, Sand oder Holzstücke.

Der Trick mit den leckeren Geschmacksrichtungen und den »besonderen« Fleischsorten

Vielleicht haben Sie auch schon einmal, als Sie Ihrem Hund etwas ganz Besonderes »gönnen« wollten, ein Dosenfutter gekauft, das Ihnen mit dem Hinweis angepriesen wurde, es enthalte z.B. Wild, Geflügel oder irgendein anderes »besonderes« Fleisch. Natürlich meint nun jeder, das Futter enthalte *hauptsächlich* gerade diese besondere Fleischsorte, denn, normalerweise wenigstens, studiert man ja die Inhaltsangaben auf der Verpackung nicht mit besonders kritischen Blicken. Das wissen die Hersteller und - verkaufen diese Extra-Futter gar nicht schlecht. Schauen Sie sich aber beispielsweise in einem Großmarkt einmal die verschiedenen Futter an und lesen sich die Inhaltsangaben genau durch, wird Ihnen auffallen, daß dort steht, das Futter enthalte mindestens 4% Wild (oder was sonst auf der Packung genannt wird). Der Trick ist, daß ein Hersteller erst, wenn 4% einer bestimmten Fleischsorte enthalten ist, diese auch *nennen* darf. Oft sind auch nicht mehr als *gerade* diese 4% enthalten, was an tatsächlichem Gehalt pro Mahlzeit nur wenige Gramm sind. Alles andere, woraus sich das »Fleisch«, also das Eiweiß zusammensetzt, bleibt das Geheimnis des Herstellers. Eiweiß kann, wie schon gesagt, aus den verschiedensten Quellen stammen, von denen man niemals wirklich erfährt, woraus genau es »gewonnen« wurde. Jedenfalls wage ich zu behaupten, daß es Ihrem Hund herzlich egal ist, ob er 5-10 g Wild o.ä. in seinem Futter vorfindet oder nicht.

Gutes Fertigfutter - Schmackhaftigkeit und Preis

Der kleine Blick hinter die Kulissen der Fertigfutter-Herstellung soll Sie nun keinesfalls davon abhalten, Fertigfutter zu verfüttern. Es soll nur Ihren Blick dafür schärfen zu lernen, die Spreu vom Weizen zu trennen. Auch wir verfüttern, wie bereits früher gesangt, zu bestimmten Zeiten auch gern industriell hergestelltes Futter, wählen dieses aber sorgsam aus.

Die Entscheidung für ein Fertigfutter ist ja langfristig. Wenn wir für *uns* einmal die eine oder andere Fertignahrung kaufen, bedeutet das eine Ausnahme und ist auf wenige Mahlzeiten beschränkt. Für unseren Hund bedeutet es aber, daß er wochen-, monate- oder gar jahrelang in einer bestimmten Richtung ernährt wird. Da ist es schlimm, wenn man sich bei der Wahl des Futters vertan hat, zumal, wie bereits gesagt, die Folgen der Fehlernährung sich erst *schleichend,* d.h. nach geraumer Zeit, bemerkbar machen.

Vor allem mit der Hundehaltung Unerfahrene, die sich nicht zutrauen, ein wirklich wertvolles Futter selbst herzustellen, sollten sich u.U. entschließen, für ihren Hund ein *gutes* Aufzuchtfutter einzusetzen. Auch bei unseren Kleinkindern greifen wir ja gern zur Kindernahrung, weil wir fürchten, beim Selberkochen doch den einen oder anderen Fehler zu machen. Aber - kaufen Sie nicht irgendein Futter, lassen Sie sich von Ihrem Tierarzt beraten. Am besten ist es, Sie haben das bereits vor Ankunft Ihres Hundes alles erledigt und wissen genau, worauf Sie achten müssen. Gerade bei Hunden im Wachstum können ja Ernährungsfehler leicht zu Wachstumsstörungen führen, die erst später im Leben bemerkbar werden.

Bei dem einmal, u.U. nach einem Beratungsgespräch mit Ihrem Tierarzt gewählten Futter sollten Sie dann auch bleiben. Sie sollten nicht dauernd wechseln, nur weil Sie gerade von dem einem Futter eine tolle Fernsehwerbung gesehen haben oder weil ein anderes besonders billig zu haben ist. Auch bei Fertigfuttern muß ein Wechsel *schrittweise* erfolgen: Sie müssen das neue Futter zunächst in kleinen Mengen unter das bisherige mischen, bis Sie dann ganz auf die neue Sorte umsteigen können.

Ein gutes Fertigfutter ist so hergestellt, daß es von Ihrem Hund gern genommen wird. Allerdings kann man da Überraschungen erleben und nicht immer ist es möglich, den Hund von dem besseren Futter zu überzeugen. Dann muß man ein anderes ausprobieren.

Füttern Sie Ihren Hund etwa drei Wochen lang mit der genau für ihn angegebenen Menge, sollte er in dieser Zeit weder verfetten noch abmagern. Sie können in dieser Zeit also gut mit mehr oder weniger Futter ausprobieren, wieviel er wirklich davon benötigt. *Meist brauchen die Hunde deutlich weniger Futter, als auf der Verpackung für ihre Größe angegeben wurde!*

Die Nahrungsbestandteile bei einem guten Futter sind nämlich so berechnet, daß er mit der für ihn richtigen Menge genau die für ihn notwendigen Nährstoffe erhält. Jetzt kommt es aber darauf an, und hier unterscheiden sich die Futter sehr voneinander, *wieviel* Futtermenge der jeweilige Hersteller als notwendig dafür vorgesehen hat. Bei einigen, meist billigeren Produkten, muß der Hund große Mengen fressen, bis er sein richtiges Nährstoffquantum aufgenommen hat. Dies wirkt sich leicht auch auf seine Kotausscheidung aus. Bei einigen Futtern kommt auch auf diese Weise eine beträchtliche Natrium-Menge zusammen, was man sicherheitshalber überpüfen sollte. Bei *hochverdaulichen* - teurer *erscheinenden* - Futtern bekommt der Hund zwar *mengenmäßig* weniger, scheidet aber auch deutlich weniger Abfall aus.

Es ist wirklich wichtig zu wissen, daß man den Preis eines Futters nicht nach dessen Kilopreis errechnen kann, sondern nur allein danach, für welchen Preis Sie die täglich benötigte Futtermenge bekommen. Da kann das scheinbar teurere Futter am Ende das billigere sein!

Bei einem guten Hundefutter hat der Hund eine normale, fest geformte Verdauung, seine Haut bleibt elastisch gespannt und das Fell ist glänzend, er wird nicht fett und magert auch nicht ab. Wird die Haut spröde und das Fell matt und schuppig, ist das Futter nicht gut zusammengesetzt. Bei Trockenfutter kann z.B. ein Mangel an essentiellen Fettsäuren vorliegen; in diesem Fall ist versuchsweise 1 Tl Sonnenblumen- oder Distelöl zuzusetzen. Wird das Fell dann besser, war's das.

Fertigfutter und Futtermenge

Die benötigte Futtermenge entnehmen Sie zunächst der Packungsaufschrift, wo Ihnen Richtwerte angegeben werden. Der individuelle Bedarf, den Sie ausprobieren, kann selbst bei Hunden der gleichen Rasse um 50 % nach oben oder nach unten variieren.

Aus der folgenden Tabelle, die einem Handbuch eines namhaften Herstellers entnommen ist, ergeben sich die Werte für die drei Futterarten wie folgt:

Körpergewicht kg	Trockenfutter g (100 g = 1450 kJ)	Halbfeucht g (100 g = 765 kJ)	Dosen 445 ml Anzahl
2	75	150	0,5
5	125	225	1
10	200	410	1,5
15	300	560	2
20	375	710	2,75
30	550	1050	4
40	725	1425	5
50	900	1725	6,25
70	1250	2360	8,75
100	1750	3335	12,25

Sie müssen also Ihr Futter nach dessen Kalorienanteil entsprechend umrechnen, sehen aber schon allein aus dieser Tabelle, daß Sie vermutlich mit Trockenfutter immer preislich am günstigsten fahren werden.

Hunde brauchen je nach Alter, Temperament und Bewegungsaktivität unterschiedlich große Rationen. Aber auch lang- oder kurzhaarige Hunde haben, da sie mehr oder weniger Energie für ihre Körperwärme aufbringen müssen, einen unterschiedlichen Futterbedarf. Bei

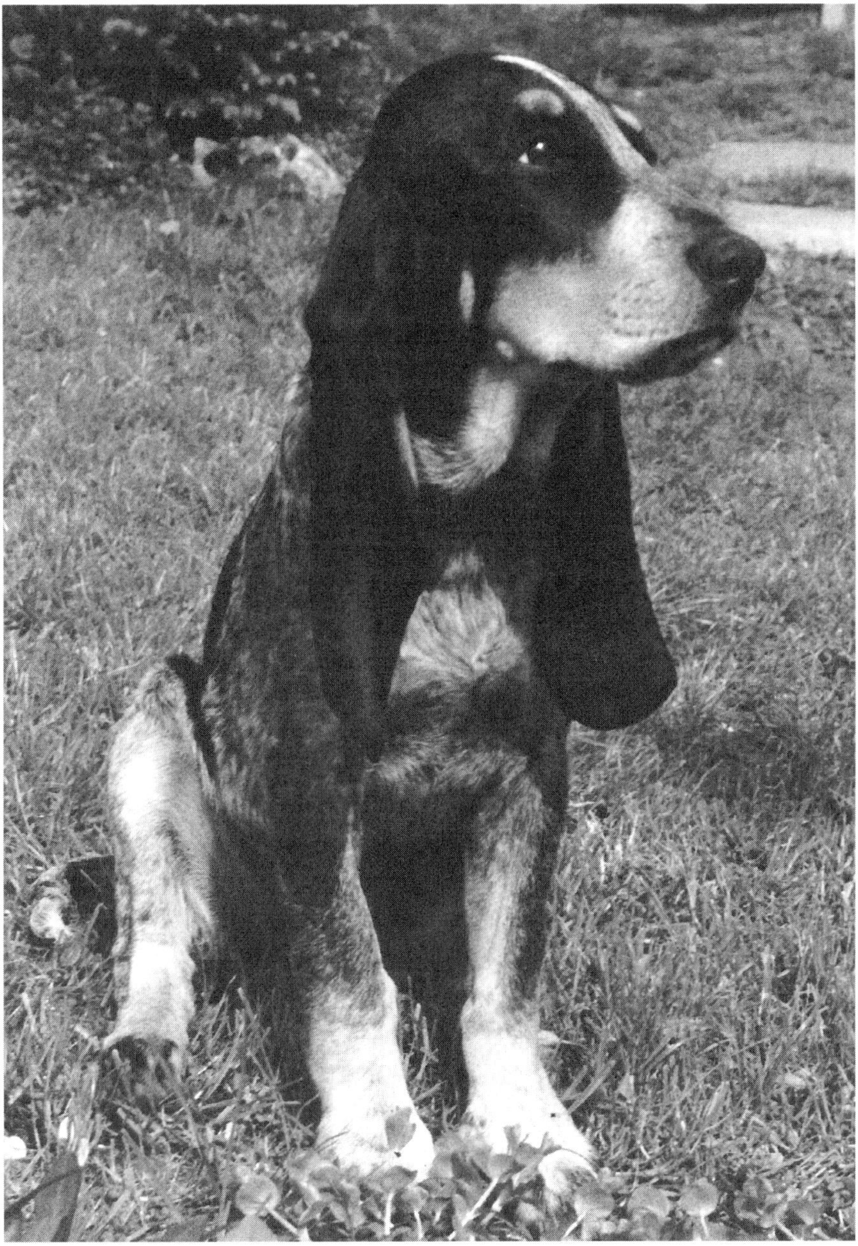

Padinia vom Steigwald (Luzerner Laufhündin)
A.: W. Nieger

besonders lebhaften, in Gruppen gehaltenenen Hunden ist häufig die Futtermenge zu erhöhen, bei alten oder trägen Hunden ist hingegen das Futter zu reduzieren. Auch Jahreszeit und Haltung (Außentemperatur, Zwingerhaltung) spielen eine nicht geringe Rolle. Wasser muß den Hunden, gleich wie man füttert, immer zur Verfügung stehen.

Sie müssen auch das Futter nicht jedesmal abwiegen. Füllen Sie die erstmals gewogene Menge in ein Litermaß um, dann können Sie das Futter künftig jedesmal mit diesem Behälter abmessen und sich das Wiegen sparen.

Die Fütterung bei »arbeitenden« Hunden

Über die richtige Fütterung von Hunden, die große körperliche Leistung erbringen müssen, könnte man ein eigenes Buch schreiben. Wer aus seinem Hund eine maximale Leistung herausholen will, tut gut daran, die entsprechende Fachliteratur dazu gründlich zu studieren, da diese Leistung aus einem ausgeklügelten System aus Training und Fütterung entsteht.

Die oben angeführten Futtermengen gelten für Hunde im *Erhaltungsbedarf*. Ganz anders sieht dies bei Hunden aus, die man großen körperlichen und psychischen Strapazen aussetzt. Für diese ist eine spezielle Streß-Leistungsdiät zu füttern, die man gerade bei den Fertigfuttern angeboten bekommt und auch nutzen sollte. Diese Diät muß bereits etwa *drei Wochen vor der Trainingsphase,* wie natürlich auch in der Leistungsphase gefüttert werden, wobei die Mengen nach dem tatsächlichen Bedarf steigend zu bemessen sind. Man muß *rechtzeitig* mit der hochwertigen Fütterung beginnen, damit der Körper des Hundes sich einerseits an die veränderte Nahrung gewöhnen kann und andererseits bereits mit Einsetzen der körperlichen Anforderung in bester Kondition ist.

Denn gerade bei diesen »arbeitenden« Hunden wird oft nicht ausreichend bedacht, daß zu ihrer körperlichen Leistung auch ein hohes Maß an Streß hinzukommt. Dies hat Auswirkungen auf die Menge und Zusammensetzung des Futters, wie auch auf die Füttertechnik. *Bei Fehlern in der Fütterung kann die Leistungsfähigkeit des Hundes nachhaltig herabgesetzt werden.*

Aus Amerika (William Campbell) und Frankreich (Professor Guy Queinnec) kommen Überlegungen, daß man bei der Fütterung starkem Streß ausgesetzer Hunde die Zusammensetzung wie folgt ändern sollte. Die Zahlen im Klammern geben die zweite Variante an:

Nahrungs- bzw. Diätzusammensetzung aus:
Kohlenhydrate *maximal* 46 % (27 %)
Proteine *mindestens* 29 % (60 %)
Lipide *mindestens* 10 % (13 %)

Neben der sinnvollen Fütterungsumstellung kann man in Streßsituationen ein besonderes »Getränk« verabfolgen, das den Hunden den leistungsmindernden Streß nimmt:

500 ml Fruchtsaft mit 10 g Lävulose (bzw. 20 g Honig) gemischt; viertelstündlich je nach Größe des Hundes 20-50 ml verabreichen.

Bei Gebrauchshunden, die für längere Zeit im Schritt geführt werden, kann der Nahrungsgesamtbedarf auf das 1 1/2-fache, bei Jagd-, Hüte- und Meutehunden das 2-fache, bei Schlittenhunden auf das 3-fache des Erhaltungsbedarfs ansteigen. Man hat untersucht, daß bei Hunden, die mit einem normalen Trockenfutter ernährt wurden, der Erschöpfungspunkt bei 15 Meilen erreicht war; mit hochverdaulichen, energiereichen Rationen schafften die Hunde 20 Meilen. Bei den sogenannten Rennhunden ist die Spannweite sehr groß. Am einen Ende stehen die Windhunde mit den kurzen *Sprintstrecken*, am anderen Ende die Schlittenhunde mit oft extremen Langstrecken; sie sind die *Ausdauertypen*. Beide Gruppen unterscheiden sich auch in bestimmten Punkten sowohl in ihrer Bemuskelung wie auch in ihrem Stoffwechsel.

Für viele gibt es Unklarheiten, in welcher Form der Mehrbedarf zugefüttert werden soll, und *wovon* eigentlich mehr benötigt wird. Grundsätzlich gilt schon mal, daß keinesfalls mehr Minerale und Vitamine zu einer körperlichen Mehrleistung benötigt werden, da der Hundekörper ja letztlich nichts anderes als mehr »Sprit« verbrennt, wenn er auf Hochtouren läuft. Zusätzliche Vitamine haben keine magische Wirkung auf die Leistung, auch wenn dies manchmal behauptet wird.

Auch Eiweiß ist kein Brennstoff. Wird nämlich Eiweiß zur Energiegewinnung hinzugezogen, entstehen Abbauprodukte, die den Körper (Leber/Niere) zusätzlich belasten. Dies muß entgiftet und ausgeschieden werden und führt obendrein noch zu erhöhtem Sauerstoffbedarf und zu einem Mehrbedarf an Wasser. Also ist ein *überhöhtes* Eiweißangebot letztlich sogar leistungsmindernd.

Wirklich erhöht ist also nur der Energiebedarf mit Kohlenhydraten *oder* Fetten als Energielieferanten. Was von beiden bevorzugt einzusetzen ist, hängt davon ab, welche Leistung den Hunden abgefordert wird.

Rennhunde (Windhunde) müssen z.B. kurze Strecken mit Höchstgeschwindigkeit zurücklegen. Ihre Energiereserven müssen *schnell mobilisierbar* sein. Hier ist es sinnvoll, die zusätzlich benötigte Energie in Form von hochverdaulichen *Kohlenhydraten* anzubieten. Andere wieder haben erprobt, daß es sich bei Windhunden in der Rennsaison günstig ausgewirkt hat, wenn sie zwischen den Rennen mit einer ausschließlichen Fleisch-Protein-Diät (z.B. Muskelfleisch mit Fett und Mineralsalzen) ernährt wurden.

Bei Rennhunden mit *Dauerleistungen* (Schlittenhunden) ist es anders. Sie sind in hohem Maße auf die Mobilisierung von *Energiereserven*, die überwiegend als Fett vorliegen, angewiesen, d.h. sie müssen Fett abbauen (können). Das bedeutet nichts anderes, als daß mit steigendem Energiebedarf die Energiedichte in der Ration zunehmen muß, *ohne daß deren Gesamtvolumen übermäßig zunimmt.* Dies führt zwangsläufig dazu, daß die Nahrung *fettreicher* sein muß, da Fett besser als Kohlenhydrate verdaut wird, so daß mit geringeren Kotmengen auch geringere Wasserverluste zu verzeichnen sind. Zudem bremst kohlenhydratreiche Fütterung die Mobilisierung der Fette.

Insgesamt ist festzustellen, daß, je größer die ***Dauer****belastung ist, umso höher muß der Fettanteil in der Nahrung sein.* Fett ist nicht nur energiereicher als Kohlenhydrate, sondern wird auch ökonomischer als Eiweiß oder Kohlenhydrate verbraucht oder als Fett gespeichert. Nach einer fettreichen Nahrung geht weniger an Energie durch Wärme verloren als nach einer kohlenhydratreichen Mahlzeit, ebenso geht auch bei der Speicherung in die Depots nur 3% der Energie verloren (hingegen 23% bei z.B. Kohlenhydraten.) Fügt man z.B. 1 El Pflanzenöl pro Tasse Trockenfutter bei, vergrößert dies die Energiedichte um 30%. Aber Vorsicht: Ein einseitig zu hoher Fettanteil kann zu ungenügender Versorgung mit nichtenergieliefernden Stoffen führen, weil, außer Fett, zu wenig anderes gefüttert wird.

Wann sollten »arbeitende« Hunde gefüttert werden?

Ein gut genährter und gut trainierter Hund kann seine Energie ohne Schwierigkeiten aus seinen *Körperreserven* mobilisieren. Arbeitende Hund müssen daher grundsätzlich *langfristig* sorgsam gehalten, d.h. ernährt *und* trainiert werden, um in bester körperlicher Verfassung zu sein.

Aus diesen Grunde ist es weder richtig noch sinnvoll, die benötigte Energie direkt vor der Arbeitsleistung zuzuführen. Auf diese Weise würde der Hund lediglich sein Gewicht erhöhen und der gefüllte Verdauungskanal würde außerdem noch den Atemraum einengen. Diese Art der Fütterung würde seine Leistungsfähigkeit mindern!

Bei einer schlechtverdaulichen Nahrung erhöht sich außerdem die Kotmenge, was beispielsweise bei einem Rennpferd einem Handicap von 7% entspräche. Umgerechnet auf einen Schlittenhund wäre diese Belastung 16mal höher, weil er längere Strecken zurücklegt!

Vor der eigentlichen Belastung benötigen Hunde also keine zusätzliche Hauptmahlzeit. Sie sollten schon einige Stunden vorher höchstens maximal 10% der Tagesmenge zu sich genommen haben, was man manchmal füttert, weil es beruhigend auf sie wirkt. Bei Windhunden sollte die letzte Nahrungsaufnahme mindestens zwei Stunden vor dem Renntermin liegen. Meist gibt man nur etwas Weißbrot mit Honig oder Fruchtsaft mit Honig versetzt.Die eigentliche Fütterung sollte erst ca. zwei Stunden nach, aber innerhalb von vier Stunden nach der Anstrengung erfolgen. Einerseits sollen die Hunde sich schon wieder etwas beruhigt haben, so daß ihre Verdauung ordnungsgemäß ablaufen kann, andererseits müssen sie jetzt dringend ihre verbrauchten Energiereserven wieder auffüllen.

Hunde mit überwiegend psychischem Streß

Nicht vergessen dürfen wir hier Gebrauchshunde, denen zwar keine größeren körperlichen Strapazen, dafür aber sehr viel Konzentration über längere Zeit abgefordert wird. Dies sind Polizei- und Wachhunde, aber auch Führhunde für Blinde, Hunde bei Hörgeschädigten oder Rollstuhlfahrern etc.. Diese sind, in oft wechselnden Umgebungen, starkem Streß ausgesetzt, was sie nicht selten mit schlechtem Appetit beantworten. Für diese Hunde muß die Nahrung hochverdaulich und besonders *schmackhaft* sein. Die benötigte Menge muß man ausprobieren, damit die Hunde ständig in guter körperlicher Kondition sind und weder zu dick noch zu dünn werden. Sie können nämlich, streßbedingt, erheblich mehr als die Erhaltungsmenge benötigen. Auch für sie ist fortlaufend dafür zu sorgen, daß sie genügend Wasser zur Verfügung haben, weil ein Flüssigkeitsmangel den Appetit noch zusätzlich beeinträchtigen würde. Bei den Fütterungszeiten müssen ähnliche Regeln wie bei den arbeitenden Hunden beachtet werden: Also nicht gleich nach der Arbeit, aber in angemessenem Abstand davon die verbrauchte Energie wieder auffüllen, mit hinterher garantierter Ruhephase.

»Arbeitende« Hunde und Wasseraufnahme

Was viele nicht wissen, ist, daß für die aktuelle Leistungsfähigkeit die Versorgung mit Wasser wichtiger ist als die Verfütterung zusätzlicher Energie.

Durch die Körperbewegung entsteht Wärme, die vom Hund überwiegend durch Verdunstung von Wasser (Hecheln) abgeführt wird. Während körperlicher Belastung kann sich der Wasserverlust um das 10- bis 20-fache steigern! Dies ist Wasser, das verloren geht, also schnellstens wieder aufgefüllt werden muß. Kann der Hund seine Körpertemperatur nicht unter 41°C halten (über längere Zeit gefährlich!), weil seine Wasservorräte aufgebraucht sind, nimmt seine Leistungsfähigkeit rapide ab, weil vermehrt Wärme über die Körperoberfläche abgeführt werden muß. Dies ist nur über eine verstärkte Durchblutung möglich; diese Blutversorgung fehlt dann bei der Versorgung der Muskeln. Außerdem werden dabei *Reserven abgebaut*, weil Wärme nur entsteht, wo Energie »verheizt« wurde.

Der Hund hat kaum Wasserreserven im Körper zur Verfügung, allerdings entsteht (wie bereits vorn beim Wasser besprochen) bei der Verbrennung energieliefernder Nährstoffe Stoffwechselwasser: Auf 400 kJ fallen etwa 10-15 ml Wasser an, je nachdem, ob Eiweiß, Fett oder lösliche Kohlenhydrate der Energielieferant waren. Beim Verbrauch von Glykogen (Kohlenhydratreserven, vorwiegend in der Leber gespeichert) fallen allerdings erhebliche Mengen Wasser an. Daraus ergibt sich, daß dem ausreichenden Glykogenspeicher größte Bedeutung zukommt. (Bei Sprintern für die Leistung entscheidend!)

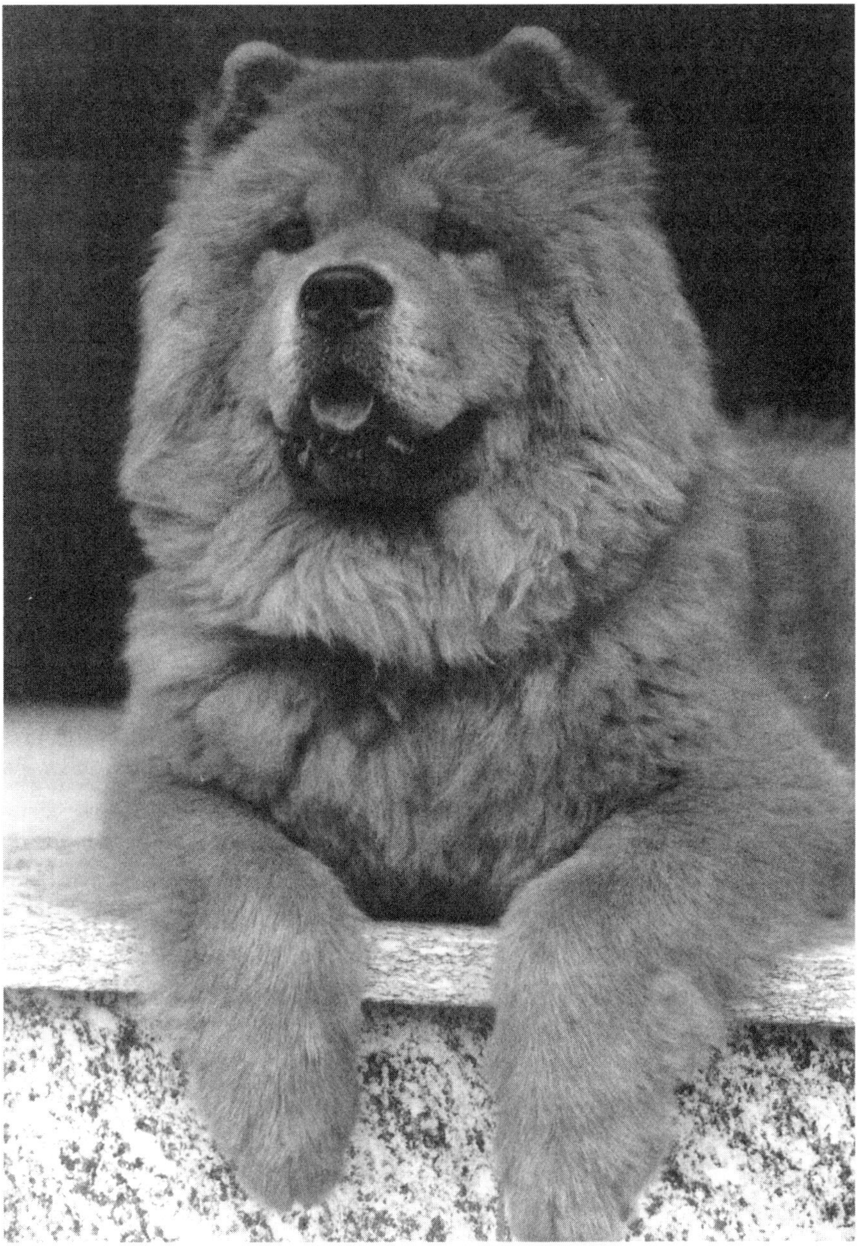

Tai-Chi Alexa (Chow-Chow-Hündin)
A.: E. Kolb

Natürlich muß dieser Speicher hinterher dringend wieder aufgefüllt werden.

Es ist also wichtig, daß dem Hund genügend Trinkwasser zur Verfügung steht. Besonders bei hohen Außentemperaturen sollte man den Hund gezielt zum Trinken anregen. Ist nämlich ein bestimmtes Maß an Austrockung erreicht, kann das Durstempfinden reduziert sein und der Hund würde von sich aus gar nicht trinken. Am besten gibt man kaltes Wasser von 4-10°C. Es schmeckt besser, verläßt den Magen schneller und kühlt den Körper. Bei »trinkfaulen« Hunden kann man das Wasser mit etwas Honig anreichern, damit es wirklich genommen wird.

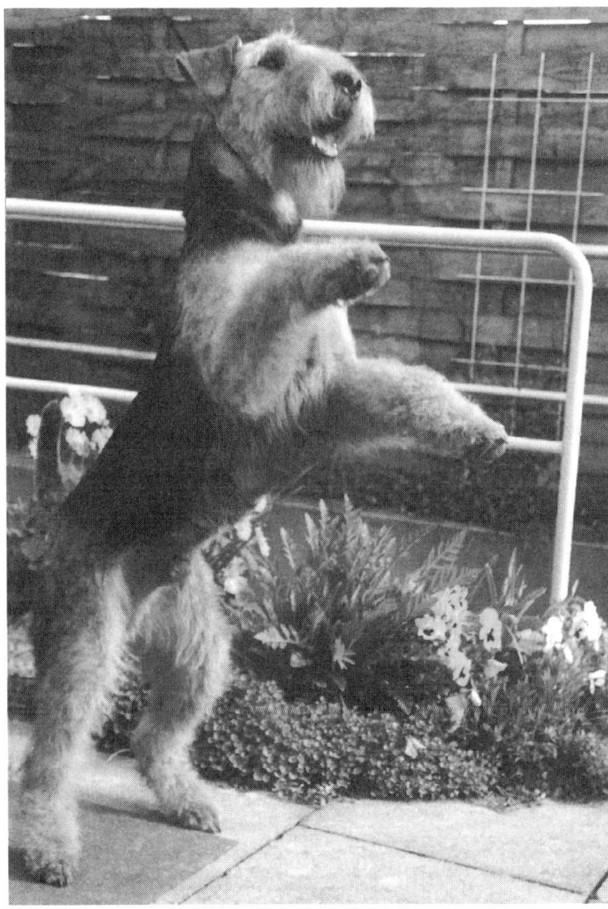

Sito vom Blasiusberg
(Airedale-Terrier)
A.: K. & E. Pietsch

Der (zu) dicke Hund

Schade um Linda

Heute ist Linda, eine hübsche gelbe Labradorhündin, fünf Jahre alt. Sie mag nicht mehr besonders viel laufen, denn sie hat, so ihre Besitzerin, »etwas an den Bandscheiben oder an den Gelenken«. Sie muß wegen Atemnot, »auch das Herz ist nicht mehr gut«, häufig zum Tierarzt, sie kann wärmere Temperaturen nur schlecht vertragen (bei heißem Wetter muß Linda zuhause bleiben), manchmal hat sie was an der Haut. Auch mit dem Züchten hat es nicht geklappt, Linda hat nicht aufgenommen.

Was Linda *eigentlich* hat, läßt sich mit nur wenigen Worten zutreffend beschreiben: Linda gehört zu jenen 24-44% Hunden, die schlichtweg nichts anderes als erheblich zu dick sind.

Es ist wirklich schade um Linda, denn bis auf ihre zahlreichen Erkrankungen ist sie ein Hund, wie man ihn sich besser nicht wünschen könnte: Sie gehorcht hervorragend, ist ein überaus geduldiger Gefährte für die nicht immer zartfühlenden, zum Teil noch sehr kleinen Kinder ihrer Familie. Man merkt sie kaum, aber sie gibt so viel Liebe, daß ein Leben ohne sie ganz anders aussehen würde. Aber der Tierarzt hat bereits jetzt durchblicken lassen, daß Linda vermutlich nicht sehr alt werden wird, weil zu den oben geschilderten Krankheiten nun auch noch Diabetes hinzugekommen ist. Jetzt soll Linda abnehmen, was nach Ansicht ihrer Besitzerin überhaupt nicht möglich ist, weil »Linda ohnehin fast nichts frißt«. (Daß fette Hunde von einem bestimmten Stadium an tatsächlich oft nicht viel Nahrung brauchen, ist normal, worauf wir noch kommen.) Wenn allerdings Linda nicht abnimmt, ist ihr Schicksal besiegelt. Schade um Linda.

Daß Lindas Leben einen solchen Verlauf nehmen würde, war bereits seit Jahren absehbar. Schon als Welpe hatte sie eine dicke Speckschicht, und als ich, vorsichtig natürlich, fragte, ob Linda nicht zu viel esse, wurde mir erklärt, das sei doch alles nur Babyspeck und den müsse ein junger Hund doch haben, damit er richtig wachsen könne...

Ich kenne viele Lindas. Es ist schade um jeden einzelnen dieser Hunde, denn sie hatten nicht nur ein im wahrsten Sinne des Wortes schweres Leben; dieses war obendrein noch erheblich kürzer als das des Rassedurchschnitts, und einheitlich hatten die ebenso wohlmeinenden, liebevollen wie unbelehrbaren Hundebesitzer selbst alles dazu beigetragen, daß das kurze Leben ihrer geliebten Hunde so schwer und beschwerlich ausfiel - eine geradezu widersinnige Situation.

Ich kann schon nicht mehr zählen, wie oft ich es vorgeschlagen und geschrieben habe: *Gebt dem Hund besseres und weniger Futter, füttert hochwertig, aber sparsam.* Die scheinbaren Mehrkosten für das bessere Futter werden mehr als aufgewogen durch Ersparnisse auf anderen Gebieten: Erstens ist die benötigte Futtermenge geringer, zweitens reduzieren sich die oft erheblichen Tierarztkosten, und drittens wird das Leben der Hunde deutlich verlängert.

Vorbeugen - manche Hunde sind gefährdeter als andere

Jedermann kann, ohne das rassetypische »Sollgewicht« seines Hundes zu kennen und auch ohne ihn wiegen zu müssen, jederzeit leicht feststellen, ob der Hund das richtige Gewicht hat.

Auch wenn Sie sich nicht vorstellen können, wie man das macht, ist es relativ einfach: Sie müssen nur mit beiden Händen, die Daumen auf der Wirbelsäule, rechts und links über den Brustkorb Ihres Hundes streichen: Spüren Sie unter einer hauchdünnen Fettschicht die Rippen deutlich, ist alles in Ordnung. Müssen Sie aber schon fest zudrücken, um bis zu den Rippen zu kommen, ist es Zeit, über das Abnehmen nachzudenken.

Diesen kleinen »Tast-Test« können Sie bei der täglichen Pflege Ihres Hundes ohne jeden Zeitaufwand durchführen; eigentlich zeitraubend ist nur das nachfolgende, konsequente Handeln je nach »Befund«.

Auch unsere Hunde hatten schon manchmal etwas zu gut angesetzt. Lustigerweise immer dann, wenn *wir selbst* besonders elend waren! Das kam vor nach längeren Erkrankungen, Grippeepidemien oder einmal, als ich ein Bein gebrochen hatte. Solche Vorkommnisse reduzierten nachhaltig die tägliche Bewegung der Hunde und - bei gleichbleibendem Nahrungsangebot - waren die Hunde natürlich keinesfalls früher »satt«, obwohl sie deutlich weniger Energie verbraucht hatten. (Auch dies ist normal, wie wir gleich sehen werden.) Waren also unsere Hunde durch derartige Ereignisse kurzfristig etwas zu dick geworden, gingen wir 14 Tage bis drei Wochen zu einem etwas anderen Futter über: Wir nahmen nur die Hälfte der gewohnten Futtermenge und füllten den Rest mit Karotten- oder Apfelbrei auf. Bei nur geringem Fettansatz reicht eine solche Maßnahme vollständig aus: Die Speckschicht verschwindet. Bei einem so kurzen Zeitraum stört es auch nicht, daß die Nahrung alles andere als ausgewogen ist. Gleichzeitig achteten wir allerdings auch auf wieder normale, wenn möglich etwas gesteigerte Bewegung unserer Hunde, um das Versäumte wieder gutzumachen.

Inzwischen haben wir allerdings dazugelernt. Kommen aus irgendwelchen Gründen unsere Hunde um ihr sonst normales Bewegungsprogramm, ist jemand krank oder verhindert, reduzieren wir gleichzeitig auch das Futter geringfügig. Seit wir das eingeführt haben, sind auch »Abspecktage« nicht mehr nötig. Aber man muß erst einmal darauf kommen.

Daß Hunde rassebedingt verstärkt zu Fettansatz neigen können, ist bekannt. Gefährdeter als andere Rassen sind (in der Reihenfolge der Häufigkeit): *Labrador, Cairnterrier, Cocker Spaniel, Langhaardackel, Sheltie, Bassethound, Beagle, Cav. King Charles Spaniel.* Am seltensten sind betroffen (wieder in der Reihenfolge): *Deutscher Schäferhund, Greyhound, Yorkshire Terrier, Dobermann, Bull Terrier, Whippet, Pekinese.*

Das hat viele Gründe, u.a. vermutlich das genetisch bedingte Vorhandensein von mehr oder weniger Fettzellen, ein unterschiedlich arbeitender Stoffwechsel und Abweichungen in der Reaktion des Sättigungssystems. (Auf all das kommen wir gleich noch.) Stellte man beispielsweise Settern und Beagles Futter mit steigendem Energiegehalt ganztägig zur Verfügung, nahmen die Setter von dem energiereicheren Futter deutlich weniger zu sich, waren also früher satt als die Beagles, die immer die gleiche Menge fraßen und so auch sofort Fett ansetzten.

Von leichten Übergewicht bis zur schweren Fettsucht
Was ist das Idealgewicht bei Hunden?
Fettsucht ist eine Krankheit

Beim Menschen haben wir klare Angaben, wie das Idealgewicht bei einer bestimmten Körpergröße bei Männern und Frauen aussehen soll. Verständlicherweise gibt es derartige Angaben bei Hunden mit ihren großen Rassevariationen nicht. Bei Hunden sind wir zunächst auf den »Tast-Test« angewiesen und können, haben wir eine dickere Fettschicht festgestellt, nun den Hund wiegen, um festzustellen, um wieviel Prozent er das Gewichtssoll seiner Rasse übersteigt.

Aber auch die rassebezogenen Gewichtsangaben sind nur *Richtwerte,* da es ja auch innerhalb der Rassen beträchtliche Schwankungen in der Körpergröße gibt, die sich natürlich auch im Gewicht widerspiegeln. Bei nur wenigen Zentimentern Differenz kann bei gleichaltrigen Hunden der gleichen Rasse der eine, etwas größere, durchaus schlank sein und trotzdem scheinbar zu viel wiegen, während der andere, etwas kleinere, bei gleichem Gewicht tatsächlich schon zu fett ist, was der »Tast-Test« eindeutig belegt.

Nach was soll ich mich dann richten? werden Sie nun fragen. Nun, Rassegewichtsangaben sind Richtwerte, aber Sie können das Optimalgewicht *Ihres* Hundes trotzdem herausfinden. Sinnvoll ist es dazu, daß Sie Ihren Hund, wenn er noch schlank ist, in regelmäßigen Abständen wiegen und sich das, in den schon oft erwähnten »Hundetagebüchern«, notieren. War Ihr Hund beispielsweise mit 12 Monaten ausgewachsen und schlank, ist das dabei festgestellte Gewicht vermutlich das für *ihn* optimale. Bei Rassen, die später ausgewachsen sind, liegt dann der »Stichtag« entsprechend später. (Hündinnen sollte man zur Zeit der ersten Läufigkeit wiegen, um später ihren Gewichtsverlauf besser kontrollieren zu können.) Voraussetzung ist natürlich, Sie haben von Anfang an auf einen schlanken Hund geachtet und hatten nicht schon einen Welpen oder Junghund mit Speckschicht!

Wird also das »Idealgewicht« Ihres Hundes nur um 15% (also statt gewünscht z.B. 23 kg hat er plötzlich 26 kg) oder mehr überschritten, dürfen Sie das keinesfalls auf die leichte Schulter nehmen, obwohl Sie meinen, so viel mehr sei das doch gar nicht. Ihr Tierarzt jedenfalls nennt einen solchen Zustand »Adipositas«, was vom lateinischen adeps/adipis kommt und übersetzt so viel wie *fettreich* heißt und womit Fettsucht oder Fettleibigkeit gemeint ist.

Es ist bedauerlicherweise heute erwiesen, daß beim »Tast-Test« bei nahezu jedem zweiten Hund herauskommt, daß er (mehr oder weniger) zu viel Speck auf den Rippen hat. Am besten ist natürlich, wenn man das gleich am Anfang merkt, einige Tage oder Wochen das Futter stärker reduziert und anschließend, bei ausreichender Bewegung, gerade so viel füttert, daß künftig der »Speckbefall« ausbleibt.

Im täglichen Leben sieht das leider anders aus. Die zunächst geringe Speckschicht wird entweder übersehen oder nicht beachtet, der offensichtlich immer hungrige Hund nimmt immer weiter zu, bis er schließlich nicht nur am ganzen Körper straff gepolstert ist, sondern womöglich auch noch einen pendelnden Hängebauch, ausgeprägte Speckpolster zu beiden Seiten der Schwanzwurzel und auf der Kruppe hat, sein Gang watschelnd wird und der Hund, statt hübsch, springlebendig, lustig und neugierig zu sein, im Wesen träge und im Äußeren wenig ansehnlich wird.

Das wären im schlimmsten Fall Schönheits- und Charakterfehler. Viel schlimmer aber sind die Folgen, die zunächst unbemerkt, für den Hund aus seinem Übergewicht entstehen können.

Wird das Gewicht *nur um 10% überstiegen,* ist dies zunächst nicht besonders gefährlich, weil man es leicht korrigieren kann. Aber schon 10% genügen, um den Ausbruch von *Diabetes* zu beschleunigen und den *Blutdruck zu erhöhen,* was zu *Herz- und Nierenkrankheiten* führen kann.

Ein Übergewicht von nur 20-30% ist der Ausgangpunkt für *zahlreiche Störungen,* weil das *Immunsystem beeinträchtigt* wird, und auch viele der gefürchteten *Hauterkrankungen* haben ihren tieferen Grund im Übergewicht des Hundes.

Bei *40-50% Übergewicht* haben sich schon zahlreiche Störungen eingestellt, auch ist die *Magen-Darmfunktion* gestört, was zu *Verstopfung, Blähungen* und *Geschwüren* führt.

Bei *weiter steigender Gewichtszunahme* wird dann auch die *Fruchtbarkeit* in Mitleidenschaft gezogen, man findet außerdem vermehrt *Tumore, Geburten* werden erschwert bis unmöglich, der *Bewegungsapparat* wird an einigen Stellen *defekt,* bei *Operationen* ist das *Risiko erhöht.* Und das alles, weil Ihr Hund statt der richtigen 23 kg nun plötzlich 34 oder 35 kg auf die Waage bringt, was manche dann »eigentlich« noch immer gar nicht so viel finden.

Man muß wissen, daß, je größer die Abweichung vom Normalgewicht ist, umso eher treten auch *Bewegungsstörungen* auf, verursacht durch *Arthritiden, Bandscheibenschäden, Kreuzbandrisse* und *allgemeine Überbeanspruchung* durch das Übergewicht.

Die größere Körpermasse verursacht auch *Atembeschwerden,* was einerseits durch den erhöhten Sauerstoffbedarf und andererseits durch Fettmassen im Brustraum verursacht wird. Der Hund braucht »mehr Luft«, als er einatmen kann. Das führt dann zu *eingeschränkter Ausdauer, schneller Ermüdung und keuchendem Atem.* Das alles läßt sich aber leicht beheben - durch nichts als Gewichtsreduktion, sprich: weniger Futter.

Auch der *Blutdruck* des fetten Hundes ist *stark erhöht.* Überfütterung stimuliert den Sympathikus, was Hochdruck entstehen läßt und zu *Herz- und Kreislauferkrankungen* und zur Entstehung oder Verschlimmerung von *Nieren- und Herzkrankheiten* führt. Dies sind zugleich die *häufigsten Todesursachen* bei Hunden.

Sowohl bei Rüden wie bei Hündinnen wird durch Übergewicht auch die *Fruchtbarkeit gestört.* Daß Hündinnen schlechter aufnehmen und *Geburtsschwierigkeiten* haben, ist bekannt. Aber nicht alle wissen, daß bei Rüden die *Lebensfähigkeit der Spermien beeinträchtigt* ist, weil die richtige Temperatur in den Hoden nicht mehr stimmt, d.h. sie werden zu warm gehalten.

Auch *Hautkrankheiten* sind bei übergewichtigen Hunden um *40% häufiger* als bei normalgewichtigen bis mageren Hunden. Ebenso *steigt die Anfälligkeit für Tumore um 50%!* Ganz zu schweigen von dem *erhöhten Operationsrisiko.* Bei den *Anästhetika* sind *höhere Dosen* notwendig, da diese im Fettgewebe gespeichert werden, wobei gleichzeitig die Abbautätigkeit in der Leber eingeschränkt und die über die Nieren vermindert ist. Außerdem ist die *Lungenfunktion reduziert,* die *Wunden heilen schlechter* und *infizieren sich* wegen des geschwächten Immunsystems schneller.

So könnte ich noch einige Seiten lang fortfahren, will es aber dabei belassen, weil wir hier nicht die Krankheiten des Hundes lückenlos aufführen, sondern die Grundbedingungen seiner Gesundheit betrachten wollen. Ich hoffe aber, diese wenigen Stichworte genügen bereits vollständig, um Sie jetzt sofort dazu zu bringen, Ihren Hund auf eine mögliche Speckschicht abzutasten und dies auch in der Zukunft beizubehalten. Jetzt wissen Sie, wie vielen Komplikationen Sie mit dieser höchst einfachen »Vorsorgeuntersuchung« aus dem Wege gehen können.

Nur 1 % zuviel Energie hat katastrophale Folgen
Warum Hunde dick werden

Meist macht man sich nicht genügend klar, daß die *angeborene Grundhaltung des Körpers das Hungergefühl ist.* Hunger ist sinnvoll, denn er stellt sicher, daß immer genügend Nährstoffe aufgenommen werden und somit periodisch ergänzt werden. Dieser ständige »Freßtrieb« wird unterbrochen durch hemmende Impulse, die vom Sättigungszentrum ausgehend einen Sättigungszustand anzeigen. (Bei Küken hat man beispielsweise eine Störung im Sättigungszentrum gezielt angezüchtet, damit sie sozusagen ungebremst möglichst viel Nahrung aufnehmen und so beschleunigt wachsen und zunehmen. Dies ist nicht ein Zeichen für Unvernunft, sondern der Profitgier des Menschen.)

Die Sättigungsimpulse kommen von der Füllung des Magen-Darm-Kanals, vom Strom der Verdauungsprodukte in der Leber und durch den Blutkreislauf. Sie schalten das Hungergefühl solange aus, bis wieder durch verbrauchte Energie ein Minus-Stand erreicht ist. Wie schnell der Körper signalisiert, daß er genug hat, hängt von seinen Reserven einerseits, wie von der Art der aufgenommenen Nahrung andererseits ab. (Durch eine u.U. genetisch bedingte Störung im Sättigungszentrum kann hier schon einiges verzögert oder gar nicht gemeldet werden.)

Mit diesen Zusammenhängen verbunden ist aber auch ein starkes Widerstreben des Körpers, einen einmal gewonnenen Status wieder aufzugeben. Der Körper verteidigt sozusagen seine einmal gewonnene Menge an Körperfett, Körpergewicht, Fettzellen und -größe, während er es mehr oder weniger klaglos hinnimmt, wenn hier weitere Depots angelegt werden. Beim wildlebenden Tier, mit seinen immer wieder erzwungenen Mangelsituationen, ist diese Politik ja auch durchaus vernünftig. Nicht aber bei unseren Haushund, für den echte Mangelsituationen ja die absolute Ausnahme sind.

Hinzu kommt, daß das Sättigungsgefühl nur das Ende eine Kettenraktion ist, d.h., alle hintereinanderliegenden Stationen des Körpers müssen befriedigt sein, bis es zum letzten Signal »Ich mag nicht mehr« kommt.

Man muß sich das so vorstellen, daß aus der Mundhöhle kein Sättigungszeichen kommt, solange nicht auch der Magen, der Dünndarm und die Leber angezeigt haben, daß ihr Bedarf gedeckt ist.

Der Magen z.B. ist zufrieden, wenn eine bestimmte Dehnung und ein bestimmter Nährstoffgehalt vorhanden sind, was dem Gehirn weitergemeldet wird. (Gleichzeitig kann aber die Leber durchaus noch Bedarf haben, um ihre Reserven aufzufüllen.) Außerdem regeln eine Reihe von Peptiden die Nahrungsaufnahme, während wieder andere das Sättigungsgefühl verhindern. Ergibt sich hier eine Störung, kann es zu exzessiver Nahrungsaufnahme kommen.

Man kann das an einem einfachen Beispiel gut erklären. Eines der Peptide, die *Sättigung signalisieren,* heißt *Cholezystokinin.* Ein *Sättigungsgefühl verhindert* z.B. *beta-Endorphin.* Bei genetisch fetten Ratten wurde nun festgestellt, daß sie mit 3-5 Wochen nicht nur eine herabgesetzte Empfindlichkeit für Cholezystokinin hatten, sondern daß außerdem ihre Hypophyse dreimal so viel beta-Endorphin enthielt, als es normal gewesen wäre. So kann also eine u.U. genetisch bedingte Störung bestimmter Mechanismen dafür sorgen, daß als Folge übermäßiger Freßlust, besonders in frühem Alter, es sehr schnell zu »chronischer Fettsucht« kommt, worauf wir gleich noch kommen werden.

Aber selbst wenn keine Störung des Freßverhaltens vorliegt, kann es schneller und nachhaltiger, als Sie es sich vorstellen können, zu unerwünschter Gewichtszunahme kommen. *Denn das Prinzip ist ja - angeboren oder nicht - höchst einfach: Es wird mehr Energie zugeführt als verbraucht.*

Das muß gar nicht besonders viel sein, wie man errechnet hat. Wenn ein Hund nur *1% mehr Energie als nötig* zu sich nimmt (was mit Leckerle und »Nebenhers« ja leicht zu erreichen oder zu übertreffen ist!) entsteht allein daraus bereits im mittleren Lebensalter ein *Übergewicht von 25%.* (Sie haben richtig gelesen!)

Wenn dieses Stadium erreicht ist, kann man dies aber keinesfalls leichthin als »ein bissel zu dick« abtun, sondern man muß es, genau genommen, als eine *richtige Krankheit* betrachten, die aus einer Vielzahl von veränderten Stoffwechselvorgängen und anderen Störungen besteht.

Die Psychologie des Überfütterns

Neben einer u.U. angeborenen Fehlregulation in der Nahrungsaufnahme und dem natürlichen Bedürfnis des Körpers, möglichst viele Reserven anzulegen, kommen aber noch andere Gesichtspunkte hinzu, die die Nahrungaufnahme steigern.

Einer davon ist der Futterneid. Gemeinsam gefütterte Hunde fressen häufig mehr, als sie zu sich nehmen würden, wenn sie einzeln gefüttert würden. (Einer unserer besonders gefräßigen Hunde vertilgte sogar Zitronenscheiben, wenn die Kinder ihm androhten, ihm diese wegzunehmen. Nun, es war ein Cocker...) Das ist die Psychologie des Hundes.

Erschwerend kommt hinzu die *Psychologie der Hundehalter,* die ihre Hunde aus lauter Liebe und Vermenschlichung schlichtweg mästen. Sie überfüttern ihren Hund, sehen seinen gesegneten Appetit als Zeichen von Gesundheit und Glücklichsein an und geben begeistert, ohne den Nahrungsgehalt zu berücksichtigen, auch noch zwischen den viel zu reichlichen Mahlzeiten ungezählte Häppchen. Sie sind überzeugt davon, daß ihr Hund das alles für sein Lebensglück und seine Gesundheit »braucht« und sind glücklich über jedes Schwanzwedeln ihres Hundes, das sie als einen Beweis seiner Zuneigung ansehen. (Oft ist die Kehrseite mancher »Hundeliebe«, daß der Hundebesitzer, natürlich unbewußt, immer erneut provoziert, selbst Zeichen der Zuneigung zu empfangen. *Er* ist es im Grund selbst, der ein dringendes Bedürfnis nach Liebe empfindet.)

Je wohlschmeckender Hundefutter sind, je besser sie verdaulich und um so höher ihre Energiedichte ist, um so schneller führen sie, im Übermaß zugeführt, zur Fettsucht. Sie wissen es selbst, wieviel schneller ein Hund satt ist, wenn ihm sein Futter nicht mundet.

Aber die Psychologie des Hundehalters, für den der fröhliche Esser auch ein glücklicher, gesunder und liebender ist, hat ihre Auswirkung nicht nur auf die häusliche Zubereitung des Futters, das besonders »lecker« sein soll. Es wirkt sich auch auf die Hersteller von Fertigfutter aus.

Diese wissen, daß der Hundehalter das Futter auch danach auswählt, wie gern sein Hund ein bestimmtes Futter nimmt; wie *gut* das Futter tatsächlich für den Hund ist, bleibt meistens unberücksichtigt. Folglich werden viele Hundefutter mit besonderer Rücksicht auf ausgeprägte Schmackhaftigkeit hergestellt. (Auch Katzen, die früher selten zu fett wurden, werden dies heute auch, dank der besseren Schmackhaftigkeit der Fertigfutter.)

Das ist ein Teufelskreis. Dicke oder zum Dickwerden neigende Hunde nehmen, bei stark gedrosseltem Sättigungsempfinden, von diesem Futter viel zu viel; noch dazu lehnen sie weniger schmackhafte Futter ab. Folglich verbessern die besorgten Hundehalter das Futter, bis es vom Hund garantiert genommen wird.

Die Schmackhaftigkeit des Futters ist mit Zusatz von Fett besonders leicht zu steigern, womit sich auch seine Energiedichte erhöht. Noch dazu wird nach einer *fettreichen* Mahlzeit weniger Wärme als bei einer kohlenhydratreicheren produziert, also die zugeführte Energie besser ausgenutzt. Fett ist also bei Hunden mit Gewichtsproblemen mit größter Vorsicht zu dosieren.

Was Hunde auch noch lieben ist Zucker. Zucker wird aber auch wesentlich besser verwertet als Stärke, so daß bei gleichem kJ-Gehalt das Verfüttern von Zucker stärker ansetzt. Noch dazu lieben Hunde süßes Futter ebensosehr wie fettes und fressen mehr davon, als gut für sie ist. Und, wie gesagt, für manchen Hundehalter ist der frohe Appetit seines Hundes das sichere Zeichen für dessen Gesundheit, Zufriedenheit und Liebe...

Die Sache mit den Fettzellen
Fettsucht hat bestimmte Stadien

Bei dem übergewichtigen Hund spielt auch der Zustand seiner Fettzellen eine wichtige Rolle. Ihre Anzahl ist sowohl genetisch wie durch die Umwelt beeinflußt.

Wird ein Hund fett, ist damit auch eine *Vergrößerung* seiner Fettzellen verbunden, d.h. der dicke Hunde hat einen höheren Körperfettgehalt; bei normalgewichtigen ist dieser bei 20%, bei Hunden, die 10 bzw. 20% Übergewicht haben, steigt der Anteil an Körperfett auf 28 bzw. 35% an.

Beim dicken Hund sind aber nicht nur die Fettzellen vergrößert, sondern ist häufig auch ihre *Anzahl* erhöht, und *die bildet sich nicht zurück*, während die Fettzellen selbst beim Abspecken kleiner werden.

Die Anzahl der Fettzellen bleibt allerdings nach Erreichen der körperlichen Reife meist konstant. Jetzt wird Ihnen sicherlich klar, warum man bereits beim Welpen und wachsenden Hund auf die schlanke Linie achten muß! Da man nicht genau weiß, in welchen Wachstumsphasen die Zahl der Fettzellen zunimmt, ist grundsätzlich Vorsicht geboten. Jedenfalls ist es ungleich schwieriger, einen Hund schlank zu halten, dessen Fettzellen vermehrt sind, als wenn diese, bei geringerer Anzahl, nur schrumpfen müssen.

Bei Fettsucht ist eine *dynamische* und eine *statische* Phase zu erkennen. Zunächst lagert der Körper kontinuierlich Fett an. Dann allerdings stellt sich ein Gleichgewicht ein, weil irgendwann der Punkt erreicht ist, wo das Fettansatzvermögen erschöpft ist. Von hier an nehmen die Hunde nur noch so viel Energie auf, wie zur Erhaltung ihres erhöhten Körpergewichtes nötig ist. Von diesen Hunden behaupten dann die Besitzer, sie seien zu dick, obwohl sie erstaunlich wenig fräßen. (Etwas Ähnliches kennen wir auch von übergewichtigen Menschen). Dabei wird vergessen, daß der Hund zuvor erst bis zu seinem jetzigen Zustand gemästet worden ist, also nur den Zustand des Fütterungsfehlers beibehält. Tatsächlich nimmt der Energiebedarf fetter Hunde sogar ab, da sie sich erfahrungsgemäß weniger bewegen und wegen der Fettschicht auch weniger Energie für die Erhaltung ihrer Körperwärme benötigen.

Auch Alter und Kastration wirken sich oft auf das Gewicht aus

Untersuchungen bei kastrierten Hunden ergaben folgendes Bild: Bei den Rüden waren 37,5% übergewichtig, bei den Hündinnen sogar 45,4%. Allerdings waren Hündinnen, die vor der ersten Läufigkeit sterilisiert worden waren, weniger gefährdet.

Außerdem ist es eine Tatsache, daß sich das Körperfett im Laufe eines Lebens steigert, von etwa 15% zur Zeit der Pubertät, bis zu 30% (männlich) und etwa 40% (weiblich). In Prozenten ausgedrückt steigt das Risiko des Übergewichtes auch bei *unkastrierten* Hunden wie folgt:

Jahre:	**1-4**	**5-7**	**8-11**	**über 12**
Rüden:	12%	30%	34%	41%
Hündinnen:	21%	36%	41%	40%

Man ist sich nicht sicher, ob die Kastration zu größerer Nahrungsaufnahme führt oder einfach den Energieverbrauch vermindert. Immerhin weiß man, daß das Fehlen von Östrogen das Sättigungszentrum zu beeinflussen scheint, weil man andererseits bemerkt hat, daß zusätzliche Gaben von Östrogen die Futteraufnahme vermindern.

Es ist also bei kastrierten Hunden, wie auch bei älter werdenden Hunden wichtig, besonders wachsam hinsichtlich des Fettansatzes zu sein und sofort bei den ersten Anzeichen das Futter entsprechend zu reduzieren.

Fettsucht hat viele Wurzeln - aber nur eine Ursache
Vorbeugen ist besser als heilen

Wenn auch, wie gesagt, Fettsucht nur eine Ursache hat, daß nämlich mehr Energie aufgenommen als benötigt wird, haben wir jetzt gesehen, daß es viele *Wurzeln* sind, aus denen das Verhängnis genährt wird.

Das eine ist das natürliche Verlangen des Körpers, möglichst viel Erreichbares aufzunehmen und zu speichern. Sind dann womöglich die Kontrollmechanismen gestört, reagiert das natürliche Sättigungsgefühl zu spät. Das alles geht vom Organismus des Hundes aus.

Alles weitere, was noch hinzukommt, gehört in den Verantwortungsbereich des Menschen.

Nicht ahnend, daß der Hund u.U. mehr zu verlangen scheint, als ihm guttut, werden nun auch noch die Rationen zu energiereich und lecker gestaltet, so daß der Hund jetzt, derart verlockt, wieder mehr zu sich nimmt, einfach nur, weil es ihm so gut schmeckt. Darüber wieder freut sich der Mensch, und der Teufelskreis setzt sich in Gang.

Inzwischen sind die Fettzellen vergrößert und vermehrt (was auch genetisch bedingt sein kann), der Hund verliert, Übergewicht bedingt, die Aktivität. Außerdem ist er, ohne, daß man sich dessen richtig bewußt wurde, älter geworden und braucht auch aus diesem Grund weniger und andere Nahrung als während seines Wachstums.

Kurz gesagt, beeinflussen sowohl genetische wie Umweltfaktoren die Fettsucht des Hundes. Bei Menschen nimmt man an, daß zwischen 65-75% erblichen Ursprungs sind und die Umweltfaktoren 25-35% ausmachen. Beim Hund scheint dies ähnlich zu sein.

Das alles muß man wissen. Die wichtigste Erkenntnis ist aber die: Sobald Sie merken, daß Ihr Hund, ganz gleich, wie alt er ist, mehr oder weniger zu viel Fett ansetzt, muß *umgehend* etwas geschehen. Und das müssen *Sie* tun, denn der Hund ist in dieser Hinsicht absolut machtlos. Es gibt keinen natürlichen Mechanismus, der ihn von sich aus zum Abspecken, zu gedrosselter Nahrungsaufnahme und zu gezielt mehr Bewegung veranlaßt. Genau das Gegenteil ist der Fall. Aus dem Vorangegangenen wissen Sie auch, daß die schlanke Linie Ihres Hundes *immer* eine Quelle seiner Gesundheit ist.

Man muß sich immer vor Augen halten, daß die relativ größte Futtermenge während des Wachstums benötigt wird, also irgendwann reduziert werden muß. Erst, wenn Ihr Hund zu den »arbeitenden« gehört, muß wieder das Futter mit der Trainings- und Arbeitsphase Schritt halten. Aber mehr auch nicht.

Bei der beim Abspecken reduzierten Futtermenge ist vor allem der *Energieanteil* zu reduzieren! Mit großer Sorgfalt ist aber ansonsten auf eine *ausgewogene* Rationen zu achten. Es ist z.B. wenig sinnvoll, sondern schädlich, nun einfach völlig fettfrei zu füttern oder die Kohlenhydrate wegzulassen. Allerdings: Ein nur geringes Übergewicht werden Sie schon los, wenn Sie einfach 14 Tage bis drei Wochen auf die halbe Ration zurückgehen.

Ganz gleich, wie lange die Abspeckzeit dauert, wird die Gesamtfuttermenge auf mehrere Tagesportionen aufgeteilt. Man kann dabei das, was *mengenmäßig* fehlt, mit Gemüsebrei auffüllen. Mehrere Mahlzeiten sind aus zwei Gründen sinnvoll. Erstens bekommt der Hund in gewissen Abständen immer wieder mal etwas in den Magen und wird nicht ständig betteln. Zweitens setzen viele *kleine* Mahlzeiten nicht so stark an, wie eine große. Warum das so ist, davon später. Vor allem aber: Alle Leckerle und »Zwischendurchs« sind radikal und ausnahmslos zu streichen. Ich kann Sie trösten: Haben *Sie* das erstmal ein paar Tage ausgehalten, hat sich auch Ihr Hund daran gewöhnt.

Was tun, wenn Ihr Hund ernsthaft zu dick ist?
Von körperlicher Bewegung und vom »Ruhestoffwechsel«

Wenn Sie sich eingestehen müssen, daß Ihr ziemlich wohlgenährter Hund Sie nun schon *längere Zeit* oft kurzatmig, träge und womöglich watschelnd begleitet hat, müssen Sie einsehen, daß sein Zustand ernst, also eine *Krankheit* geworden ist. Jetzt muß dringend etwas geschehen.

Jetzt nützt es nichts mehr, nur das Futter ein wenig zu kürzen, und auch die 14-Tage-drei-Wochen-Kur hilft jetzt nicht mehr weiter. Sie müßten den Hund monatelang mit dem gestreckten Futter füttern, und das ist eine zu lange Zeit für eine unausgewogene Ernährung.

Damit Ihr Hund 1 kg abnimmt, muß er nämlich 32.300 kJ mehr Energie verbrauchen, als er zu sich nimmt. Dies ist nur so zu erreichen, daß Sie einerseits seinen Verbrauch erhöhen und andererseits die Zufuhr drosseln.

Wenn wir uns den Energiebedarf des Hundes vorstellen wollen (und das ist wichtig, damit wir die richtigen Maßnahmen treffen können), kommen einige neue Begriffe auf uns zu. Um sie besser zu verstehen, vergleichen wir ausnahmsweise einmal den Hund mit unserem Auto, das ja auch Energie in Form von Benzin benötigt.

Lassen wir z.B. unser Auto an und den Motor im Stand laufen, ohne daß etwas anderes passiert, ist dies vergleichbar mit dem *Basalstoffwechsel* des Hundes: Sein Energieverbrauch in Ruhe, nach dem Schlafen.

Fahren wir mit unserem wenig beladenen Auto ganz langsam auf ebener Strecke, kommen wir damit dem näher, was der *Erhaltungsstoffwechsel* unseres Hundes ist. Es ist sein Verbrauch bei »geringer, nicht zielgerichteter Bewegung und bei Nahrungsaufnahme und Verdauung in thermoneutraler Umgebung«. Vereinfacht gesagt: Er bewegt sich nur wenig und muß keine zusätzliche Energie für Wärme aufbringen.

Fahren wir jetzt wiederum mit dem Auto schneller, nehmen auch Steigungen, erhöhen die Last und das Tempo, steigt auch der Benzinverbrauch an. Ebenso ist es beim Hund mit steigenden Anforderungen, das sind z.B. Wachstum, Fortpflanzung, Laktation, körperliche Bewegung, Streß. Hierbei steigt sein Erhaltungsstoffwechsel um bestimmte Prozentpunkte.

Was es beim Auto nicht gibt, ist, was wir beim Hund *Ruhestoffwechsel* nennen. Er unterscheidet sich vom Basalstoffwechsel in der Form, als der Ruhestoffwechsel z.B. nach vorheriger Anstrengung, wenn der Körper noch hochtourig läuft und wieder Kräfte sammelt, *erhöht* ist. Also ist einerseits der Ruhestoffwechsel zeitweise gleich mit dem Basalstoffwechsel, kann aber andererseits bis zu 25% höher sein. Obwohl also der Hund in dieser Zeit nichts oder wenig tut, verbrennt sein Organismus trotzdem erhöhte Energiemengen. Und wir wollen ja, daß sich sein Verbrauch erhöht. *Ein Hund, der ständig in Bewegung und Aktion ist, hat also einen höheren Ruhestoffwechsel.*

Der Energieverbrauch des Hundes setzt sich aus drei Teilkomponenten zusammen.

Erstens verbraucht er etwa 60 % für seinen Ruhestoffwechsel, nämlich für nichts anderes als zur Erhaltung seiner normalen Körperfunktion.

Zweitens verbraucht er 10% für Wärme, die gleich nach der Nahrungsaufnahme produziert wird und anfangs zur Verwertung der Nahrung aufgebraucht wird und dann für eine dauerhafte Thermogenese, die nahrungsabhängig ist und einige Stunden anhält.

Drittens werden schließlich etwa 30% für körperliche Aktivität benötigt. Das heißt nichts anderes, als daß eine verminderte Aktivität auch Speckansatz bedeutet, hingegen eine *starke* Steigerung der Aktivität auch wieder zu gesteigerter Nahrungsaufnahme führt. Dies ist aber *nicht* so, wenn die Anstrengung *regelmäßig* aber *gemäßigt* erhöht wird, wie wir gleich sehen werden.

Es gibt Hunde, die trotz großer Futteraufnahme immer schlank und agil bleiben. Nun werden Sie sagen, die sind eben so aktiv, weil sie auch schlank sind, wenn sie dicker würden, wären sie auch phlegmatischer. Das stimmt, stimmt aber andererseits auch wieder nicht.

Bei manchen Hunden, ich habe sie anderweitig beschrieben*), läuft der Motor von Natur aus immer auf Hochtouren. Das ist ein Bestandteil ihrer Persönlichkeit und drückt sich auch in vielfacher Weise in ihrem Verhalten aus.

Andere Hunde sind wiederum von Natur aus gemäßigter. Sie sind nicht ständig aktiv, lieben ihre Ruhe. Sie brauchen erhebliche Anstöße von außen, um sich übermäßig zu verausgaben. Klar ist schon jetzt, wer von den beiden Extremen der bessere Futterverwerter ist, also bei gleicher Körpergröße und womöglich geringerer Futtermenge eher zu Speckansatz neigt.

Zurück zu der zum Abspecken benötigten Steigerung des Energieverbrauchs. Übergewichtige Hunde haben, neben der Speckschicht, gemeinsam, daß sie sich zu wenig bewegen. Manchmal spielt hier die Person des Hundehalters, d.h. die Lebensform der Familie, eine nicht ganz unwichtige Rolle. Dicke Hunde kommen nämlich häufiger dann vor, wenn ihre Besitzer selbst übergewichtig und vielleicht auch etwas phlegmatisch sind, während Hunde von jüngeren Hundehaltern nicht so häufig zu den übergewichtigen zählen. Andere wieder haben sich von vornherein nicht genügend klar gemacht, daß der Hund noch immer von Natur aus ein *Lauf*-Raubtier ist, also *täglich* darauf ange-

---

*) Eric H.W. Aldington: Von der Seele des Hundes, Verlag Gollwitzer, Weiden

wiesen ist, gewisse Strecken zurückzulegen. Zwingerhaltung und mal eben nur »Gassi-Gehen« reichen nicht aus!

Vor der Schlankheitskur zum Tierarzt

Bevor Sie allerdings nun entschlossen zur Tat schreiten, das Futter Ihres Hundes reduzieren und seine Bewegungsaktivität steigern, müssen Sie sicherheitshalber zuerst noch zum Tierarzt, der den Gesundheitszustand des Hundes überprüfen und eventuell andere Erkrankungen behandeln muß. Auch wird er Ihnen sagen, wieviel Anstrengung Sie Ihrem Hund zumuten dürfen und wieviel er in welcher Zeit abnehmen kann und sollte.

Körperliche Bewegung und Gewichtsabnahme

Natürlich wäre es höchst unvernünftig, nun abrupt von einem Extrem ins andere zu verfallen. Haben Sie es, übertrieben ausgedrückt, bis jetzt mit Mühe geschafft, Ihren Hund zweimal täglich 15 Minuten auszuführen (damit er sich lösen kann), können, müssen und dürfen Sie nicht ab sofort auf Gewaltmärsche umsteigen oder den Hund gar größere Strecken neben dem Fahrrad herlaufen lassen (weil *Sie* das weniger anstrengt). Auch Muskeln, Herz und Kreislauf Ihres Hundes brauchen eine gewisse Zeit, sich auf größere Anforderungen einzurichten. Außerdem: Strapazieren Sie ihn zu stark, steigt natürlich auch sein Hunger. Also: *Langsam beginnen.*

Beim Menschen hat man z.B. herausgefunden, daß eine nur 25%ige Steigerung der körperlichen Bewegung keinen Einfluß auf die Nahrungsaufnahme hatte und trotzdem der Energieverbrauch gesteigert wurde, was zu einer täglichen Gewichtsabnahme von 117 g führte, umgerechnet also ein Pfund pro Woche, vier Pfund im Monat, 10 Pfund in zwei Monaten usw., also durchaus sehenswerte Resultate!

Auch bei Ratten hat man das erforscht. Hielt man sie ständig in Bewegung, verzehrten sie 15% weniger Futter. Gleichzeitig nahmen sie 43% weniger zu als Ratten, die nicht bewegt wurden. Nahrungsaufnahme kann nämlich auch ein Ausdruck von Langeweile sein. Beiden Ratten-Gruppen stand dabei das sehr schmackhafte Futter ganztägig in unbegrenzter Menge zur Verfügung. Bei anderen Ratten reduzierte geringe Bewegung das Körperfett um die Hälfte, obwohl sie dabei keinesfalls trainiert wurden. Nach dem, was wir zuvor vom Ruhestoffwechsel gelesen haben, wissen wir auch, wie das zusammenhängt.

Auch bei Hunden gibt es einen »Trick«, wie man ihre tägliche Bewegungsmenge steigern kann, ohne daß man selbst jeden Schritt mit ihnen tun muß. Bei Familien, die das organisatorisch gut unterbringen konnten, habe ich ihn - und fast jedesmal mit Erfolg - vorgeschlagen. Dies ist nichts anderes, als ein zweiter, womöglich etwas lebhafterer Hund, also ein Welpe oder Junghund. Mein Vorschlag hatte auch den zweiten Grund, daß der gemächlich und etwas rundlich gewordene Hund schon mittleren Alters war. Es ist oft ein Vergnügen zu beobachten, was ein zweiter Hund für eine Bereicherung und Verjüngungskur für den älteren sein kann. Jetzt sind die Hunde nämlich von sich aus ständig in Aktion, und - fast immer - verlor der ältere, ohne daß man sonst irgendetwas dazu getan hatte, nach und nach sein Übergewicht. Er hat auch, anderweitig beschäftigt, nicht so häufig Anlaß, um Futter zu betteln und bekommt auch nicht mehr so viel nebenher. Viele hatten nämlich beim zweiten Hund schon von vornherein beschlossen, nicht alle Fehler, die sie mit ihrem ersten Hund gemacht hatten, zu wiederholen. Dazu gehörte auch, daß man zumindest das Füttern zwischen den Mahlzeiten jetzt eisern unterließ.

Zurück zur körperlichen Bewegung. Sie hat nämlich Auswirkung sowohl auf den Energieverbrauch, wie auch auf den Ruhestoffwechsel. Dieser ist nun - sozusagen als »Grund-Dauerverbrauch« - erhöht: Der Hund verbrennt durch diesen zusätzlichen Energiebedarf auch für seinen Organismus mehr »Sprit«.

Was man auch noch wissen muß, ist, daß der Ruheenergiebedarf ausgerechnet bei einer Abspeckkur aus zwei Gründen *absinkt.* Dies geschieht erstens dann, wenn weniger Futter *ohne* zusätzliche Bewegungssteigerung gegeben wird. Zweitens sinkt er parallel zum sinkenden Körpergewicht. Das führt dazu, daß, trotz des reduzierten Futters, der Hund dieses sehr viel besser auswertet. Man muß also die Gewichtsentwicklung verfolgen und Energiemenge und -verbrauch ständig anpassen. (Beim wildlebenden Tier ist es in Hungerzeiten ja auch eine sinnvolle Einrichtung, wenn sein Körper dann seinen eigenen Verbrauch sofort zurückschraubt.)

Was Sie jetzt wissen, ist, daß es nicht ausreichend ist, lediglich das Futter Ihres Hundes einzuschränken, sondern daß es mindestens ebenso wichtig ist, ihn zu regelmäßiger körperlicher Tätigkeit anzuregen. Hat ein Hund zu wenig Bewegung, kommt erschwerend hinzu, daß auch seine *fettfreie* Körpermasse (z.B. seine Muskeln) geringer wird und ein Abbau an Mineralien aus den Knochen erfolgt. Seine Leistungsfähigkeit und seine Belastbarkeit werden auf diese Weise gefährdet.

Wenn Sie sich jetzt auf ein regelmäßiges, nicht gewaltsames Bewegungsprogramm mit Ihrem Hund einrichten, erreichen Sie, daß sein Energieverbrauch gesteigert wird (wenn auch der Fettabbau zunächst nur gering ist). Sie steigern seinen Ruheenergiebedarf, kurbeln also seinen natürlichen regelmäßigen Energieverbrauch an. Sie tun außerdem etwas für seine Muskeln und Knochen, verbessern die Funktion von Herz und Kreislauf. Muß ich hinzufügen, daß Ihr Hund auch erheblich glücklicher und ausgewogener wird, so, daß Sie ihn nach kurzer Zeit kaum noch wiedererkennen? Noch etwas wird Sie erstaunen: Auch das ständige Betteln wird deutlich weniger. Hat Ihr jetzt besser ausgelasteter Hund nämlich eine Pause, wird er sie nun zum Ausruhen benötigen und völlig zufrieden sein, wenn man ihn in Ruhe läßt. Probieren Sie es aus!

Langsames Gehen verdoppelt den Energieverbrauch, flottes Gehen verdreifacht ihn. Das sieht in Zahlen schon ganz gut aus: Bei einem 14 kg-Hund erreicht man mit täglich zweimal 15 Minuten *raschem* Gehen, daß er 1/6 seines Erhaltungsbedarfs verbraucht. Auch sonst regen Sie seine Aktivität an, nehmen ihn mit, so oft es nur irgendwie geht (das bringt »Erlebnis-Streß«, der ebenfalls »zehrt«), und zuhause legen Sie auch mal eine Spielpause ein.

Sie sollten es also wirklich schaffen, täglich mindestens einen *strammen* 30-Minuten-Marsch zurückzulegen. Sie können mit 15 Minuten beginnen und dann sachte steigern, bis (auch) Sie so weit sind, daß Sie mit Ihrem Hund jeden Morgen und jeden Abend einen *strammen* 30-Minuten-Marsch (mindestens!) unternehmen. Sie müssen Ihr Programm schon deswegen nach und nach steigern, weil, sobald ein Gewichtsverlust eintritt, der Hund für den gleichen Weg weniger Energie verbraucht. Sie werden zugeben, daß das zu schaffen ist. Sie werden sich wundern, wie gut Ihrem Hund (und Ihnen) das tut. Sie selbst werden es bald nicht mehr missen mögen und sich schlecht fühlen, wenn Sie einmal aussetzen mußten. Gar mancher hat dabei auch selbst ein paar Pfund abgenommen.

Hat Ihr Hund nun aus dieser Mischung von Diät und Bewegung sein Wunschgewicht erreicht, dürfen Sie natürlich nicht mit Ihrem »Training« aufhören, sondern sollten, in beider Interesse, alles weiter beibehalten. Das verhütet erneuten Fettansatz. *Abrupter Trainingsabbruch verursacht nämlich doppelt schnellen Fettansatz,* und alles wäre wieder beim alten.

Von Schlankheitsdiät und Gehirnwäsche

Bevor Sie daran gehen, die kalorienreduzierte Diät Ihres Hundes zusammenzustellen, legen Sie einige Minuten der Besinnung ein und holen sich ein Blatt Papier. Darauf notieren Sie einfach einmal alles, was Ihr Hund so zu und neben den Mahlzeiten alles bekommt. Hier müssen Sie ehrlich sein, aber auch gewissenhaft festhalten, was er sich u.U. sonst noch von den übrigen Familienmitgliedern erbettelt. Rechnen Sie nun mit Hilfe einer Kalorientabelle aus, was nur durch die »Nebenhers« zusammenkommt, macht das manchmal schon fast halb so viel oder mehr aus, wie der Hund überhaupt insgesamt brauchen würde.

Die schwerste aller Aufgaben ist, nun *alle* Familienmitglieder davon zu *überzeugen,* daß ab sofort der Hund alles Eßbare *nur noch von Ihnen* bekommt, und ALLE »Nebenhers«, ALLE Hundekuchen, Wurstabschnitte, Käsereste, Kekse ab sofort *verboten* sind.

Erklären Sie Ihrer Familie, daß z.B. Herz und Kreislauf Ihres Hundes gefährdet sind, daß er Bewegungsstörungen und Atembeschwerden nicht haben müßte, daß Magen, Darm und Leber wie auch die Haut betroffen sind oder betroffen sein könnten.

Sie wollen ja Ihrem Hund etwas Gutes tun und jeder wird einsehen, daß der traurige Zustand eines Hundes, der hungern soll, nicht unnötig verlängert werden sollte. Wenn alle mitmachen, normalisiert sich das Leben des Hundes schon bald wieder.

Machen Sie allen klar, daß mit der Dezimierung des Körpergewichtes auch Tierarztrechnungen und mancherlei Krankheiten reduziert werden. *Gesteigert* wird hingegen seine *Leistungsfähigkeit* und *verlängert* sein *Leben.*

Wie lange dauert eine Abmagerungskur?

Natürlich wollen jetzt alle von Ihnen wissen, wie lange das alles so dauern soll. Nehmen wir also an, Ihr Hund dürfte 3 kg wiegen, tatsächlich bringt er aber 5 kg auf die Waage.

Sie rechnen:

sein Übergewicht	= 5 kg
abzüglich sein Sollgewicht	= 3 kg
er wiegt also	= 2 kg zu viel.

Diese 2 kg multiplizieren Sie mit 32.300 (soviel verbrennt 1 kg Fett), das ergibt 64.600 kJ, die er verbrennen müßte.

Normalerweise bekäme er lt. Tabelle (die noch kommt) 1380 kJ am Tag, jetzt bekommt aber aber statt dessen nur noch 870 kJ täglich. Somit ist sein tägliches Defizit 510 kJ. Jetzt dividieren Sie das ingesamt benötigte Defizit, nämlich 64.600 : 510, und wissen jetzt, daß er rund 126 Tage, also etwa 4-5 Monate brauchen wird, um auf 3 kg abgespeckt zu haben.

Vermutlich wird es allerdings schneller gehen, da Sie jetzt die »Nebenhers«, die in seiner bisherigen Mahlzeit unberücksichtigt waren, ja weglassen. Er hat nämlich vorher vielleicht nicht 1380 kJ, sondern womöglich 1840 kJ bekommen. Irgendwo muß ja das Übergewicht hergekommen sein. Außerdem zehrt die vermehrte Bewegung ja zusätzlich.

Damit Sie das für Ihren Hund besser ermitteln können, zeigt uns eine kleine Tabelle, was der eigentliche Bedarf Ihres Hundes wäre, und um wieviel Sie das Futter und die eigentliche Mindestmenge reduzieren müssen.

Ideales Körpergewicht (was Ihr Hund eigentlich wiegen sollte)	Erhaltungsbedarf (kJ/KG)	»Abspeckbedarf« (kJ/KG)	%weniger
3 kg	460	290	63 %
6 kg	355	230	65 %
10 kg	315	210	67 %
20 kg und darüber	290	188	65 %

Das heißt, Sie reduzieren die Energiemenge täglich um durchschnittlich 60-65%. Je weniger Sie reduzieren, um so fragwürdiger wird das Abspecken.

Hierbei haben Sie drei Möglichkeiten zur Auswahl. Erstens können Sie im Handel oder bei Ihrem Tierarzt eine Reduktionsdiät kaufen. Die ist so eingestellt, daß der Hund mengenmäßig eine normale Ration bekommt. Sie ist ausgewogen mit allen Mineralen, Vitaminen, Eiweiß und Fett, hat aber deutlich weniger Energie und dafür einen höheren Rohfaseranteil.

Zweitens können Sie ein kommerzielles Dosenfutter verwenden, das in allen Inhalts- und Zusatzstoffen so ausreichend dimensioniert ist, daß auch die 65%-Ration davon noch genug enthält. Dieses Futter können Sie u.U. noch mit Gemüse strecken, ohne daß der Hund Mangelzustände erleidet. Außerdem ist es günstig, wenn Sie noch etwas Weizenkleie zufügen.

Schwieriger ist es, das selbstzubereitete Futter richtig neu zu errechnen. Sie können auch hier 65-70% der sonst üblichen Menge verwenden, müssen sich aber von Ihrem Tierarzt ein Mineral-Vitamin-Präparat geben lassen, das Sie zusetzen müssen. Falsch wäre es, wenn Sie z.B. das Sonnenblumen- oder Distelöl völlig weglassen würden, weil der Hund dann nicht genügend ungesättigte Fettsäuren bekommt. Falsch ist es auch, einfach auf alle Kohlenhydrate zu verzichten. Für genügende Proteinzufuhr sorgen sie mit *hochwertigen* Eiweißquellen. *Jede Art von Mangeldiät ist gesundheitsschädigend.* Lunge ist z.B. ein voluminöses Fleisch mit wenig Kalorien. Sie können dann gekochten, ungeschälten Reis oder Frischkornbrei zusetzen und reichlich Gemüse, z.B. Karottenbrei. Etwa 10% Weizenkleie sollten im Futter enthalten sein und etwa 4% Pflanzenöl, natürlich auch das Vitamin-Mineralgemisch nicht vergessen.

Rohfasern (z.B. Weizenkleie) sind ein wichtiger Bestandteil in *allen* Reduktionsdiäten, da sie nicht nur die »magere« Futtermenge erhöhen, den Magen füllen und ein Sättigungsgefühl hervorrufen, sondern auch die Fettverdaulickeit vermindern. Da Rohfasern Verdauungsenzyme absorbieren, wird die Verdauung weniger effektiv. Außerdem verkürzen Rohfasern die Passage durch den Dünndarm und vermindern auch so die Nährstoffaufnahme.

Für welche der Diäten Sie sich entscheiden, sollten Sie nach der Überschlagsrechnung, wie lange zum Abspecken gebraucht wird, entscheiden. Besonders sorgsam müssen Sie sein, wenn sich diese Zeit über viele Monate erstreckt, damit Ihr Hund kein Nährstoffdefizit bekommt. Bei sehr großem Übergewicht ist daher eine käufliche Reduktionsdiät vorzuziehen.

Das kalorienreduzierte Futter verteilen Sie auf drei bis vier Mahlzeiten am Tag. Häufigere Mahlzeiten vergrößern den Energieverlust durch Wärme. Auch erhöht sich die Sauerstoffaufnahme zur Energieverbrennung auf 30% bei vier Mahlzeiten am Tag, während bei nur *einer* Mahlzeit nur 15% verbraucht würden. Viele kleine Mahlzeiten sind also günstiger als eine oder zwei größere. Auch hält der Hund das anfänglich große Hungergefühl leichter aus. Seien Sie beruhigt: Im Laufe der Zeit gewöhnt er sich daran.

Während dieser Zeit wiegen Sie Ihren Hund wöchentlich (z.B. Montag morgens *vor* der ersten Mahlzeit) und notieren sein Gewicht. So wissen Sie immer, daß Sie auf dem richtigen Wege sind. Können Sie Ihren Hund aus irgendwelchen Gründen nicht wiegen, messen Sie seinen Körperumfang hinter seinen Ellenbogen und stellen so seinen »Schwund« fest.

Haben Sie das Wunschgewicht erreicht, sollte Ihr Hund nicht klappermager, sondern *schlank* sein. Wenn man hingegen alle Rippen *sehen* kann, hat er zu viel abgenommen, sein Futter war zu knapp bemessen. Jetzt füttern Sie ihn so, daß er *sein* Optimalgewicht erhält, was Sie mit dem »Tast-Test« an seinen Rippen gut feststellen können.

Nimmt er wieder zu gut zu, haben Sie nun gelernt, das Futter rechtzeitig zu reduzieren. Außerdem können Sie nun auch wieder einen Fastentag pro Woche einschieben, oder, wenn es sein muß, ein paar Tage mit reduziertem Futter, das mit Karottenbrei aufgefüllt wird.

Achten Sie auch weiterhin auf ausreichende Bewegung...

Wer eine solche Zeit durchgestanden hat, wird stolz darauf sein, wie positiv der Hund sich nicht nur hinsichtlich seiner schlanken Linie verändert hat. Sie werden staunen, wieviel schöner, ausdrucksstärker und lebensvoller Ihr Hund nun ist. Auch eine Reihe von Krankheiten haben sich mit dem Schwinden des Fettes in Nichts aufgelöst. Wirklich, so mancher hat schon gemeint, er hätte einen völlig neuen Hund bekommen. Und nicht zuletzt, vielleicht haben Sie ihn auch ein bissel länger, denn auch, was den Ablauf seiner Lebensuhr anbelangt, liegt, mehr als Sie sich vorstellen können, in Ihrer Hand.

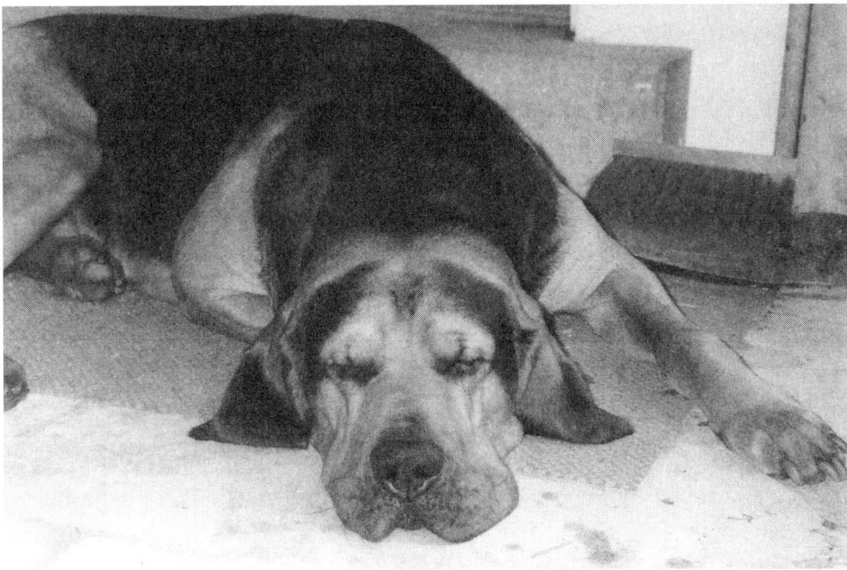

»Charlie« (Bloodhound)
A.: Chr. Anderson

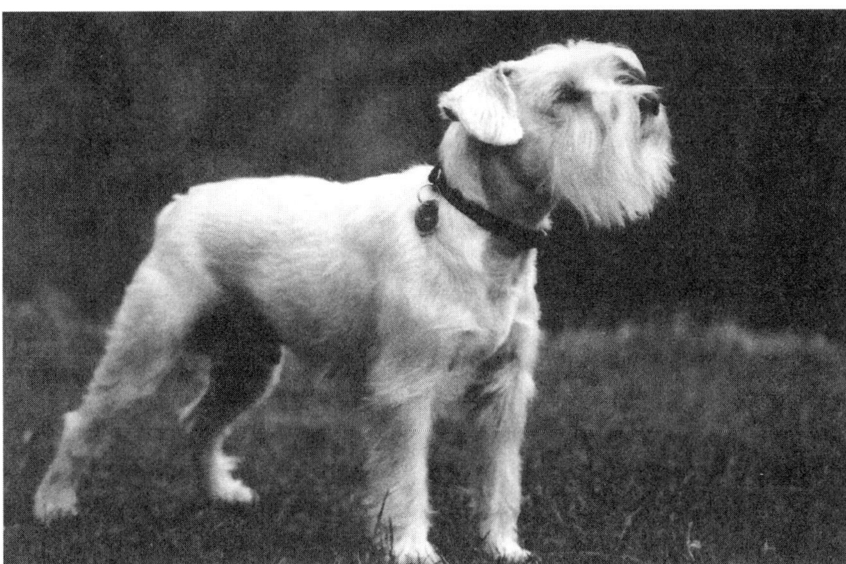

Viktor vom Bommerholz (Zwergschnauzer)
A.: B. Bischoff

Der alte Hund

Von der Lebenserwartung

Es erstaunt mich immer wieder, wie wenig Gedanken sich neue Hundehalter über das mutmaßliche Alter und das Altern ihrer Hunde machen. Wer schon länger mit Hunden zusammen lebt, weiß es genau: Je älter ein Hund wird, d.h. je länger er mit uns zusammenlebt, umso wertvoller und unersetzlicher wird er auch.

Sie können es selbst einmal bei sich und anderen erproben: In den ersten zwei bis drei Jahren kann fast jeder, danach gefragt, meist noch das Alter seines Hundes ziemlich genau angeben. Aber schon nach fünf oder sechs oder mehr Jahren weiß man merkwürdigerweise gar nicht mehr so genau, ist er nun schon sechs oder schon sieben Jahre alt, und mancher, will er es genau wissen, schaut schließlich in den Papieren nach, um das genaue Alter des Hundes festzustellen. Wie erstaunt ist dann mancher, wenn er erkennen muß, daß sein Hund, gemessen an seinen Jahren, eigentlich schon »alt« ist.

Ein älterer oder alter Hund hat sich so nahtlos in unser Leben eingepaßt, daß dies ohne ihn undenkbar wäre. Voller Schrecken steht man - bei einigem Nachdenken - plötzlich vor der Erkenntnis, daß die Lebensuhr dieses Hundes nun schon fast abgelaufen ist. Natürlich fragt man sich dann auch, was nun alles auf einen zukommen wird und was man tun könne, um den Zeitpunkt des Abschieds möglichst lange hinauszuschieben und den Hund möglichst lange so quicklebendig und lebensfroh neben sich zu haben. Über all dies haben sich viele Leute bei der Anschaffung und in den ersten Jahren des Hundes kaum Gedanken gemacht. Dabei liegt vieles von dem, was das Altern des Hundes ausmacht, in der fürsorglichen Hand seines Menschen. Die erste Verantwortung liegt in der Hand der Züchter und Zuchtverbände. Dort haben - wenn die Qualitäten des Hundes bewertet und preisgekrönt werden - Gesichtspunkte wie Gesundheit und Langlebigkeit einer Rasse längst nicht den Stellenwert, der ihnen zukommen müßte. Die weitere Verantwortung liegt beim Hundehalter selbst, der u.U. aus Unkenntnis schon bei der Aufzucht seines Hundes schwere Fehler macht, die ein langes Leben ihres Hundes von vornherein unmöglich machen.

Gerade bei einigen großen und Riesenrassen wird, wie man beobachten kann, die durchschnittliche Lebensdauer immer geringer. Man tröstet sich mit Berichten, wo von Hunden, die zwanzig oder mehr Jahre erreicht haben sollen, die Rede ist; aber das sind wirklich nur die großen Ausnahmen. In England hat man, allerdings schon vor einigen Jahren, ermittelt, daß nur 15% der Hunde über zehn Jahre alt wurden, in den USA waren es sogar nur 10%. Das mittlere Alter betrug erstaunlicherweise nur 3,7 bzw. 4,8 Jahre.

Bei uns in Deutschland kam bei einer neueren Untersuchung heraus, daß derzeit die Hunde fast doppelt so alt werden wie in den fünfziger Jahren: Sie erreichten ein Durchschnittsalter von etwa 10 Jahren, wobei es je nach Rasse aber erhebliche Abweichungen nach oben oder unten gab.

Die verbesserte Lebenserwartung ist aber kein Zeichen dafür, daß die Hunde heute gesünder sind als früher, sondern ist auf Fortschritte in der Tiermedizin zurückzuführen.

In Deutschland, wie auch in England und den USA fiel bei Rassen mit geringer Lebenserwartung auf, daß sie einen besonders gravierenden Verlust bei den einjährigen Tieren zu verzeichnen hatten, also viele Hunde sehr früh starben. Als Gründe wurden angegeben: vorwiegend Unfälle, Skeletterkrankungen und Infektionen.

Fachleute sind sich aber darin einig, daß *grundlegende Fehler in der Ernährung, vor allem in der Jugendphase* sehr wesentlich zu einer geringeren Lebenserwartung beitragen. Daß auch *beim alten Hund* die *Ernährung* weiterhin und wieder eine bedeutende Rolle spielt, sei bereits hier angemerkt.

Hundejahre-Menschenjahre

Früher galt die Feststellung, daß ein Hundejahr etwa sieben Menschenjahren entspreche. Heute weiß man, daß dieser Faustegel ein Denkfehler zugrunde liegt. Man kann nicht einfach die Jahre pauschal vergleichen, sondern muß den körperlichen Zustand in den verschiedenen Lebensphasen bei Hund und Mensch gegenüberstellen. Eine neuere Rechnung geht daher davon aus, daß ein Hund im Alter von einem Jahr etwa das gleiche Stadium erreicht hat, wie ein 15jähriger Mensch; ein zweijähriger Hund entspricht dagegen in seiner Entwicklung einem 24-jährigen Menschen, und jedes folgende Hundejahr hat wieder den »Wert« von vier Menschenjahren. Dies gilt allerdings nicht für alle Hunde, denn bei den *Riesenrassen* läuft die Lebensuhr - obwohl sie später ausgereift, d.h. ausgewachsen sind - dann schneller ab. Ihr erstes Lebensjahr entspricht also nur zwölf Menschenjahren, jedes folgende wird allerdings mit sieben Menschenjahren gleichgesetzt.

Damit Sie sich besser vorstellen können, wie »alt« Ihr Hund wirklich ist, eine kleine Tabelle zum schnellen Nachlesen.

Riesenrassen:		**»Normale« Rassen:**		**»Normale« Rassen:**	
Hunde-Jahr	**Menschen-Jahr**	**Hunde-Jahr**	**Menschen-Jahr**	**Hunde-Jahr**	**Menschen-Jahr**
1	12	1	15	15	76
2	19	2	24	16	80
3	26	3	28	17	84
4	33	4	32	18	88
5	40	5	36		
6	47	6	40		
7	54	7	44		
8	61	8	48		
9	68	9	52		
10	75	10	56		
11	82	11	60		
12	89	12	64		
13	96	13	68		
14	103	14	72		

Das Altern - auch bei Hunden genetisch bedingt
Aber meistens keine Katastrophe

Diese Tabelle sollte man im Kopf haben, um sich das »tatsächliche« Alter und die mutmaßliche Belastungsfähigkeit seines Hundes vor Augen zu führen, wenn man ihn mit einem Menschen im entsprechenden Alter vergleicht. Dabei wird auch klar, daß für Hunde das Altern keineswegs so dramatische Folgen hat, wie für den Menschen. Ist er doch, längst beispielsweise 60 Menschenjahre übersteigend, oft noch von einer Frische und Unverbrauchtheit, um die ihn sein Mensch nur beneiden könnte. Auch müssen Sie sich darüber klar sein, daß von den altersbedingten Ausfällen nicht jeder Hund unweigerlich betroffen sein wird. Viele »Alterserscheinungen« kann man durch vernünftige Haltung abmildern. Auch, daß ein Hund jahrelang kläglich vor sich hinsiechen muß, wird sein Mensch zu verhindern wissen, wenn er seinen Hund wirklich liebt.

Wenn man bedenkt, daß z.B. die kleineren Hunderassen durchschnittlich ein höheres Alter erreichen als die großen, kann man davon ausgehen, daß bestimmte Rahmenbedingungen hinsichtlich der Länge eines Hundelebens genetisch bedingt sind. Als durchschnittliche Dauer eines Hundelebens gilt die durch Beobachtung bei den einzelnen Rassen ermittelte durchschnittliche Anzahl der Jahre, die ein Hund von seiner Geburt an erreichen wird. So ist es gut, sich rechtzeitig über das »normale« Alter seiner Hunderasse zu informieren, damit man die rassespezifische Lebenserwartung und - was besonders wichtig ist - den Zeitpunkt, zu dem das Altern einsetzt, richtig einplanen kann. Das heißt aber nicht, daß jedem Hund ein bestimmtes Alter unverrückbar festgeschrieben ist. Haben Sie Ihren Hund lebenslang sorgsam gehalten, können Sie auch davon ausgehen, daß er den ihm vorgegebenen Rahmen seines Lebens voll ausschöpfen kann. Leider kann man bei keinem Hund irgendwo ablesen oder nachmessen, wie dieser genetische Lebensrahmen aussieht.

Es gibt noch einen anderen Weg, dem vorzeitigen Altern Ihres Hundes »vorzubeugen«. Schon vor der Auswahl erstens der Rasse und zweitens des Zwingers sollten Sie sich bei den verschiedenen Züchtern danach erkundigen, welches Alter die Hunde ihres Zwingers normalerweise erreichen. Hier gibt es sowohl zwischen wie innerhalb der Rassen oft große Unterschiede.

Warum und wie altert ein Hund?

Versucht man, sich in der Literatur über Alter und Altern zu informieren, wird man erstaunt feststellen, daß zwar über Alter und Altern des Menschen eine nicht überschaubare Literaturfülle vorhanden ist, während man über das Altern des Hundes erstaunlicherweise fast nichts in Erfahrung bringen kann. Hier also ist ein weißer Fleck in der Hundeforschung. Ich meine, es wäre heute bei manchen Rassen vieles anders, wenn gerade über etwas so Wichtiges, wie ihre *Lebenserwartung*, mehr und gründlicher nachgedacht würde. Schließlich sind viele Hunde einer der wichtigsten Faktoren in der Lebensqualität ihres Menschen, und man sollte alles daran setzen, daß gerade die älteren, so wertvollen Hunde möglichst lange erhalten blieben. Was nützt einem z.B. ein wundervoller Irish-Wolfhound, der, überspitzt gesagt, gerade vollständig ausgewachsen, schon wenige Jahre später sein Lebensziel erreicht hat, weil seine Organe den Anforderungen seines riesigen Körpers einfach nicht mehr gewachsen sind. Da zählt mancher Hundebesitzer das Leben seines Hundes schließlich monateweise und ist für jeden Tag dankbar, an dem ihm sein Hund noch erhalten bleibt.

Kein Lebewesen ist für ein ewiges, unveränderliches Dasein konzipiert, wenn auch im *gesamten Organismus* ständig Vorgänge ablaufen, durch die Teile des Körpers einer fortlaufenden *Erneuerung* unterliegen. Wir haben das zuvor schon beispielsweise beim ständigen Umbau des Skeletts gesehen. Dort wird die ständige Erneuerung fraglich, wenn eine Störung in den beteiligen Organen, Hormonen und Baustoffen vorliegt. Dies gilt auch für alle anderen Organe des Hundes.

Mit steigendem Alter nimmt nämlich die Fähigkeit der Zellen ab, die für ihr Weiterbestehen notwendigen Stoffe aufzunehmen, zu verarbeiten und die Stoffwechselprodukte auszuscheiden. Die Folge davon ist, daß sich in den Zellen körnige Niederschläge (Alterspigmente) bilden. Auch das Zellplasma verändert seine Struktur, die Trockensubstanz nimmt zu. Ebenso werden Nervenzellen abgebaut, bis schließlich der Zelltod eintritt. Man hat untersucht, Zellen außerhalb des Organismus in künstlichen Medien zu kultivieren: Dabei konnten Zellaltern und Zelltod *verzögert* werden. Das sagt nichts anderes, als daß der Alterungsprozess ein komplexes Geschehen ist, bei dem im *gesamten* Organismus eine Vielzahl an Vorgängen *zusammenwirken,* auf die, wenn sie überhaupt beeinflußbar sind, man nur *insgesamt* Einfluß nehmen kann. Wie gut ein Hund also sein Altern erreicht, wie gut seine letzten Jahre verlaufen, hängt vom Zustand seines *gesamten Organismus* ab.

Beim alten Hund hat die mangelnde Ernährungsfähigkeit des Körpergewebes vielfache Folgen: z.B. ist die Wundheilung deutlich verlängert. Auch die alternde Haut erschlafft durch Fettschwund im Unterhautgewebe und Zellschwund in der Oberhaut, die Knochen werden kalkärmer und brüchiger. Die Funktion von Nerven- und Muskelzellen wird durch die Anhäufung von verzögert abgebauten und nicht mehr ausgeschiedenen Stoffwechselprodukten im Gewebe erschwert, wodurch es zu Verkalkung, Verfettung und Entartungsherden in bestimmten Körperbereichen kommt.

Wie wir sehen, ist vom Alterungsprozess der gesamte Organismus betroffen, woraus sich auch erklärt, daß eine erhöhte Anfälligkeit für Erkankungen entsteht, was letztlich auf Abnutzungserscheinungen und ein Abnehmen des Immunsystems zurückzuführen ist. Überhaupt ist die Anpassungsfähigkeit aller Organe an die notwendigen Körperfunktionen erschwert.

Generell nimmt die Zahl, aber auch die Größe der Zellen in verschiedenen Geweben ab. Damit verbunden ist ein geringerer Stoffumsatz, wie ebenso eine verminderte Speicherfähigkeit von Nährstoffen. Außerdem geht die Leistungsfähigkeit einzelner Organe, besonders des Verdauungskanals, zurück.

Die Variationsbreite der Alterserscheinungen ist sehr groß. Bei manchen Hunden kommt es nur vereinzelt und gering zu altersbedingten Ausfällen, während andere schwer und vielseitig betroffen sind. Das Lebensalter, in dem die ersten Ausfälle auftreten, kann ganz unterschiedlich sein je nach genetischer Vorgabe und dem Allgemeinzustand des Hundes. Einige der altersbedingten Ausfälle können zu völlig entgegengesetzten Folgen führen. So kann der eine Hund als Folge des herabgesetzten Stoffwechsels oder einer Unterfunktion der Schilddrüse plötzlich verfetten, während ein anderer aus den gleichen Ursachen plötzlich abmagert. Auch können Geschmackssinn, Durstgefühl, Speichelsekretion und die Verdauungsfähigkeit nachgelassen haben oder es haben sich Schäden in der Mundhöhle und an den Zähnen entwickelt.

Der alternde Hund - die richtige Vorsorge
Und vom guten Tierarzt

Wer gewissenhaft die Eintragungen in sein »Hundetagebuch« gemacht hat, wird vielleicht eines Tages notieren: »Hund hechelt oft« oder »trinkt viel« oder »muß häufig hinaus« oder andere Merkwürdigkeiten, die einem nur so nebenher auffallen: Daß der Hund häufiger stolpert, nicht mehr lange laufen mag, schneller ermüdet, mehr als sonst schläft. Es sind nicht nur die »wichtigen« Ereignisse von Bedeutung, z.B. daß der Hund Durchfall oder Verstopfung hat, sondern gerade jene, sich oft unmerklich einstellenden Veränderungen, bei denen es dann wichtig wird, wann man sie zum ersten Mal bemerkt hat und die sich, in immer geringeren Abständen, immer auffälliger wiederholen oder anhäufen.

Von diesen - oft scheinbar belanglosen - Ereignissen sollten Sie Ihrem Tierarzt, wenn Sie zum Impfen dort sind, berichten. Er wird sich dann den Hund genauer als sonst ansehen und kann Ihnen zu einem sehr frühen Zeitpunkt schon Ratschläge geben, worauf Sie bei Ihrem Hund besonders achten müssen, bzw. Ihnen geeignete Medikamente geben.

Eines aber sollten Sie wissen: Bei jeder Befindlichkeitsänderung sollten Sie sofort Ihren Tierarzt wenigstens anrufen und ihn fragen, ob dies ein Grund sei, den Hund zu einer Untersuchung zu bringen. Je genauer Ihre Angaben sind, umso besser kann Ihr Tierarzt die Lage beurteilen, denn den Hund selbst kann er ja nicht über sein Befinden befragen. Machen Sie sich klar: Es ist besser, einmal zu oft zu Tierarzt zu gehen, als einmal zu spät. Warten Sie nicht erst, ob sich der Zustand nicht wieder von selbst geben wird, (auch wenn Sie selbst nicht wegen jeder Kleinigkeit zum Arzt zu gehen pflegen). Gerade bei einem älteren Hund zählt oft ein Tag, manchmal sind nur Stunden entscheidend.

Selbst wenn Sie überzeugt sind, dem einen oder anderen Leiden mit naturheilkundlichen Mitteln selbst begegnen zu können, sind vor allem bei ihnen unbekannten Veränderungen das Wichtigste die exakte Diagnose und die Behandlungsvorschläge des Tierarztes. Immer mehr Tierärzte gehen ja zu alternativen Heilmethoden über. Suchen Sie, möglichst gleich von Anfang an, wenn der Hund noch gesund ist, solange, bis Sie einen entsprechend erfahrenen und aufgeschlossenen Tierarzt gefunden haben.

Waren Sie mit Ihrem Hund regelmäßig beim Tierarzt, sind alle vergangenen Erkrankungen und Veränderungen in dessen Kartei eingetragen. Er kann bei seinen Untersuchungen leicht Veränderungen mit den früheren Befunden vergleichen.

Selbstverständlich ist, daß Sie Ihren Hund bei der täglichen Pflege einer kurzen Inspektion unterziehen. Sie überprüfen seinen Körper auf das Entstehen von Knötchen an Gesäuge und Haut (was gutartige oder bösartige Tumore sein können), überprüfen Haut und Fell auf Veränderungen, inspizieren seine Ohren, seine Zähne und seine Augen, die Länge seiner Krallen und was Ihnen sonst auffällt. Auch sein u.U. veränderter Geruch kann Ihnen als Alarmsignal dienen. Schreiben Sie alles Auffällige auf, bzw. erwähnen Sie es mindestens bei Ihrem nächsten Tierarztbesuch.

Manche Hundehalter machen den Fehler, bei ihrem älteren Hund, der nicht mehr in Ausstellungskondition gehalten werden muß, mit der täglichen Pflege etwas nachlässig zu werden. Dabei ist diese gerade beim älteren Hund besonders wichtig. Da ältere Hunde weniger widerstandsfähig gegen Hitze und Kälte sind, muß man dem auch bei der Fellpflege Rechnung tragen. Es ist ebenso unvernünftig, einem alten Hund nur wegen der Optik im Winter das Fell so stark zu kürzen, daß er notgedrungen frieren muß, wie man ebenso in den heißen Sommertagen auch bei Hunden, bei denen dies nicht vorgesehen ist, das Fell der höheren Umgebungstemperatur anpassen sollte, d.h. es leicht ausdünnen. Manche Hunde leben direkt auf, wenn man sie im Sommer etwas von ihrer dicken Wolle befreit.

Für manche Hundebesitzer ist es ein Irrtum mit katastrophalen Folgen, wenn sie meinen, ihr älterer Hund sei nun schon so klug und weise, daß man ihn vor Umweltgefahren nicht mehr so sorgsam schützen müsse, wie man es beim jungen Hund ganz selbstverständlich getan hat. Gerade das Gegenteil ist der Fall: Da auch die Sinne des Hundes langsam nachlassen, ist er Umweltgefahren oft stärker ausgesetzt als ein jüngerer Hund, er verliert auch leichter die Orientierung, er wird schlicht etwas schusselig, und man muß gut auf ihn aufpassen.

An plötzliche Umweltveränderungen paßt sich ein älterer Hund schwerer an. Er hält beharrlich an einmal eingefahrenen Gewohnheiten fest. Man muß ihm Zeit lassen, sich umzugewöhnen.

Sind Sie daran gewöhnt, Ihren Hund mit in den Urlaub zu nehmen, können Sie dies unbesorgt auch weiter tun, wenn Sie ihn dann unterwegs auch weiterhin nur innerhalb seiner Grenzen belasten. Viel mehr leidet nämlich der Hund darunter, gibt man ihn plötzlich wegen des Urlaubs in fremde Hände. Diese plötzliche Umstellung kann er so schnell gar nicht verkraften, es sei denn, Sie haben ihm schon vorher mehrfach weggegeben, daß er auch jetzt in eine wohlbekannte Umgebung kommt, und der »Hundesitter« ist vertraut mit den Allüren und

Gewohnheiten des Hundes. Das gleiche gilt auch, wenn man den Hund wegen Krankheit in eine Klinik geben muß. Ist der Tierarzt der Ansicht, Sie könnten den Hund genau so gut auch selbst pflegen, tun Sie dies; es wird, selbst wenn Sie nicht in allem vollkommen sind, dem Hund besser bekommen, als in fremden Händen gesunden zu müssen.

Das »Rentenalter«

Etwa im Alter von sieben oder acht Jahren (dies kann über- oder unterschritten werden) muß man davon ausgehen, daß beim Hund Alterungsvorgänge deutlich einsetzen und nach und nach sichtbar werden. Äußerlich werden manche Hunde - wie auch der Mensch - grau. Dies kann nur die Schnauzenpartie betreffen, wie auch am ganzen Körper sichtbar werden. Auch das Fell verändert sich: Es wächst oft weniger stark, der Fellwechsel ist weniger heftig und das Winterfell wirkt leicht etwas stumpfer.

Auch sonst wird der alternde Hund allmählich ruhiger, weniger stürmisch und hat weniger lange Lust zu wilden Spielen. Manchmal bewegt er sich danach so, als hätte er so etwas wie Muskelkater, was es vielleicht auch ist. Beim Essen und Trinken nimmt der Hund u.U. mehr Flüssigkeit zu sich, entsprechend häufiger muß er »hinaus«. Andere Hunde wieder haben einen deutlich nachlassenden Durst, weil ganz einfach das Durstempfinden gemindert ist. Hier besteht die Gefahr, daß der Hund austrocknet, was sich beim Hautfaltentest ganz deutlich zeigt. Die Hautfalte, die Sie hochziehen, verstreicht nicht mehr sofort, sondern bleibt mehr oder weniger lange stehen. Es ist unmöglich, einen Hund zum Trinken von Wasser zu animieren. Versuchen Sie es, indem Sie erstens sein Futter reichlich mit Wasser versehen, d.h. aufquellen lassen, und bieten Sie ihm außerdem Fleischbrühe oder Honigwasser an. Ein Hund braucht pro kgLM 35 ml am Tag, d.h. ein Hund von 10 kg braucht 350 ml. Also braucht ein 20-kg-Hund etwa 3/4 l Wasser pro Tag (Sie können den Bedarf für Ihren Hund so leicht errechnen. Vergleichen Sie, ob er auch wirklich genügend Wasser zu sich nimmt.)

Auch der Geruchs- und Geschmackssinn lassen nach, was zu vermindertem Appetit und geringerer (manchmal zu geringer) Aufnahme von wichtigen Nährstoffen führen kann. Er schluckt jetzt sein Futter eher bedächtig herab, sucht erstmal die besseren Bissen heraus und läßt den Futternapf nicht mehr so spiegelblank geputzt zurück. »Vernünftige« Hunde passen ihre Futteraufnahme ihrem reduzierten Bewegungsaufwand an, ihr Appetit ist dann entsprechend herabgesetzt. Allerdings muß man nachrechnen, ob in der verminderten Nahrung auch alle benötigten Stoffe ausreichend vorhanden sind, sonst muß man sie entsprechend anreichern. Wir kommen noch darauf. »Unvernünftige« Hunde, und davon gibt es eine Menge, mäßigen ihren Appetit nicht, oder sie werden von ihren ahnungslosen Besitzern fortwährend mit lauter Leckerbissen und Zwischendurchs verwöhnt, statt die Freßlust zu bremsen.

Die sexuelle Aktivität tritt nun etwas in den Hintergrund. Rüden sind nicht mehr sofort auf und davon, wenn irgendwo eine Hündin läufig ist, Hündinnen können seltener und weniger heftig läufig werden als früher. Es kommt aber auch vor, daß sich eine Läufigkeit ungebührlich ausdehnt, hier muß man sofort zum Tierarzt!

An den Zähnen, die sorgfältig und regelmäßig untersucht werden sollten (Zahnstein entfernen lassen!), treten altersbedingte Veränderungen auf.

Ihr Hund wird mehr schlafen als früher, und, wenn er aufstehen soll, geschieht dies langsamer und gemächlich, und er braucht oft erst einiges Dehnen und einige Schritte, bis er seine Glieder wieder richtig im Griff hat. Wegen der geringeren Bewegung wachsen u.U. die Krallen länger, als dies gut ist. Will man sie nicht selbst schneiden, kann man das vom Tierarzt mit erledigen lassen. Die Sinne des Hundes verlieren an Schärfe, allerdings so allmählich, daß Sie erst nach einiger Zeit realisieren, daß sich etwas verändert hat. Seine Augen bekommen einen leicht milchigen Ausdruck, was aber eine normale Veränderung des Alters ist.

Je älter der Hund wird, umso mehr Anzeichen des Alterns werden sichtbar. Wenn Sie ihn genau betrachten, bemerken Sie, daß die Muskeln, im Schulterbereich und besonders an den Oberschenkeln, begonnen haben, sich zurückzubilden. Jetzt kommt seine Unlust, sich zu bewegen, davon, daß er wirklich schwächer geworden ist, er stolpert leicht und wird früher müde. Beim Schlafen ist er oft unruhig, dreht sich mühsam von einer Seite auf die andere, weil ihn seine Glieder schmerzen oder weil es infolge des schwächeren Herzens zu einem Lungenstau kommt. Er mag es nicht unbedingt, weckt man ihn aus seiner Ruhe auf, wirkt dann oft leicht mißgelaunt und torkelig.

Natürlich müssen Sie nun nicht denken, daß *alle* diese »Verfallserscheinungen« auch Ihren Hund treffen müssen. Die große Angst vieler Hundebesitzer, ihr Hund könne blind und taub und damit völlig hilflos werden, ist unbegründet, weil ein Hund es erstaunlich gut schafft, diese Mängel zu kompensieren. Bisweilen kommt es erst beim Tierarzt heraus, daß ein Hund tatsächlich fast nichts mehr sieht, so gut hat er dies unter Einsatz seiner anderen Sinne irgendwie überbrücken können. Manche Hunde werden nur einseitig taub. Man merkt das daran, daß sie nicht mehr gut lokalisieren können, von wo man sie gerufen hat, d.h. sie suchen - oft vergeblich - immer in der Richtung ihres intakten Ohres und sind dann verwirrt, wenn sie an dem mutmaßlichen Ort nicht das Erwartete antreffen. Aber ich weiß auch von einigen Leuten, daß sie ganz »dankbar« für das nachlassende Hörvermögen ihres Hundes waren, der sie früher oft genug genervt hat, weil er auf alles und jedes mit Gebell reagierte. Nun, im Alter ist er so friedlich, wie sie ihn sich früher nur zu oft gewünscht hätten.

Bei manchen Hunden ist das Einsetzen des Alterns so unmerklich, daß es seinem Menschen lange Zeit verborgen bleibt. Bei anderen wieder, oft im Anschluß an eine Erkrankung, wird plötzlich sozusagen über Nacht deutlich, daß der Hund seinen Lebensabschnitt »Alter« erreicht hat, und man macht sich erst rückblickend klar, daß es schon zuvor die eine oder andere Veränderung gegeben hat. Fest steht, daß, in je besserem Allgemeinzustand der Hund sein Rentenalter erreicht, umso besser wird er das allmähliche Nachlassen seiner Kräfte verarbeiten und umso weniger dramatisch verlaufen die Ausfälle.

Hunde wären bis in ihr hohes Alter fruchtbar, d.h. es gibt für Hündinnen keine »Wechseljahre« und »Menopause«. Allerdings werden bei älteren Hunden nun Tumore und Entzündungen an Hoden, Gebärmutter und Gesäuge häufiger. Tierärzte weisen allerdings darauf hin, daß die vermehrte Tumoranfälligkeit im Alter vorwiegend darauf zu rückzuführen ist, daß viele Hunde - im Gegensatz zu früher - älter werden, so daß Sie jetzt erst vermehrt in ein »krebsfähiges Alter« kommen.

Gar mancher ist daher gut beraten, eine Hündin, mit der nicht gezüchtet werden soll, rechtzeitig, d.h. möglichst früh zu *sterilisieren.*

Erstens entfallen die lästigen Läufigkeiten und mögliche unerwünschte Trächtigkeit. (Auch alte Hündinnen können noch versehentlich gedeckt werden, paßt man nicht auf!) Zweitens werden eine Vielzahl von Erkrankungen in diesem Bereich - der ja nicht mehr vorhanden ist - ausgeschlossen. Für den Tierarzt ist das Entfernen von Gebärmutter und Eierstöcken ein Routineeingriff, und die Hündin (auch die ältere oder alte!) ist bereits nach wenigen Tagen wieder völlig auf dem Damm. Sie aber haben einen wichtigen Schritt für die »Altersvorsorge« rechtzeitig erledigt. (Sterilisierte Hündinnen werden tatsächlich nachweislich älter!)

Rüden könnten noch weitgehend zum Decken eingesetzt werden. Wenn die Zuchtbestimmungen auch sinnvoll sind, daß man Hündinnen in einem bestimmten Alter nicht mehr zur Zucht einsetzen darf, um ihre Gesundheit zu schonen, ist es vielleicht weniger sinnvoll, ältere, gesunde und lebensfrohe Rüden vom Deckakt auszunehmen. Gerade sie wären ja Vererber einer positiven Altersentwicklung. (Leider wird in den Zuchtunterlagen nicht mitgeschrieben, welches Alter die Zuchttiere einmal erreicht haben und in welchem Zustand sie dabei waren. Hier wäre - im Sinne einer Zucht auf ein höheres Lebensalter - manches Um- und Neudenken und Erforschen dringend angebracht.)

Krankheiten im Alter

Manche Hundehalter haben die Angewohnheit, bei den ersten Unpäßlichkeiten ihres Hundes sich sogleich ein Buch über dessen mögliche Krankheiten zu kaufen und es gründlich, von der ersten bis zur letzten Seite zu studieren, als folgten sie einer geheimen Anweisung, nun ALLES über alle erdenklichen Krankheiten des Hundes wissen zu müssen. Dieses Wissen muß aber nur Ihr Tierarzt haben, und man kann nicht genug davor warnen, nach volkstümlichen Büchern über Hundekrankheiten selbst eine Diagnose stellen zu wollen. Bestimmte Symptome, die man zu erkennen glaubt, können bei den unterschiedlichsten Krankheiten auftreten und man kann bei der Selbstbehandlung manchmal mehr schlecht als gut machen. Sie sind immer besser beraten, wenn Sie alles für die *Gesunderhaltung* Ihres Hundes tun und es sich zur Regel machen, bei allen Veränderungen den Tierarzt zu befragen. Letztlich stimmen die Behandlungsvorschläge in den Handbüchern nur dann, wenn auch die Diagnose stimmt, und meist wird man dann auch enttäuscht feststellen, daß bei nahezu jeder Krankheitsbeschreibung steht, daß die Behandlung dem Tierarzt überlassen werden muß.

Die häufigsten Todesursachen beim Hund sind, abgesehen von Unfällen, übrigens erstens die verschiedenen Arten bösartiger Tumore, zweitens Nierenversagen und drittens eine Herzkrankheit.

Wenn wir hier stichwortweise nur auf wenige Gesichtspunkte typischer Alterserkrankungen und Ausfälle hinweisen, dann nur deshalb, weil Ihnen damit der Hintergrund des Alterungsprozesses besser verständlich wird, und Ihnen auch klar wird, daß mit einer lebenslang guten Haltung des Hundes, paßt man sie den Wechselfällen seines Lebens an, sehr sinnvoll vorgebeugt werden kann.

Stoffwechsel

Im Stoffwechsel macht sich der Alterungsprozess an vielerlei Punkten bemerkbar. Der Hund hat eine verminderte Toleranz sowohl gegen Hitze wie gegen Kälte. Vor beiden Extremen müssen Sie ihn sorgsamer als früher schützen. Überprüfen Sie, ob das Hundelager auch wirklich ausreichend gegen Zug und Bodenkälte geschützt ist, trocknen Sie den naßgewordenen Hund sorgfältiger als früher ab. Zwingerhunde sollten nun mehr und mehr im Haus untergebracht werden, wenn ihre Hütte nicht wirklich gut heizbar und im Sommer gut gegen Hitze isoliert ist. An heißen Tagen verlegen Sie die Ausgänge in die kühleren Morgenstunden und sorgen dafür, daß der Hund einen kühlen Raum hat, wo er sich aufhalten kann.

Auch das Immunsystem kann betroffen sein, d.h. er hat eine erhöhte Anfälligkeit für Infektionen, gleichzeitig ist auch seine Arzneimitteltoleranz vermindert, Medikamente werden weniger gut abgebaut als früher. Besprechen Sie daher mit Ihrem Tierarzt, ob bei schon seit Jahren verabfolgten Medikamenten die gewählte Dosis noch die richtige ist oder ob sie reduziert oder das Medikament geändert werden müßte. So viel der Hund auch am Tag zu schlafen scheint, kann dies täuschen. Er döst nur vor sich hin, während seine tatsächliche Schlaftiefe und -menge abnehmen. Manche Hunde wachen auch nachts häufiger auf und wollen hinaus - ertragen Sie es mit Geduld, es sind die letzten Jahre.

Insgesamt (wir kommen bei der Ernährung noch darauf) ist der Energieverbrauch des alten Hundes deutlich geringer, auch wenn er trotzdem guten Appetit hat. Dies führt leicht zu Übergewicht, das Sie dringend unterbinden müssen.

Bereich der Mundhöhle

Im Mundhöhlenbereich kann es ebenfalls zu Veränderungen kommen, Zahnstein sollte sorgfältig entfernt werden (Tierarzt!), es kommt zu Parodontosen, Parodontitis und Zahnverlust. Die Speichelproduktion kann vermindert sein, das Zahnfleisch kann betroffen sein und empfindlich werden, was zu verminderter Nahrungsaufnahme, Verstopfung oder Appetitlosigkeit führen kann.

Verdauungsapparat und Hormondrüsen

Nicht selten sind die Leberfunktion und die Aufnahmefähigkeit aus dem Darm und die Darmbeweglichkeit vermindert, was als Folge zu Verstopfung oder zu Blähungen führen kann. Hier ist die Ernährung umzustellen und bei einem Leberschaden ist u.U. ein homöopathisches Mittel zur Anregung der Leberfunktion sehr geeignet. Wir nehmen in solchen Fällen Flor de Piedra D3 mehrmals täglich eine Tablette bis zur Besserung. Verordnet Ihr Tierarzt eine spezielle Diät für Lebererkrankungen, enthält diese *erhöhte Anteile an Nicht-Proteinkalorien* und *reduzierte Natriumgehalte*.

Durch eine herabgesetzte Schilddrüsenfunktion kann die Stoffwechselrate gesenkt sein. Ist ein Hund unnatürlich träge, wird der Tierarzt u.U. eine Hormonbehandlung durchführen. Anzeichen einer verminderten Schilddrüsenfunktion können auch übermäßige Empfindlichkeit gegen Kälte und ein besonders dünnes, dürftiges Fell sein. Wird Schilddrüsenhormon verordnet, brauchen ältere Hunde oft die zweibis vierfach höhere Dosis als jüngere.

Nach den Erfahrungen beim Menschen scheint auch der Hund weniger Verdauungsenzyme zu produzieren, was aber bei ihm nicht weiter aufregend ist, da diese beim Hund ohnehin im Übermaß produziert werden.

Auch an der Hypophyse und den Nebennieren kann es zu Veränderungen kommen; eine mangelhafte Funktion des endokrinen Pankreas kann zu Diabetes führen.

Diabetes hat nichts mit den Nieren zu tun, obwohl für die Diagnose und Kontrolle Urinuntersuchungen gemacht werden. Zuckerkrankheit entsteht durch eine mangelhafte Versorgung mit dem Hormon Insulin, was für den Blutzuckerspiegel verantwortlich ist.

Steigt der Blutzucker zu stark an, wird ein Teil davon mit reichlich Flüssigkeit durch die Nieren ausgeschieden. Der Hund setzt immer häufiger Harn ab und hat gleichzeitig großen Durst, um den Flüssigkeitsverlust auszugleichen.

Auch hier ist es wichtig, daß Sie bei einer diesbezüglichen Veränderung des Hundes sofort den Tierarzt aufsuchen, denn bleibt die Zuckerkrankheit unbehandelt, kommt es zu einer Vergiftung des ganzen Körpers, mit allgemeiner Mattigkeit, mühsamer Atmung, Erbrechen, und schließlich führt ein Koma nicht selten zum Tode. In Verbindung mit Zuckerkrankheit tritt oftmals auch Grauer Star auf. Aus hormonellen Gründen werden Hündinnen häufiger zuckerkrank als Rüden. Die Behandlung setzt der Tierarzt fest. Die Nahrung des Hundes wird zur *Diät*, die genau eingehalten werden muß. Sie selbst werden es sehr schnell lernen, dem Hund seine Insulinspritze zu geben, Tabletten haben sich nämlich beim Hund als nicht wirksam erwiesen.

Nieren

Bei den Nieren, die die großen Filteranlagen im Körper sind, kann es ebenfalls zu Veränderungen kommen. Auch hier kommen Sie ohne die Hilfe des Tierarztes nicht aus. Nierenversagen ist eine häufige Todesursache. Immerhin 1% der weniger als 5 Jahre, 8% der 5-8 jährigen, 15% der über 8-jährigen Hunde starben an Urämie (Harnvergiftung). Die Nieren sind auch eines der wichtigsten Organe zur Aufrechterhaltung der Homöostase. Bei ihrem Versagen wird nicht nur die Zusammensetzung des Harns, sondern auch die der Körperflüssigkeit verändert, dies hat Auswirkung auf den gesamten Organismus. Beim alten Hund ist durch die eingeschränkte Nierenfunktion die Produktion der Aminosäure Arginin reduziert.

Nierenversagen ist immerhin nach Unfällen die zweithäufigste Todesursache. Nierenschäden sind häufiger bei Rüden als bei Hündinnen anzutreffen, es ist ebenfalls ein Leiden, das besonders im Alter zum Tode führt.

Nierenschäden können vielfache Ursachen haben, dazu gehören solche, die die Nieren direkt schädigen und andere, die als sekundäre Folge einer anderen Krankheit auftreten.

Nierenschäden können sich in den mannigfaltigsten Symptomen äußern, manchmal denkt man gar, der Hund sei vergiftet worden. Ein wieder anderes Bild ist, daß Hunde auffallend häufig in kleinen Mengen Harn absetzen, bei gleichzeitig vermehrtem Durst und vermindertem Appetit. Zu beobachten sind auch Fieber, Erbrechen, blutiger Harn, blasse Schleimhäute. Das alles kann aber auch auf ganz andere Krankheiten hindeuten. Nur der Tierarzt kann klären, was die Ursache ist. Er ist, wie bei allen Befindlichkeitsänderungen, sofort hinzuzuziehen.

Ist ein Nierenschaden einmal eingetreten, verändert sich die Nierenfunktion kontinuierlich, was nicht von der ursprünglichen Ursache abhängig ist. Hier muß der Tierarzt Ihr ständiger Begleiter sein. Durch eine eiweiß-, phosphor- und natriumarme Ernährung wird das Fortschreiten des Leidens verlangsamt und der erhöhte Blutdruck günstig beeinflußt. Sie können diese Diät nach Anweisung selbst herstellen. Bequemer, wenn auch teuerer ist es, die Diätnahrung gleich beim Tierarzt zu beziehen. Da kann man dann keinen Fehler mehr machen, dafür aber das Leben des Hundes um kostbare Jahre verlängern.

Für die meisten Harnprobleme alter Hunde ist die Harnblase verantwortlich, da sie anfällig für die verschiedensten Infektionen ist. Hündinnen scheinen häufiger als Rüden von einem Blasenkatarrh betroffen zu sein. Zu bemerken sind für Sie offensichtliche Schwierigkeiten beim Wasserlassen, d.h. der Hund uriniert nur wenig nach langen Pausen und wimmert vor sich hin. Das muß sofort vom Tierarzt behandelt werden, ehe die Entzündung zu den Nieren aufsteigt.

Aus unbekannten Gründen kommen auch Blasensteine bei Hunden häufiger vor als man glaubt. Merkwürdigerweise scheinen auch große Steine bei einigen Hunden wenig Beschwerden zu verursachen, während bei anderen sehr früh Schmerzen und Unbehagen auftreten.

Blasensteine lassen sich operativ entfernen, und der Hund erholt sich gewöhnlich schnell.

Harntröpfeln, von dem manche Hundehalter meinen, dies deute auf das nahe Lebensende ihres Hundes hin, ist normalerweise harmlos. Verliert Ihr Hund z.B. während des Schlafens mehr oder weniger große Mengen Urin, melden Sie dies sofort Ihrem Tierarzt. Es ist die Folge eines Hormonmangels und kann medikamentös leicht und dauerhaft behoben werden.

Herz und Kreislauf

Im Alter verliert auch das äußerst leistungsfähige Herz des Hundes, das lebenslang zu großen Anstrengungen fähig ist, ohne daß seine Reserven dabei aufgebraucht werden, nach und nach mehr oder weniger von seiner Leistungsfähigkeit. Es ist die unermüdliche Blutpumpe des Körpers und man muß sich einmal vorzustellen versuchen, was sie in einem Hundeleben leistet. In der Minute 120 Herzschläge bedeuten schon in der Stunde 7200 Schläge, an einem Tag sind dies 172.800 Schläge, in einem Jahr summiert sich das auf 63.072.000, im Laufe von sieben oder acht Jahren hat das Hundeherz immerhin 504.576.000 mal geschlagen ... Wen wundert es, wenn sich da Verschleißerscheinungen einstellen und die Elastizität des Herzmuskels nachläßt! Untersuchungen haben ergeben, daß 75% aller 7-jährigen und älteren Hunde ein nicht völlig intaktes Herz haben, ohne daß bei den meisten von ihnen irgendwelche Symptome bemerkbar geworden waren.

Plötzlich werden Sie mit Schlagworten wie verminderte Herzleistung, Verdickung der Herzklappen konfrontiert, und der gesteigerte Blutdruck kann zu Herzversagen mit Stauungen führen, in den Blutgefäßen nehmen Hyalin, Kalzium und Fibrin zu, Kollagen hingegen nimmt ab.

Herzkranke Hunde ermüden deutlich schneller, werden kurzatmig und hüsteln mehr oder weniger häufig vor sich hin. Dieser »Herzhusten« ist typisch für ein überanstrengtes Herz.

Sicher ist Ihnen klar, daß das Herz mit allen Organen des Körpers in Verbindung steht, und daß Sie, um Ausfälle im ganzen Körper zu vermeiden, schleunigst zum Tierarzt müssen. Häufig wird er ein Digitalis-Präparat einsetzen oder *Crataegus,* (ein Präparat aus Weißdorn und altbewährtes Mittel aus der Naturheilkunde) verordnen, das auch in der Humanmedizin seine anerkannte Wirkung tut. Man verwendet es als Urtinktur und nimmt davon zwei- bis mehrmals täglich 5-20 Tropfen. Bei großer Nervosität des Hundes kann man von Weißdorn auch die D2 oder D3 als homöopathische Zubereitung einsetzen. Weißdorn ist auch bei Dauergebrauch ohne Nebenwirkungen. Verordnet Ihr Tierarzt Ihrem Hund eine ausgesprochene Herzdiät, sollten Sie sich strikt daran halten. Sie enthält auch erhöhte Anteile der B-Vitamine und Kalium. Setzt nämlich die tierärztliche Behandlung rechtzeitig ein, läßt sich die Krankheit durch Diät und entsprechende Medikamente gut unter Kontrolle halten. Allerdings müssen Sie gewissenhaft alle Anweisungen pünktlich befolgen. Dann kann Ihr Hund noch jahrelang ein nahezu normales Leben führen.

Sie müssen wissen, daß eine mangelhafte Funktion des Herzens eine Krankheit ist, die angeboren oder aber durch die unterschiedlichsten Anlässe hervorgerufen worden sein kann, die aber den Organismus stark beeinträchtigt, d.h. das Herz ist den Anforderungen des Körpers nicht (mehr) gewachsen.

Pumpt z.B. das Herz nicht genügend Blut in die Lungen entsteht Sauerstoffmangel. Um diesen Mangel zu beheben, wird mehr Blut hineingepumpt, und wenn die Lunge die Abfallprodukte nicht schnell genug beseitigen kann, sammeln sich Kohlendioxid und Flüssigkeit im Übermaß an, was dann der Auslöser für den »Herzhusten« ist.

Bei einer Unterversorgung der Nieren sind diese nicht mehr in der Lage, die Abfallprodukte aus dem Körper herauszufiltern. Bei einer Unterversorgung der Leber wird das Blut nicht mehr richtig entgiftet, was sich auf alle Körpergewebe auswirkt.

Sie selbst sollten aufmerksam dann werden, wenn Ihnen folgendes auffällt: Allgemeine, unerklärliche Schwäche des Hundes, leichte Ermüdbarkeit und geringe Belastbarkeit, der schon genannte leichte Husten, Kurzatmigkeit, Ruhelosigkeit beim Liegen und Schlafen, Schwächeanfälle und Ohnmachten, Umfangsvermehrung des Körpers, plötzliche Gewichtszunahme durch Bauchwassersucht, plötzliche Abnahme oder reduzierter Appetit... Allein aus diesen Stichworten können Sie sehen, daß das Bild einer Herzerkrankung sehr mannigfaltig sein kann, bei den meisten Stichworten könnten sich auch ganz andere Leiden dahinter verbergen.

Je nach Diagnose wird der Tierarzt zunächst versuchen, eine eventuell auslösende Ursache der Herzerkrankung zu beseitigen und das Herz zu kräftigen. Auch muß die Arbeitsbelastung des Herzens verringert werden, wozu verminderte körperliche Belastung ebenso wie möglicherweise auch ein Abspeckprogramm gehören. Ebenso muß die *Natriumaufnahme eingeschränkt* werden, um die übermäßige Salz- und Wasserretention zu regulieren. Hunde in einem frühen Stadium der Herzschwäche hören auf, Natrium zu speichern, sobald die Natriumzufuhr gedrosselt wird.

Während man in der Diät des herzkranken Hundes bestimmte Bestandteile ohne Sorge einsetzen darf, ist bei anderen, wegen des hohen Natriumgehaltes, Vorsicht geboten.

Wenig Natrium enthalten (mg je 100 g): Mais (Spuren), Hafermehl (2), Reis (6). Süßkartoffeln (28), Erbsen (40), Eigelb (106), Rindfleisch (143), Huhn (190), Lamm (192), Pferdefleisch (210), Süßwasserfisch (265), Rinderherz (392), Vollmilch (397).

Viel Natrium enthalten: Rinderleber (453), Rindernieren (730), Brötchen (738), Weißbrot (786), Weizenflocken (1036), Cornflakes (1045); Spiegelei (1046), Hüttenkäse (1055), Schinken (1111), Margarine und Butter (1168), Brezeln (1361), Käse (1890), Rindergulasch in Dosen (2349), Frankfurter Würstchen (2477), Möhren in Dosen (2730).

Muß man den Hund auf eine »Herzdiät« umstellen, die der Tierarzt verordnet, sollte man dies schrittweise tun. Zunächst gibt man eine *gemäßigt natriumarme Diät*, und bei Bedarf mischt man *nach und nach eine streng natriumarme* unter das Futter, um zu verhindern, daß der Hund die ungewohnte Nahrung verweigert. Beim Tierarzt kann man, außer »Rezepten zum Selberkochen«, auch eine entsprechende Diät als Fertigfutter bekommen, auf die ebenfalls schrittweise umgestellt werden muß. Bekommt der Hund Diuretika, ist dafür zu sorgen, daß ihm stets genügend Wasser zur Verfügung steht und daß die ausgeschwemmten Vitamine und Mineralstoffe ersetzt werden.

Selbstverständlich gilt es, den Hund vor zu großer Hitze und großen körperlichen Anstrengungen zu schützen.

Muskulatur und Skelett

Daß der ältere Hund deutlich an Muskelmasse und -tonus abimmt, können Sie selbst beobachten. Nicht sehen können Sie, daß der Knochenkortex dünner und brüchiger wird, und somit stärker bruchgefährdet ist. Auch können sich Osteoporose, Knochenrückbildung, Bandscheibenschäden, krankhafte Veränderungen an den Wirbelkörpern einstellen. Nicht selten werden Sie auch eine Nachhandschwäche beobachten, die sich erst schleichend durch kleine Unsicherheiten, z.B. beim Treppensteigen, bemerkbar macht und die von dem Hund lange Zeit ausgeglichen wird. Manchmal allerdings setzt sie praktisch über Nacht ein, und, obwohl der Hund im vorderen Körperteil noch völlig intakt ist, wird manchmal der Tierarzt nicht mehr helfen können. Solange noch leichte Bewegungen schmerzfrei möglich sind, sollte man den Hund vorsichtig und regelmäßig bewegen, da sich sonst seine Muskulatur rapide vermindert. Auch wenn es nur wenige Schritte sind, versuchen Sie, den Hund etwa alle Stunde dazu zu animieren. Bei einem meiner Hunde habe ich es wochenlang durchgehalten, einfach nur wenige Schritte regelmäßig im Zimmer auf und ab zu gehen, nur damit seine Muskeln bewegt wurden. Es steigerte sich von Tag zu Tag um Minuten, bis wir ihn schließlich wieder zu kleinen, aber regelmäßigen Ausgängen mit nach draußen nehmen konnten. Nach ein paar Monaten war der Spuk überwunden. Natürlich standen für diesen Hund keine großen Ausgänge mehr auf dem Programm, aber er schien glücklich zu sein, noch ein bißchen bei uns bleiben zu können.

Atmungsapparat

Beim Atmungsapparat des alten Hundes können ebenfalls Veränderungen bemerkbar werden. Häufig sind Atembeschwerden und chronische Bronchitis; auch die Lungen selbst verändern sich, d.h. daß die Vitalkapazität und die Effektivität des Gasaustausches verändert werden, hingegen nehmen das Lungengewicht und der Residualluftraum zu. Es können Lungenfibrose und Emphyseme entstehen.

Nervensystem

Die Zellen im Gehirn, Nervenzellen, Plexus, Ganglien und Rückenmark werden weniger. Das kann Folgen haben in Form von verringerter Reaktionsfähigkeit auf Reize und teilweisem Verlust von Gedächtnis und Sinneswahrnehmungen z.B. Sehen, Hören, Riechen, Schmekken. Bei manchen Hunden kommt es zu einer Verdickung der Hirnhäute, Rückenmarkshäute, Hirnhüllen und der Bindegewebshäute, die Gehirn und Rückenmark umgeben und schützen: Dies verursacht Behinderungen von Orientierung und Sensibilität. Auch kann es zu Störungen bei den Neurotransmittern kommen, die für die Reizübermittlung zuständig sind.

»Schlaganfall« und Defekte im Nervensystem

Streng genommen, gibt es beim Hund keinen Schlaganfall, dafür aber Ausfallerscheinungen, die einem Schlaganfall ähnlich sind. Es wird Sie erstaunen, daß ein »Schlaganfall« bei einem Hund gar keine so große Katastrophe ist, wie Sie im ersten Schrecken annehmen.

Er entsteht durch Blutungen, die meist in der Hirnrinde lokalisiert sind, als Folge von z.B. Gefäßmißbildungen; es können auch andere Erkrankungen die Ursache sein. Allerdings kann es auch Hunde treffen, die bis dahin in jeder Hinsicht völlig gesund waren. Der Hund ist von einem Augenblick auf den anderen deprimiert mit Zeichen schwerer Beklemmung. Außerdem beobachtet man zwanghaftes Drehen im Kreise nach links oder rechts, auch die Augen sind in Mitleidenschaft gezogen.

Wie schwer der »Schlaganfall» ist, hängt davon ab, wie groß der betroffene Gehirnbereich ist. Die Auswirkungen sind beim Hund weniger schwerwiegend als beim Menschen, es besteht also kein Grund, ihn sofort einschläfern lassen zu wollen. Es sind meistens nur bestimmte Muskelpartien betroffen, selten ist der ganze Hund gelähmt. Natürlich müssen Sie schnellstens zum Tierarzt, der die Ursache herausfinden und den Hund entprechend behandeln muß. Dann heißt es abzuwarten, ob der Körper in der Lage ist, sich wieder zu erholen; meist gelingt dies nach mehr oder weniger langer Zeit. Hat ein Hund einmal einen »Schlaganfall« gehabt, bedeutet dies nicht unbedingt, daß sich dieser häufiger wiederholen wird.

Durch Defekte im Nervensystem können auch teilweise *Lähmungen* hervorgerufen werden. Eine teilweise Gesichtslähmung tritt immer nur einseitig auf, die Lefzen und das untere Lid hängen, Speichel tropft herab. Der Hund lernt auch hier erstaunlich schnell, mit der Behinderung zu leben; meist stellt sich auch nach einiger Zeit eine Besserung ein.

Werden Nerven geschädigt oder ist die Weitergabe der Impulse gestört, wirkt sich das auch auf den Körperbereich aus, für den sie zuständig sind. Hier werden jetzt die Muskeln nicht mehr aktiviert, die daher mit der Zeit schrumpfen und atrophisch werden. Dies kann am Hinterkopf beobachtet werden, wo die Muskeln kürzer und dicker werden zur sogenannten »Weisheitsbeule«. Aber auch im Schulterbereich kann es zu Ausfällen kommen, die der Hund - auch wieder erstaunlich geschickt - sehr schnell durch andere Nerven und Muskeln kompensiert. Schädigungen der Nerven, die zu den Därmen führen, ziehen Verdauungsprobleme nach sich, die Schädigung des Augenhauptnervs kann zur Erblindung führen. Das alles sind aber lokale Störungen im Nervensystem und nicht die Folge einer Gehirnblutung, eines »Schlaganfalles«.

Krebs und andere Tumore

Warum gerade Hunde - einige Rassen scheinen besonders disponiert zu sein - an den unterschiedlichsten Krebsformen erkranken, weiß niemand. Das bloße Wort »Krebs« erweckt folglich auch bei den meisten Hundebesitzern Panik, was nicht begründet ist, weil nicht jeder Krebs auch unweigerlich zum Tode führen muß. Viele Krebsarten sind heilbar, und es kommt, wie auch beim Menschen, alles auf eine möglichst frühe Entdeckung und Behandlung an.

Wird eine Krebsgeschwulst rechtzeitig entdeckt und restlos entfernt, bevor sie Metastasen an anderen Stellen im Körper bilden konnte, kommt sie nicht wieder und tritt auch nirgendwo anders wieder auf.

Zunächst lautet die Diagnose auch richtig auf »Tumor«. Dies ist eine Geschwulst, bei der erst festgestellt werden muß, ob es eine gutartige, abgekapselte ist, die sich nicht weiterentwickelt. Ungünstiger ist die »bösartige« mit Wucherungen, die angrenzendes Gewebe befallen und zerstören kann und manchmal an anderen Stellen Metastasen, d.h. Tochtergeschülste bildet.

Der Unterschied ist, daß bösartige Tumore außer Kontrolle geraten, abnormal und unbegrenzt wachsen und sich unendlich vermehren. Tumore können sich unterschiedlich entwickeln: Manchmal breiten sie sich nur an einen Ort aus, bilden aber keine Metastasen, andere wachsen aus unerklärlichen Gründen schubweise, bleiben u.U. eine Weile auf ihrem Stand oder bilden sich sogar zurück, um dann plötzlich wieder aktiv zu werden und weiterzuwachsen.

Das alles können Sie selbst aber weder diagnostizieren noch heilen. Sie müssen zum Tierarzt, der die Geschwulst entweder sofort entfernt oder gelegentlich auch zum Abwarten rät, da durch eine Operation manchmal auch die Ausbreitung und Streuung des Tumors angeregt werden kann.

Wichtig ist vor allem, daß Sie schon bei den ersten Anzeichen den Tierarzt aufsuchen. Geschwülste, die äußerlich am Hund feststellbar sind, werden naturgemäß früher entdeckt als innerliche. Diese hatten oft schon Gelegenheit, weitere Organe zu befallen. Bei alten Hunden sind es oft die Lungen, die von Metastasen besiedelt sind.

Seien Sie aber nicht mutlos. Auch innere Tumore können - selbst wenn sie relativ groß sind - sogar bei alten Hunden mit gutem Erfolg entfernt werden, versuchen sollte man es wenigstens. Wird das Leben Ihres Hundes dafür um Monate oder Jahre verlängert, ist dies, angesichts der Kürze eines Hundelebens, ein beachtlicher Gewinn. Andererseits kann gerade bei alten Hunden der Krebs einfach stehen bleiben, und der Tierarzt wird entscheiden, nicht zu operieren, solange nicht neues Wachstum einsetzt. Andere Tumore wachsen so langsam, daß man die Operation deswegen unterlassen kann, weil man die Gewißheit hat, daß sie in den wenigen verbleibenden Jahren, die der alte Hund mutmaßlich noch hat, zu keiner ernsten Gefahr mehr werden können.

Eines aber sollten Sie vor allem bedenken: Jährlich sterben Tausende von Hunden einfach nur deshalb an Krebs, weil ihre Besitzer nur aus der Angst heraus, ihr Hund könne Krebs haben, nicht rechtzeitig zum Tierarzt gegangen sind. Krebs ist nicht unweigerlich tödlich, und der nicht von psychischen Auswirkungen zusätzlich belastete Hund übersteht eine Krebsoperation oft sehr viel besser als der Mensch.

Die Ernährung des älteren Hundes

Je nach Rasse (bei den Riesenrassen früher als bei den kleineren), also etwa zwischen dem 6. bis 8. Lebensjahr ist es Zeit, auch die *Ernährung* dem Rentenalter des Hundes anzupassen. Nach dem, was wir bisher gesehen haben, wird es Sie nicht wundern, daß in diesem Lebensabschnitt die Ernährung, gerade wie zuvor beim jungen Hund, nochmals genau überprüft und den Erfordernissen angepaßt werden muß. Bedenken Sie auch jetzt: Das beste, was Sie für die *Gesundheitsvorsorge und Lebensverlängerung* Ihres Hundes tun können, ist die sorgsame Überwachung dessen, was er zu sich nimmt. Beim alten Hund bedeutet nämlich das Beibehalten der bisherigen Ernährung, daß er u.U. gleichzeitig von bestimmten Dingen zu viel zu sich nimmt, während er in anderen Punkten unterernährt wird.

Durch die Alterung treten im Körper des Hundes bestimte Veränderungen auf, die die Nutzung einzelner Nährstoffe beeinflussen. Außerdem reagiert er empfindlicher als früher auf Nährstoffüberschüsse und -mängel. Seine Fähigkeit, sich auf ein anderes Futter umzustellen, ist begrenzter. Wechseln Sie nun, um seinen Bedürfnissen Rechnung zu tragen, das Futter aus, müssen Sie das neue Futter schrittweise unter das bisherige mischen, bis die Umstellung vollzogen ist.

Ist Ihnen das Selbstzubereiten zu mühsam oder zu riskant, gibt es gute Fertigfutter (auch beim Tierarzt) speziell für alte Hunde. Dieses Futter ist genau auf deren Bedürfnisse zugeschnitten. Wählen Sie ein Trockenfutter, sollten Sie dieses mit warmer Brühe oder warmem Wasser einweichen. Es wird dann lieber genommen und besser verdaut.

Wie wir gesehen haben, sind wegen möglicher Ausfälle bei Herz und Nieren die Verfütterung von *Protein, Phosphor und Natrium genau abzuwägen und gegebenenfalls zu reduzieren.* Beim *Proteinbedarf* des alten Hundes streiten sich allerdings die Gelehrten. Die einen behaupten, daß die Eiweißzufuhr gedrosselt werden sollte, während die anderen meinen, wegen der reduzierten Verdauungskapazität sei die Eiweißzufuhr zu steigern. Die Befürworter gesteigerter Eiweißzufuhr begründen dies auch damit, daß ein älterer Hund längere Zeit als ein jüngerer braucht, um verlorenes, d.h. verbrauchtes Körpereiweiß wieder zu ersetzen. Das heißt aber andererseits nichts anderes, als daß die Toleranz des älteren Hundes gegenüber Proteinüberschuß oder -mangel reduziert ist.

Die Wahrheit über den Eiweißbedarf des älteren Hundes liegt vermutlich also irgendwo in der Mitte der Extreme. Sie sollten dazu übergehen, nur noch wirklich hochwertiges Eiweiß zu verfüttern, das den Körper nicht mit unnötigen Abbauprodukten belastet.

Andererseits ist unbestritten, daß der ältere Hund von den Vitaminen A, B_1, B_6, B_{12} und E deutlich mehr benötigt als früher. Sie sind nützlich für die Altersfolgen am Verdauungsapparat und für den Stoffwechsel, da sie dem Alterungsprozess entgegenwirken. Die ausreichende Versorgung mit Vitamin A ist deswegen wichtig, weil über 8-9jährige Hunde nur noch geringe Mengen Vitamin A in der Leber speichern können und so in belastenden Situationen keine Reserven mehr haben. Die wasserlöslichen Vitamine sind deswegen zu erhöhen, weil davon u.U. größere Mengen mit dem Harn ausgeschieden werden.

Auch bei Zink und den ungesättigten Fettsäuren sind größere Mengen als bisher nötig; sie sorgen dafür, daß der ältere Hund in gutem Zustand bleibt. Unter den Mineralstoffen steigt der Kalziumbedarf.

Unsere älteren Hunde bekommen auch regelmäßig 50 mg Vitamin C. Dieses wird zwar eigentlich im Hund selbst synthetisiert, aber da Vitamin C bei beispielsweise Arthrosen eine günstige Wirkung hat, nehmen wir an, daß es insgesamt die Befindlichkeit des Hundes verbessert, da ein Überschuß ohnehin völlig nebenwirkungslos ausgeschieden wird. Es scheint in Streßsituationen und Krankheiten die Gesamtverfassung des Hundes wirkungsvoll zu unterstützen. Bei einer Nachhandschwäche kann man versuchsweise 50-100 mg Vitamin C geben.

Viele ältere Hunden werden fett, und ihre darüber verwunderten Besitzer betonen, die Nahrungsmenge gegenüber früher nicht verändert zu haben. Leider wird nämlich zu selten bedacht, daß der *Energieverbrauch* des älteren Hundes stark reduziert ist: Er verbraucht immerhin *20% Energie weniger* als ein jüngerer Hund. Da ist es gerade wegen des beibehaltenen Futters kein Wunder, daß sich nun der Speck auf den Rippen sammelt.

Die Fütterung des älteren Hundes steht unter dem Motto: VORBEUGEN! Die richtige Ernährung des älteren Hundes folgt, um es kurz zu sagen, dem gleichen Prinzip wie eine Schutzimpfung. Mit dem richtigen Futter können Sie bestehende Gesundheitsstörungen bessern, Krankheitssymptome lindern oder beheben, das Entstehen neuer Krankheiten verhindern und - nicht zuletzt - das normale Körpergewicht erhalten oder herbeiführen. Übergewicht macht ihn auch weniger widerstandfähig bei Krankheiten und erhöht das Operationsrisiko. Bei älteren Hunden ist es eher möglich als bei jüngeren, daß plötzlich eine Operation nötig wird.

Stellen Sie daher sein Futter bedarfsgerecht um: Hochwertiges Eiweiß, den richtigen Vitamin- und Mineralstoffe-Zusatz, weniger Energie, d.h. Fett und Kohlenhydrate, aber ausreichend ungesättigte Fettsäuren (z.B. Sonnenblumen oder Distelöl).

Das Futter des älteren Hundes sollte keine schwerverdaulichen Bestandteile, z.B. native Stärke, bindegewebsreiche Schlachtabfälle, große Mengen von Futtermitteln pflanzlicher Herkunft enthalten.

Hat sich sein Geruchs- und Geschmacksinn verändert, ist das Gebiss u.U. weniger gut oder der Verdauungskanal nicht mehr so leistungsfähig, muß die Mahlzeit auf all diese Besonderheiten eingerichtet werden. Sie sollte ausreichend schmackhaft sein, und es ist möglich, daß *Sie bei einem sehr alten Hund das Futter breiig zerkleinern müssen, damit es gut abgeschluckt und verdaut werden kann.*

Verteilen Sie außerdem die gesamte Nahrungsmenge Ihres Hundes auf mehrere, allerdings pünktliche Mahlzeiten: Es gibt für den alten Hund keinerlei zusätzliche Leckerle oder Zwischendurchs mehr! Sie würden den Organismus unnötig belasten und sind der erste Schritt zu Übergewicht und unausgewogener Nahrung, mit oft kastrophalen Folgen.

Bei Hunden, die wegen des reduzierten Geschmackssinnes deutlich zu wenig Nahrung zu sich nehmen, müssen Sie allerdings anders verfahren. Jetzt muß in dem Wenigen, was er schließlich zu sich nimmt, wirklich alles vorhanden sein, d.h. es ist *wenig*, aber verhältnismäßig *energiereiches* Futter, das Sie zur Geschmacksverbesserung auch noch mit Honig, Öl und den entsprechenden Vitaminen und Mineralstoffen anreichern müssen.

Neigt ein älterer Hund zu verminderter Speichelproduktion, kann auch dies seine Nahrungsaufnahme negativ beeinflussen. Es gibt allerdings einen einfachen Trick, mit dem man das beheben kann. Man setzt dem Futter 2 Tropfen 2%iger Pilokarpin-Augentropfen (Apotheke) zu, was verhindert, daß das Futter im Hals stecken bleibt.

Ist der Hund anfällig für Verstopfung, ist für ausreichend körperliche Bewegung zu sorgen und dem Futter geringe Mengen von Weizenkleie, Luzernegrünmehl oder Vollmilch zuzusetzen, was die Darmpassage verbessert.

Nach dem bisher Gesagten wird es Ihnen leicht fallen, die Ernährung ihres älteren Hundes rechtzeitig umzustellen. Dies verursacht ja keinerlei zusätzliche Kosten. Im Gegenteil hilft es sparen: Benötigt doch Ihr Hund u.U. weniger Medikamente und seltener tierärztliche Hilfe. Bedenken Sie auch, es sind seine letzten Jahre, und Sie wollen noch lange Zeit viel von ihm haben. Gar mancher, der seinen Hund durch nichts anderes als falsche Fütterung in der Jugend oder im Alter viel zu früh hergeben mußte, ist nun dankbar, daß man heute über die Bedürfnisse in den einzelnen Lebensphasen so viel mehr weiß.

Immer wieder sei es gesagt: Eine sorgsame Fütterung ist wirklich die billigste und wirkungsvollste »Schutzimpfung«, die Sie Ihrem Hund für sein restliches, gesundes Leben mitgeben können.

Beschäftigung mit dem alten Hund
Wer rastet, rostet

Zu gern hätte ich Ihnen hier berichtet, wie die wildlebenden Brüder unserer Hunde ihr Altwerden gestalten. Auch hier - trotz intensiver Suche - ein weißer Fleck in der Literatur. Man kann also hier nichts dazulernen oder vergleichen. Ganz sicher ist allerdings, daß beispielsweise ein alter Wolf sich kaum auf sein Rententeil zurückziehen kann. Niemand wird für ihn sorgen, tut er es nicht selbst. Und das immerhin ist etwas, wo wir doch einiges für das Leben auch unseres Hundes absehen können. (Durchschnittlich werden Wölfe allerdings nur fünf Jahre alt. Ganz offensichtlich geht es unseren Hunden im Alter deutlich besser.)

Obwohl Hunde meist älter werden als Wölfe, sollten Sie den Alltag Ihres älteren Hundes einmal kritisch unter die Lupe nehmen. Vielfach wird hier nämlich mancher vermeidbare Fehler gemacht, weil man, statt, wie man meint, den Hund zu schonen, gerade seinen Alterungsprozess eher *fördert* als eindämmt.

Denken Sie einmal daran, wieviel Zeit Sie für die Aufzucht, Erziehung und vielerlei Spiele mit dem *jungen* Hund aufgewendet haben. Wie oft waren Sie mit ihm bei Wind und Wetter unterwegs, um ihn an die Umwelt, das Autofahren, den Stadtverkehr zu gewöhnen. Täglich kam etwas Neues hinzu, und Sie hatten Ihre helle Freude daran, wie Ihr Hund immer mehr zu einem echten Begleiter, Gefährten und Spielkameraden oder einem hervorragend arbeitenden Hund wurde.

Natürlich ist es sehr angenehm, daß der ältere Hund nun (mehr oder weniger) gut erzogen ist. Jedenfalls haben wir uns an ihn und seine eventuellen Mucken gewöhnt, und zunächst fällt es uns auch gar nicht besonders auf (oder man findet es normal), daß er nun etwas abgeklärter und ruhiger ist und sich immer öfter auf einen aussichtsgünstigen Platz zurückzieht, von wo er in Ruhe alles zu beobachten scheint.

Erst wenn man Sie danach fragte, werden Sie zugeben müssen, *daß Sie nun tatsächlich weniger Zeit für Ihren Hund aufwenden als früher.* Weil er Sie nicht mehr so stürmisch bedrängt, fällt der eine oder andere Spaziergang mit ihm aus. Mal ist das Wetter zu schlecht, mal zu heiß, mal haben Sie gerade »eigentlich« keine Zeit. Übrig bleibt notgedrungen nur das »Gassi-Gehen«. Und das immer öfter. Auch das Nebenherlaufen beim Fahrrad haben Sie u.U. merklich verkürzt, wenn nicht gar eingestellt, weil der Hund dabei schneller ermüdete als früher. Kurz, unvermerkt haben *Sie* sich umgestellt und gehen mit dem ruhigen Hund auch ruhiger um. Ohne es zu wissen, tragen Sie aber auf diese Weise auch dazu bei, daß der Hund nicht nur wesentlich mehr Ruhe und weniger Umweltanstöße hat als früher. Ohne daß Sie dies wissen, hat sich auch sein Ruhestoffwechsel auf diese Weise um einige Grade herabgeschraubt. Das alles hat Folgen. Die »vermehren« sich sogar von Tag zu Tag und zwar in seinem *Organismus* (Muskelschwund, Knochenabbau, Fettsucht), ebenso aber auch in seinem *Verhalten* (Trägheit, Lethargie, Erziehungsfehler werden verstärkt bemerkbar.)

Jetzt werden Sie fragen, ob Sie den älteren Hund weiterhin wie einen jungen Hund belasten und auf seine Erziehung pochen sollten. Nun, Sie merken ja selbst, daß er weniger leistungsfähig ist als zuvor - aber: *Wer rastet, rostet.*

Hat Ihnen Ihr Hund wiederholt bei einem ausgedehnten Spaziergang beim Rückweg Schwierigkeiten bereitet, wissen Sie nun, daß Sie derart weite Weg künftig mit ihm besser unterlassen. Das heißt aber keinesfalls, daß Ihr Hund, gemessen an seiner »Kilometerleistung« nun weniger gefordert werden soll. Vielmehr müssen Sie jetzt sein bisheriges Quantum eben auf zwei oder mehr Ausgänge am Tag *verteilen*, Sie werden sehen, Ihr Hund schafft es nun wieder spielend. Gehen Sie, statt zwei Stunden in einem Stück, nun morgens und abends, oder wie Ihre Zeit es erlaubt, jeweils eine 3/4 oder ganze Stunde.

Sind Sie, was für den Hund natürlich am schönsten ist, den ganzen Tag zuhause, können und sollten Sie sich nun daheim einiges einfallen lassen, damit er immer wieder Anlaß hat, aus seiner Lethargie zu erwachen.

Auch seine Erziehung sollten Sie nun keinesfalls schleifen lassen. War er ein Leben lang gut im Training, umso besser, dann brauchen Sie jetzt nur das Gewohnte, wenn auch etwas gemäßigt, fortzusetzen. Auch der ältere Hund freut sich, wenn Sie mit ihm auf den Übungsplatz gehen. Wenn er Glück hat, wird dort nicht nur mit ihm »gearbeitet«, sondern er hat auch Gelegenheit, mit anderen, jüngeren Hunden zu spielen.

Ist kein Übungsplatz erreichbar, können Sie sich mit anderen Hundefreunden zu gemeinsamen Ausgängen verabreden, wo Ihr Hund außerdem die Möglichkeit zum Spiel mit anderen Hunden hat. Manchen älteren Hunden macht dies deutlich Spaß. Andere wieder sind restlos desinteressiert. Man muß es ausprobieren.

Andererseits ist es auch jetzt noch keinesfalls zu spät, daß er das eine oder andere neu hinzulernt. Vielleicht bringen Sie ihm bei, z.B. eine Zeitung zu apportieren. Geben Sie ihm die Zeitung oder einen Prospekt in den Fang, gleich darauf ruft ihn eine andere Person, der er das Gewünschte nun bringt. Sie werden staunen, mit wieviel Freude Ihr Hund bei der Sache ist und voller Begeisterung allerlei »Botengänge« für Sie erledigt.

Auch sonst, selbst wenn dies nicht nötig ist, gehen Sie mit ihm täglich ein »Erziehungsprogramm« durch, und machen allerlei Unterordnungsübungen mit ihm. Ein derartiges Übungsprogramm habe ich bereits anderweitig ausführlich beschrieben, es eignet sich auch für ältere und alte Hunde.*)

Diese Übungen sind nun nicht mehr vorwiegend seiner Erziehung wegen wichtig, sondern Sie sorgen nun auf diese Weise dafür, daß er seinen *Verstand* gebraucht und sich auf etwas *konzentrieren* muß. Über-

---

*) Eric H.W. Aldington, Was tu ich nur mit diesem Hund? Verlag Gollwitzer, Weiden

haupt: Bei Hunden jedenfalls gilt der Satz nicht, daß Hans nicht lernen kann, was Hänschen nicht geübt hat.

Vor allem sagen Sie eines *niemals:* »Das lohnt sich in seinem Alter nicht mehr«, sondern bringen Sie ihm frohgemut auch noch die Dinge bei, die Sie früher ganz einfach nicht »geschafft« haben. Manchmal ist gerade ein älterer Hund viel konzentrierter und erfolgreicher bei der »Arbeit« als ein jüngerer, der so nebenher noch allerlei dumme Gedanken im Kopf hat. Manche älteren Hunde entwickeln, paßt man nicht auf, die seltsamsten Schrullen - auch hier kann man mit sanftem, durchdachtem Training wieder alles in die Reihe bringen.

Am besten ist es, Sie legen sich streng nach der Uhr ein bestimmtes Schema fest, an das Sie sich exakt halten. Ich habe es selbst aus Interesse gelegentlich darauf ankommen lassen: völlig klaglos schliefen meine älteren Hunde am Tag acht bis zehn Stunden vor sich und rührten sich nicht von der Stelle, wenn man nichts unternahm. Weckte man sie jedoch zwischendurch und animierte sie zu allen möglichen Taten, hatten sie ganz offensichtlich dagegen überhaupt nichts einzuwenden. Im Gegenteil.

Wir haben es andererseits mit unseren Freunden wiederholt ausprobiert, deren Hunde sichtlich abzustumpfen schienen: Das mehrmals tägliche Programm, die *gezielte Motivierung* ist allen Hunden immer bestens bekommen. Ihre Augen bekamen mehr Glanz, sie wurden wieder neugierig und lebhafter, und auch die zurückgebildeten Muskeln im Schulter- und Oberschenkelbereich bekamen wieder etwas mehr Kraft.

Erstaunlich ist übrigens oft die Wirkung, wenn man zu dem älteren Hund einen jüngeren, möglichst einen Welpen, ins Haus nimmt. Dessen Kraftüberschuß scheint sich direkt auf den Älteren zu übertragen, der oft sichtlich auflebt und schon nach kurzer Zeit regelrecht verjüngt wirkt. Über mögliche Erziehungsprobleme beim Halten mehrerer Hunde habe ich schon anderweitig ausführlich berichtet.*) Fängt man es richtig an, kann man den zweiten Hund völlig problemlos in die Familie integrieren. Wird dem Älteren das Temperament des Jüngeren zuviel, wird er sich zu wehren wissen, ohne daß dies schlimme Folgen hat.

---

*) Eric H.W. Aldington, Was tu ich nur mit diesem Hund? Verlag Gollwitzer, Weiden

Wie Sie sehen, sind Ihrer Phantasie keine Grenzen gesetzt. Eines sollten Sie jedenfalls nie tun: Werfen Sie nicht schon bei den ersten »Altersanzeichen« die Flinte ins Korn, schonen Sie den Hund wirklich *nur* dort, wo es unumgänglich ist; er ist meist ja nicht schwerkrank. Zuviel Schonung und Rücksichtsnahme bewirken oft geradezu das Gegenteil des Gewünschten. Das Leben Ihres Hundes wird dadurch keinesfalls verbessert oder verlängert! Vielmehr altert ein Hund gerade dadurch vorzeitig und völlig unnötig. Mit ein bißchen Phantasie könnte gar mancher sehr viel mehr von seinem Hund haben, als er sich das vorstellt. Die Dankbarkeit und Zuneigung, die Ihr älterer Hund Ihnen für Ihre Mühe entgegenbringt, ist unbeschreiblich und unvergleichlich.

Vom guten Ende

Einer meiner Freunde, der immer einen Hund besessen hatte, weigerte sich eines Tages, wieder einen neuen Hund ins Haus zu nehmen, weil er die bitteren Tränen und den tiefen Schmerz, die immer am Ende eines Hundelebens stehen, nicht nochmals auf sich nehmen wollte.

Wenn es auch traurig ist, insgeheim wünscht sich jeder, daß das kurze Leben seines Hundes irgendwann einmal einfach von selbst aufhören möge, d.h. daß er eines Tages einfach tot umfällt oder aus einem Schlaf nicht mehr erwacht.

Leider aber ist vielen Hunden solch ein »natürlicher« Tod nicht vergönnt.

Es ist auch nicht unbedingt eine Frage des Alters, wenn man gezwungen ist, über ein »gutes Ende« seines Hundes nachzudenken. Wird ein Hund zum »Pflegefall«, hat er nur noch die Chance, unter großen Schmerzen und Leiden ein klägliches Dasein zu fristen, ist es Zeit, barmherzig zu sein und zu handeln.

Haben Sie wirklich alle Möglichkeiten ausgeschöpft und kann Ihnen auch der Tierarzt keine Hoffnung mehr machen, fällen Sie die schmerzliche und bittere Entscheidung und lassen den Hund einschläfern.

Ich weiß, es ist schlimm und tut einem so weh, wie man es sich überhaupt nicht vorgestellt hat. Nun müssen Sie stark sein.

Aber, bringen Sie nicht einfach den Hund zum Tierarzt und überlassen Sie ihn dort seinem Schicksal. Lassen Sie ihn, wenn möglich in seiner vertrauten Umgebung, mindestens aber in Ihren Armen in die letzte Narkose versinken, aus der es kein Erwachen mehr gibt. Der Hund spürt nichts mehr davon, er liegt vertrauensvoll bei Ihnen, spürt Ihre Wärme ... Es ist nun ein Trost für Sie, daß Sie ein Leben lang gut für ihn gesorgt haben. Nun zu allerletzt sorgen Sie noch dafür, daß er auch ein »gutes Ende« findet. Manchmal überlegt man dann, was aus dem, was sein Leben ausgemacht hat, wohl nun werden wird. Für manche ist es ein tröstlicher Gedanke, daß ihr Hund ihnen in das große Unbekannte nur vorausgegangen ist.

Und, wenn Sie klug vorgesorgt haben, wartet zuhause bereits ein anderer, jüngerer Hund schon auf Sie.

Gegen den Schmerz, einen Hund verloren zu haben, hilft nichts besser als - ein Hund! Auch wenn jeder Hund unverwechselbar, einzigartig und auf seine Weise unwiederholbar ist, etwas von dem, was unsere Hunde für uns so wichtig sein läßt, finden Sie auf die eine oder andere Weise in jedem Hund wieder. Etwas von jedem unserer Hunde lebt in unserer Erinnerung fort - es geht nicht verloren, wenn ein Hund stirbt.

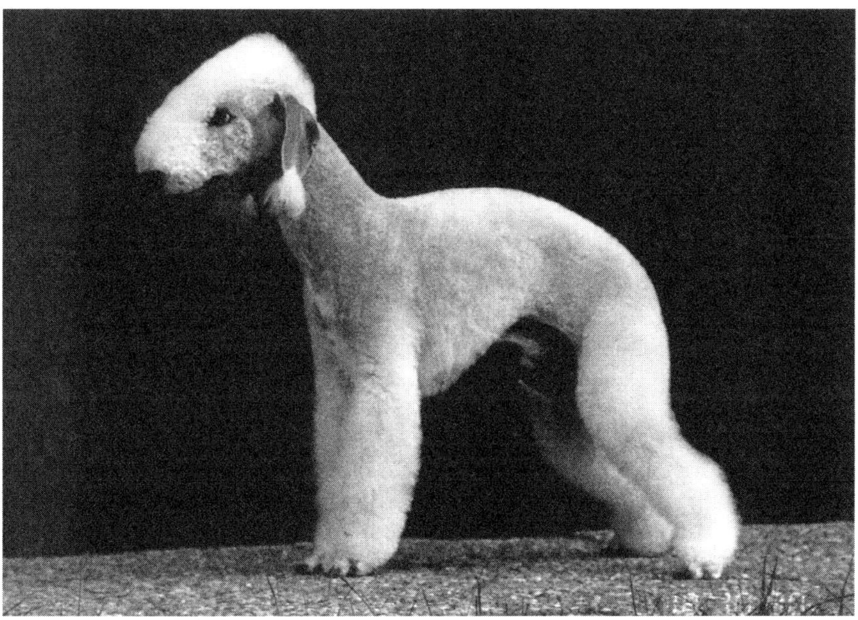

Florian v. Bannwald (Bedlington Terrier)
A.: G. Klostermann

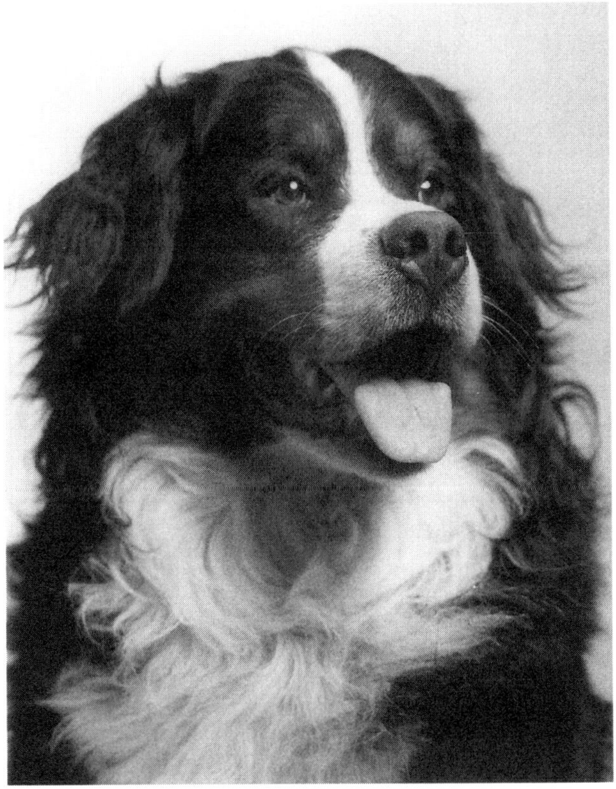

Arthos v. Waldacker
(Berner Sennenhund)
A.: V. Gassler

Anhang I:

Heilende Kräuter und Früchte

Ein paar Stichworte und Grundbegriffe sollen zuvor erläutert werden: Man unterscheidet grob folgende Drogen:

1. **Alkaloiddrogen:** Alkaloide sind sehr stark wirkende, oft giftige Stoffe, die man - in der richtigen Dosierung - als Heilgifte bezeichnen kann.

2. **Bitterstoffdrogen:** Regen die Magensaftsekretion an, verbessern also Appetit und Verdauung und werden bei vielerlei Schwächezuständen verwendet.

3. **Ätherisch-Öl-Drogen:** Riechen stark (und meist angenehm). Sie enthalten einen nicht wasserlöslichen öligen Stoff. Daher müssen bei Teeaufgüssen die Gefäße, solange der Wasserdampf aufsteigt, geschlossen gehalten werden, damit die kostbaren Stoffe nicht verfliegen! Die Öle können aus vielen verschiedenen Substanzen bestehen: *Gemeinsam* ist allen die *Heilwirkung: Entzündungswidrig, harntreibend,*

krampflösend, stärkend auf Magen, Darm; Äth.-Öldrogen bekämpfen Krankheitserreger, Bakterien und gelegentlich Viren.

4. Flavonoiddrogen: Ist ein Sammelbegriff verschiedener und vielseitiger Stoffe, die aber chemisch die gleiche Struktur haben. Daraus ergibt sich auch die mehrfache Wirksamkeit, z. B. auf die *Blutgefäße, Herz- und Kreislaufstörungen und krampflösende Wirkung.* Oft sind es gerade die »Flavone«, die über die Gesamtwirkung einer Pflanze entscheiden.

5. Gerbstoffdrogen: Haben eine zusammenziehende, »gerbende« Wirkung, die man ausnutzt, wenn man *Wunden, Eiteransammlungen, Entzündungen* etc. bereinigen möchte, die aber nicht bei *Durchfall* z. B. nützlich ist. Gerbstoffe werden oft nur »kalt ausgezogen« d. h. nicht gebrüht, damit nur ein Teil der Gerbstoffe zur Anwendung kommt und eine Reizung vermieden wird. Das wird immer genau angegeben, man sollte es beachten.

6. Kieselsäuredrogen: Kieselsäure ist ein unentbehrlicher Bestandteil des Organismus: Haut, Bindegewebe, Haare. Kieselsäure hält Blutgefäße elastisch, *regt die Ausscheidung der Nieren an,* wirkt *schleimlösend und entschlackend.*

7. Saponindrogen: Finden überall Verwendung, wo *entzündungshemmende, wassertreibende, schleimlösende, entschlackende* Wirkung erzielt werden soll.

8. Schleimdrogen: Unter dem Schutz der Schleimdrogen tritt eine *Reizmilderung entzündeter Haut, Bronchien, Magen- und Darmwände* ein. Sie wirken außerdem leicht abführend. Sie sind in vielen Pflanzen enthalten und ermöglichen oft erst die Wirkung auch der übrigen enthaltenen Substanzen.

Andere Wirkstoffe:

Außer den in den Pflanzen enthaltenen *Vitaminen und Spurenelementen,* deren Wert bereits in früheren Kapiteln beschrieben wurde, sollen hier noch einige Wirkstoffe, die besonders interessant sind, erklärt werden:

Acetylcholin: Bewirkt Blutdrucksenkung, Verlangsamung des Herzschlages, Anregung der Speicheldrüsen, erhöht die Erregbarkeit der glatten Muskeln (Darm, Uterus).

Alkaloide: Sind pflanzliche Gifte, die in der richtigen Dosierung Heilwirkung haben und schmerzlindernd, krampflösend, betäubend oder anregend wirken.

Cholin: Kann Giftstoffe inaktivieren und gilt als »Leberschutzstoff«.

Fettsäuren: Pflanzliche Fettsäuren beeinflussen den Zellstoffwechsel und hemmen Ablagerungen in den Blutgefäßen (Arteriosklerose).

Flavone: Vor allem in Citrin und Rutin, die als Vitamin P bezeichnet werden; hemmen Verbrennungsvorgänge, verkürzen die Blutungszeit und verhindern das Platzen von Blutgefäßen.

Glykoside: Ätherartige, org. Verbindungen von Zuckerarten (Fructose, Galactose, Mannose) mit anderen organischen Bestandteilen, z. B. Alkoholen, organ. Säuren, Steroiden etc. Sie gehören zu den wichtigsten Pflanzenwirkstoffen.

Harze: Sind Ausscheidungsprodukte der Pflanzen, sie haben haut- und schleimhautreizende Wirkung.

Inosit: Ist pflanzl. Substanz mit Vit.-B-Charakter.

Inulin: Ist eine chemische Vorstufe von Fruchtzucker.

Lezithin: Spielt vor allem im zentralen Nervensystem eine Rolle, stärkend bei Erschöpfungszuständen.

Pektine: Sind kohlenhydratähnliche Stoffe in unreifen Früchten: Im Magen-Darm binden Pektine Krankheitserreger und Giftstoffe.

Anorganische Substanzen: Sind z. B. Silicium, Brom, Fluor, Salze, Eisen, Mangan, Zink, Blei usw.

Von Ananas bis Zwiebel - heilende Kräuter und Früchte

(Tl = Teelöffel, El = Eßlöffel)

Ananas
= Man nimmt: Frische Frucht/frischen Saft
Verwendung: Ananassaft bewährt sich hervorragend wegen seiner eiweißaufspaltenden Kraft bei Störungen des Magensaftes und Erkrankungen des Magens. Bei Welpen gibt man etwas verdünnten Ananassaft.
Enthält u. a.: In 100 g sind enthalten: Eiweiß (0,5 g), Fett (0,2 g), Kohlenhydrate (13,4 g), Natrium (2 mg), Kalium (190 mg), Kalzium (15 mg), Magnesium (20 mg), Phosphor (10 mg), Eisen (0,3 mg), Vitamin A (110 IE), Vit. B_{11}, B_2, Niacin, Vitamin C (21 mg), Basenüberschuß + 5,4 %!
Zubereitung: Frische Früchte breifein zerkleinern oder aus dem Brei den Saft auspressen, löffelweise geben, vor oder zu den Mahlzeiten.
Sonstiges: Darf niemals erhitzt werden, da sonst aller Wert verloren ist! Wird auch von wildlebenden Caniden genommen!

Andorn = Man nimmt: Das Kraut
Marrubium vulgare
Verwendung: Bei Störungen von Magen-Darm-Galle; bewirkt: vermehrte Blutbildung, Anregung von Drüsenfunktion (Eierstöcke, Gebärmutter), verbessert Kreislauf; günstige Wirkung bei Ekzemen, Leberstörungen.
Enthält u. a.: Bitterstoffe, ätherische Öle, Gerbstoff, Schleim, Cholin, Flavonoide, Pektin, Eisen, Kaliumsalze.
Zubereitung: Frischer Preßsaft, jew. 1/2-1 Tl Oder Tee / Aufguß: 1 Tl Droge auf eine Tasse Wasser.
Sonstiges: Auch bei chronischen Katarrhen: 1/2-1 Tl Kaltauszug täglich zwischen den Mahlzeiten.

Anis (süßer Fenchel) = Man nimmt: Früchte
Pimpinella anisum
Verwendung: Magen-Darm-Katarrh, Magenkrämpfe, Verdauungsförderung, entschleimt Bronchien. Anisfrüchte zur *Steigerung der Milchabsonderung.*
Enthält u. a.: Ätherisches Öl, Anethol, Cholin, Eiweiß, Zucker, Mineralsalze.
Zubereitung: Von den Früchten: Tee: Ein geh. Tl pulver. Droge, 1/4 l koch. Wasser überg., zehn Min. ziehen lassen, abseihen. Nicht dau-

(Anis:)
ernd und nicht zu große Dosen geben! Fertigpräparat: »Friosmin-Tropfen« gegen Magenbeschwerden. Anispulver und Karotten gemischt = Wurmmittel.
Äußerlich: Anisöl gemischt mit gleicher Menge Rosmarin-Öl = Gegen Krätzmilbe und Ungeziefer.

Aprikose = Man nimmt: Frische oder besser getrocknete Früchte.
Verwendung: Wegen des hohen Vitamin-A-Gehaltes bei allen Mangelzuständen Vit.-A, auch für trächtige und säugende Hündinnen, Welpen; bei Störungen von Haut und Schleimhäuten, Wachstumsstörungen, Schilddrüsenkrankheiten, Leberstörungen, Blutarmut.
Enthält u. a.: In 100 g getrockneten Früchten: Eiweiß (5 g), Kohlenhydrate (68,4 g), Natrium (4 mg), Kalium (1100 mg), Kalzium (75 mg), Phosphor (120 mg), Eisen (4,5 mg), Vitamin A (6500 IE), Vitamin B_1 (0,006 mg), Vitamin B_2 (0,11 mg), Nikotinsäure (3,2 mg), Vitamin C (11 mg).
Zubereitung: Die getrockneten Früchte einweichen und breifein hacken, aber nicht kochen! Mitsamt Einweichwasser unter Futter mischen, wird aber auch gern so genommen!
Sonstiges: Auch wegen der hohen Anteile Vitamin B und C interessant, ebenso ist der Eisen- und Kaliumgehalt beachtlich! Wird auch von wildlebenden Caniden genommen!

Arnika = Man nimmt: Blüten / Tinktur / Salbe / Homöopathische Präparate
Arnica montana
Verwendung: *Innerlich (nur nach ärztl. Anweisung!):* Schwächezustände, Gefäßlähmung (Kollaps), Magenkrämpfe, Leibschmerzen. Regt die Herzleistung an.
Äußerlich: Nicht auf *offene* Wunden! Gut als Einreibung bei Blutergüssen, Prellungen, Quetschungen.
Arnika-Tinktur und *Birkenwasser* zu gleichen Teilen gutes Mittel zur Hautdurchblutung bei Haarausfall etc.; Arnika-Tinktur *stark verdünnt* zur Behandlung von Entzündung im Maul.

(Arnika:)

Enthält u. a.: Ätherisches Öl (Arnicaflavon), Gerbstoff, Trimethylamin, einen amorphen stickstofffreien Bitterstoff = »Arnicin«, Apfelsäure, Cholin, Fett, Harz, Wachs, Inulin; vermutlich ist es die Zusammensetzung insgesamt, die die Arnica-Wirkung ausmacht.

Zubereitung: 1. Für *Umschläge:* Ein bis zwei Tl Arnika-Tinktur (aus der Apotheke) auf 1/4 l Wasser. Oder Tee: Ein bis zwei Tl getr. Arnikablüten mit 1/4 l kochendem Wasser übergießen, zehn Minuten ziehenlassen, abseihen. Diesen Tee 1:1 mit Wasser verdünnt für Umschläge verwenden. Niemals unverdünnt verwenden, da äußerlich mit Entzündungen zu rechnen ist.

Sonstiges: Als *homöopathisches Mittel* ist Arnika seit langem bewährt: Als Kräftigungsmittel nach Infektionskrankheiten D2 bis D3 zwei- bis dreimal täglich 2 bis 3 Tropfen. Arnika immer in kleinen Mengen geben und niemals überdosieren oder über längere Zeit verwenden!

Arnika-Salbe verwendet man bei Blutergüssen, Prellungen.

Baldrian = Man nimmt: Wurzel / Dragees

Valeriana offizinalis

Verwendung bei: Nervosität, Unruhe; zur Beruhigung bei Fieber; bei Krämpfen statt Valium usw. nehmen. Der Hund wird ruhiger, wirkt aber nicht benommen und kann meist noch richtig laufen (torkelt nicht).

Enthält u. a.: Ätherisches Öl, (vorw. Borneokampfer mit Baldriansäure = Valeriansäure) krampflösender Stoff, Alkaloide, Cholin.

Zubereitung: *Tee* / = Kaltauszug: Zwei geh. Tl zerkl. Droge mit 1/4 l Wasser überg., zehn bis zwölf Stunden stehen lassen, gelegentlich umrühren, nicht kochen, abseihen. Löffelweise den Tag über geben oder untermischen.

Sonstiges: Viele Präparate kann man fertig kaufen. Sie gehören (besonders Baldrian Dragees-›forte‹) in jede »Hunde-Hausapotheke«!

Praktisch ist auch Baldrian-Tinktur: 1 Tl auf ein Gl. Wasser. *Beachten:* Kleine Mengen Baldrian wirken stimulierend. *Erst sehr große Dosen Baldrian haben die gewünschte, beruhigende Wirkung. Wird meistens zu niedrig dosiert!*

Hervorragend bewährt als Beruhigungsmittel: **Vivinox-Dragees.** Sie enthalten Baldrian, Hopfen, Hafer, Mistel.

Beinwell = Man nimmt: Wurzel

Symphytum offizinale

Verwendung: Bei äußeren und inneren Knochenschäden, Verletzungen, Wunden, Knochenbrüchen, Verstauchungen, Verrenkungen, Knochenmarksentzündungen. Verflüssigt Eiter, löst Wundsekrete auf.

Enthält u. a.: Allantoin, Gerbstoffe, Cholin, Inulin, Asparagin, ätherisches Öl, Kieselsäure, saurer Schleim.

Zubereitung: Tee: 2 Tl Beinw.-Wurzel mit 1/4 l kochendem Wasser übergießen, 15 Min. ziehen lassen, abseihen.

Sonstiges: Für Umschläge: 100 g Beinwell in 1 l Wasser 15 Min. kochen lassen. Abseihen. Warme Umschläge mit getränkten Mullkompressen bzw. Umschläge aus Wurzelbrei.

Birke = Man nimmt: Blätter - Rinde

Betula alba

Verwendung: Harntreibend: scheidet vermehrt Schlackenstoffe aus; bei Ekzemen (Blutreinigung), Darminfektionen. Äußerlich: für Fellpflege.

Enthält u. a.: Äther. Öl, Bitterstoffe, Gerbstoffe, Saponine, Vitamin C.

Zubereitung: Blätter: Tee: 2 geh. Tl Birkenblätter, 1/4 l kochendes Wasser überg., 10 Min. ziehen, abseihen. 1 Tasse über den Tag verteilt löffelweise zwei bis drei Wochen lang.

Sonstiges: Futterergänzung: Zusammen mit Löwenzahn, Kresse und Feldsalat breifein hacken und 1/2 kurz gedämpft, 1/2 roh, löffelweise untermischen.

Bockshornklee = Man nimmt: Samen

Trigonella foenum-graecum

Verwendung: Regt Milchproduktion an. Magen-Darm-Erkrankungen; regt Gallentätigkeit und Verdauung an; Infektionskrankheiten; Blutneubildung; wirkungsvoll auch bei Knochenmarkseiterungen, Tuberkulose. Äußerlich bei Furunkeln, Vereiterungen.

Enthält u. a.: Schleimstoffe, Saponin, Aromastoffe, Eisen, Phosphorverbindungen, Nikotinsäureamid, Cholin, fettes Öl, Eiweiß, Bitterstoff, Diastase, Seminase, Cholesterin, Lezitin, Rutin, Enzyme, Magnesium, Eisen, Vitamin A.

Zubereitung: Zerkleinert dem Futter untermischen; *Tee /* = Kaltauszug / Kochen: 2 geh. El gepulv. Droge mit 1/4 l kaltem Wasser überg., drei Std. stehen lassen, kurz zum Sieden erhitzen. Abkühlen lassen und warm, evtl. mit Honig verstärken, teelöffelweise geben.
Sonstiges: *Breiumschlag:* 100 g gem. Samen mit wenig Wasser zu Brei gekocht, (evtl. noch Essig untermischen) 3-4 mal täglich warm auf betreffende Stelle (Wunde, Entzündung) legen.

Brennessel (Große) = Man nimmt: junge Blätter
Urtica dioica
Verwendung: Wirkt Wunder für den gesamten Stoffwechsel, blutbildend, regulierend auf Magen, Bauchspeicheldrüse, Darm, durchfallmindernd, blutstillend, harntreibend (blutharnsäuresenkend). Vielseitigkeit erklärt sich aus den Wirkstoffen:
Enthält u. a.: Chlorophyll, Gerbstoffe, Histamin, Acetylcholin, Ameisensäure, Glukokinine, Schleim, Mineralsalze: Kalium, Kalzium, Eisen, Schwefel, Natrium, Kieselsäure, Vitamin C, B_2, Pantothensäure, Sekretin.
Zubereitung: Frische Blätter breifein gehackt roh untermischen als Gemüse. (Evtl. mit Löwenzahn und Schabockskraut, Sauerampfer, Schafgarbe mischen.)
Tee / = Abkochung: 2 geh. Tl Drogen mit 1/4 l Wasser überg., fünf Min. kochen lassen, abseihen. Löffelweise den Tag über geben oder untermischen.
Sonstiges: Frischsaft = Selbst herstellen oder kaufen. *Brennesseltinktur bei Haarausfall:* ein- bis zweimal wöchentlich einmassieren.
Zur *Revitalisierung* älterer Hunde: Brennesselsamen tägl. 1 bis 2 Tl gepulvert über das Futter streuen oder mit 1 Tl Honig mischen. Etwa einen Monat lang füttern.

Brombeere = Man nimmt: Blätter
Rubus fruticosus
Verwendung: Bei allen Entzündungen, Magen-Darmkanal, Zahnfleisch, auch als feuchte Umschläge.
Enthält u. a.: Gerbstoffe, organische Säuren, bes. Milchsäure, Oxalsäure, Bernsteinsäure, Pektinstoff, Inosit, Chlorophyllgehalt, Flavone, Vitamin C, Fruchtsäuren, Mineralstoffe.
Zubereitung: *Tee /* = Abkochung: 2 geh. Tl Droge mit 1/4 l koch. Wasser überg., 15 Min.

kochen lassen, abseihen. Vor Genuß immer mit etwas Honig versetzen. Löffelweise den Tag über geben oder untermischen.
Sonstiges: Leinenlappen mit Tee tränken und als Packung (gut mit Honig!) auf schlecht heilende Abschürfungen und Wunden legen.

Brunnenkresse (echte)
= Man nimmt: *Nur frische Pflanzen!*
Nasturtium officinale
Verwendung: Magen-Darm-Bauchspeicheldrüse, harntreibend, Blutreinigungsmittel, chronische Hautkrankheiten. Beseitigt Mineraldefizit. Vitaminreiche Reiz- und Umstimmungstherapie!
Enthält u. a.: Schwefelhaltige äth. Öle, Vitamin A, C, D, E, Jod, Kaliumnitrat, Eisen, Arsen, Gerbstoff, Bitterstoff, Senfölglykosid, Raphanol, Rhodanwasserstoff.
Zubereitung: Kleingehackt immer frisch unter das Futter mischen. Übermaß kann zu leichten Reizungen führen, täglich daher höchstens 10-15 g geben!
Sonstiges: Man kann auch mischen (alles frisch, breifein gehackt) mit: Löwenzahnblättern, frischen Birkenblättern, jungen Grundblättern der Schafgarbe.

Datteln
Verwendung: Bei Magen- und Darmerkrankungen, Leberstörungen, Blutarmut und Verstopfung. Wegen des enthaltenen Vit. B_1 günstig auch bei Nervenentzündung, Schilddrüsenleiden, Rückenmarkserkrankungen und allgemeiner Schwäche nach Krankheiten. Hoher Gehalt an Kalzium und Phosphor, also auch gut gegen Mineral-Unterernährung!
Enthält u. a.: Vitamin A (85 IE), B_1 (0,12 mg), B_2 (0,09 mg), C (2 mg), Nikotinsäure (1,1 mg); Natrium; hoher Gehalt an Kalium (800 mg), Kalzium (140 mg), Magnesium (80 mg), Eisen (3,3 mg), Kupfer, Schwefel (80 mg), Phosphor (108 mg).
Zubereitung: Bei Verstopfung: Datteln kleinhacken, über Nacht einweichen, einschl. Einweichwasser ein bis zwei Tl untermischen.
Sonstiges: Bei verschleimten Bronchien aus zerkleinerten Datteln oder Feigen Tee aufgießen, mehrmals täglich einige Löffel gut warm zwischen den Mahlzeiten. Ähnliche Inhaltsstoffe und ähnliche Verwendung gilt *auch für Feigen* und *Rosinen!* Wird auch von wildlebenden Caniden genommen!

Eberesche = Man nimmt: Früchte!
Sorbus aucuparia
Verwendung: Vitaminreiches Mus bei Appetitlosigkeit, Magenverstimmung; getrocknete Beeren bei Magenverstimmung. Sehr einfach und wirkungsvoll bei Vitaminmangelzuständen. Fördert die Gallenbildung. Durchfallstopfend und harntreibend.
Enthält u. a.: Reichlich Vitamine (C!), organische Säuren, äth. Öl, Gerbstoff, Carotinoid, Rutin, Quercetinderivate, Sorbinsäure, hoher Zuckergehalt, Sorbose; als Zuckerersatz bei Diabetes geeignet! Besser nicht roh verwenden!
Zubereitung: Beeren (werden erst nach dem ersten Frost geerntet!) mit ganz wenig Wasser weichkochen, durchpassieren, vor Verbrauch mit Honig süßen. Tägl. etwa einen Tl voll untermischen.
Sonstiges: Bei Durchfall: *Tee* / Aufguß: 1 El getr. gepulverte Beeren mit 1/4 l koch. Wasser überg., zehn Min. zugedeckt stehenlassen, abseihen. Tagsüber löffelweise geben. Auch eingekochtes Vogelbeermus (Vorrat anlegen!) wirkt *durchfallmindernd.*

Eibisch = Man nimmt: Wurzel, Blätter, Blüten
Althea offizinalis
Verwendung: Magenschmerzen, Entzündungen, Rachenkatarrh, Umschläge auf Wunden, hervorragender Schleimhautschutz; wirkt geschmacksverbessernd, also gut zum Untermischen.
Enthält u. a.: Besonders in der Wurzel hoher Schleimgehalt, Pektin, Mineralstoffe, Rohrzucker, Stärke, einen lezithinhaltigen Stoff.
Zubereitung: Tee / = Kaltauszug: 2 geh. Tl geschnittene Eibischwurzel mit 1/4 l kaltem Wasser überg., unter gel. Umrühren einige Std. stehenlassen, nicht kochen, abseihen. Löffelweise, leicht angewärmt tagsüber füttern bei Magen-Darmstörungen.
Sonstiges: Mull bzw. Leinentücher mit Tee tränken und als Umschläge auf Wunden.

Eiche = Man nimmt: Geschälte Rinde junger Triebe
Quercus pedunculata
Verwendung: Heilung und Linderung bei Entzündungen, Gärungen im Darm, chronischen Durchfällen, Umschläge bei Entzündungen, Geschwüren. Wirkt zusammenziehend und entzündungswidrig.
Enthält u. a.: Große Menge Gerbstoff, Bitterstoff Quercin, Pektinstoff.
Zubereitung: Als Baumrindenpulver in Futter. *Tee* / = Abkochung: 2 geh. Tl zerkl. Eichenrinde mit 1/4 l kalt. Wasser überg., drei bis fünf Min. kochen lassen, abseihen. Löffelweise den Tag über geben oder untermischen. *Fertigpräparat:* »Entero sanol« bei akuten Magen-Darmstörungen mit Durchfall, dreimal tägl. 1/2-1 Drag.
Sonstiges: Aufguß für Umschläge bei offenen, nässenden Wunden verwenden, wirken zusammenziehend und desinfizierend.

Fenchel = Man nimmt: Reife Frucht – Tee-Fertigpräparat
Foeniculum vulgare
Verwendung: Magen-Darmstörungen, *milchtreibend;* gegen Blähungen; wirkt beruhigend.
Enthält u. a.: Äth. Öl, Fenchelöl, Anaethol, fettes Öl, Proteine, Stärke, Zucker.
Zubereitung: *Tee* / = Aufguß: 1 geh. Tl getr. und gepulverte Droge mit 1/4 l koch. Wasser überg., zehn Min. zugedeckt stehenlassen, abseihen. Tagsüber löffelweise mit Honig geben. Wirkt in geringen Mengen beruhigend, zu hohe Dosen können zu Krämpfen und Temperaturanstieg führen!
Sonstiges: *Bei Milchmangel: Tee zubereiten wie oben, aber aus den Zutaten: Fenchel, Anis, Koriander, Kümmel zu gleichen Teilen.*

Gänseblümchen, Maßliebchen
= Man nimmt: Blüten und Blätter
Bellis perennis
Verwendung: Magen, Darm, Galle; Entzündungen, Umschläge für Wunden, Betupfen von Ekzemen. Besonders interessant bei chronischen und juckenden Hautkrankheiten.
Enthält u. a.: Saponine, Bitterstoffe, Gerbstoffe, äth. Öl, Anthoxantin, Flavone, Schleim, Inulin.
Zubereitung: *Tee* / Aufguß: 1 El getr. Gänseblümchen (Blüten und evtl. Blätter!) mit 1/4 l koch. Wasser überg., zehn Min. zugedeckt stehenlassen, abseihen. Tagsüber löffelweise geben.
Sonstiges: Auch als »Gemüse« kann es im Frischbrei verwendet werden, – da Gänseblümchen mit zu den ersten und zu den letzten jedes Jahres gehören, sind sie besonders in den vitaminarmen Zeiten zu beachten.

Goldrute = Man nimmt: das Kraut ohne Wurzeln.
Silidaginis herba
Verwendung: Blasen- und Nierenentzündung, Entwässerung des Körpers: d. h. entschlackt und regt den Stoffwechsel an. Man sammelt im August bei Beginn der Blütezeit.
Enthält u. a.: Gerbstoffe, Saponine, Flavonoide, (Quercitrin, Rutin), Astragalin, Hydroxyzimt, Chinasäure.
Zubereitung: 1-2 Tl Droge mit kochendem Wasser übergießen, zwei Min. ziehen lassen, abgießen. Teelöffelweise mit etwas Honig geben. Frische zerquetschte Blätter auf eiternde Wunden legen.
Sonstiges: Auch als *homöopathisches Mittel* bewährt: »Solidago virga aurea«, entweder als Urtinktur oder D1-D2 (2-3 mal tägl. 5 Tropfen), steigert die Harnausscheidung enorm und regt damit die vermehrte Ausscheidung harnpflichtiger Stoffe an!

Hagebutten
= Man nimmt: »Früchte« mit und ohne Samen.
Rosa canina
Verwendung: Bei Fieber und Infektionskrankheiten, Vorbeugung; wirken leicht abführend, Erkältung, Blutreinigung. Ihr Wert ergibt sich klar bei ihrer »Inhaltsangabe«:
Enthält u. a.: Sehr vitaminreich! Vitamin C (!), (Carotin, E, K, B_1, B_2, (Niacin), Mineralstoffgehalt *basisch (!)* Hoher Anteil an Fruchtzucker; Eiweiß, etwas äther. Öl. Reich an Eisen, Magnesium, Natrium, Phosphor, Schwefel, Pflanzensäure, Pektin.
Zubereitung: Zum Trocknen: Früchte werden aufgeschnitten, Früchte und Kerne getrennt, bei künstl. Wärme bis 40 °C getrocknet. Auch Mus und Marmelade kann man aus den entkernten Früchten kochen! *Tee* / Auszug: 1 El gepulverte Droge mit 1/4 l kalt. Wasser überg., zum Sieden erhitzt, zehn Min. lang gekocht. *Wichtig:* Hagebuttentee behält über mehrere Stunden seinen vollen Vitamingehalt!, abseihen. Tagsüber löffelweise geben.
Sonstiges: Frisches Hagebuttenmus, *mit* Frucht *und* Kernen! Wurde auch gegen Bandwurm verwendet! *Interessant ist Hagebuttenmus, wenn säugende Hündinnen nervös und unruhig werden. Sicherstellen, daß es nicht eine beginnende Eklampsie ist. Vermutlich liegt dann ein weiterer Mangel an Grundstoffen vor, der u. a. durch Vitamin-C-Verfütterung behoben werden kann.*

Hamamelis, Zaubernuß. Aus der Apotheke!
Hamamelis virginiana
Verwendung: Äußerlich zur Wundbehandlung, blutungsstillend, gefäßzusammenziehend, wundheilungsfördernd, keimhindernd.
Enthält u. a.: Glykosidische Gerbstoffe, den kristallisierenden Gerbstoff Hamamelitannin, Gallussäure, Phlobaphene, Phytosterin, Glukose, Fett, Wachs, Hamamelin, Cholin, wasserlösl. Glykosid.
Zubereitung: Aus der Apotheke besorgen: Tinktur, Extrakt, Salben, blutungsstillend und gefäßzusammenziehend.
Sonstiges: Als homöopathisches Mittel wirkt es bei allen örtl. Entzündungen der Schleimhäute, bei Geschwüren, Gebärmutterblutungen, juckenden, nässenden Ekzemen! In der Apotheke bekommt man die entsprechenden Mittel.

Heidelbeere = Man nimmt: Früchte - Blätter
Vaccinium myrtillus
Verwendung: *Getrocknete* Beeren und Blätter als Tee bei Durchfall. Bestandteile der Früchte sind vitaminreich, außerdem wirken sie bakterienhemmend und entzündungswidrig. Tee aus Blättern wirkt antidiabetisch.
Enthält u. a.: *FRÜCHTE:* Gerbstoff, Provitamin A, Vit. C, Vit.-B-Komplex, Säuren, Invertzucker.
BLÄTTER: Flavone, Gerbstoffe, Arbutin, Glykoside, Myrtillin, Neomyrtillin.
Zubereitung: *Tee* / Aufguß: 1-2 Tl getr. gepulverte Blätter mit 1/4 l koch. Wasser überg., zehn Min. zugedeckt stehen lassen, abseihen. Tagsüber löffelweise geben; Aufguß auch für Umschläge (bei Hauterkrankungen).
Bei Durchfall: Nach gleichem Rezept Tee aus getrockneten Beeren (eine Handvoll Beeren auf 1 l Wasser) zubereiten und stündlich 1 TL voll geben. Frische Beeren provozieren Durchfall!
Sonstiges: Zur *Wund-Desinfektion: (auch unterwegs gelegentlich praktisch):* Blätter (oder auch frische Früchte) auspressen und Saft verdünnt auftragen, beugt Entzündungen vor.

Himbeere = Man nimmt: Blätter - Früchte
Rubus idaeus
Verwendung: Zur gesamten Umstimmung: Wirkt blutreinigend, Magen-Darm, Ekzeme. Als »Hausmittel«: Tee bei trächtigen Hündinnen. Blätter getrocknet unter das Futter, Tee

(Himbeere:)
löffelweise (mit Honig) vorbeugend, desinfizierend. *Früchte (roh) gut bei Verstopfung,* haben Basen*überschuß* und entsäuern das Gewebe. Weitere Wirkung ergibt sich bei Betrachtung der Wirkstoffe:

Enthält u. a.: Wichtigster Wirkstoff Gerbstoff, Vitamin C, Flavone, Schleim, Fruchtsäuren, Milchsäure, Bernsteinsäure, unges. Fettsäuren, Pektin, Provitamin A, Mineralstoffe, Kalium, Phosphor, Kalzium, Eisen, Magnesium.

Zubereitung: *Tee* / Auszug: 2 El getr. gepulverte Blätter mit 1/4 l kaltem Wasser überg., 6-12 Std. zugedeckt stehenlassen, 15 Min. gut aufkochen. Abseihen. Tagsüber löffelweise geben.

Sonstiges: Bei fieberhaften Erkrankungen, aber auch bei trächtigen Hündinnen; Himbeertee ab und an mit Hagebutten-Tee mischen, wegen seines Vitaminreichtums!

Holunder, Schwarzer
= Man nimmt: Blüten, Blätter und Früchte
Sambucus nigra

Verwendung: Entzündungen, Durchfall, Nervenentzündung (wegen hoh. Vit.-B-Anteil), regt den gesamten Stoffwechsel an, regt die Tätigkeit der Hormondrüsen an, harntreibend, *fördert die Milchbildung.* Fördert die körpereigenen Abwehrstoffe.

Enthält u. a.: *BLÄTTER:* Glykosid Sambunigrin-Amygdalin (und Emulsin), das in Glukose, Bittermandelöl und Blausäure gespalten wird.
BLÜTEN: Äth. Öl, Flavonglykosid Rutin, Cholin, Valerian-, Essig- und Apfelsäure, Schleim- und Gerbstoffe, Vitamin C, eisen- und kupferhaltige Asche.

Zubereitung: *Tee* / Aufguß: Zur Umstimmung: 1 Tl getr. gepulverte Blüten mit 1/4 l koch. Wasser überg., zehn Min. zugedeckt stehenlassen, abseihen. Tagsüber löffelweise geben.

Sonstiges: Bei Verstopfung, rheumat. Beschwerden: *Tee* / Aufguß: 1 El getr. gepulverte Rinde und Blätter mit 1/4 l kaltem Wasser überg., zum Sieden bringen, sofort abseihen und in sehr kleinen Mengen, etwa 1-2 Tl einige Tage lang geben.

Holunderbeeren

Enthält u. a.: Tyrosin, reichlich Vitamin A, B_1, B_2, B_6, Nikotinsäure, Folsäure, Biotin und C; Apfel-, Wein-, Valerian- und Gerbsäure, äth. Öl, Cholin, Harz, Kohlenhydrate, etwas Eiweiß.

Zubereitung: Bei Durchfall getrocknete Holunderbeeren, pro Tag etwa fünf bis zehn Beeren, feingehackt unter das Futter mischen.

Sonstiges: Beeren nur gekocht verwenden, auch Saft immer mit Hitze gewinnen, sonst u. U. giftig! Aus der Hausmittelapotheke: Bei *Neuralgien* hilft der frische Preßsaft (kurz erhitzt) morgens und abends je 5-10 g etwa 10-14 Tage lang geben.

Huflattich = Man nimmt: Blätter
Tussilago farfara L

Verwendung: Schleimhautreizungen in Magen und Darm; zur Behandlung von Wunden und Entzündungen, Ekzemen; entschleimt die Bronchien.

Enthält u. a.: Schleim, Fruktose, Galactose, Gerbstoffe, Bitterstoffe, Pflanzensäuren, Flavonglykoside.

Zubereitung: Tee: 2 Tl Droge mit 1/4 l kochendem Wasser übergießen, zehn Minuten ziehenlassen, abseihen. Bei Bedarf mit Honig süßen.

Sonstiges: Tee kann ebenso für Umschläge, Einreibungen und Spülungen verwendet werden.

Johannisbeere, Schwarze = Man nimmt: Beeren
Ribes nigrum

Verwendung: Vor allem bei Durchfallerkrankungen, Vitaminmangel (Pelagra), Stoffwechselstörungen; hochwertiges Vorbeugungsmittel, hoher Kaliumgehalt bei niedrigem Natriumgehalt. Bedeutung ergibt sich aus seiner »Inhaltsangabe«.

Enthält u. a.: Vitamin C, Citrin (Vitamin P), Rutin, Vitamin J, Niacin, Kalium, hoher Fruchtsäure-Gehalt, Gerbstoffe und ein schwarzer Farbstoff.

Zubereitung: Frischer oder konservierter Saft der Beeren bei Durchfall, evtl. mit Honig, mehrmals täglich bis die Wirkung da ist. Dann einige Zeit weiterhin ein- oder zweimal täglich einige Löffel voll vor dem Füttern!

Sonstiges: Saft roh, halb und halb mit Wasser verdünnt zum Betupfen bei Entzündungen im Maul, an Lefzen und Zahnfleisch!

Johanniskraut Man nimmt: Kraut. (Besser allerdings Fertigpräparate aus der Apotheke.)
Hypericum perforatum

Verwendung: Bei allen Nervenstörungen, Kreislaufstörungen, Magen-Darmkatarrhen. Regt den gesamten Stoffwechsel, die Drüsen der Verdauungsorgane an. Außerdem wirkt es beruhigend und ersetzt härtere Beruhigungsmittel. Äußerlich gut zur Wundbehandlung geeignet.

(Johanniskraut:)

Enthält u. a.: Den gelben Farbstoff Hyperin, den fettlöslichen Farbstoff Hypericin, ätherisches Öl mit Pinen, Gerbstoff, Quercitrin, Pektinsäure, Gummi und Zucker. Das aus den frischen Blüten gewonnene Johanniskrautöl hat eine tiefrote Farbe.

Zubereitung: *Tee* / Auszug: 1 El getr. Johanniskraut mit 1/4 l kaltem Wasser überg., zum Sieden erhitzen. Drei bis vier Minuten ziehen lassen, abseihen. Für Umschläge verwenden. *Wegen möglicher Nebenwirkungen sollten von Johanniskraut zur inneren Anwendung nur Mittel aus der Apotheke verwendet werden!* Als *Wundsalbe* ist bewährt: »Marondo-Wundsalbe« (enthält auch Calendula und Arnika) für schwer heilende, eiternde Wunden.

Sonstiges: Nützlich ist auch die *homöopathische Anwendung:* »Hypericum«: Man verwendet es bei Schmerzen auf Grund von Verletzungen, vor allem bei Neuralgien und Schmerzen und mit großem Erfolg zur Beruhigung in D1-3.

Kalmus = Man nimmt: Wurzel.
In Apotheke erhältlich.
Acorus calamus

Verwendung: Bei Magen- und Darmbeschwerden, insbesondere, wenn die gesamte Verdauung in Unordnung ist, und der Hund sehr nervös ist. Als Pulver unter die »Baumrindenmischung!«. Ebenso füttert man Kalmus bei allgemeiner Erschöpfung, Rachitis.
Äußerlich bei Ekzemen, bei schlechtem Fell einmassieren. Vielseitige Wirkung ergibt sich aus der »Inhaltsangabe«:

Enthält u. a.: Ätherisches Öl, Bitterstoffe, glykosidischen Bitterstoff (Acorin), harzartiges Acoretin, Vitamin C, Cholin, Trimethylamin, Kalmusgerbsäure, Stärke, Dextrin, Dextrose, Schleim, Asche.

Zubereitung: *Tee* / Aufguß: 1 El getr. gepulverte Droge mit 1/4 l koch. Wasser überg., aufkochen, 15 Min. zugedeckt ziehenlassen, abseihen. Tagsüber löffelweise, bei akuten Magenstörungen *vor* dem Füttern geben. Aber keinesfalls dauernd und in größeren Mengen geben!

Sonstiges: Man kann den *Tee auch mit Kümmel, Schafgarbe und Süßholz* zubereiten und unter das Futter mischen.

Kamille = Man nimmt: Blüten
Matricaria chamomilla

Verwendung: Innerlich und äußerlich bei allen Entzündungen, Eiterungen, Krämpfen, Blähungen. Wirkt entzündungshemmend, krampflösend; bei Schleimhautreizungen.

Enthält u. a.: Äth. Öl, Pro-Azulen, Matricin, Salizylsäure, Cholin, Schleimstoff, Harz, Gummi, Bitterstoff, Wachs, Fett, Chlorophyll, Apfelsäure, phosphorsaure Salze. Flavonglykoside, Cumarine - alles zusammen ergibt die typische Kamillen-Wirkung.

Zubereitung: *Tee* / Aufguß: 1 El getr. Kamillenblüten mit 1/4 l koch. Wasser überg., zehn Min. zugedeckt stehenlassen, abseihen. Tagsüber löffelweise zwischen den Fütterungszeiten geben. Auch abends als letztes nochmals eingeben und morgens vor jeder Fütterung, damit die Wirkstoffe Magen und Darm ungehindert erreichen. Tee, wie oben zubereitet, oder eine Mischung aus Melisse und Kamille beruhigt und heilt. Den Kamillenaufguß kann man auch zur Wundreinigung und zu Umschlägen auf schlechtheilende Wunden verwenden. Keinesfalls sollte man aber Kamillentee dauernd lediglich zur Vorbeugung geben, auch bei Spülungen am Auge ist Vorsicht geboten; bei Dauergebrauch Nebenwirkungen: Entzündungen, Kreislaufstörungen und Unruhe.

Sonstiges: Kamille als Wurmmittel, insbesondere bei Welpen: 1 Tasse Kamillentee und ein großer Löffel Olivenöl. Für nervöse Magenbeschwerden der Hunde, häufiges Erbrechen, akut auftretende Fälle, habe ich immer »Azupanthenol-Liquidum« Tropfen im Haus, die man (20 Tropfen auf 1/2 Glas) mit warmem Wasser verdünnen und dem Hund einflößen kann.

Knoblauch
= Man nimmt: Zehe oder Fertigpräparate.
Allium sativum

Verwendung: Magen- und Darmerkrankungen; insbesondere bei infektiösen Erkrankungen, Kreislaufstörungen; bei allen Schwächezuständen, bei allgemeiner schlechter Verfassung, wobei die körpereigenen Abwehrkräfte wieder mobilisiert werden; bei Wurmbefall, bei Krämpfen. Insgesamt bringt Knoblauch den gesamten Organismus auf geheimnisvolle Weise ins Gleichgewicht. Bei regelmäßiger Verfütterung bleibt auch die Jugendlichkeit und Spannkraft der Tiere viel länger erhalten: Alle

Körperfunktionen sind intakt und vorzeitige Abnutzungserscheinungen oder Fehlsteuerungen (Krebshindernd? - sogar Krebs-heilend?) unterbleiben. Ein Blick auf seine »Inhaltsangabe« zeigt, wo die »Wurzel« der vielfachen Wunderwirkung liegt:

Enthält u. a.: Allicin, Vitamin A, B_1, Nicotinsäureamid, Vitamin C, außerdem Hormone (die ähnlich wie männl. und weibl. Sexualhormone wirken), Fermente, Cholin, Rhodanwasserstoffsäure, Jod, sowie Spuren von Uran.

Zubereitung: Tägl. eine Knoblauchzehe zerquetscht unter das Futter mischen. *Knoblauchsaft* kann man kaufen oder selbst herstellen: Fünf Knoblauchzehen zerquetschen, 5 Tl Zucker (oder vorzugsweise Honig verwenden!) untermischen, dazu Wasser; zum Kochen bringen, fünf Min. ziehenlassen, abseihen. **Knoblauchsaft mit Milch vermischt ist eine einfache aber wirksame Wurmkur!** Knoblauchsaft eignet sich aber auch bei allen Entzündungen im Fang des Hundes, man streicht mit einem getränkten Wattebausch alle Falten und Taschen sorgfältig aus. Die desinfizierende und entzündungshemmende Wirkung ist verblüffend: Auf schlecht heilende Wunden streichen, auf Insektenstiche etc., mit etwas Honig gemischt, heilt ohne jede schädliche Nebenwirkung.

Sonstiges: Wenn man den direkten Umgang mit Knoblauch vermeiden möchte, kann man Knoblauchdragees (tägl. eine Kapsel dem Hund in den Schlund schieben) verwenden.

Ein besonderer Tip: Bei frühzeitigen Alterungserscheinungen der Hunde, die mit Verdauungsstörungen einhergehen, aber auch bei unter Verfettung und frühen Alterserscheinungen leidenden Hündinnen, habe ich *Knoblauch als homöopathisches Mittel* erfolgreich erprobt: Über längere Zeit gegeben hat sich täglich morgens und abends jeweils 5-10 Tropfen »Allium Sativum D_6« recht gut bewährt. Man mischt es mit ein paar Tropfen Milch oder Honigwasser auf einer Untertasse und läßt es den Hund aufschlabbern.

Wissenswert: Geringe Mengen Knoblauch regen Schilddrüsen-Funktion an; hohe Dosen rufen Schilddrüsen*unter*funktion hervor!

Kresse (Garten-K.) = Man nimmt: Das Kraut.
Lepidium sativum

Verwendung: Gesund als Gemüse breifein gehackt, bringt den gesamten Stoffwechsel in Gang, regt die Ausscheidung harnpflichtiger Substanzen an. Ein Blick auf ihre »Inhaltsangabe« verrät, daß sie vielfältig wirken muß!

Enthält u. a.: Vitamin C, Chlorophyll, Eisen, Arsen, Senfölglykoside.

Zubereitung: Weil man sie einfach selbst ziehen kann, ist Garten-Kresse, insbesondere in der vitamin- und früchtearmen Zeit, gut zu verwenden. Man kann sie immer frisch im Haus haben und sollte sie daher auch immer frisch vor dem Verbrauch schneiden, kleinhacken und untermischen.

Sonstiges: Der Samen keimt bereits auf feuchtem Löschpapier, feuchten Sägespänen oder gut in kleinen Blumenkästen!

Lab-(Kleb)kraut = Man nimmt: Kraut
Galium aparine

Verwendung: Störungen, die mit den Nieren zusammenhängen, als Tee.

Enthält u. a.: Wenig ätherisches Öl, viel Kieselsäure, Gerbstoffe und Glykoside, sowie Aucubin, organische Säuren und Flavonoide.

Zubereitung: *Tee* / Auszug: 1 El getr. gepulverte Droge mit 1/4 l kaltem Wasser überg., zum Kochen bringen, zwei Min. kochen lassen, abseihen. Tagsüber löffelweise geben. Oder als Umschlag auf schlecht heilende Wunden: Mit dem Aufguß ein Mulltuch entsprechender Größe tränken, auswinden und auf Wunde legen.

Sonstiges: Äußerlich kann man es bei Krebs am Gesäuge anwenden: Man macht Breiumschläge von *frischem* Labkraut.

Lavendel = Man nimmt: Blüten
Lavendula vera

Verwendung: Ein Blütenaufguß von Lavendelblüten eignet sich bei Umschlägen auf entzündete Wunden; ebenso kann man bei Zahnfäule und Entzündungen damit ausspülen bzw. austupfen, da es antiseptisch und eiterwidrig wirkt.

Enthält u. a.: Ätherisches Öl (wohlbekannter Duft!), das vor allem Linalylacetat, Geraniol, Cumarin, Borneol, Kineol enthält, dann Gerbstoff, Glykosid und etwas Saponin.

Zubereitung: *Tee* / Aufguß: 1 El getr. Lavendelblüten mit 1/4 l koch. Wasser überg., fünf bis zehn Min. zugedeckt stehenlassen, abseihen. Für Umschläge Mulltuch entsprechender Größe damit tränken.

Sonstiges: Man kann den Aufguß auch aus einer sehr wirksamen Mischung zu *gleichen Teilen von Lavendelblüten, Rosmarin und Johanniskraut* bereiten.

Lein = Man nimmt: Samen
Linum usitatissimum

Verwendung: Innerlich als wirksames Abführmittel, das die Darmträgheit sanft und dauerhaft beseitigt. Der Schleim wirkt günstig bei Magenschleimhautentzündungen. Leinöl ins Futter ist ein Nahrungsmittel ersten Ranges: hoher Gehalt an ungesättigten Fettsäuren, Vitaminreichtum! Man sagt den in diesem Öl enthaltenen Fettsäuren (aber auch Sonnenblumenöl, Rapsöl, Mohnöl, Getreidekeimöl) nach, daß sie das Wachstum von Krebszellen hemmen.

Enthält u. a.: 30-40 % fettes Öl, 10-20 % Schleim, Pektin, das Blausäure abspaltende Glykosid Linamarin (Phaseolutanin), Eiweiß, Fermente, Sterine. Das durch Kaltpressen gewonnene Leinöl enthält 85-90 % Glyzeride, zusammengesetzt aus: Isolinolensäure, Linolensäure, Linolsäure, Ölsäure.

Zubereitung: Als Abführmittel: Leinsamen grob zerquetscht oder geschrotet. Nicht vorher einweichen, da es erst im Darm aufquellen soll. Oder Aufguß von ganzen Leinsamen, ein bis zwei Tl auf eine Tasse koch. Wasser, 20 Min. stehenlassen, gelegentlich umrühren, Flüssigkeit abgießen und leicht gewärmt, evtl. mit Honig, trinken. Geschrotet als Ballaststoff: zusammen mit Kleie oder Vollkorn dem Futter untermischen.

Sonstiges: *Äußerlich - Breiumschlag:* Leinsamen in einem Säckchen zehn Min. in heißes Wasser legen, dann heiß auf die entzündeten, geschwollenen Stellen legen: bei Magenschmerzen, Dackellähme oder rheumatischen Beschwerden; hartnäckige Geschwüre werden aufgeweicht. *Leinsamen-Schleim-Umschläge* bei schlecht heilenden Wunden: Leinsamen zu Schleim kochen, abgießen, Leinenauflage damit durchtränken und warm auf die betreffende Stelle legen. Wenn es abgekühlt ist, wieder erneuern.
Reines Leinöl aufgetragen gutes Mittel gegen Milchschorf!

Löwenzahn (Kuhblume)
= Man nimmt: Kraut und Wurzel
Taraxacum offizinale

Verwendung: Magen-Darm und Lebererkrankungen, Kreislaufstörungen; Stoffwechsel-

störungen, die Fettsucht, rheumatische Erkrankungen nach sich ziehen. Insgesamt Anregung von Niere und Leber.

Enthält u. a.: Bitterstoffgemisch Taraxacin, Inulin, Vitamin D, Cholin, Pektin, Tyrosinase, Schleim, Eiweiß, Nikotinsäure, p-Oxyphenylessigsäure, Dioxyzimtsäure, Weinsäure, Zucker, Fette; in der Wurzel ätherisches Öl.

Zubereitung: Löwenzahnblätter feingehackt roh unter das Futter mischen. Löwenzahnsaft kann man sich selbst aus Blättern und Wurzeln zubereiten, aber auch fertig kaufen und untermischen.

Sonstiges: *Getrockneter Löwenzahn* (Blätter und Wurzel - Apotheke) ist *mit Anis, Rosmarin, Pfefferminze und Thymian zusammen* ein sehr wirksames Mittel bei Verdauungsschwierigkeiten. Vor dem Füttern einige Löffel von dem Tee füttern oder etwas unter das Futter mischen.

Mäuseklee (Hasenklee)
= Man nimmt: Kraut oder Wurzeln
Trifolium arvense L.

Verwendung: Bewährt bei chronischen Durchfällen, hat bakterizide Wirkung; eignet sich gut gegen Darmstörung bei Welpen.

Enthält u. a.: Gerbstoff, äth. Öl, Schleimstoffe, Mineralstoffe.

Zubereitung: Aufguß für Spülungen oder Auflagen bei Entzündungen verwenden.

Sonstiges: Sollte immer im Haus sein: Die homöopathische Urtinktur »Trifolium arvense« oder aber in D_1oder D_3: Wirkt ausgezeichnet (Welpen!) bei Durchfällen, chronischer Gastritis, aber auch bei rheum. Beschwerden.

Majoran Man nimmt: Das blühende Kraut
Majorana hortensis

Verwendung: Verdauungsschwierigkeiten, zur Entwässerung, zur Umstimmung des Organismus. Majoran wirkt schleimlösend, magenberuhigend und stärkend und vor allem *milchbildend!*

Enthält u. a.: Ätherisches Öl, Gerbstoff, Bitterstoffe, Pentosane.

Zubereitung: *Tee* / Auszug: 1 El getr. gepulverte Droge mit 1/4 l Wasser ansetzen, acht bis zehn Std. zugedeckt stehenlassen, kurz aufkochen, abseihen. Tagsüber löffelweise geben.

Sonstiges: Man kann diesen Tee auch aus gleichen Teilen Anis, Fenchel, Kümmel und Majoran herstellen, wirkt verdauungsgünstig und beruhigend.

Melisse: = Man nimmt: Blätter
Melissa officinalis

Verwendung: Als Beruhigungsmittel, zur Kräftigung nach Krankheiten. Wirkt krampflösend und schmerzstillend, auf Magen-Darm-Kanal, Herz und Gebärmutter. Außerdem wirkt Melisse bakterien- und pilzhemmend.

Enthält u. a.: Ätherisches Öl, das Citral, Citronellal, Geraniol und Linalool enthält, Bitterstoff, Gerbstoff, Harz, Schleim.

Zubereitung: Tee: 2 Tl Melissenblätter mit 1/4 l kochendem Wasser übergießen, zehn Min. ziehenlassen, abgießen. Mit Honig gesüßt ist es ein wunderbares Beruhigungsmittel, man kann ruhig größere Mengen davon geben.

Sonstiges: Äußerlich kann man Melissenspiritus (Apotheke) besonders bei Quetschungen, Blutergüssen, mehrmals täglich einreiben.

Mistel = Man nimmt: Zweige und Blätter
Viscum album

Verwendung: Vor allem bei Krämpfen, epileptischen Anfällen, außerdem aktiviert es bei Krebserkrankung die Abwehrvorgänge. Ebenso erfolgreich bei allen chronischen Gelenkserkrankungen!

Enthält u. a.: Insgesamt ist man sich nicht sicher, woher die vielfachen und nachweisbaren Wirkungen der Mistel kommen. Bei Untersuchungen hat man als Bestandteile festgestellt: Cholin bzw. Acetyl- und Propionylcholin, Vitamin C, weiterhin Viscinsäure, Inosit, Urson, Quercitrin, Carotinoide, Saponin, Stärke, Öle, Harze.

Zubereitung: *Tee* / Auszug: 1 gestr. Tl getr. gepulverte Droge mit 1/4 l kaltem Wasser überg., acht bis zehn Std. zugedeckt stehenlassen, aufkochen, abseihen. Tagsüber ein bis zwei Tassen löffelweise geben. **Wegen mögl. abortiver Wirkung nicht an trächtige Hündin füttern!**

Sonstiges: Man kann versuchsweise injizierbare Mistelpräparate vom Tierarzt bei Krebs und Neuralgien spritzen lassen.

Pampelmuse (Grapefruit)
= Man nimmt: Früchte ohne Schale

Verwendung: Wirkt antiseptisch auf Verdauungs- und Harnwege. Begünstigt Ausscheidung giftiger Säuren, regt die Funktion der Nebenschilddrüse und der Leber an. Aktiviert Herz und Kreislauf.

(Pampelmuse:)

Enthält u. a.: In 100 g sind enthalten: Eiweiß (0,7 g), Fett (0,2 g), Kohlenhydrate (9,8 g), Natrium (2 mg), Kalium (180 mg), Kalzium (20 mg), Magnesium (15 mg), Phosphor (17 mg), Eisen (0,2 mg), Vitamin A (30 IE), Vitamin B_1 und B_2 (0,05 mg), Niacin (0,20 mg), Vitamin C (45 mg).

Zubereitung: Entweder die ganze Frucht (ohne Schale) zerkleinern oder entsaften und löffelweise untermischen.

Sonstiges: Nicht in großen Mengen geben, aber wenn man gerade ohnehin welche zubereitet, fällt sicher auch für die Hunde etwas ab. Taucht wiederholt auf, wenn bei wildlebenden Hunden von freiwilligem Obstgenuß berichtet wird. Es wird schon seinen Grund haben!

Petersilie = Man nimmt: Wurzel (1)
- Blätter (2) -
Petroselinum crispum

Verwendung: (1) = harntreibend, drüsenanregend, vitaminreich.
(2) = frisch unter das Futter mischen, vitaminreich, verdauungsfördernd.

Enthält u. a.: Vitamin A, B, C, ätherische Öle, Apiol, Myristizin.

Zubereitung: (2) = Frisch gehackt in kleinen Mengen unter das Futter mischen.

Sonstiges: (1) = Vorsicht bei größeren Mengen: Bei Überdosierung kann Petersilie schwere Störungen hervorrufen!

Pfefferminze = Man nimmt: Blätter
Mentha virides

Verwendung: Ganz allgemein bei Krämpfen (muskelentspannend) und Entzündungen. Bei übersäuertem Magen, da es die Säurebildung herabsetzt. Bei Koliken im Magen-Darm-Bereich; bei krankhaften Darmbakterien wirkt sie entzündungswidrig und keimtötend. Erhöht die Gallensekretion.

Enthält u. a.: Ätherisches Öl mit Menthol und Menthon, Enzyme, eisengrünender Gerbstoff, Bitterstoff, die Fermente Peroxydase und Katalase.

Zubereitung: Junge Blätter feingehackt unter den Frischbrei mischen. *Tee* / Aufguß: 1 El getr. gepulverte Droge mit 1/4 l koch. Wasser überg., zehn Min. zugedeckt stehenlassen, abseihen. Tagsüber löffelweise geben.

(Pfefferminze:)

Sonstiges: Äußerlich: Pfefferminzöl aus der Apotheke holen, gut bei Einreibung bei Quetschungen und bei Juckreiz.

Beachten: Pfefferminze darf weder als Tee noch als Gemüse über sehr lange Zeit ununterbrochen gegeben werden, weil sie vermindernd auf die Magensäure wirkt.

Pfefferminzöl nicht in Augen oder auf Schleimhäute bringen.

Pfirsich = Man nimmt: Frische oder gekochte oder getrocknete Früchte.

Verwendung: Vor allem zur Entschlackung des Organismus günstig wegen des hohen Kaliumgehaltes. Aber auch bei akuter Nierenentzündung. Ebenso wirksame Anregung von Leber und Galle. Löst Ablagerungen im Zwischengewebe auf. Regt Verdauung an. Auch wegen des *hohen Vitamin-A-Gehaltes* bei trächtigen und laktierenden Hündinnen und Welpen günstig.

Enthält u. a.: In 100 g sind enthalten: Eiweiß (0,7 g), Fett (0,01 g), Kohlenhydrate (10,5 g), Natrium (3 mg), Kalium (220 mg), Kalzium (10 mg), Phosphor (30 mg), Eisen (0,6 mg), Vitamin A (770 IE), Vit. B_1, B_2, Niacin (80 mg), Vitamin C (11 mg), Basenüberschuß + 5,4 %!

Zubereitung: Aus den Früchten feinen Brei verfüttern oder den Saft. Auch Trockenfrüchte können verwendet werden: Einweichen, feinhacken und mit Einweichwasser verwenden.

Falls die Tiere auf das rohe Obst mit Durchfall reagieren, kann man es auch leicht angedämpft geben und nach und nach frisches Obst untermischen. Immer einige Tropfen Sonnenblumenöl untermischen, damit Vitamin A aufgenommen werden kann, außerdem beugt das Öl möglichem, leichtem Durchfall vor.

Sonstiges: Auch Pfirsichblätter (20 g getr. Blätter mit 1 l kochendem Wasser überg., zehn Min. ziehenlassen, abseihen) wirken harntreibend. Stärkerer Tee wirkt abführend.

Auch Pfirsich wurde als Nahrung wildlebender Hunde mehrfach genannt; es hat, wie man sieht, schon einen Grund!

Preiselbeere = Man nimmt: Blätter - Beeren
Vaccinium vitis idaea

Verwendung: Regulierung der Verdauung, Magen-Darmbeschwerden.

Enthält u. a.: Gerbstoff, Säure, Vitamin C, Mineralstoffe, Pektin.

Zubereitung: *Tee* / Aufguß oder (Kaltauszug): 1 El getr. gepulverte Droge mit 1/4 l koch. (kaltem) Wasser überg., zehn Min. zugedeckt stehenlassen, (zehn Std. lang ziehenlassen) abseihen. Tagsüber löffelweise geben. (Harnwegsdesinfektion).

Sonstiges: Man kann auch Preiselbeersaft, ebenso auch Preiselbeergelee mit gutem Erfolg bei Durchfall einsetzen.

Quecke (Acker-) = Man nimmt: Wurzel
Agropyron repens

Verwendung: Wirkt entzündungswidrig auf Magen-Darm, abschwellend auf entzündlich geschwollene Gewebe. Durch den Vitamingehalt wird die Widerstandskraft erhöht, außerdem wirkt sie harntreibend, heilend auf Drüsenschwellungen und Gewebsablagerungen. Man kann sie bei allen Stoffwechselstörungen, so auch bei Ekzemen, mangelhafter Nierenfunktion einsetzen! Insgesamt entschlackt Quecke den gesamten Organismus, wenn man einen Blick auf ihre »Inhaltsangabe« tut, versteht man warum:

Enthält u. a.: Hoher Kohlenhydratgehalt (Tricitin, Vanillinglykosid, Inosit, Laevulose, Mannit); hoher Gehalt an Eiweiß, Schleim, Fett; Mineralsalzgehalt (Asche 5 %, davon 12 % Phosphorsäure und 13 % Kali), Vitamin A, B; außerdem Saponin, viel Kieselsäure, etwas ätherisches Öl (Agropyren), Eisen.

Zubereitung: Entweder als frischen Preßsaft verwenden, morgens und abends 1/2-1 El untermischen oder mit Honigwasser. *Tee* / Auszug: 1 Tl getr. gepulverte Droge mit 1/4 l kalt. Wasser überg., langsam zum Kochen bringen, sofort abseihen. Tagsüber löffelweise geben.

Sonstiges: Besonders zur gesamten Umstimmung des Organismus eignet sich Quecke hervorragend. Es wurde auch eine Besserung des Zustandes bei Bronchitis, aber auch bei Hauterkrankungen beobachtet. So gibt es kaum ein Leiden, wo Queckenwurzel nicht sinnvoll wäre, bzw. ratsam, als Vorbeugung einige »Quecken-Wochen« durchzuführen!

Ringelblume = Man nimmt: Blüten
Calendula officinalis

Verwendung: *Äußerlich:* Bei allen Wunden und Geschwüren (antibakteriell und granulationsfördernd)! Auch bei Entzündungen im Ohr hervorragende Wirkung!

Außerdem wirkt sie *innerlich* anregend auf die Gallenabsonderung, auf die Verdauung, heilend bei Magengeschwüren, mindert Nervosität.

Enthält u. a.: Ätherisches Öl (ohne Azulen), Calendula-Sapogenin, Glykoside, Schleimstoffe, Bitterstoffe, Carotinoide, Saponin, Apfelsäure, Salizylsäure, Harz; die Fermente Oxydase, Peroxydase, Katalase.

Zubereitung: *Tee* / Aufguß: 1 Tl getr. gepulverte Blütendroge mit 1/4 l koch. Wasser überg., zehn Min. zugedeckt stehenlassen, abseihen. Tagsüber löffelweise geben.

Kann auch für Umschläge, Verbände und Kompressen verwendet werden.

Sonstiges: *Calendula-Salbe oder Calendula-Tinktur aus der Apotheke gehört in jede Hausapotheke!* Calendula-Salbe beschleunigt die Wundheilung auf geradezu verblüffende Weise. Auf hartnäckigen Abszessen wirken heiße Calendula-Auflagen Wunder. Calendula-Tinktur und Salbe verwendet man auch bei Ohrenentzündung. Man kann aber auch die Wundheilung durch homöopathische Gaben von Calendula (D2-D6) beschleunigen.

Rosmarin = Man nimmt: Blätter
Rosmarinus officinalis

Verwendung: *Innerlich:* Erkrankungen Magen-Darm, Nieren, Kreislauf, Krämpfe, Lähmungen, Erschöpfung; wirkt tonisierend auf Kreislauf und Nervensystem. *Äußerlich:* Ekzeme, schlecht heilende Wunden.

Enthält u. a.: Ätherisches Öl (enth.: Terpene, Gerbsäure, Kampfer, Bitterstoff), Saponin, Carnosinsäure, Rosmarinsäure, Flavone.

Zubereitung: *Tee* / Auszug: 1 El getr. Rosmarinblätter mit 1/4 l kaltem Wasser überg., langsam zum Sieden erhitzen, abseihen. Morgens größere Menge, dann tagsüber löffelweise geben. Tee auch äußerlich für Umschläge auf Wunden verwenden. Größere Dosen können giftig und abortiv wirken, also vorsichtig bei trächtigen Hündinnen.

Sonstiges: In der Apotheke bekommt man Rosmarin-Öl und -Salbe, die man bei schlecht heilenden Wunden, Ekzemen etc. verwenden kann. Rosmarin-Spiritus als Einreibungsmittel wirkt schmerzlindernd. Auch als *homöopathisches Mittel* ist Rosmarin bei den genannten Ereignissen einfach und sicher wirkend zu verwenden. Mehrmals täglich einige Tropfen helfen meist schnell und ohne Nebenwirkungen. Sie sind schnell zur Hand und haben einen festen Platz in unserer Hausapotheke.

Salbei = Man nimmt: Blätter
Salvia officinalis

Verwendung: Bei allen Entzündungen, schlecht heilenden Wunden, u. U. mit Kamille gemischt.

Enthält u. a.: Ätherisches Öl, mit Salviol, Kineol, Pinenen, Borneol, etwas d-Kampfer, Gerbstoff, Harz, gummiähnliche Stoffe, Eiweißstoffe, Saponin, Vitamin B und C, Flavone.

Zubereitung: Äußerlich vor allem zur Wundbehandlung, *Tee* / Aufguß: 1 El getr. gepulverte Droge mit 1/4 l koch. Wasser überg., 15 Min. zugedeckt stehenlassen, abseihen.

Sonstiges: *Innerlich* - interessant bei Hündinnen: Salbei-Tee *stoppt* die Milchproduktion, d. h. wenn Hündinnen noch viel Milch haben, (aber nicht die dazugehörigen Welpen) kann man mit Salbeitee eingreifen. Ebenso lohnt sich ein derartiger Versuch bei scheinträchtigen, laktierenden Hündinnen! Wegen möglicher Nebenwirkungen nicht über längere Zeit und in hohen Dosen geben!

Sandsegge (Riedgras, Seegras)
= Man nimmt: Wurzelstock
Carex aurenaria L

Verwendung: Alle Stoffwechselstörungen, Blasen- und Nierenerkrankungen, Darmbeschwerden, Hauterkrankungen, Durchfälle.

Enthält u. a.: Saponine, Gerbstoffe, Glykoside, Kieselsäure, Schleim, Stärke, etwas äth. Öl.

Zubereitung: 2 Tl Droge mit 1/4 l kalt. Wasser zum Sieden bringen, zehn Min. ziehenlassen, abgießen.

Sonstiges: Nicht bei akuter Nierenentzündung! Sandsegge und alle verwandten Pflanzen werden unterwegs von Hunden gern selbst »gesammelt«. Man findet sie überall auf Geröllfeldern, Schutthalden, Wegrändern, in trockener Heide und in den Dünen.

Schafgarbe = Man nimmt: Das ganze Kraut
Achillea millefolium

Verwendung: Die Einsatzmöglichkeiten sind vielfältig. Schafgarbe wirkt bei Kreislaufstörungen und Krämpfen, bei inneren Blutungen, bei Magen-Darmgeschwüren. Der Kreislauf wird angeregt, das Harnsystem wird zu vermehrter Ausscheidung angeregt, auf die Gallenabsonderung wirkt es förderlich, Krämpfe im Magen-Darmbereich werden behoben. *Äußerlich* kann man Auflagen mit Schafgarbe auf schlecht heilende Wunden machen, ebenso ist eine solche Auflage günstig bei Blutergüssen.

Enthält u. a.: Bitterstoffe und ätherisches Öl mit dem entzündungshemmenden Azulen (s. auch Kamille), und weiteren zahlreichen Wirkstoffen wie Kineol, Pinen, Thujon, Borneol, Kampfer, Caryophyllen, organ. Säuren; Salizylsäure, Cholin, das bittere Glykosid Achillin, Aconitsäure, Gerbstoff, Harz, Inulin, Asparagin, Nitrate. Verschiedene Mineralien (besonders Kalium). Das Chlorophyll der Schafgarbe enthält einen Vitamin-A-ähnlichen Stoff. In den Blüten Propionsäure.

Zubereitung: *Tee* / Aufguß: 1 El getr. Schafgarbenkraut mit 1/4 l koch. Wasser überg., 15 Min. zugedeckt stehen lassen, abseihen. Tagsüber löffelweise geben. Tee kann auch für Umschläge benutzt werden.

Sonstiges: Feingehackte junge Blätter roh unter den Gemüse-Frischbrei. Beachten: Schafgarben-Tee niemals über längere Zeit in größeren Mengen geben, da (wie auch bei der Kamille) unangenehme Nebenwirkungen bei Überdosierung möglich.

Schöllkraut = Man nimmt: Kraut und Wurzel - Vorsicht bei Überdosierung *giftig!*
Chelidonium majus

Verwendung: Gallenerkrankungen, krampflösend bei Bronchitis, Magen- und Darmkrämpfen. Enthält Tumorhemmstoff. Wirkt zentral narkotisierend und lähmend!

Enthält u. a.: Der in der ganzen Pflanze vorkommende Milchsaft enthält: Opium nahestehende Alkaloide: Chelidonin (wirkt krampflösend auf die inneren Organe und anregend und stärkend auf die Herztätigkeit), Chelerythrin, Homochelidonin, Spartein, Fermente, Nikotinsäure, Vitamin C.

Zubereitung: Bei Magen-, Darm- und Verdauungsbeschwerden Tee aus jeweils zwei Teilen Schöllkraut und Pfefferminze, jeweils ein Teil Kümmel und Wermuth. Nicht in hohen Dosen und nicht dauernd anwenden!

(Schöllkraut:)

Sonstiges: Besonders wichtig und ungiftig ist Schöllkraut *homöopathisch* angewendet: Bei Bronchitis, Lungenentzündung, bei Neuralgien, Galle- und Lebererkrankungen: *»Chelidonium«* wird in der Potenz von D1 bis D6 verwendet, mehrmals täglich fünf bis zehn Tropfen, anfangs stündlich, später dreimal täglich, dann zweimal täglich. Es wirkt entspannend und schmerzlindernd - codeinähnlich. Gehört in die Hausapotheke!

Sellerie = Man nimmt: Kraut
Apium graveolens

Verwendung: Wirkt harntreibend und schwemmt Schlacken aus dem Gewebe.

Enthält u. a.: Appiin, ätherisches Öl mit Limonen, Selinen.

Zubereitung: *Tee* / Auszug: 1 El getr. gepulverte Droge mit 1/4 l kaltem Wasser überg., zum Sieden bringen, abseihen. Tagsüber zwei- bis dreimal löffelweise geben. Auch als Blattgemüse in kleinen Mengen breifein gehackt und leicht angedünstet untermischen.

Sonstiges: Bei trächtigen Hündinnen sollte Sellerie nicht verwendet werden!

Sonnenhut
= Man nimmt: Fertigpräparate der Apotheke
Echinacea angustifolia DC

Verwendung: *Steigert* wirkungsvoll und erheblich *die gesamten Abwehrkräfte* des Körpers und ist insbesondere bei Infektionskrankheiten, chronischen Erkrankungen und zur Vorbeugung einzusetzen, hat kortisonähnliche Wirkung!

Enthält u. a.: Echinacein, ätherische Öle, Harz, Säuren, Echinacosid, Phytomelan, Phytosterin, Glucose, Fructose.

Zubereitung: Entfällt. Man kauft Tropfen oder homöopathische Zubereitung in der Apotheke. Die *homöopathischen Tropfen aus oder mit Echinacea gehören in jede Hausapotheke.* Sie haben eine hervorragende resistenzsteigernde Wirkung und eignen sich sehr gut, sie bei Bedarf z. B. der Hundin nach dem Werfen, aber auch den Welpen zu geben! Entzündungen, Erkältungen und Krankheiten aller Art können so vom Körper besser abgewehrt werden!

Sonstiges: Echinacea-Salbe bewährt sich bei der Wundbehandlung, entzündlichen Hauterkrankungen, Ausschlägen.

Spitzwegerich = Man nimmt: Die Blätter
Plantago lanceolata

Verwendung: Schlecht heilende Wunden, Insektenstiche. Aber auch bei Krämpfen, Nieren- und Blasenerkrankungen, Entzündungen.

Enthält u. a.: Schleim, Bitterstoffe, Kieselsäure, Gerbstoffe, Xantophyll, Glykoside, Vitamin C, Spurenelemente, Enzyme, Antibiotische Wirkung.

Zubereitung: Tee: 1 Tl Droge mit 1/4 l koch. Wasser überg., 15 Min. ziehenlassen, abgießen. Tagsüber eine Tasse voll lauwarm mit Honig gesüßt löffelweise geben. Nicht in größeren Dosen und nicht dauernd geben! Bei Bronchitis ist ein Tee aus gleichen Teilen Spitzwegerich und Eibischsirup mit Fenchelhonig sehr wirkungsvoll. *Äußerlich:* Frischsaft mit Kamillentee verdünnt für Umschläge. Auch bei Ekzemen (juckend und nässend) probieren, oft verschwinden Jucken, Schwellung und heilen ab.

Sonstiges: Zerdrückte *frische* Blätter auf Insektenstiche: auch unterwegs praktisch, wenn man es bei *frischen* Wunden anwendet.

Steinklee = Man nimmt: Das blühende Kraut
Melilotus officinalis

Verwendung: Entzündungshemmend, spasmolytisch, steigert die Lymphzirkulation, verbessert die Blutströmung, steigert die Widerstandskraft.

Enthält u. a.: Melitonin (enth. nach dem Trocknen Cumarin), Gerbstoffe, Flavone, Schleim, Cholin, äth. Öl.

Zubereitung: Tee: 1-2 Tl Droge mit 1/4 l koch. Wasser überg., zehn Min. ziehenlassen, abseihen.

Sonstiges: Blüht - gelb - reichlich von Mai bis September auf Schutthalden, Geröllhalden etc. Wird vom Hund gern geommen, man kann Vorrat von getrocknetem Kraut anlegen.

Stiefmütterchen = Man nimmt: Kraut
Viola tricolor

Verwendung: Vor allem bei Hauterkrankungen, insbesondere bei *Milchschorf der Welpen!*

Enthält u. a.: Viola-Quercitrin, Quercitrin, Schleim, Saponine, Flavonoide und Salizylsäureverbindungen, Gerbstoffe, Bitterstoffe.

Zubereitung: *Tee* / Aufguß: 1 El Droge 1/4 l koch. Wasser überg., zehn Min. zugedeckt stehen lassen, abseihen. Tagsüber löffelweise geben. Oder den Tee für Umschläge verwenden.

Sonstiges: Bei allen langwierigen Hauterkrankungen, evtl. auch bei Ohrenentzündungen (durch falsche Ernährung hervorgerufen) *besonders aber bei Milchschorf lohnt sich der Versuch mit der Homoöpathie:* »Viola tricoloris« D3 jeweils zwei Tropfen, zunächst alle 30 Min., dann alle Stunde, dann drei- bis viermal drei bis fünf Tropfen täglich.

Süßholz »Lakritzenwurzel« = Man nimmt: Wurzel
Glycyrrhiza glabra

Verwendung: Bronchitis, Magen- und Darmgeschwüre, Lungenentzündung, da es sowohl entzündungshemmend, antibakteriell, wie auch schmerzlindernd wirkt. *Regt die Milchproduktion an.*

Enthält u. a.: Hauptsächlich Glycyrrhizin (besteht aus Kalium- und Kalziumsalzen der Glyzyrrhetinsäure), Gerbstoff, Asparagin, Zucker, Stärke, Harz, Gummi, Spuren ätherischer Öle mit Methylsalizylat. Süßholzsaft hat einen kortisonähnlichen Effekt, d. h. entzündungshemmend und schmerzlindernd und darf daher niemals längere Zeit verwendet werden.

Zubereitung: *Tee* / Aufguß: 1 Tl getr. gepulverte Droge mit 1/4 l koch. Wasser überg., 15 Min. zugedeckt stehenlassen, abseihen.
Bei Bronchienverschleimung und -reizung Tee aus: Spitzwegerich (40 g), Huflattich, Süßholz, Primelblüten jeweils 20 g; 1 Tl auf eine Tasse kochendes Wasser, 15 Min. ziehenlassen, mehrmals täglich warm mit etwas Honig löffelweise füttern.

Sonstiges: Bei chronischer Schleimhautentzündung des Magens bereitet man einen Tee aus: *Fenchel, Eibischwurzel, Kamille, Queckenwurzel, Süßholz jeweils 20 g,* von dieser Mischung 1 Tl auf eine Tasse Wasser aufgießen, zehn Min. ziehenlassen und vor dem Füttern bzw. auf leeren Magen einige Löffel geben. Vorsicht bei Überdosierung!

Thymian = Man nimmt: Das ganze blühende Kraut ohne Wurzel
Thymus vulgaris

Verwendung: Vor allem wegen seiner krampflösenden und desinfizierenden Wirkung angewendet bei: Bronchitis, Gärungserscheinungen und Krämpfen im Darm, bei Infektionen der Niere. Ebenso kann man mit Thymian einen Umschlag bei Quetschungen und Geschwülsten machen. *Wirkt noch in hoher Verdünnung eiterhemmend!*

(Tymian:)

Enthält u. a.: Ätherisches Öl (mit Thymol, Carvacrol, Borneol, Cymol, Pinen u. a.), etwas Gerbstoff, Lithium, Glykoside, Saponin, Pentonsane und Harze.

Zubereitung: *Tee* / Auszug: 1 Tl Thymiankraut mit 1/4 l kaltem Wasser überg., zum Kochen bringen, abseihen. Tagsüber löffelweise geben.

Sonstiges: Thymian-Pulver kann auch gegen Hakenwürmer eingesetzt werden.

Ulme = Man nimmt: Rinde
Ulmus fulva

Verwendung: Besonders wirkungsvoll bei Durchfall, aber auch bei Magen-Darmschleimhautentzündung, zur Wundbehandlung.

Enthält u. a.: Vor allem Schleim, dann Gerbstoffe, Bitterstoffe, Phlobaphene.

Zubereitung: *Tee* / Auszug: 1 El getr. gepulverte Droge mit 1/4 l kaltem Wasser überg., langsam zum Kochen bringen, abseihen. Tagsüber löffelweise geben.

Sonstiges: Bei Durchfall: Feingepulverte Droge, zweimal täglich 1/2 Tl mit etwas Wasser.

Wiesenklee (Rotklee) = Man nimmt: Blüten
Trifolium pratense L.

Verwendung: Schleimhautentzündungen, auch bei Durchfall, Leberbeschwerden, Bronchitis; wirkt entschlackend.

Enthält u. a.: Gerbstoffe, verschiedene Glykoside, phenolische Substanzen, Isoflavone.

Zubereitung: Tee: 5 getr. Blütenköpfe mit 1/4 l kochendem Wasser überg., 15 Min. stehenlassen, abseihen, mit Honig süßen.

Sonstiges: Es lohnt sich, auf die vielen Kleesorten zu achten: Die Hunde nehmen sie ihrerseits gern und wissen schon warum.

Zinnkraut (Ackerschachtelhalm) = Man nimmt: Das Kraut
Equisetum arvense

Verwendung: Bei allen rheumatischen Beschwerden, harntreibend; bei bakteriellen Infektionen, aber auch bei Nierensteinen.

Enthält u. a.: Vor allem Kieselsäure, Flavone und Saponin, Equisetonin, Nicotin, Tannine, Aconit-, Oxal-, Apfel- und Gerbsäure, Vitamin C.

(Zinnkraut:)

Zubereitung: *Tee* / Aufguß: 1-2 Tl geschnittenes Kraut mit 1/4 l kochendes Wasser überg., 30 Min. zugedeckt stehenlassen, abseihen. Tagsüber löffelweise geben. Auch für Umschläge verwenden.

Sonstiges: Als Umschlag auf Entzündungen, aber *auch bei Milchschorf von oft guter Wirkung: Mehrmals täglich auftupfen, etwas Tee unter das Futter mischen.*

Zwiebel (G) = Man nimmt: Die Zwiebel
Allium cepa

Verwendung: Wirkt antibakteriell, wird daher gern bei Darminfektionen genommen, bekämpft Fäulnis-, Gärungs-, Entzündungs- und Eitererreger. Außerdem wirkt Zwiebel harntreibend, regt die Verdauungsvorgänge (Magen, Leber) insgesamt an, sorgt für eine bessere Durchblutung der Herzkranzgefäße. Man kann sie auch zur Wurmbekämpfung verwenden. Zwiebel wirkt blutbildend, reguliert die Schilddrüse, - kurz gesagt, ist die Zwiebel eine viel zu wenig beachtete »Wunderdroge«. Ein Blick auf ihre Inhaltsangabe läßt ahnen, warum sie derartig günstig auf alle Stoffwechselvorgänge wirkt:

Enthält u. a.: Ätherisches Öl (Lauch- und Senföl), reichlich schwefelhaltige Aminosäuren, aus denen die stark bakterienhemmenden Thiosulfinate entstehen. Weiterhin findet man Rhodanverbindungen und das Flavon-Quercitin. Erheblicher Vitamingehalt, reichlich anorganische Bestandteile, dann Fruktosane u. v. a. m.

Zubereitung: Etwas zerkleinerte rohe Zwiebel unter das Futter mischen (u. U. anstelle von Knoblauch.) Äußerlich anwenden bei: Entzündungen, evtl. auch bei Haarausfall, eiternden und schlecht heilenden Wunden, Insektenstichen, versteiften Gelenken: rohen Zwiebelbrei auflegen.

Sonstiges: Bei Erkältungskrankheiten kann man auch einmal Zwiebel in homöopathischer Form erproben: »Allium cepa« D3, bei Bronchitis, Entzündungen, rheumatischen Prozessen. Auch bei einer beginnenden Erkältung, die sich mit Fieber, häufigem Räuspern, Husten etc. ankündigt, kann »Allium cepa« D12, stündlich verabfolgt, alles schnell kupieren.

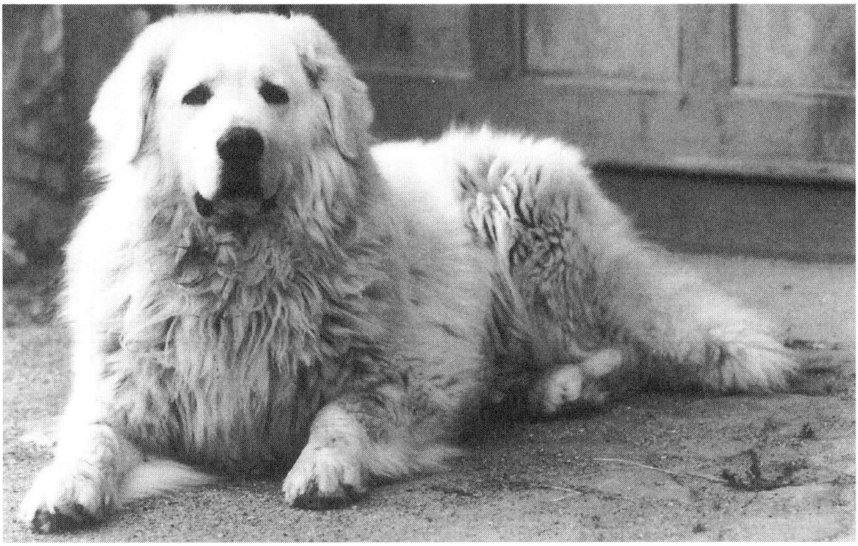

Kazan z Krupinskej Doliny (Slovensky Cuvac)
A.: P. Krivy

Anhang II:

Von Abmagerungskur bis Wurmbefall

Im Laufe der Jahre ausprobiert und notiert: Allerlei Hausrezepte für eilige Leser in Stichworten

(Weitere Hinweise siehe im Allgemeinen- und im Heilkräuterteil.)

Abmagerungskur
Überernährung, zu wenig Bewegung, Schilddrüsenunterfunktion. (Tierarzt fragen!) **Was tun?** Energiearme Futtermittel: Möhren gedünstet, Magerquark, etwas Sonnenblumenöl, Frischgemüsebrei, mageres Fleisch, Fleischbrühe, Meeresalgentabletten, geschrotete Eierschalen, Apfeldiät; d. h. Nahrung strecken, damit der Bauch nicht so leer ist!

Alter - frühzeitiges Altern, Alterserscheinungen s. Brennesselsamen, s. Knoblauch. Ab etwa 7.-8. Lebensjahr wird der Energiebedarf der Hunde geringer, d. h. sie neigen zum Dickwerden. Andererseits haben sie einen höheren Eiweiß-, Kalzium- und Vitaminbedarf (A und wasserlösl. Vitamine). Futtermittel nun besser gekocht geben. Den erhöhten Vitamin A-Bedarf deckt man mit roher Rinderleber, grünen gedünsteten Salaten, Aprikosen (s. d.), den erhöhten Kalziumbedarf mit geschroteten Eierschalen, die wenig Phosphor enthalten. Bei Verstopfung s. d.

Appetitlosigkeit
Sicheres Zeichen, daß etwas nicht in Ordnung ist: Magen/Darm, Infektionskrankheit, Fieber: Ursächliche Krankheit feststellen und behandeln. **Was sonst tun?** Wenig, aber hochwertiges, leichtverdauliches Futter geben: Bewährt sind: Pfefferminztee, Kresse, geriebener, roher Apfel, feingehackte rohe Sellerieblätter, Honig, geschrotete Eierschale. Eigelb, Magerquark, Aprikosen, Bananen. S. auch Ebereschen- oder Hagebuttenmus: wegen Vitaminreichtum füttern.

Kleine Mengen Hundeflocken in Brühe eingeweicht und pürierte, gedünstete Karotten, frische gemahlene Rinderleber und mageres Rindfleisch untermischen, ein Teelöffel Sonnenblumenöl oder Butter unterrühren, etwas Seetangpulver: Mehrmals täglich kleine Mengen anbieten, so daß der Hund nicht Mangelerscheinungen bekommt und mit der Nahrung die Stoffe aufnimmt, die sein Inneres wieder ins Lot bringen. Was der Hund nicht sofort frißt, sofort wegtun. Zunächst 3-4 x täglich kleine Mengen, dann 2-3 x täglich, danach wieder nur einmal. Der Hund *muß* vor der Mahlzeit Hunger haben!

Augen (Bindehautentzündung)
Durch Fremdkörper oder Zugluft entstanden. **Was tun?** Fremdkörper vorsichtig entfernen (Taschentuchzipfel oder ausspülen). Immer zur Nase hin wischen. Man kann auch Speiseöl vorsichtig einträufeln, das den Augapfel überzieht und den Fremdkörper austreiben hilft. Auch Honig hilft, Entzündungen am Auge zu heilen. Spülungen mit Tee (schwarzer Tee, Rosmarin-Aufguß,) wirken lindernd, ebenso kann man rohen Gurkensaft nehmen.
Augenerkrankungen, Nachtblindheit und schlechtes Sehen sind oft die Folge von Vitamin-A-Mangel, also mangelhafter Ernährung. Überprüfen, ob die Nahrung ausreichend Vitamin A enthält, (siehe unter Vitamin A) sicherheitshalber Karotten, Öl und grüne Pflanzen untermischen.

Blähungen
Insbesondere bei Welpen bei Nahrungsumstellung, Darmstörungen etc. s. u. a.: Fenchel, Anis, Mäuseklee. S. auch »Geruch«.

Blasenentzündung oder Harnwegsinfektionen
Durch Erkältung oder durch Infektion entstanden, vom Tierarzt untersuchen lassen. **Was tun?** *Innerlich:* Aufguß von Queckenwurzel, Birkenblätter-Tee, Petersilienwurzel-Aufguß, mehrmals täglich, jeweils Honig untermischen, geben. Viel zu trinken geben, damit alles durchgespült wird, evtl. mit Honigwasser dazu verlocken. *Äußerlich:* Warmhalten, warme trockene Wärme; Hund in gewärmtes Moltontuch einwickeln oder einen breiten Wollschal umwickeln. Umschläge mit Bockshornklee, Leinsamen, Heusack. Homöopathische Umstimmungsmittel wie Echinacea, zunächst stündlich. S. auch Wolff, Homöopathie.

Blutarmut
Nach Krankheit oder infolge falscher Ernährung. **Was tun?** Man füttert Brennesseln, frische Früchte wie Brombeeren, Heidelbeeren, Holunderbeeren, Traubensaft (eisenhaltig); Rote Beete, kleingerieben oder gedünstet oder das Pulver: Den Saft der Früchte mit Honig mischen und täglich 1-2 Tl geben, möglichst zwischen den Mahlzeiten. Petersilie, Meeresalgen-Tabletten oder -Pulver.

Durchfall
Wenn er länger dauert, sehr ernst zu nehmen, weil dem Hund ein echtes Nährstoff- und Flüssigkeitsdefizit entsteht. Ursache verdorbene Nahrungsmittel; Magen-Verstimmung (s. Kamille) oder starker Wurmbefall (Kotuntersuchung!) oder nervöse Störung. **Was tun?** Mit Welpen sogleich zum Tierarzt, weil festgestellt werden muß, ob Infektion von der Mutter kommt oder eine Erkrankung des Welpen die Ursache ist.
Bei älteren Welpen, Junghunden oder ausgewachsenen Hunden: Zunächst mildes *Abführmittel,* damit beschleunigt alles, was stört, ausgeschieden wird. Am besten gibt man Traubensaft oder geriebene, rohe Zwiebel, Knoblauchsaft oder eingeweichte, kleingehackte Feigen, Datteln oder Pflaumen. Zitronensaft mit Zwiebelsaft oder Knoblauchsaft und Honig, aber auch Kohlenkompretten entgiften den Darm, ebenso wirken geriebene rohe Äpfel mit Honig.

Siehe aber auch bei Heilkräutern z. B. unter: Heidelbeere, Johannisbeere, Brennessel, Eberesche, Eiche, Holunder, Mäuseklee (Hom. Mittel) usw.

Geriebene rohe Äpfel mit Honig und etwas dick gekochten Hundeflocken kann man mehrere Tage geben, versorgt den Hund mit allen notwendigen Wirkstoffen, ohne ihn zu belasten.

Dann füllt man die Mahlzeiten vorsichtig wieder auf: Fleischbrühe, Haferschleim, Eidotter, gedünstete Karotten, Sonnenblumenöl, Sojabrei, Leinsamenschleim, Magerquark, damit sich die Darmflora wieder bildet. Mehrere kleine Mahlzeiten täglich, bis sich der gesamte Verdauungsapparat wieder gefestigt hat und die gewohnte Nahrung mit Fleisch, Flocken, Gemüse wieder - Zug um Zug - gegeben wird.

Fieber

Grundleiden von Tierarzt feststellen und behandeln lassen. **Was sonst tun?** Ausreichende Wirkstoffversorgung, erhöhter Bedarf an: Eiweiß, Vitamin A, B_6, Pantothensäure, Folsäure, Vitamin C. Mageres Fleisch, rohe Rinderleber, Vollei (gekocht), Reis, Honig, Magerquark, Sonnenblumenöl, Meeresalgentabletten, Hagebuttenmus, Fleischbrühe. Alles in *suppiger* Form, mehrmals täglich kleinere Mengen.

Gebärmutterentzündung

Gehört unverzüglich in die Hand des Tierarztes, besonders nach dem Werfen, damit nicht auch die Welpen gefährdet werden! Häufig auch im Anschluß an die Läufigkeit bzw. im Anschluß an eine Scheinschwangerschaft. Hierbei wird vielfach von Laien eine Spülung empfohlen, wobei aber nicht beachtet wird, daß dabei nur die Symptome (und das nicht einmal sinnvoll und gefahrlos), nicht aber die Ursache behandelt wird.

Was tun? Bevor man sich zur Operation entschließt, Versuch mit alternativen Mitteln wagen. Verblüffende Erfolge mit homöopathischen Mitteln (s. Wolff, Hom. für Hunde). *Zunächst halb-stündlich,* dann in größeren Abständen jeweils 10 Tropfen Pulsatilla D4 geben; wenn gleichzeitig Haarausfall besteht, noch z. B. Sepia etc. wie sie Dr. Wolff empfiehlt. *Wichtig ist, daß die Tropfen über die Mundschleimhaut aufgenommen werden.* d. h. sie müssen vom Hund aufgeleckt oder ihm direkt auf die Zunge gebracht werden. Bis zur nächsten Nahrungs- oder Wasseraufnahme sollten wenigstens 30 Minuten verstreichen. *Gesamten Stoffwechsel der Hündin in Ordnung bringen.* S. unter »Abmagerung«. Echinacea Tropfen (s. dort) die die Widerstandskraft des Körpers mobilisieren oder aber Remifemin Tropfen nehmen, die eine spezifische Umstimmung hervorrufen.

Gelenksentzündung

Wenn durch *Verletzung* entstanden, Hund ruhigstellen. **Was tun?** Zunächst kühlende Umschläge mit Essigsaure Tonerde etc., auch kühle Quark-Umschläge, Heilerde-Umschläge helfen. Umschläge mit Beinwell (s. dort) Breiumschlag mit Bockshornklee (s. dort). Einreibungen mit Kampfer-Lorbeersalbe, Olivenöl-Eukalyptus-Öl, Wacholder-Einreibungen. Vorsichtig Gelenk massieren.

Chronische Gelenksentzündung (Arthritis)

Ursache oft falsche, einseitige, zu eiweißreiche Ernährung. Rosmarin-Aufguß, rohe Petersilie, Brennesseln feingehackt in kleinen Mengen aber regelmäßig unter das Futter. Baumrindenmischung entsprechend anreichern. Zwischen den Mahlzeiten rohen, frisch gepreßten Karottensaft, einige Löffel über den Tag verteilt geben. Täglich 1 Tl rohen Löwenzahnsaft und - hat sich bei uns bewährt: - jeden zweiten Tag 1 Wobenzym Dragee, etwa 3-4 Wochen lang geben, alles zusammen setzt die körpereigenen Abwehrkräfte in Gang. Liegeplatz überprüfen, ob warm genug, evtl. für bessere Unterlage (Wolle oder Schaffell!) sorgen. S. a. Mistel, Zinnkraut u. a. Kräuter, die den Körper entschlacken.

Geruch (Schlechter Geruch aus dem Maul)

Falsche Ernährung oder Entzündung im Maul oder Zahnerkrankungen.

Was tun? Herausfinden, ob Zähne und Schleimhaut nicht in Ordnung sind. Rosmarin-Aufguß oder Zitronensaft mit etwas Honig vermischt *nach* dem Fressen aufschlabbern lassen, desinfiziert. Rohe Karotten, Pfefferminz, Petersilie unter das Futter mischen. Evtl. Kohlegranulat oder Kohlekompretten, die den Darm entgiften, geben. Rohe geriebene Äpfel mit Honig! S. auch: z. B. Eibisch, Brombeere, Knoblauch, Lavendel.

Übelriechende Gase aus dem Darm
Unsachgemäße Ernährung oder zu schnelle Ernährungsumstellung; zu hoher Anteil pflanzl. Nahrung oder zu hoher Anteil Fleischabfälle. Nahrung umstellen!

Geschwür, Abszeß, Ekzem, Entzündung
Verursacht durch Verletzungen, vereiterte Insektenstiche, Entzündungen.
Was tun? Zunächst Fell entfernen. *Faustregel: feucht auf feucht!* Also auf nässende Ekzeme feuchte, *locker* aufliegende Umschläge oder Auflagen, es muß Luft daran können. Honig auftragen;
Packungen aus: Zwiebelsaft oder Knoblauchsaft in Rizinusöl einrühren, in Wasserbad erhitzen: Auf einen in warmem Wasser ausgedrückten Leinenlappen tun und auf Eiterstelle legen, mit trockenem, erwärmten Moltontuch abdecken. Heilerde-Packung, Bockshornklee. (S. dort.) Auflage aus gestoßenem *Eisenkraut* (aus der Apotheke besorgen) kurz abkochen, ausdrücken, in Mullsäckchen füllen und auflegen. Das Kraut nie direkt auf die Haut legen, immer einen Leinenlappen dazwischen tun. S. auch unter Birke, Eibisch, Eiche, Huflattich, Kamille, Pfefferminz, Thymian. Umschläge mit Brombeerblätter-Aufguß (s. dort); homöopathische Umstimmung versuchen. Bei trockenen, chronischen Ekzemen verschiedene Holzteere aus d. Apotheke.

Hautkrankheiten, Haarausfall, kahle Stellen
Feststellen, ob durch innere Störungen (Mangel Vitamin A, B_2, B_6, Biotin, Zink, Jod, Protein) verursacht: Mangelhafte Ernährung, Nahrung überprüfen, ob ausgewogen. (Störungen im Fettstoffwechsel = Sonnenblumenöl und Hefe ins Futter!) oder Störungen im Hormonhaushalt. Von Tierarzt feststellen lassen, ob evtl. Infektion oder Parasitenbefall Ursache.
Was tun? Frische Pflanzen (oder Säfte) unter das Futter: Löwenzahnblätter oder -saft), Meeresalgen-Tabletten, Bierhefe, Karotten;
Äußerlich: Täglich mit dem Aufguß von Rosmarin oder Ringelblume; oder zu gleichen Teilen Arnica-Tinktur mit Birkenwasser mischen (fördert die Hautdurchblutung), einreiben; ebenso ist eine Mischung von Rizinusöl mit etwas Eukalyptus-Öl zum Einmassieren geeignet.
Ein gutes *Haarwuchsmittel* ist auch Kalmus-Öl oder Arnika-Haaröl, äußerlich zum Einreiben, das aus Arnikawurzelöl und Senföl bereitet wird. Sorgfältige Hautpflege, viel Bewegung an frischer Luft, täglich gründlich bürsten und mit Leinen- oder Wolltuch abrubbeln.
Ebenso sind Einreibungen mit Birkenaufguß (s. dort), oder ein *Aufguß aus Brennessel* (aus Blättern und Wurzeln gemischt) günstig. *Und zwar reibt man morgens den Aufguß aus den Blättern in Haut und Fell ein und abends den Aufguß aus den Wurzeln.*
S. u. a. auch Brunnenkresse, Quecke, Gänseblümchen; Fertigpräparate bei Haarausfall: »Priorin«, enthält u. a. Goldhirseextrakt, Weizenkeimöl).

Hautverletzung
Z. B. durch Bisse, Abschürfungen (von Halsband etc.), Hauterkrankungen.
Was tun? Beh. äußerlich: Aufguß v. Brombeerblättern (bzw. Rosmarin), evtl. etwas Hamamelis untermischen. Honig (s. dort) desinfiziert, verhindert Verschmutzung, beschleunigt die Heilung, verhindert Wachsen von wildem Fleisch und schlechte Vernarbung! Kein Fett auftragen.
Auch eine *Packung* aus Beinwell (3-4 El Wurzel mit heißem Wasser zu dickem Brei rühren, auf Leinenlappen streichen und auflegen, alle drei Stunden erneuern.)
Oder *Packung* aus folgender Mischung: 1 El Honig und 1 Tl gemahlener Bockshornkleesamen und 1/4 Tl Arnica-Creme mischen und aufstreichen, gut zubinden und 2-3 Tage aufliegen lassen.

Wenn man hat, kann man auch frisch gepflückte Spitzwegerich-Blätter zwischen den Händen zerreiben und auf Wunden auflegen.

Ebenso schnell wirkt *Calendula-* oder auch *Echinazinsalbe* (aus der Apotheke). S. auch Kamille, Hamamelis u. a.

Husten
Entweder eine Folge von Erkältung (hüsteln wegen Halsentzündung) oder ein Zeichen für Staupe, Verwurmung (dann diese behandeln). Auch Zeichen für Herzkrankheit. (Tierarzt!)
Was tun? Wenn es ein Reizhusten ist oder »nur« die Folge entzündeter Rachenmandeln, *Honigmilch* mehrmals täglich geben; den Aufguß von Süßholzwurzel (oder Salbei, Brombeerblätter, Holunderblüten, Huflattich-Tee) jeweils immer etwas Honig untermischen, mehrmals täglich geben.
Äußerlich den Hund evtl. mit Eukalyptus-Öl einreiben, mindestens den Hals in warme Tücher wickeln, bei schweren Fällen über Nacht Wickel um den Hals mit feuchtwarmen Tüchern, dann Molton, darüber Wollschal. Für zugfreien Liegeplatz sorgen!

Krampf-Anfälle
Können die verschiedensten Ursachen haben: z. B. Fieber, Würmer, epileptische Anfälle, Kalzium-Mangel.
Was tun? Wenn Ursache unbekannt, sofort zum Tierarzt. Sind es Krampfanfälle, deren Ursachen Ihnen bekannt sind, können Sie versuchen, die Behandlung einmal in anderer Weise zu erproben: Bei epileptischen Anfällen soll sich Helmkraut-Tee bewährt haben.
Sind *Würmer* Ursache, erst entwurmen, dann sehr hochwertige Nahrung, Mangelerscheinungen ausgleichen: Traubensaft oder roher Apfel mit Honig, kleingehackten Blattsalat, Aprikosen, rohe Rinderleber, Sonnenblumenöl, geschrotete Eierschalen, Pfefferminze, Quark. Tee aus entweder Salbei-Gamander oder Helmkraut, Rosmarin oder Hopfen. S. auch »Nervosität«.

Eklampsie
Vor allem Seetang-Tabletten bereits während der Trächtigkeit geben, damit die Aufnahme von Kalk tatsächlich erfolgt. Ebenso gibt man vorbeugend Lebertran, Knochenmehl (besser allerdings geschrotete Eierschalen, da sie nicht verstopfen und ihr Phosphorgehalt gering ist). Auf durchgehend ausgewogen zusammengesetzte Nahrung achten! Beim akuten Eklampsie-Anfall muß aber *sofort* der Tierarzt zugezogen werden, da er sonst tödlich enden kann! S. auch Melisse, Mistel u. a.

Magenverstimmung
Kann die verschiedensten Ursachen haben.
Was tun? Zunächst die gewohnte Nahrung einstellen. Kamillentee erst blank, dann mit Honig geben. Leinsamenschleim kochen; mit Kamillentee und Honig; Aufguß Kalmuswurzel geben: Vor und nach jeder Mahlzeit 1 Löffel, leicht angewärmt, und weitere über den Tag verteilt. Im übrigen s. bei den Heilpflanzen vielfältigste Möglichkeiten.
Diät: Feingeriebener roher Apfel mit Leinsamenschleim, Haferflocken und Honig. Nach und nach Fleischbrühe, gekochte pürierte Karotten, Sojabrei, feingehackte gedünstete Salatblätter untergeben. Mehrmals täglich kleine Mengen füttern, bis sich alles wieder normalisiert hat. Siehe auch: Eibisch, Eiche, Eberesche, Löwenzahn, Majoran, Kamille, Andorn, Ananas u. v. a.

Milchmangel der Hündin
Ausgelöst durch Krankheit, mangelhafte Ernährung, (auf ausreichend Vitamine: A, B_1, B_6, C achten!), Nervosität.
Was tun? Hochwertige Nahrung füttern: Rohe Rinderleber, Quark, gekochte Eier, Vollmilch, gutes Fleisch, Honig, Karotten, geschrotete Eierschalen, Meeresalgentabletten, Sonnenblumenöl; s. auch Hagebutte, Aprikose, Holunder, Majoran, Süßholz, Anis, Bockshornklee, Fenchel.

Tee kochen aus: Fenchel, Anis, Koriander, Kümmel in gleichen Teilen, in Honigmilch mischen und täglich mehrmals trinken lassen.

Milchproduktion stoppen: Salbei-Tee (s. dort.)

Milchschorf der Welpen
Tierarzt zuziehen, ob Unverträglichkeit der Muttermilch vorliegt.
Was tun? Äußerlich betupfen mit reinem Leinöl, Stiefmütterchentee (s. d.) Aufguß, Huflattich (s. d.). Homöopathisch »Viola tricoloris D3«.

Nervosität, Unruhe

Der Ursache nachgehen: Liegen Erkrankungen vor, z. B. Magen-Darm- oder Infektionskrankheiten, dann diese behandeln. Oder sind es nur zeitbedingte Störungen: z. B. Gewitter, Feuerwerk, sonstiger Lärm; Unruhe kann auch Krämpfen, epileptischen Anfällen etc. vorangehen. **Was tun?** Zur Beruhigung: z. B. Baldrian (siehe dort), Melisse, Kamille, Johanniskraut (siehe dort). Homöopath. Mittel findet man bei Wolff. Als Hausmittel Valeriana D3 mehrmals täglich geben, bzw. Baldrian-Dragees; Vivinox-Dragees. Bei allen Streßsituationen besteht ein verstärkter Vitamin-C und Magnesium-Bedarf. Versuchen Sie einmal Hagebutten-Mus (siehe dort) mit etwas Honig. Leicht entsteht aus Nervosität eine Kettenreaktion, und man kann nur noch schwer erkennen, was war zuerst da: die Nervosität oder das organische Leiden. Es heißt also, die Widerstandskraft des Körpers insgesamt zu stützen!

Nierenerkrankungen

Gehören grundsätzlich in die Hand des Tierarztes! Verursacht durch unausgewogene Ernährung oder aber durch Erkältung.

Was tun? Ernährungsfehler beheben. Für Durchspülung sorgen (s. Heilpflanzen), überprüfen, ob der Liegeplatz warm und zugfrei ist. U. U. den Liegeplatz erhöhen: Brett mit Klötzen unterlegen. Man gibt Aufguß von Queckenwurzel, (s. dort), s. auch Birke u. v. a. Heilkräuter, die harntreibend wirken. S. auch Goldrute, bzw. homöopathische Tropfen daraus: »Solidago virgo aurea«. Erhöhte Ausscheidung von Natrium, Kalium, Magnesium! Daher: Diese ergänzen!

Ohrenzwang

Entzündungen im Ohr, weil entweder Fremdkörper darin sind oder das Ohr nicht ausreichend gereinigt wurde und sich unter dem Ohrenschmalz entzündet. **Was tun?** Ohren regelmäßig nachsehen und vorsichtig ausputzen. Sind die Ohren entzündet, (rot und oft stinkender, schwarzer Schmier!) mit Calendula-Salbe (Ringelblumensalbe) oder Ringelblumen-Aufguß vorsichtig (!) ausputzen. Keine harten Gegenstände (Schere, Pinzette) einführen, Q-Tips oder zusammengedrehte Wattespitzen verwenden. Das alte, schwarze Ohrenschmalz, wenn es bereits fest ist, zunächst mit Calendula-Salbe über Nacht einweichen, dann versuchen, zu entfernen. Darunter meist rote, entzündete, sehr empfindliche Haut; vorsichtig mit Calendula-Salbe, Calendula-Tinktur oder Aufguß betupfen, weiterhin sich bildendes Ohrenschmalz entfernen.

Stark behaarte Innenohren: Haare auszupfen, damit Ohr belüftet. *Vorsorge verhindert Ohrenzwang meist völlig!* Entzündete Ohren können auch Zeichen einseitiger Ernährung sein.

Scheinträchtigkeit

Hormonelle Fehlsteuerung im Anschluß an die Läufigkeit. Eingebildete Anzeichen einer Schwangerschaft.

Was tun? Ernährung: Kalorien reduzieren, Wirkstoffe aufbessern; *keinesfalls Milch füttern.* Hündin reichlich bewegen. Sie neigt zur Milchbildung, das Gesäuge schwillt an, kann sich entzünden. Gesäuge kühlen mit Umschlägen mit Essigsaurer Tonerde. Die Hündin immer in Bewegung halten, daß sie kein Nest baut oder »Kind« adoptiert. Meist reguliert sich Körper bald wieder ein: Die reduzierte Kost entschlackt die Hündin, sie baut überflüssiges Fett ab und, so wie die »Überzeugung« sie überkommen hat, schwanger zu sein oder gar ein Junges zu haben, vergeht diese Stimmung, die sich bei manchen Hündinnen gelegentlich wie eine leichte Geistesstörung (sie frißt nicht mehr, steht ziellos und leicht jammernd herum) auswirkt, wie sie gekommen ist und ist restlos vergessen.

Tumore, Geschwülste

Besonders häufig, am Gesäuge, sind die Folge eines gestörten Stoffwechsels. Drüsenstörungen, Verstopfung etc. verursachen eine Vergiftung, die sich in Form von Tumoren zeigen. Bei Hündinnen kann man beobachten, daß sich hier und da kleine Knoten am Gesäuge oder unter der Haut bilden - und nach einiger Zeit sind sie verschwunden. Das bedeutet, daß *sich Tumore zurückbilden* können, wenn das innere Gleichgewicht wieder hergestellt ist.

Was tun? Knoblauchsaft oder frische Knoblauchzehe, Honig und frisches Gemüse unter das Futter gemischt, bringt den Stoffwechsel wieder in die richtigen Bahnen. Ebenso hilft Traubensaft; frische, feingehackte Zwiebel, Wiesenklee (Blätter und Blüten), Labkraut, Wasserkresse unter das Futter gemischt oder gesondert in kleinen Mengen gegeben, vollbringen oft Wunder.
Äußerlich: Man kann auch Majoranöl verwenden (5 El frischen, kleingehackten Majoran mit 10 El Lein- oder Olivenöl aufgießen, einige Tage warmstellen, dann Öl abgießen). Dieses Öl einreiben und eine Packung aus frischen Spitzwegerichblättern oder frischen Labkrautblättern darauflegen, immer über Nacht liegen lassen! S. u. a. auch Leinsamen, Mistel, Zinnkraut, Schöllkraut.

Verstopfung

Zeichen für Ernährungsfehler. Einseitige Fütterung, zu viele Knochen, bzw. Knochenmehl!, zu wenig pflanzliche Ballaststoffe sind meist die Ursache!
Was tun? Das Futter überprüfen, ausreichend Ballaststoffe zufügen, frische Gemüse und Blätter, feingehackte Feigen, Pflaumen, Rosinen und gekochten, geriebenen Apfel mit Honig untermischen. Oder einige Tage nur gekochten Apfelbrei mit Leinsamenschleim, Haferschleim, Honig, frischen Saft von Löwenzahn, Traubensaft, frische gemahlene Rinderleber und erst langsam wieder auf normales Futter umstellen, das nun aber genügend Ballaststoffe enthalten muß. *Abführmittel vermeiden, sie schaden mehr, als sie je nützen können!* In dringenden Fällen nimmt man Rizinusöl, reguliert aber sonst besser mit vernünftiger Ernährung! S. auch Majoran, Löwenzahn, Leinsamen, Himbeere, Holunder, Heidelbeere u. v. a.

Wunden

Durch Beißereien, Verletzungen, Aufschürfungen etc. Wenn eine Wunde eitert, zeigt dies, daß der Körper schädliche Stoffe »hinauswirft«.

Was tun? Am besten heilen Wunden, wenn Luft hinzu kann. Das Einstreichen mit Jod oder Wundpulver kann - besonders, wenn der Hund es ableckt - schädliche Nebenwirkungen haben. Honig wirkt desinfizierend und schließt die Wunde gut ab, so daß kein Schmutz hinein kann.

Ringelblumen- oder Rosmarin-Aufguß wirken heilend, insbesondere hat Ringelblumen- oder Echinazinsalbe (s. dort) eine verblüffende Heilwirkung. Weiteres siehe unter Geschwüre und vielerlei Hinweise unter den Heilkräutern. S. auch: Leinsamen, Eibisch, Labkraut, Lavendel, Brombeere, Melisse, Kamille, Hamamelis, Heidelbeere, Beinwell (Umschläge, Packungen). Unterwegs: Saft von Blättern und Frucht siehe Heidelbeere.

Wurmbefall

Vom Tierarzt feststellen lassen, welcher Art und dessen Medikamente anwenden. Bei jungen Hunden durch Ansteckung nach Geburt, bei ausgewachsenen Hunden Zeichen für schlechten Allgemeinzustand. Gefährlich, weil dadurch dem Körper wichtige Nahrungsstoffe vorenthalten, dafür aber giftige Wurmausscheidungen zugeführt werden. Z. T. auch Ansteckung des Menschen möglich. Oberste Gebote sind Sauberkeit und sachgemäße Fütterung!

Was tun? Will man sich selber helfen, kann man versuchen:

Bandwurm: Kürbiskerne, Rainfarn zu gleichen Teilen 15,0 Faulbaumrinde 50.0 pulv., das Pulver drei Tage lang morgens und abends je 1/2-1 Tl oder als Abkochung.

Spul- bzw. Madenwürmer: Tee aus: Faulbaumrinde 40.0, Baldrian, Pfefferminzblätter, Wermut jeweils 22.0 täglich abends ca. 1 Tl voll einflößen.
Außerdem wirken: Knoblauch, Zwiebel, Kamille, d. h. ätherisches Öl enthaltende Arzneipflanzen. Möglich: Knoblauch, Anispulver und Karottenbrei mischen. Frische Hagebutten mit Kernen (s. dort).